国家卫生和计划生育委员会"十三五"规划教材

全国高等中医药院校研究生教材

供中医药、中西医结合等专业用

针灸医案学

主　编　李　瑞（北京中医药大学）

副主编

郝重耀（山西中医学院）　　　沈卫东（上海中医药大学）

张庆萍（安徽中医药大学）　　唐　勇（成都中医药大学）

编　委（以姓氏笔画为序）

马巧琳（河南中医药大学）　　　杜艳军（湖北中医药大学）

马睿杰（浙江中医药大学）　　　张永臣（山东中医药大学）

王　珑（黑龙江中医药大学）　　张会珍（河北中医学院）

王　威（辽宁中医药大学）　　　尚秀葵（天津中医药大学）

王朝辉（长春中医药大学）　　　郑　谅（广州中医药大学

艾炳蔚（南京中医药大学　　　　　　　　第一附属医院）

　　　　　第一附属医院）　　　侯中伟（北京中医药大学）

刘　密（湖南中医药大学）　　　施　静（云南中医学院）

纪　峰（福建中医药大学）

图书在版编目（CIP）数据

针灸医案学/李瑞主编. —北京：人民卫生出版
社，2016
ISBN 978-7-117-23394-1

Ⅰ.①针… Ⅱ.①李… Ⅲ.①针灸疗法－医案－中医
学院－教材 Ⅳ.①R245

中国版本图书馆 CIP 数据核字（2016）第 232741 号

人卫智网	www.ipmph.com	医学教育、学术、考试、健康， 购书智慧智能综合服务平台
人卫官网	www.pmph.com	人卫官方资讯发布平台

针灸医案学

主　　编：李　瑞
出版发行：人民卫生出版社（中继线 010-59780011）
地　　址：北京市朝阳区潘家园南里 19 号
邮　　编：100021
E - mail：pmph @ pmph.com
购书热线：010-59787592　010-59787584　010-65264830
印　　刷：河北新华第一印刷有限责任公司
经　　销：新华书店
开　　本：787×1092　1/16　印张：22
字　　数：535 千字
版　　次：2016 年 12 月第 1 版　2016 年 12 月第 1 版第 1 次印刷
标准书号：ISBN 978-7-117-23394-1/R · 23395
定　　价：56.00 元

打击盗版举报电话：010-59787491　E-mail：WQ @ pmph.com
（凡属印装质量问题请与本社市场营销中心联系退换）

出版说明

为了更好地贯彻落实《国家中长期教育改革和发展规划纲要（2010—2020 年）》和《医药卫生中长期人才发展规划（2011—2020 年）》，进一步适应新时期中医药研究生教育和教学的需要，推动中医药研究生教育事业的发展，经人民卫生出版社研究决定，在总结汲取首版教材成功经验的基础上，开展全国高等中医药院校研究生教材（第二轮）的编写工作。

全套教材围绕教育部的培养目标，国家卫生和计划生育委员会、国家中医药管理局的行业要求与用人需求，整体设计，科学规划，合理优化构建教材编写体系，加快教材内容改革，注重各学科之间的衔接，形成科学的教材课程体系。本套教材将以加强中医药类研究生临床能力（临床思维、临床技能）和科研能力（科研思维、科研方法）的培养、突出传承，坚持创新，着眼学生进一步获取知识、挖掘知识、提出问题、分析问题、解决问题能力的培养，正确引导研究生形成严谨的科研思维方式和严肃认真的求学态度为宗旨，同时强调实用性（临床实践、临床科研中用得上）和思想性（启发学生批判性思维、创新性思维），从内容、结构、形式等各个环节精益求精，力求使整套教材成为中医药研究生教育的精品教材。

本轮教材共规划、确定了基础、经典、临床、中药学、中西医结合 5 大系列 55 种。教材主编、副主编和编委的遴选按照公开、公平、公正的原则，在全国 40 余所高等院校 1200 余位专家和学者申报的基础上，1000 余位申报者经全国高等中医药院校研究生教育国家卫生和计划生育委员会"十三五"规划教材建设指导委员会批准，聘任为主编、主审、副主编和编委。

本套教材主要特色是：

1. 坚持创新，彰显特色　教材编写思路、框架设计、内容取舍等与本科教材有明显区别，具有前瞻性、启发性。强调知识的交叉性与综合性，教材框架设计注意引进创新的理念和教改成果，彰显特色，提高研究生学习的主动性。

2. 重难热疑，四点突出　教材编写紧跟时代发展，反映最新学术、临床进展，围绕本学科的重点、难点、热点、疑点，构建教材核心内容，引导研究生深入开展关于"四点"的理论探讨和实践研究。

3. 培养能力，授人以渔　研究生的培养要体现思维方式的训练，教材编写力求有利于培养研究生获取新知识的能力、分析问题和解决问题的能力，更注重培养研究生的思维方法。注重理论联系实际，加强案例分析、现代研究进展，使研究生学以致用。

4. 注重传承，不离根本　本套研究生教材是培养中医药类研究生的重要工具，使浸含在中医中的传统文化得到大力弘扬，在讲述现代医学知识的同时，中医的辨证论治特色也在教材中得以充分反映。学生通过本套教材的学习，将进一步坚定信念，成为我国伟大的中医药事业的接班人。

5. 认真规划，详略得当　编写团队在开展工作之前，进行了认真的顶层设计，确定教材编写内容，严格界定本科与研究生的知识差异，教材编写既不沿袭本科教材的框架，也不是本科教材内容的扩充。编写团队认真总结、详细讨论了现阶段研究生必备的学科知识，并使其在教材中得以凸显。

6. 纸质数字，相得益彰　本轮教材的编写同时鼓励各学科配备相应的数字教材，此为中医出版界引领风气之先的重要举措，图文并茂、人机互动，提高研究生学以致用的效率和学习的积极性。利用网络等开放课程及时补充或更新知识，保持研究生教材内容的先进性、弥补教材易滞后的局限性。

7. 面向实际，拓宽效用　本套教材在编写过程中应充分考虑硕士层次知识结构及实际需要，并适当兼顾初级博士层次研究生教学需要，在学术过渡、引导等方面予以考量。本套教材还与住院医师规范化培训要求相对接，在规培教学方面起到实际的引领作用。同时，本套教材亦可作为专科医生、在职医疗人员重要的参考用书，促进其学术精进。

本轮教材的修订编写，教育部、国家卫生和计划生育委员会、国家中医药管理局有关领导和相关专家给予了大力支持和指导，得到了全国 40 余所院校和医院、科研机构领导、专家和教师的积极支持和参与，在此，对有关单位和个人致以衷心的感谢！希望各院校在教学使用中以及在探索课程体系、课程标准和教材建设与改革的进程中，及时提出宝贵意见或建议，以便不断修订和完善，为下一轮教材修订工作奠定坚实的基础。

人民卫生出版社有限公司

2016 年 6 月

全国高等中医药院校研究生教育
国家卫生和计划生育委员会
"十三五"规划教材建设指导委员会名单

主任委员

张伯礼

副主任委员（以姓氏笔画为序）

王永炎　王省良　匡海学　胡　刚　徐安龙
徐建光　曹洪欣　梁繁荣

委员（以姓氏笔画为序）

王　华　王　晖　王　键　王　滨　孔祥骊
石　岩　吕治平　乔延江　刘宏岩　刘振民
安冬青　李永民　李玛琳　李灿东　李金田
李德新　杨　柱　杨关林　余曙光　谷晓红
宋柏林　张俊龙　陈立典　陈明人　范永昇
周永学　周桂桐　郑玉玲　胡鸿毅　高树中
唐　农　曹文富　彭　成　廖端芳

秘书

李　丽　周桂桐（兼）

国家卫生和计划生育委员会"十三五"规划教材
全国高等中医药院校研究生教材目录

一、 基础系列

二、 经典系列

三、 临床系列

四、中药学系列

五、中西医结合系列

前　言

　　中医针灸学以其独特的思维方式和方法来认识世界和观察人体。其整体观念、天人相应的特点和辨证论治等理论已经成为中医学的标志。如何将这种建立在大哲学基础上的思维方式有效地应用于临床之中；如何在数理逻辑思维占主导的当代社会中，学习到这种独特的思维方法，是目前中医针灸学习中的重要方面。

　　中医学是经过数千年的经验积累而形成的一门独特的临床医学。临床是中医的灵魂。而针灸学因其操作性强而更加重视临床。临床包括两方面内容，其一是对临床诊病的思辨过程，其二是操作手法的实施。而针灸诊病过程中的整个辨证过程则是中医的精髓所在。因为中医学是在古代哲学基础上发展起来的一门具有理性思辨和哲学睿智的医学，在其发生之初即与当时先进的哲学思想相结合，从整体角度宏观地把握人体。其突出的特点就是运用阴阳、五行等哲学观念，将人体的脏腑、经络、气血与这些哲学思维方式相结合，从而形成了独特的中医思维方法，并以之解释人体的生理，分析人体的病理，进而用之以诊断和治疗疾病，并在临床上取得卓越的疗效。如何能够在学习中医基础知识的同时，掌握中医针灸临床的思维方法与临证技巧，关乎着中医教育的成败，也关乎着中医的生存与延续和发展。中医针灸学在数千年的临床实践中，积累了丰富的临床经验，也保存下大量的针灸医案。其中一点一滴地渗透着历代针灸医家在长期的针灸临床中积累下的思维方法和诊疗技巧。学习和掌握这些经验，是传承中医的基础，也是弘扬中医传统、提高疗效的必经之路。

　　因此，学习历代医家的医案是必不可少的一个途径或捷径。章太炎曾说："中医之成绩，医案最著。欲求前人之经验心得，医案最有线索可寻，循此钻研，事半功倍。"因为医案是医家临证经验的总结与升华，是解决临床难题和困惑的一把钥匙。在校学习的本科生、研究生大多进行的是理论基础方面的学习，而临床思维与临证技巧则相对不足，或无法适应。这也正是中医学习中的规矩与变通之间的辩证关系。名医余听鸿认为："医书虽众，不出二义。经文、本草、经方，为学术规矩之宗；经验方案笔记，为灵悟变通之用，二者皆并传不朽。"

　　"孟子云：'梓匠舆论，能与人规矩，不能与人巧。'规矩者，尤《内》、《难》、《伤寒》、《甲乙》诸经及历代经论之作；巧者，变通之谓也。自古业医之人，固不可舍规矩准绳以为方圆平直。然一病之变已无尽，况数病加于一人之身其变亦无穷矣，病之不依规矩以为患，而医第循规矩以为治，常者生焉，变者死焉，何也？始知规矩有常而法无常，法之有尽而用法者之巧无尽也。古之医书汗牛充栋，然经论之作多隐奥玄理，方药本草则繁杂无章，唯经验方案笔记，乃灵悟变通之用。"因此，医案可使医者能够更快地体会临床中千变万化的复杂病情，更能灵活运用基础理论知识，提高临床诊疗水平。

在国内，早在 2008 年我们就在北京中医药大学校内开设了《针灸医案学》选修课，学生报名踊跃，经过数年的探索，高年级的本科生和研究生通过学习本课程，能够更快地适应临床、提高临证诊疗水平。因此，在人民卫生出版社的国家卫生和计划生育委员会"十三五"规划教材的编写中，我们集合了全国各中医院校的高年资教师，一同编纂《针灸医案学》这部教材，希望能够对临床学习有所帮助。

另外，在医案的收录上，本教材以古代医案为主体，为了医案传承的延续性，也收录了小部分的近代医案，将主要活跃于近代以及建国早期的针灸名家的针灸医案作为附篇收录于古代医案之后，以飨读者。

本教材第一章，由主编李瑞编写；内科部分由副主编郝重耀、张庆萍，以及尚秀葵、杜艳军、王珑、马巧琳、王朝辉、张永臣、纪峰编写；妇科、儿科、肢体关节、近现代医案部分由副主编沈卫东，以及张会珍、马睿杰、郑谅、艾炳蔚编写；外科、急症、头面五官部分由副主编唐勇，以及施静、王威、刘密、侯中伟编写。

因为本教材的编写尚属首次，所以我们采取了慎之又慎的态度。首先，扩大了编委会的范围，共有 19 所中医院校的专家参加编写，旨在集思广益；其次，采取了主编、副主编负责制，每一部分都设一副主编负责，层层把关；书稿最后由主编统稿后，部分内容又返到副主编、编委处，予以修改完善。同时，主编又对体例及重复的部分予以了一定的统筹、调整和修改，可以说，为编写此书我们全体编委会人员仔细认真，以期能规范化，错误少一些，能够为更多的读者提供帮助。

但因为这是首次在全国编纂《针灸医案学》教材，加之时间紧迫，编写仓促，以及学识所限，在内容的准确性、公允性上会有一些不足之处，希望医林同道提出宝贵意见，以便今后修订提高。

在统稿过程中，博士生曹昺焱协助主编做了大量工作，认真勤恳，顺致谢忱。

《针灸医案学》编委会
2016 年 6 月

目 录

上篇 针灸医案学概论

下篇 古代医案

附篇 近现代医案

上篇　针灸医案学概论

第一章　针灸医案的概念、作用与意义

一、针灸医案学的概念

医案，是中医临证中对于诊治过程的一种文字性描述。它真实地反映了医者在诊治中各个方面的情况。针灸医案则是专门记述以针、灸疗法为主进行治疗的医案。

针灸医案是对以中医理论和经络腧穴理论为基础，通过针、灸、熨等各种方法对经络、穴位予以刺激，以达到防治疾病为目的的医疗事件进行的记录；这类记录有一定的格式和体例，体现了一定的专业性，旨在传承针灸诊疗过程中的经验和教训，以对后世医家起参考或启发作用。

这类医案是由医者本人或其他记录者将患者的症状、病因、脉象、舌象、病机、转归、治则、注意事项等作概括后进行简要的记述与分析，同时记录使用穴位、针灸的操作方法、针感传导以及熨、药物、按摩等其他的处理方法，或记录处方的药物名称、剂量、炮制方法、服用方法等，并多附有医者本人对疾病治疗的理念或医论等主观观点，从而形成的文字资料。针灸医案与现代临床学中的针灸病历有一定的相似之处。

针灸医案学就是为了深入研究针灸医案而出现的一门新兴的学科。它从中医理论、辨证论治、穴位取法、针法灸法、灸刺操作、针感传导、预后疗效等各个方面，从针灸学的角度对之进行剖析，以期能够通过分析前人针灸治疗过程，明确古今之不同，为继承和回归传统针灸提供一份资料。

二、针灸医案学的作用

针灸医案略等同于现代临床医学中的针灸病历。两者有一定的相似之处，却也存在着明显的差异。这些异同构成了医案的作用。

针灸医案与针灸临床病历的相似之处在于：针灸医案与针灸临床病历都旨在以尽可能客观、准确、简练的专业性语言完整地记录整个诊疗过程，以最大限度保存全部关于病因、症状、病机、四诊八纲辨证结果、治则、治法的信息。这使得两者对针灸从业者都具有一定的参考价值，都能够传承在诊疗过程中出现的正确的经验或错误的教训。

针灸医案与针灸临床病历的不同之处在于：病历不会刻意记述医者的主观认识，仅仅忠实地记载了医生在诊疗过程中通过望、闻、问、切所得到的辨证结果，进而通过整合四诊结果确立治则、治法，并适当记录患者的疾病转归。除此之外，不包含医生的主观意见。这使得病历中记录的治疗方法具有较高的可信性和可重复性，读者在诊疗过程中如遇见相似的病证，能够采用大致相同的方法，获取类似的治疗效果。而针灸医案则或多或少地包含医家的主观成分，例如朱丹溪的医案多以滋阴为法，王执中治病擅用直接灸，窦材的医案更是绝大多数都采用大剂量直接灸进行治疗。

另外，由于针灸医案时间跨度很大，上至战国时代名医扁鹊的医案，下至清代的叶天士医案，乃至近现代名家医案，时间跨度可达两千年之久，在此期间社会生产力的发展、冶金技术的进步、时人对各类疾病的认识，无一不左右着医家对治疗方法的选取。上述两种特点使得针灸医案不可能像针灸病历那样苛求客观以及体例上的统一，在临床诊疗时给予读者直接的建议；针灸医案，传承给读者的更多的是辨证认识和中医思维方式，其着眼点不在于对一病一案的认识上。

因此，针灸医案虽然在形式上与针灸病历相似，其作用和价值却远超后者。针灸医案的作用，具体而言如下：

1. **使读者接受传统中医辨证思维的熏陶**　针灸专业研究生经历了本科阶段的学习，已经系统地掌握了包括《中医基础理论》《中医诊断》《中医内科学》《针灸推拿学》等相关课程的知识，但在临床实践过程中却往往无所适从，或不甚见效。究其原因，在于未能以中医辨证思维指导医疗实践。思维模式是需要长时间潜移默化的培养的，当代高校生都经历了高中时代数学、物理、化学等课程的学习，这些课程虽与中医学的知识体系并不矛盾，但其作为西方科学，在指导思想和意识形态上都是来源于西方哲学的，这使得学生在经历了三年的高中数理化学习后，其意识形态已经西化。如果未能在本科时刻意引导其接受中国哲学思想和中医思维模式，则学生很难建立起以中医思维模式指导的辨证论治的思维模式，以至于对许多中医针灸的基本问题没有一个正确的认识。例如，"补"、"泻"是中医治疗治法中使用最广泛的方法，但如果缺乏中医的传统思维模式，"补"与"泻"往往会被简单地理解成数量上的增减。然而在许多治疗中，中医多采用"顺其性为补、逆其性为泻"的方法。学生在临证时很可能会错误地采取升提等方法对以"降"为主要功能作用的脏腑、经络病施以针灸补法，这样就与补泻的要义相悖了。

2. **温习前人诊疗过程中成功的经验和失败的教训**　古代医案作为对医生诊疗过程的记录，其最初目的还是在于为后世同行提供借鉴作用。如《史记·扁鹊仓公列传》中引淳于意的话说："今臣意所诊者，皆有诊籍，所以别之者，臣意所受师方适成，师死，以故表籍所诊，期决死生，观所失所得者合脉法，以故至今知之"。这使得医案不论属于成功的经验还是失败的教训，都具有很大的意义。甚至从某些方面讲，失败的教训具有比成功的经验更大的意义。它可以告诫读者，一次错误的辨证论治错在哪里，代价又是什么；使读者可以在不付出医疗事故的代价的情况下，切身处地地完成一次试错的经历。

3. **圆机活法，举一反三**　"授人以鱼，不如授人以渔"。对于学习者而言，学习医案中的治疗方法可以提高医术，但这却不是学习医案的最终目的。针灸医案学学习的最终目的，在于使读者通过温习前人的诊疗经过，设身处地地领会医者的辨证思路，进而明白其理、法、方、穴、术的选择依据，最终熟练地运用针灸辨证思路与选穴知识，服务于日后临床操作。可以说，医案只是一个载体，"如人以手指月示人，彼人因指，当应看月"（《楞严经·卷二》）。我们最终希望传递给读者的，是一套完整的针灸诊疗理念。

4. **为熟练地临床实践搭建桥梁**　《针灸医案学》除了具有上述三点作用外，还是一门连接课堂与实践的桥梁学科。中医针灸推拿专业的学生经过本科五年学习和三年的研究生阶段学习后，对于书本上的基础理论应已得心应手。但扎实的基础理论功底并不全等于高超的临床疗效。因为在基础理论与临床实践之间，还需要有从知识到经验的转换。这种转换，既包括知识层面的转换，也包括心理层面的转换。《针灸医案学》的学习，可以使学生通过对医案的研习，设身处地地模拟诊疗过程，在付出较少的时间成本和医疗事故成本的情况下，更快地完成从"理论"到"实践"的预热过程，从而在临床实习时能够更快、更好、更有信心地融入临床实践者的角色，精进医术。

三、针灸医案学的意义

针灸医案学的作用主要在于提高读者的专业水平，而针灸医案学的意义则在于使读者产生思维上的转变。可以说，正统的中医思维模式是良好的专业水平的先决条件。因此，在提高医术之外，针灸医案学最重要的意义在于给予读者对中医针灸的信心，以及培养中式思维模式。

1. **建立对中医针灸疗效的信心**　针灸医案可散见于古代中医医籍和史书之中，以上述材料进行统计，针灸能够治疗的病种是多种多样的，远非今日 WHO 所推荐的 28 种应优先以针灸治疗，以及若干种针灸适用证所能涵盖。由于多种客观原因，时至今日，针灸对于多种难治疾病的治疗效果不被广大人民群众所认识，甚至中医针灸从业者自身也因了解不足，而不能很好地认识到针灸对多种疾病的突出疗效。上述原因使针灸从业者妄自菲薄，将针灸的治疗局限在了较能被社会认可的几种常见病上。久而久之，针灸疗法的多种神奇的功效既不能被患者认同，也未被医者掌握。如《灵枢·九针十二原》篇所言："夫善用针者，取其疾也，犹拔刺也，犹雪污也，犹解结也，犹决闭也。疾虽久，犹可毕也。言不可治者，未得其术也"。这种"未得其术"的状态，对于针灸学科发展来说，是一种倒退。因此，提高针灸专业从业者的整体水平，应首先从树立对针灸疗效的信心开始。《针灸医案学》的意义在于以实际案例明确针灸疗法的疗效，使医者有信心、敢于在面对复杂的疾病时，尝试使用针灸疗法进行治疗。用进废退，如果能对更多的疾病尝试以针灸疗法进行治疗，针灸学科自然会得到发展。

2. **培养中医思维模式**　培养中医思维模式既是针灸医案学的作用，也是针灸医案学的意义。这是因为思维的方式比思维本身更重要。针灸医案在记录前人诊疗经过的同时，也通过文字将前医的思维模式传递下来。这些思维、辨证模式，虽然因医者派系源流不同而各有侧重，但总和起来形成了丰富的中医思维，也全面体现了各流派的诊治特色。上述医案会对读者进行潜移默化的影响，帮助形成传统的、最原汁原味的中医思维模式。通过这种方式培养中医思维模式，不仅可以使医者在针灸治疗时受益，也可以提高其处方用药的水平，更能加深医者对中医经典理论的解读和理解。

此外，只有通过中医思维模式的培养，才能使读者成系统地建立起对中医理论体系的整体认识，并将其视为独立于西医理论体系之外的另一个体系加以运用。否则，缺少中医思维模式的中医人只能在西医的理论体系和意识形态框架下运用中医作为手段治疗疾病，势必会导致出现"西医治不了的疾病，中医同样无法治愈；西医能够治疗的疾病，中医在疗效上没有优势"的尴尬局面。因此，中医思维模式的培养对中医从业者来说至关重要，也是针灸医案学的意义之一。

四、针灸医案的撰写目的

如上文所述，针灸医案能够使读者接受中医辨证思维的熏陶，温习前医成功的经验和失败的教训，举一反三地应用中医理论，为基础理论与临床操作搭建桥梁，建立读者对中医针灸疗效的信心，培养其中医思维模式。这是学习医案的作用与意义。

但针灸医案由历代医家撰写而成，从作者的角度考虑，其最初的目的与意义却不尽相同。对于医案的学习者来说，能够有鉴别地学习医案，取其精华、弃其糟粕，才能取得更好的效果。这就要求读者能够了解针灸医案的撰写目的。针灸医案的撰写目的有如下几条：

1. 记录医生治疗的疗效，评价医者医术并决定年终的俸禄　在最早期的医学活动中，医案的记录目的较为质朴，就是为了评定医生诊疗技术以及作为治疗疗效的凭据。《周礼·天官冢宰》曰："医师掌医之政令，聚毒药以共医事。凡邦之有疾病者、疕疡者造焉，则使医分而治之。岁终则稽其医事以制其食。十全为上，十失一次之，十失二次之，十失三次之，十失四为下。"这是根据疗效而判定医者的医疗水平。

同时，《周礼·天官冢宰》又载："疾医掌养万民之疾病……凡民之有疾病者，分而治之。死终则各书其所以，而入于医师"。据此推断，当时典章中用以制定医生食禄以及记录民病（死）缘由的很可能就是一个个真实的疾病诊治经过，反映了当时的诊疗过程。由此可见，周代医生撰写的医案阅读对象是行政医官，目的是为自己业务评级之用。

2. 为后人总结临证的经验与教训　作为医生诊疗过程的全部记录，大部分医案的写作旨在为医者的治疗提供借鉴，可以吸收和明了在以往、或前人的治疗中的经验与教训，明得失、知成败，以利于进一步总结经验，提高诊疗水平。

《史记·扁鹊仓公列传》转述淳于意于"诊籍"中所言，第一次对医生辑案之目的作出了表述："今臣意所诊者，皆有诊籍，所以别之者，臣意所受师方适成，师死，以故表籍所诊，期决死生，观所失所得者合脉法，以故至今知之"。可见这一时期的医案记录已经成为医生总结正反方面经验，提高自己医疗水平的一种有意识的活动，这种由被动考核到主动辑录的思维转变也反映了医案撰写在临床医学发展中发挥着越来越重要的作用。正所谓"知其愈与不愈，以为后法之戒也"。

3. 补充、升华中医理论　补充、升华中医理论，是在总结经验，为后世医者提供借鉴之上，对医案撰写的更高层次的要求。医案作为医家临床诊疗的真实体现，无处不体现着医者的学术思想及对疾病的认识。这些思想与认识又从实践的角度充实了中医学的理论，甚至会带来发展与创新。同时，医案也反映了医家的整体辨治思路和特点，对于了解其辨证思路，提高对疾病的认识，以及精进用穴用药都具有极大的裨益。

历代一些著名的医家，因其医术高超，一生忙于诊务，而无暇著述，他们的理论和对疾病的认知，往往散见于其医案的记述中，这些散在的珍贵资料，经其学生或后世的总结和提炼，充实并发展了中医理论，升华为中医理论体系的重要组成部分。而这些从临床中升华的理论，对于丰富和深化中医理论则更加弥足珍贵。

4. 保存学术思想　医案是研究历代医家学术思想所必不可少的资料。有些医家，一生著述很少，对其学术思想的研究，就只能从现存的医案中去挖掘；一些医家虽有著述，但其所论述却仅限于某一方面，而对于其他方面的贡献，也只有通过医案去补充。例如金元四大家之一的朱丹溪，著有《格致余论》，提出了"阳常有余，阴常不足"的学术观点，故被称为滋阴派的代表。而在其一百四十三个医案中，运用参、术、芪等甘温益气诸品者，约占全案的一半，是以说明其绝不仅仅是强调滋阴泻火，朱丹溪对于人身之阳气同样是极为重视，并予以保护的。研读医案能使我们对朱丹溪的学术观点及临证诊疗思路有一个较为全面的认识。另外，其善用参、术、芪益气的治疗方法又说明他受东垣学术思想的影响，故而研读医案还有助于读者对医学流派的传承及相互影响有一个较为清晰的认识。

第二章 针灸医案发展简史

一、肇始于先秦

有资料显示，早在周朝时，中医就就有了记载临床医案的惯例。《周礼·天官冢宰》中有载："民死则各书其所以而入于医师"、"岁终则稽其医事，以制其食，十全为上……十失四为下。"可见，当时国家已有规定，医生平素必须记录自己的医疗实况及患者死亡的病因，上报后用以稽其医事，考评医生，决定其升迁。这种记录，当然是原始的医案，惜今已无文字可考了。但从《周礼·天官冢宰》中的记载推断，这一时期医者对医案的记录目旨在考评医术，故不太可能将医者的治疗思路与对疾病的认识附在其中。随着《黄帝内经》、《难经》的成书，中医药在先秦两汉时期逐渐形成了自己的理论体系。医案的记载也逐渐散见于先秦诸子的著作中，它们是最早有文字记载的医案。如《左传·昭公元年》记有公孙侨论晋平公之疾，并明确指出病因由于"同姓相婚，其生不殖"。这是医学史上最早提出近亲、同姓不能结婚的科学主张。同篇中亦有秦医缓论治晋侯之疾。《荀子·解蔽》中分析了涓蜀梁夜行，被自己的影子吓死的原因。《列子·汤问》有扁鹊为鲁公扈、赵齐婴治疾，先以毒酒麻醉，继而做剖胸易心的手术。《列子·仲尼》有文挚论龙叔子疾。《列子·力命》有上古名医矫氏、卢氏、俞氏为季梁子论疾。《吕氏春秋·至忠》有文挚以激怒的方法治愈齐泯王的头痛病。《吕氏春秋·爱士》有赵简子取白骡之肝为臣治病等，都是早期的医案。此类记载亦散见于两汉文史著作中，如枚乘的《七发》，实际上是以开心养性，节制情欲的要言妙道使楚太子幡然醒悟，大汗遍身而霍然病愈，这也是较早记载的精神疗法。王充的《论衡·福虚》篇记有楚惠王吞水蛭治愈瘀血宿疾。此时的中医医案大多以记述诊疗事实，阐明医理为主，部分医案或仅论述了医者的观点，对治疗过程只字未提，或有治法但语焉不详。针灸类医案最早可见于《史记·扁鹊仓公列传》中。自此，针灸医案在中医发展的历史长河中，经历了一个渐进式的发展过程。

二、成形于两汉

《史记》是中医医案发展史上里程碑式的著作。丁甘仁门人陶可箴在为《丁甘仁医案》一书作序时言及："昔者淳于意尝自录治验，上之史氏，以示治病之要，乃后世医案之嚆矢也。"可见当时的医者已有将平日成功治疗某疾病的经验记录下来，传阅后世的意识。但可能由于当时生产力所限、印刷技术的落后以及战乱等原因，大部分医案已无文字可考了，仅有的少量医案散在于大型文史著作中得以保存，但数量较少。有些医案记述简单

（最少的仅二十余字），有些则视同历史纪实，叙述较详，但主要采取顺叙行文。这一时期没有专门记载医案的专著，医案记载本身亦较为简单，且多是医话、医案、医事等混为一体，为记述某人事迹而做，医案中的诊疗过程本身并非记述的重点。但因其内容已初步具备了医案的诸多要素，亦可视为原始的医案。如以仓公"诊籍"为代表的针灸医案在写作时有意用了某些固定的词语表达，使医案在行文流畅的同时，格式也趋于固定；内容上对于选穴（刺灸部位）及刺灸法的描述较为清晰。

三、酝酿于晋、南北朝至隋唐

在晋至隋唐这一漫长的历史阶段，针灸医案数量仍然不多，主要散在于文史著作及方书之中。

在这七百年间，我国封建社会几经变动。从战事连绵，政局动荡的南北朝向全国统一、社会相对稳定的隋唐时期过渡历史大环境也在一定程度上改变了医案的体例。南北朝时期分裂的社会状态，统治者对于文化专制的减轻，不同地区、民族的文化的激荡融合，使得各种思想比较活跃。故而这一时期的医案受阴阳、五行生克理论的约束较少，医学上的实际情况得到了比较客观的反映，特别是在方、药及外科、急症学上有长足的进步。同时为了弥补过去医学典籍"浑漫杂错"的缺陷，"类例相从"、"以类相续"的研究方法开始盛行。医家开始对医学中的各种实际知识，按其基本特性，进行分门别类，对医书进行整理。

到了隋唐时期，随着南北对峙局面的结束，全国重归于一统。中医学的发展进入到一个总结、归纳、补充的阶段。在大同思想的影响下，医案的记载从以局部地区或医学家个人经验为主，转变为向全面整理以往的医学成就，并结合医疗实践总结新经验和吸收新成就转变。此时期的医案也就多出自于综合性的医书，如《外台秘要》《备急千金要方》《千金翼方》等。

四、兴起于宋金元

宋金元时期针灸医案进入了蓬勃发展阶段，载案数量明显增多，并已涉及内外妇儿五官诸科疾病的治疗，以内科病症居多。方、法附案在延续着晋唐时期实效、实用的搜集原则的同时，也使灸法案独出于针法案而载于方书当中。由于这一时期医案撰写逐渐受到医家的重视，故方书以外的医籍附案开始增多，出现了集中附载针灸医案的综合性医书及腧穴专书，编纂形式多样，不拘一格。这些医案可为医家亲自撰写，抑或为门人弟子整理而成，体现了医家在针灸方面的某些诊治思路。当然有些医家（如李杲、朱丹溪等）的针灸医案并不能在其现存的著作中全部找到，而是散在于明清时期的医著当中。

五、成熟于明清

医案自明代起，便成熟起来。其标志有四：①个案专辑较前为多；②出现了搜集、整理、研究各家医案的类书；③医家已注意到医案书写应规范化；④散见于经史文艺书中的医案量更大。明代针灸医案已日臻成熟，不仅书案形式多样，且载案数量位列历代之首，涉及的诸科症治中尤以外科灸疗见长。明代涌现出许多针灸名家及其著作，如陈会的《神应经》、徐凤的《针灸大全》、高武的《针灸聚英》、凌云的《经络会宗》、杨继洲的《针灸大成》等等。而像薛己、孙一奎、张景岳、王肯堂等医家虽非专攻针灸，却多通晓其术，并有关于针灸的论述。

清代是中医医案发展的鼎盛时期，在清代初期、中期针灸学的发展并未停滞，政府的医政制度及医学教育中仍设针灸一科。雍正、乾隆年间还铸造针灸铜人，存于太医院内。公元1739年由吴谦等人纂修的《医宗金鉴》一书为太医院学生的教科书，其中的"刺灸心法要诀"歌图并茂，不仅集历代前贤针灸之大成，而且多加以发扬光大，此书本着深入浅出的指导思想，使针灸之术易于为广大医者掌握。清代中期以后，统治者以"针刺、火灸，究非奉君之所宜"而于公元1882年下令"太医院针灸科，着永远停止"，使得针灸学发展受到很大的阻碍。但针灸仍以便验效廉的优点，在民间广为流传。这一时期亦涌现出许多杰出的针灸名家及他们的著作。

但总体上讲，清代针灸医案的发展相对滞后。虽然载案数量尚可与宋金元时期相比，但医案记录较为分散，涉及病种也颇为局限，大部分是针对痧症、霍乱等传染病的治疗，外科痈疽，五官科的喉舌疾患及厥、脱等内科急症亦占有一定比例。病种的局限导致了大部分针灸案例在治法上的单一，不过少数关于灯火焠法，太乙神针，金针拨障术的医案记载也同样能反映出这时期针灸疗法的特色之处。在书案格式上虽然基本保持了宋明时期的风格，但远不如同时代的方药案那样千姿百态。

第三章 各时期针灸医案的分布及特点

一、先秦

1. 先秦时期针灸医案分布　先秦时期的医案散在分布于诸子百家的著述中。如《周礼·天官冢宰》篇提到以诊治疾病的情况制定医生食禄；《左传·昭公元年》记有公孙侨论断晋平公之疾；《吕氏春秋·至忠》中载文挚论治齐王；《吕氏春秋·爱士》中有赵简子取白骡之肝为阳城胥渠治病的记录等。该时期涉及针灸的医事记载仅有《左传·成公十年》载医缓论晋景公病入膏肓一案。而《史记·扁鹊仓公列传》所载扁鹊治虢太子尸厥医案，虽为针灸医案，且论述详尽，但为汉人所载，扁鹊当时的诊疗记录已无从考证。

2. 先秦时期针灸医案的特点

（1）大多只停留在"论疾谈病"的层次：先秦诸子之书中的医事记载虽大多有"某人患病"的描述，也涉及一些医理，但在内容上往往缺少具体的治法，尚不能称为真正意义上的医案。以《左传·成公十年》为例："（晋景公）公疾病，求医于秦。秦伯使医缓为之……医至，曰：'疾不可为也，在肓之上，膏之下，攻之不可，达之不及，药不至焉，不可为也。'公曰：'良医也。'厚为之礼而归之"，其中攻和达分别为艾灸和针刺之意。本则医案作为先秦时期文史著作中唯一涉及针灸疗法者，也仅限于论疾谈病，并未施治。

（2）"意在案外"，医案重在佐证诸子思想：先秦文史著作中出现的医案，大多不是为了记录治疗经验，启发后世而作。其着眼点不在"医"上，而是借医案表达作者的思想，可谓意在案外。这类医事记录自然也非医学意义上医案。

如《吕氏春秋·爱士》中赵简子取白骡之肝为阳城胥渠治病一例，其真正用意在于反映君之仁德，能怜臣之疾苦；《吕氏春秋·至忠》载文挚虽用激怒法治好了齐湣王的头痛病，却反遭生烹，是讽喻忠言逆耳；《左传·昭公元年》论晋平公因贪恋女色导致心志沉迷惑乱，实则预示着君不图恤社稷，必将祸及臣民等，乃是以医喻世，以医喻治之义。

因此，这些所谓的医案在医学信息的传承上对于后世医家并未产生多大的影响，而更偏重于喻世诲人，但它毕竟通过文史著作将当时的一些医事活动生动地记录了下来，故视其为医案的雏形更为贴切。

二、秦汉

1. 秦汉时期医案分布　秦汉是中医学发展的关键时期。无论是基础理论还是临床医学或药物学，均有了很大的进步。成书于战国至秦汉时期的《黄帝内经》，标志着中医学基础理论的初步奠定；《神农本草经》的出现，总结出治疗疾病的方药手段；而《伤寒杂病论》的问世，则表明以六经辨外感，以脏腑、经络辨杂病的辨证规律的确立。同时这一时期也是针灸医案形成的萌芽阶段，并且已有最早的医案实例记录。

2. **秦汉时期针灸医案的特点**　秦汉时期针灸医案的数量较少，均收录于正史的医家列传中。有些医案记述简单（最少的仅二十余字），有些则视同历史纪事叙述较详，但主要采取顺叙行文。其特点有：

（1）有意规范了医案的格式：该时期医家对于辑案之目的已有了明确的认识，故针灸医案基本要素大多齐备，只不过在描述上存在着详略之殊。其中以仓公"诊籍"为代表的针灸医案在写作时有意使用了某些固定的词语表达，使得医案行文流畅的同时，格式也趋于固定，内容上对于选穴（刺灸部位）及刺灸法的描述较为清晰。病因病机后置的写法，为案后附论的写作形式奠定了基础。内容上对于选穴（刺灸部位）及刺灸量的描述较为清晰，但对于病机的分析尚显不足。仓公刺足心治疗济北王阿母热厥证的医案为纯用针灸施治的最早案例。

难能可贵的是，尽管这一时期的针灸医案尚处于萌芽阶段，却能将针灸造成的无形和有形损伤均如实地记录下来，可令后世习医者引以为戒。上述这些特点都说明，秦汉时期医案的撰写已经考虑到了为后世医家提供参考，精进医术的需求。该时期针灸医案虽然在格式和内容上尚有所欠缺，但着眼点已落在了"医"上，与先秦时期医案有了很大差别。

（2）勇于创新：秦汉时期的医案除了在格式方面有了一定的规范，在内容上也有不少创新。该时期出现了最早的针灸治疗医案，最早的纯针灸医案，以及针疗失当医案。

最早的针灸治疗医案为《史记·扁鹊仓公列传》中扁鹊治虢太子尸厥的案例。由于要素齐备，且谈及了具体的针灸施治方法，故视其为现存最早的针灸医案记载。最早的纯针灸医案为仓公治济北王阿母热厥案，为纯用针灸治疗的最早案例记载。

而《三国志》载徐毅"误刺中肝致死"的医案是针刺而致有形脏器损伤的最早记载。该时期并没有以"某医家医案"为专著的医籍流传下来。现存有据可考的秦汉时期医案几乎全部出自于史书，如《史记·扁鹊仓公列传》所载的扁鹊、淳于意医案，如《三国志·华佗传》中所载的华佗医案等。由于上述医案的撰写由史学家完成，故医案仍欠缺一定的专业性，甚至有一定程度的刻意夸张。医案的着眼点虽在"医"本身，但其撰写仍属为史料服务。另外，正因为该时期医案大多出现在史书资料中，以"某某列传"中内容的形式存在，故其能较完整、较系统地体现医家的诊治特点与思路。

三、魏晋南北朝至隋唐

1. **魏晋南北朝至隋唐时期医案分布**　这一时期的医籍以方书为主，针灸医案数量仍然不多，主要散布于文史著作及方书之中。魏晋时期社会上层士大夫尚清谈，不务实事，这在一定程度上阻碍了医学的发展。另外，当时士人似以行医为耻。如记载士大夫生平言行的《世说新语》载："殷中军妙解经脉，中年都废。有常所给使，忽叩头流血。浩问其故？云：'有死事，终不可说。'诘问良久，乃云：'小人母年垂百岁，抱疾来久，若蒙官一脉，便有活理。讫就屠戮无恨。'浩感其至性，遂令舁来，为诊脉处方。始服一剂汤，便愈。于是悉焚经方。"从侧面反映了当时上层人士不齿于行医，这在一定程度上折射了社会风气与价值取向。有经济实力，受过良好教育的上层士人不尚行医；底层良医虽医术高明，但碍于经济实力有限，教育程度低，无法著书立说，是魏晋时期存世医籍稀少的一个原因。

而到了南北朝时期，这一情况有所改变。动荡的政局、频繁更替的朝代、连绵不休的战事使得时人对医学有了较为急迫的需求。而南北朝时期分裂的社会形态与动荡的时局也使得统治者对文化的专制有所减轻；不同民族的融合更改变了汉族人原有的生活习性，冲击了传统的思想束缚；连年不绝的战火和颠沛流离的人口迁移更使得医学的重要性得以凸显。上述原因使得这一时期的医案受到阴阳、五行生克理论中教条的理论束缚较少，一些明理是非，医学上的实际情况得到了比较客观的反映，特别是在方、药及外科、急症学上有长足的发展。

魏晋南北朝时期的近500种医籍（包括现存与已佚）中，医方类书籍占到30%以上，方书的大量涌现是这一时代医学的显著特点。到了隋唐时期，医书多为卷帙浩大的综合性医书。如隋政府组织编写的《四海类聚方》多达2600卷（已佚失），现存的主要著作以孙思邈的《备急千金要方》和《千金翼方》，王焘的《外台秘要》为代表。

魏晋南北朝至隋唐时期针灸医案仍主要以顺叙记录，无固定的格式，内容上对于脉症描述较少（或根本无脉象记载），而对病因病机几乎不载，但个别案例中却提到了针刺补泻，不能不说是一大进步。涉及的疾病范围比较局限，针法主要用于偏风痿痹一类的病症，灸法则针对外科肿毒、痔疾、瘿等疾患，而最早的隔蒜灸法是以案例形式记载的，故略异于其他灸方。放血治疗头眩案则可以说是继承了前贤之心得，在综合几部史书资料后对于取穴也较为明确。

2. 魏晋南北朝至隋唐时期针灸医案的特点

（1）注重实效，受理论约束较少：由于南北朝时期战乱频繁，直接记述某病治疗方法的方书远比阐述医理的书籍更有实用价值，这使得医案著述过程中一股尚实之风油然兴起。所言"实"，即是对于医学理论、医疗经验的检验以有无实效为标准，以切于实用为目的。如《外台秘要·卷十三》转载崔知悌的"灸骨蒸法图"，因崔氏为洛州司马时，以此法"常三十日灸活一十三人，前后瘥者数过二百"。《千金》、《外台》中的这类医案彰显了这一时期医家以实效和实用为依据整理医学经验的思路。

（2）方后附案，重点在方，有凭有据：正是因为这种尚实之风，南北朝时期方书中的针灸医案多采用方（法）后附案或方中寓案的形式，重点在记述方和法，医案仅作为其效应的一种佐证。

其体例大多首列医方或治法，然后附以案例。当然作为针灸医案自然是要对腧穴（或刺灸部位）、操作方法等进行详尽而准确的描述。如葛洪的《肘后备急方·治痈疽妬乳诸毒肿方第三十六》载有灸肿令消法，曰："取独颗蒜横截厚一分，安肿头上，炷如梧桐子大，灸蒜上百壮，不觉消，数数灸，唯多为善，勿令大热。但觉痛即擎起蒜，蒜焦更换用新者，不用灸损皮肉，如有体干，不须灸，余尝小腹下患大肿。灸即瘥，每用之，则可大效也。"对蒜的选取制备及艾炷的大小、灸量进行了描述，对施灸时的程度和注意事项进行了阐发。而在方后，作者提到"余尝小腹下患大肿。灸即瘥"，表明葛氏曾亲历其效，使医方成为医案，也令这种疗法的可信度大大增加。

（3）医案来源广泛，质量良莠不齐：南北朝至隋唐时期的针灸医案来源广泛，这是由特定的历史背景所决定的。

首先，频繁的战乱使得医籍的撰写侧重实效与便捷，凡有效之方皆可收录。故而此时期的针灸医案中既有简便易行适合于百姓施用的灸治验案，又有针灸大家为王公大臣治疗取穴的案例。显然这两种资料的来源以及提供的针灸信息是有别的。

其次，这时史书方技或艺术传中记载的医家逐渐增多，他们的医事活动作为其生平的一部分保留了下来，其中亦能见到运用针灸疗法治疗的案例。

另外，随着小说传奇的兴起，针灸医案开始出现在唐代传奇中以志人轶事为主的篇目中，叙事与史书传记颇为相似，多意在体现针法之神奇（灸法在民间已较为普及）。但由于文史著作的记述者并非精于医术，且资料本身在传抄或听闻的过程中就可能存在着内容不全的情况，加之侧重点偏于述史或征求轶事，因此这些针灸医案能够提供的医学信息相当有限，只能令后世习医者根据医学知识揣测治疗思路。

（4）灸法盛行：这一时期，灸法得到了广泛的应用。如《南史齐·本纪第四》载"寻而京师人家忽生火，赤于常火，热小微，贵贱争取以治病，法以火灸桃板七炷，七日皆差，救禁之不能断"，反映了此种疗法在当时十分盛行。又如《肘后备急方》中关于针灸医方有109条，其中灸方竟占99条，并就灸法的操作方法、治疗效果、注意事项等进行了论述。这一时期的灸方不仅用于常规内科病的治疗，尚在尸厥、中恶、卒心痛等急症以及痈疽、瘰疬、鼠瘘、发背等外科病症中有所体现。

唐代医家亦秉承了魏晋南北朝时期尚灸的思想。如《备急千金要方》五百余针灸处方中，针方与灸方比约为1：10；《千金翼方》中针方也仅占了1/7，而王焘更是认为"针能杀生人，不能起死人，若欲录之恐伤性命，今并不录，针经唯取灸法"。所以，在《外台秘要》中除了极少几处由于行文不便删减而抄录下来的前人针法外，几乎没有针疗法的踪影，但灸法则比比皆是。

四、宋金元

1. 宋金元时期医案分布 这一时期针灸疗法已应用于内外妇儿五官诸科疾病的治疗，尤以内科病多见，共54类，138案，其中以腰痛、头痛、痹证等经络肢体病居首。而泄泻、痢疾、腹痛等脾胃疾患以及神志异常、眩晕等心系疾病次之。外科与五官科疾病所占比重相似，外科以疝气、痈疽发背等疾患为主；而咽喉、鼻病则为五官科的代表。在妇产科方面，虽已涉及月经、带下、妊娠、胎产及产后病，但仍属个案记载，并不普遍。此外，这一时期首度出现了儿科针灸案，特别是灸治新生儿脐风，为后世提供了可靠的实例。治法上灸疗或灸药并用的案例占了近七成，在不断丰富内科疾病治疗的基础上，痈疽疮疡一类的案例亦逐渐增多，体现了这一时期外科灸疗的发展。放血疗法的案例虽也涉及内、外、五官科的疾病，但总归于治疗热证、经络痹阻之类的实证或虚实夹杂之证。当然有些医案中针灸疗法并不是贯穿于整个疾病的治疗当中，亦不是针对病症的所有表现；而是针对某一主症、急症或是作为调理善后的手段被采用，这也体现了医家在针药并用时能够依据病情的缓急，采取或先或后的治疗。

除医籍附案增多外，宋金元时期的笔记杂谈中亦保存了不少有价值的医学史料，其中不乏针灸医案的记载。这些资料主要来源于撰者听闻、见闻及直接抄录他人作品，然而俱为志异与审实兼顾之作，同样起到了广开见闻的作用。

2. 宋金元时期医案体例　整个编排体例上说，这一时期的医案有些以病症为纲，先述病而后治验；有些列于腧穴主治汇编之后，以医家按语的形式出现；有些夹杂于医论当中作为医家某一观点的佐证；还有些专门辑出"医验"篇章记录典型医案，更有医家（如滑寿、庄绰）将医案载于序跋中，以示编纂此书之目的。因此这些针灸医案的形式实际上与医书编纂体例及医家辑案的意图有很大关系。

就具体医案写作形式而言，当时医书（方书除外）中的针灸医案多采取顺叙行文的方式，以叙为主。叙议结合的案例占有一定的比重，先叙后议，夹叙夹议最为常见。议论主要是针对病因病机，立法处治进行分析。有些医家如张子和、罗天益喜引用《黄帝内经》、《难经》等经典理论作为其辨证立法的依据，罗天益还对方药配伍及穴性进行了阐释，体现了宋代"格物致知"思想对医学的影响。

在医案要素的记述上，除强调病因病机的分析外，一些医案还增加了年龄、发病时间、医嘱、针后表现的记录，使医案的内容更为详实。刺灸治疗时基本上能言及准确的穴名、施灸的壮数。虽然这一时期的针灸医案仍以灸案居多，但在为数不多的几例针案中却能将选穴，针刺的方向、深度，留针的时间以及针后正常的针感记述清楚，或是偏重对某一点（如子和针刺肾俞、太溪强调两日一次的频率，针治指麻强调鸡足针法）进行记录。

而篇幅较长的复诊病案的出现，除了与医家本身的经历有关外，亦可以说是案中要素不断丰富的结果。

3. 宋金元时期针灸医案的特点

（1）受到理学兴起的影响：理学始创于北宋，发展于南宋、金元直至明清。它是以儒家伦理为本位，糅合了老庄道家思想和汉传佛教大乘精神，构筑成的儒家思辨哲学。宋代理学家打破了汉唐学者治经偏重于考据注疏，名物训诂的思想，从"述而不作"发展到"以作代述"，即在阐发经典的同时，亦结合自己的思考和观察，提出了独立的见解和学说。这其中以程朱理学中"格物致知"的思想对中医学的影响颇深，使医家们在对原有医学知识搜集整理校勘以及记述个人经验的同时，把他们对疾病治疗的思想见解述诸毫端，医学争鸣与创新步理学后尘而来。到了金元时期，这种影响更为明朗，金元四大家各具开创性的学术争鸣是鲜明标志，四大家均不泥古训经典，创立医学新说，但又充分地与临床相结合，使新理论、新见解自觉接受实践的检验而非纸上谈兵，就此医学流派的局面在金元已经形成。

（2）文士之人加入医案的编纂：宋金元时期文士之人开始重视历来被视为小道的医术。著名学者范仲淹的"不为良相，当为良医"的名句即表明若是无法实现治国、平天下的政治抱负，通过医术救民疾苦，同样可以达到润泽斯民的目的，故"儒医"一词在宋代也便应运而生了。在这种"明体达用"观的影响下，士人本着"博施济众，仁者之首善"的思想，使搜集整理验方、效方成为风尚。这一时期的验方搜集仍然是遵循着实效和实用性的原则，如《苏沈良方》序中言："予所谓《良方》者，必目睹其验，始著于篇，闻不预也"，《博济方》自序亦曰："得之于亲旧，故非耳剽口授，率经效用"，许叔微晚年之作《普济本事方》的得名，也因"皆有当时事实，庶几观者见其曲折也"，可谓重复检验。

（3）针灸案例开始见于个案专著中：医案发展到宋代已有个案专著出现，最经典的要数成书于1149年由许叔微编写的《伤寒九十论》。该书不仅是第一部医案专著，而且也是最早的伤寒医案专集。全书共90论，不分卷次，以证为纲，采用先案后论的写作方式，即于题目之下首述病例，最后进行论述，点明要点，且多以《黄帝内经》、《难经》、《伤寒论》等古籍为理论根据，并结合了许氏长期大量的医疗实践经验。精心筛选的90例病案中半数以上论前有"论曰"的字样，将案论明显分开，便于阅读，可谓是实践与理论相结合的典范。书中仅有4则针灸医案，包括针刺劳宫、关元治疗妇人伤寒脚肿；针刺商阳穴治疗伤寒无汗；刺期门治妇人血结胸证；灸关元治疗伤寒阴证。四案主要是顺叙行文，主症及具体的治法均有记载，案后对相应观点如针刺发汗的依据、选穴，热入血室而成结胸证的病因病机、治法，滑脉之体象进行了论述，特别还运用了比喻的修辞手法。

（4）出现了集中附案的医籍：宋代以前的医书已有医案的记载，但比较零散且多附于方书之中。宋代以后，个案总结逐渐引起医家的重视，其写作目的更多的是为了印证自己医学理论的正确和记载治疗用药的经验体会。因此各个医家在著书立说的同时往往附上自己的临证治验。治验中既有医家亲自撰写，又有门人弟子将其口授随录之言整理而成。其中较有代表性的医籍附案如《小儿药证直诀》一书，卷中记尝所治病二十三证是由阎孝忠整理的钱乙医案，采取的是先叙病证，次有所论，再述效验的案中寓论的形式，但并未有针灸医案的记载。而《伤寒九十论》中多数医案采取先案后论的方式，也有一些是案中寓论的形式，但针灸医案的数量较少。这一时期记载针灸医案较多且比较集中的首推《扁鹊心书》。

五、明清

1. 明清时期医案分布　在明朝长达276年的时间里，针灸医案学蓬勃发展，继承了金元时期各个流派的不同特点而又推陈出新。明代针灸类医案约有466则（不计重复）之多，散见于杨继洲的《针灸大成》，万全的《幼科发挥》，李中梓的《医宗必读》，以及《明史》中关于周汉卿、凌云，以及《名医类按》和《续名医类按》等后人编著的医案类书。其中《名医类按》是我国第一部医案类书，由江瓘付梓搜集整理，历时39年而成。

清代是中医医案发展的鼎盛时期，医案数量及附案医籍均较以往为多。但针灸医案未能在明代针灸繁荣的影响下而有突破性进展。在写作格式上基本保持了宋明时期的形式，仍以顺叙写作多见，叙议结合的案例中主要是对病因病机，治法的分析。其中先叙后议式针对性较强，多是紧扣某一点对案例作出总结，常为医家的心得之处；而夹叙夹议的案例中议的部分虽然有时不易与叙的部分区分，但它却将医家的辨证结果乃至思辨过程呈现了出来，对于后世习医者体会医家辨证思路，避免重蹈覆辙，大有裨益。

这一时期针灸医案的数量并未超过明代且医案记载相对分散，除在综合性医书和个别针灸专书中见到外，主要见于部分医家的个案专辑，某些专科医书和医案汇编中散记有运用针灸疗法的案例。就治疗的病种而言，已从宋金元时期以内科病症为主，明代以外科疾患居多的情况，转移到主要用于痧症、霍乱等传染病的治疗上，这与清代频发疫疠有一定关系。由于病种相对局限，使得放血疗法成为此时针灸治疗的主要手段。痧症基本上采用腿弯、臂弯、十指等处的放血；五官科的喉舌疾患和某些外科疮疡则以经验取穴或局部砭刺放血为主。内、外科病症无论是在数量还是在病种上均远不及宋明时期。内科病以厥、脱急症，神志及经络肢体病为主，外科则以疽为多，但两科施治时仍偏向于灸法的使用。

2. 明清时期医案体例　明清时期医案在撰写时能够有意地述明脉、症、诊断凭据、治则、治法等内容，但在具体格式上则略有差异，有先书脉症，次述诊断辨证，再记立法处治及预后者。如《临证医案笔记》载枳将军舌下肿的医案。有先述病因病机，次述脉症，再记立法治疗者。如《眉寿堂方案选评》所载医案大多为此格式。有叙议结合者。如《过氏近诊医案》载坟丁谈宝生邪祟案属先叙后论穴用，《临证医案笔记》载阿铨部子脐风案属先叙后论治法，《医案偶存》载邓坊王某阳缩案属先叙后论病症。这类先叙后论式的医案在行文上可谓是泾渭分明，多先按患者—诊治经过—脉症—辨证—治疗—预后的形式顺叙记录，其间多无或少有病因病机，立法处治的分析，待叙案之后，方才论述。叙论之间多由某些词语如"按""凡""夫""大抵"等明显划分，而论述之处或简或繁，既可引用前贤之语，又可为医者于此案的某一心得体会。如前两案中对于朱砂、鬼箭羽治疗邪祟，灸治哮喘、脐风的效用认识相对简略。而王某一案则是将缩阳症的三种病因、表现及具体治法均作了详细的描述，令人通过此案对于某病某症有较为全面的认识。也有夹叙夹议的医案。如《谢映庐医案》载聂秀章举子慢脾风医案，其行文都属明辨主证，后立诊断的顺序。

3. 明清时期针灸医案的特点

（1）深入细致发展了针灸理论，丰富了治疗方法：在针灸盛行的明代时期，针灸著作频频问世，针灸理论深邃富繁。明代医家有着丰富的知识，并把这些针灸理论融入医案中。他们在阐释一个问题时，常常引用前代医家的著作以及医学以外的知识，使说理更富于正确性，更富于说服力。这又进一步发展了针灸理论，丰富了针灸的治疗方法。

明代常见的针灸治疗方法有单纯针疗、灸疗、砭疗，还有针、灸共用，针、药结合，针、砭同施，灸、药联用，针、灸、药共用，以及砭、药结合等联合疗法。此外，尚有针与按摩共用的疗法。

（2）善用"九针"，针具丰富：明代针灸医案在针具的选用上也非常考究，根据患者病情的异同而选择不同的针具。大部分选用毫针，其次为三棱针、铍针、镵针、大针、镵针等，还有使用连环针、攒针等比较特殊的针具，甚至更以自然物或生活物品充当针具。如以竹磨尖代针、银簪烧红功同火针、新鲜竹叶为针乃取其锐也。说明当时的医家善于利用各种针具治疗疾病。

医案中出现的毫针、铍针、三棱针（相当于"九针"中的"锋针"）、大针、镵针占了"九针"中的五种。

（3）重用灸法，灸药结合：纵观所搜集的 466 则明代针灸医案，采用灸法治疗疾病的医案共有 255 则，包括单纯灸、针灸结合、灸药结合、针灸药并用。明代大部分针灸医案记载的治疗手段多用灸法，且施灸的方法和材料也是非常丰富的。如薛己比较擅长运用灸法治疗各种疾病，尤其对灸治外科病作用作了很高的评价，"疮疡之症……轻者药可解散，重者药无全功，是以灼艾之功为大。凡灸法，未溃则拔引郁毒，已溃则接补阳气"。

该时期灸疗法的一个特点，是重用灸法，壮数并非三五壮，常常上百壮。为了加强作用，铺艾施灸，乃至明灸也非常常用。明代医家在继承前人灸法的基础上，又进行了大胆的改革与创新，产生了许多新的灸疗方法。如葱熨法、隔香附饼灸、桑枝灸、雷火神针、热醋熏灸等。

第四章　读者应该从医案中学习什么

孟子说："梓匠舆轮，能与人规矩，不能与人巧。"中医基础及各科理论即是我们的规矩，临床治疗的圆机活法即是巧。"没有规矩，不成方圆"，基础理论作为对疾病发作和临证治疗的机理的深层次概括，其表述必然是抽象的，是需要转化才能应用于临床实践的。学过中医也初涉临证的医生，往往感到病证千变万化，基本不会像书本讲的那么规范；症状也不像书本中描述的那么典型；原方抄录，与证难以吻合。甚至从事临床多年的人，有的也胶柱鼓瑟，疗效欠佳。因此，医学从业者的当务之急是能够学到随证化裁，切合实用的临床治法和医疗经验。认真学习古今名医医案，恰能使理论与实践紧密结合起来，解决理论学习过程中不能深入的问题。

1. **深化已得的理论知识**　作为一名合格的中医临床、科研、教学工作者，应该不断通过对古今名家医案的揣摩、学习，深化对中医理论知识的理解。通过医案深化对理论的理解，其原因有：

（1）能够明辨是非，防止以讹传讹：古书经过辗转流传，断文错简，在所难免；书面理论，也不可能尽善尽美。有的片面主观，持一家之言；有的引证谬误，以讹传讹。实践是检验真理的唯一标准。因此，多读古今名家的医案，学习名医在临证中验证理论、辨识错讹、去伪存真、补充不足、发扬精华的精神，不仅能使学者少走弯路，而且能够不断在学习与实践中升华理论，获得真知灼见。

（2）通过实践，解决争议问题：中医理论灵活多变，难免会出现理论上的争端。如果仅在理论层面反复讨论，更会对有争议的问题心存疑惑，莫衷一是，最终在临床实践中对这些理论指导下的操作绕道而行，不予采纳，实属中医的一大损失。这是因为理论上的争鸣往往局限于理论本身，不能以临床实际为考虑。只有通过临床实践，才能统筹全局，兼顾各方面因素，真正做到从整体观念指导中医的辨证论治。例如《伤寒论》中炙甘草汤内用麻仁的问题，历来颇有争议，连柯韵伯这样的伤寒大家也认为麻仁不妥，可能误简，应为枣仁，与证方能相符。但读金寿山一案，始知用麻仁的深意：因临床心阳不足的患者，常见便秘气喘之证，而便秘又能加重病情，诱发心动悸、脉结代的危证。保持大便通畅常能从气机通降的角度帮助治疗心脏疾患，从而由临床角度证实了炙甘草汤中用麻仁的正确性，解决了理论上的争议。

又如石瘕一证，历来多认为是瘀血积聚于胞宫所致的癥瘕一类的病患，至今中医界多存此种看法。但毛对山曾在医案中记载：元代南邑顾寿五妻王氏，至大辛亥年（1311 年）怀孕，四十年未生产，亦无所苦，遗言必剖腹查看，其夫从她遗体腹中剖出一成形男孩，已坚如铁石。近人蒲辅周先生亦记有一孕妇流产后下一物如豆大，坚硬如石。而80年代我国电视报道，从一例妊娠35年未产的妇女腹中取出一化石胎儿的病例。以上病案说明，《黄帝内经》所说的石瘕应该是以化石胎儿为主证的一种疾患。

2. 完善对病证、穴性的认识　针灸的所治病证，多数来源于中医基础理论，或《灵枢·经脉》篇中的各经"是动病"、"所生病"。当代从业者因为对经典理论存在不同程度上的忽视，往往在治疗中不能选择最有效的疗法。以齿痛一病为例，现代人常知以合谷、下关、大迎、颊车等穴治疗，却大多忽视了《灵枢·经脉》篇中，齿痛是手阳明大肠经的"是动病"，其治疗，也应选用大肠经腧穴为主。而古代医案则还原了这一原汁原味的中医辨证论治过程，如《苏沈良方》载："随左右所患，肩尖微近后骨缝中，小举臂取之，当骨解陷中，灸五壮。予目睹灸数人皆愈。灸毕，项大痛，良久乃定，永不发。予亲病齿，百方治之皆不验，用此法灸遂差。"《针灸资生经》载："辛帅旧患伤寒，方愈。食青梅既而牙疼甚，有道人为之灸屈手大指本节后陷中，灸三壮。初灸觉病牙痒，再灸觉牙有声，三壮痛止，今二十年矣。恐阳溪穴也。《铜》云：治齿痛，手阳明脉入齿缝中。左痛灸右，右痛灸左。"上述各案无一不选用大肠经穴对齿痛进行治疗，而在选穴方面则不拘一穴，大有"宁失其穴，勿失其经"之意。

3. 圆通对证候的治疗措施　张元素有言："运气不齐，古今异轨，古方今病，不相能也"。岁运的不同，古人与今人体质的差异，无一不使原先有奇效的方药不能发挥应有的效果。针灸疗法则更是如此，随着冶金技术的发展，如今的针灸针已远较古代为细，化脓灸更是从明清开始逐渐走向没落，当代人对针灸疗法的心理承受力更在很大程度上限制了化脓灸和针刺补泻手法的应用。因此，针灸医案的学习，并不在于掌握一病一证的治疗方法，而是要通过对医案的学习，了解前人治疗时的思维方式，掌握其选择治疗方法的依据，将前人治某病时所选用的理、法、方、穴、术，灵活地进行拆解，在自己进行临床实践时，再根据实际情况进行重新拼装组合，做到灵活变通。正如近代名医余听鸿所说："医书虽众，不出二义：经文、本草、经方，为学术规矩之宗；经验、方案、笔记，为灵悟变通之用，二者皆并传不朽。"因此，读者最应从针灸医案中学到的，是一种圆通活法，灵活变通的针灸知识，这不仅对针灸技术的提高有所帮助，对中医水平的提高也是有所裨益的。

4. 总结治疗的经验教训　成功的经验和失败的教训，都是读者应从医案中学到的知识。

(1) 学习前人成功的经验：周学海先生说："每部医案中，必有一生最得力处，潜心研究，最能汲取众家之长。"古今名医，善于写案者甚多，如赵守真氏每日必写案。善于读案者亦甚多，如姜春华先生最受孙一奎《孙氏医案》和陈菊生《诊余举隅录》的启发，金寿山先生分析叶案近于入神的地步。这些名家之所以能成为大医，在一定程度上有赖于记录医案并从前人医案中汲取精华。可见，通过读古今名医医案，可以学到从理论书籍中学不到的各家之长。

(2) 总结前人失败的教训，避免重蹈覆辙：章次公先生十分重视对失败案例的总结，指出这种总结"录之既自惕砺，且勉后学"。前人失败、误诊、误治的案例对临床从业者来说尤为重要，因为中医理论灵活变通，对于同一病证可能有多种治疗方法，不读医案不一定意味着对同一种病证束手无策；但对同一病证，前人失败的教训却是一定要规避的，否则必然会导致医疗事故。古代医案中对于误诊误治的记载较少，这也使得这类材料格外珍贵。如金元名家朱丹溪有一案：浦江洪宅一妇人患疟疾并停经三月，两手脉俱若无，时值腊月，遂议作虚寒治。但丹溪温热药已开出后，心疑有误，因停经发疟何致两脉若无？翌日清晨复视。见妇人梳妆无异平人，言语行步无倦怠之意，乃知果然是误诊了。脉不至并非气血大虚，乃为病邪阻碍经络，气血涩而不能流通所致，与伏脉、牢脉同义。月经不至也非不足之证，病邪阻络也可为之，再加患者有发疟一证，因而推断为积痰生热阻滞气血，因致发疟、脉结伏、月经不至，以攻下痰热法取效。此案深思折旋，理法俱备，有周旋不离规矩之妙，并写出自己误诊原因，以免后人重蹈覆辙。

第五章　怎样读好医案

梁启超先生说："治学重在真凭实据。"恽铁樵亦云："我国汗牛充栋之医书，其真实价值不在议论而在方药，议论多空谈，药效乃事实，故选刻医案乃现在切要之图。"医案是由医家几十年来在临床中反复实践，辗转思考，不断提高，将毕生经验教训总结而成，故是中医治学的真凭实据。

1. 联系医家的学术思想读　《左传》云："三折肱，知为良医！"凡称名家，皆能在临床中认真总结经验教训，经历失败后有所反省，逐渐形成自己独特的治疗风格，并在理论上有所建树，自成一家之言。他们的医案，能从临证角度印证自己的理论观点。因此读好医案，能提高我们对其新理论的理解程度。反之，熟悉古今各家的主要学术见解，亦能帮助我们加深对具体医案的认识程度。二者必须有机结合，并行不悖，不得执一而偏，这样读案方能穷源及流，有所收获。

例如读窦材在《扁鹊心书》中所载医案。窦氏医案绝大多数都是以上百壮的大剂量直接灸命关、气海、关元、中脘等穴为治。读者初读时未免存疑，艾灸是否真有其效。此时应结合窦材的诊疗思想。窦材在理论上注重宣扬阳气在生命活动中的重大作用，认为"阳精若壮千年寿"，人若得一丝阳气尚存便可不死（"阳气不绝，性命坚牢"），反之阳气耗尽则性命将失。在临床治疗和保健上，其认为"医之治病用灸，如做饭需薪"，强调以"保扶阳气为本"。而在补阳诸法中，以"灼艾第一，丹药第二，附子第三"。

而在诸脏之阳中，窦材尤其注重脾肾两脏之阳气，因为"脾为五脏之母，肾为一身之根"。有学者统计，在《扁鹊心书》所罗列的五十余种疾病中，大半以上以脾肾阳虚为病机。在具体治疗中，窦材偏重以命关施灸治疗脾之疾患，以灸关元治疗肾之疾患。

窦材注重脾、肾之阳，因为两者代表了阳气的两方面功用。肾脏所藏秉受于父母的先天之精，是人体生命活力的根源，是生命的根蒂，代表了阳的"体"。脾主灌溉四旁，与胃合为气机升降之枢纽，体现了人体一身之气的流通，代表了阳的"用"。因而窦材在临床中，凡治疗阳气虚损，阳气绝对不足的疾病时，常大剂量直接灸关元为治；而在治疗运化无力，阳气不通的疾病时，常灸中脘、命关等穴。

基于上述考虑，则不难理解为何在治疗喉痹、消渴等常按阴虚论治的疾病时，窦材力主以温热药进行治疗。以消渴为例，窦材认为虽然有渴而欲饮、消谷善饥等热象，但仍不宜以凉药治疗，恐热未去而先损元阳（《扁鹊心书·卷中·消渴》："脾虽有热，而凉药泻之，热未去而脾先伤败。正法先灸关元二百壮，服金液丹一斤而愈"），故在治疗时仍采用大剂量艾灸灸关元以补益脾肾阳气。肾为津液之原，脾为津液之本，津液本原得以巩固则津液自生，消渴自愈。这是窦材专门关注阳气的损益才有的考虑，事实证明可以治愈消渴。

2. **根据针灸的特点，重点学习医家的针刺手法及针感等取效的关键要素**　针灸是非常注重操作的一门医学，更可能称之为一门技术。因此，先贤大医无不加强自身技能、技术的培养与训练，如此才能更好完成针刺的施术过程。同时，在施术过程中，如何能够更好地达到疗效，则与医者的操作手法和强度有密切的关系。比如，《华佗别传》中所发华佗治疗头眩一案，其云："有人苦头眩，头不得举，目不得视，积年。佗使悉解衣倒悬，令头去地一二寸，濡布拭身体，令周匝，候视诸脉，尽出五色。佗令弟子数人以铍刀决脉五色血尽，视赤血，乃下，以膏摩被覆，汗自出周匝，饮以亭历犬血散，立愈。"本案华佗采用放血的方法，但是关键在于放血的量是多少，"视赤血乃下"则是放血量的一个最重要的依据，即当血色变化之后，才达到放血治病的目的。这也与《黄帝内经》中的"血变乃止"的意义同出一辙。再如狄仁杰所治鼻生赘瘤案，"有富室儿，年可十四五，卧牌下。鼻端生赘，大如拳石，根蒂缀鼻，才如食筋。或触之，酸痛刺骨。于是两眼为赘所缀，目睛翻白，痛楚危亟，顷刻将绝……公因令扶起，即于脑后下针寸许，仍询病者曰："针气已达病处乎？"病人颔之。公遽抽针，而疣赘应手而落，双目登亦如初，曾无病痛。"本案狄氏以针从脑后进针，针感要"气至病所"，气之所到，疣赘立落，此处的关键在于针感要求达到患处方可取效。因此，在读针灸医案中，要尤其注重对操作手法、针感、艾灸炷数等内容进行仔细的研读与揣摩，这些往往正是取得疗效的关键所在。

3. **针对具体病案的写作特点读**　中医医案不同于西医的病例，不是单一客观的诊断记录而已，它不仅是罗列四诊所得，而且是对具体病证诊断治疗的高度概括与总结，有医家判断、分析、推理、辨证的线索可寻。有的明清医案，本身就是一篇短论文。医案写作形式多样，不拘一格。有的医文并茂，字句凝练；有的论理深刻，独具匠心；有的多有省略，言简意赅；有的词句偏长，深入细微。诸多形式，不一而足，因此必须熟谙中医病案的各种书写特点，这样才能读好读透。

例如初学者宜先读以正叙法、顺序记录法记录的病案，这类病案先写症状，再写病因、病机、诊断、治则、刺灸方法，线条清楚，主次分明，资料完整，近代名家医案大都采取这种写法。

可以自己独立看病的医生，则应读些写作难度较大的病案，如夹叙夹议、倒叙、插叙之案。这些病案，医家临证老练，先概括出对某一病证病因病机的认识，然后据此推知症状。有的完全略去见症。

而有些针灸则因省文太多，资料不全，必须根据症状进行推断，旁征博引，加深认识。思考其省略的脉证，否则容易一滑而过，读来似是而非。

此外，一些误诊、误治、误刺的病案，同样可以帮助我们从反面吸取教训，明辨错失之处，以便于今后我们在临证操作中加以规避。如所载华佗的一则他医误针案"督邮徐毅得病，佗往省之。毅谓佗曰：昨使医曹吏刘租针胃管，讫，便苦咳嗽，欲卧不安。佗曰：刺不得胃管，误中肝也，食当日减，五日不救。遂如佗言。"此案是因医曹吏刘租误刺伤肝而到死的一则事故，这也警示医者在针刺是对于重要脏器与器官部位的穴位，针刺时应谨慎。

4. **针药并用，是针灸医案的一大特点，因此要针药并举，从药悟针、从针解药**　在古代医案中，大多的针灸医案都会辅以药剂、熨法、丹丸等善后，以收全功。因此，通过医案的学习，使我们在临证，即使是针灸医生，亦当明辨药丹，针药并用，以最大的力量而使病者痊愈，以最为切症的疗法救治患者。即如孙思邈所说，"若针而不灸，灸而不针，皆非良医也，针灸不药，药不针灸，尤非良医也……知针知药，固是良医"。此类医案比比皆是，如窦材的"一人额上时时汗出，乃肾气虚也。不治则成痨瘵。先灸脐下百壮，服金液丹而愈。"以及上例华佗治头眩案，则是采用了放血、膏摩、亭历犬血散等疗法。而扁鹊治虢太子一案，则是以针刺三阳五会以回阳救逆，此为急救之法；再施以八减之齐于两胁下施以五分之熨法；最后以汤药而收全功。

由此可知，中医的各种疗法，各有其优势和适应证，应当有机地将之整合，以完善治疗疾病。如针刺、艾灸、热熨、汤药、丹散、按跷、吐纳等无一不是治疗的有效手段，针对不同的患者及病情，则当施以最佳的治疗方法。医者当以治病祛邪为最终目的，兼收并蓄，不应局限于某个单一的疗法而排斥他法。

5. **对照同类医案分析对比读**　医案作为古代医家诊疗记录的文字载体，往往记录了医者毕生得意之作，传递了医者辨证思想的核心。对医案进行分析和比读，对比的就是医案中蕴含的辨证思想的差异，通过对比，领悟对同一病证选取不同治则治法的理由，或明辨不同治则治法之于同一病证的治疗得失。对同类医案进行的对比大致可分为两种。

一为对同一医家治疗同一病证的多个医案进行对比。由于病程阶段不同，病因病机的差异，同一医家治疗同一病证也可能采用不同的治则和治法。读者应通过比对不同治则、治法之间的差异，联系医案中对病因病机的描述，找出医案在选择治则治法时，舍此取彼的原因所在。这里所说的原因，往往是医者在对某一病证进行辨证时，最看重的因素。由于后者决定了医者对该病治疗时的治则治法选取，自然是对疾病进行诊疗中最为机要的部分。

例如，王执中治咳嗽医案，一则言"施秘监尊人，患伤寒咳甚，医告技穷。施检《灸经》，于结喉下灸三壮，即差，盖天突穴也，神哉神哉。"盖五脏六腑皆令人咳。患者久病咳甚，治疗应遵循祛邪止咳，扶正补虚，标本兼治的原则，关键在于理气化痰，润肺利咽。天突穴在《素问·气府论》篇中有载："任脉之气所发者二十八穴，喉中央二。"此穴配合温养之灸法，可使感传沿任脉循行扩散，上可至鼻窍，下可至胸膈，补益肺中之虚，为治久咳之妙方。方穴皆宜，固有"灸三壮，即差，盖天突穴也，神哉神哉"这样的结果描述。而同为王执中治咳嗽的医案，另一则言"若暴嗽，则不必灸也。有一男子咳嗽，忽气出不绝声，病数日矣。以手按其膻中穴而应，微以冷针频频刺之而愈。初不之灸，何其神也。"医者只针而不灸，以暴嗽为邪束于肺，导致胸膈不利，气逆于上。此时若再像上一则医案那样予以灸疗，则更助阳气上行。故治应清肃肺气，使肺之宣发肃降功能恢复正常。选取长于调理气机的膻中穴施治，故"刺之而愈"。可见同一医家治疗同一疾病，也会因病因病机或病程阶段的不同在治则治法的选取上有所取舍。明理这些治疗上的差异，是提升读者辨证论治水平的关键。

另外，对于同一类病证，不同的医家由于理念不同、时代差异，可能会采取不同的辨证论治思路。通过对比辨证论治差异和治疗结果，可以比较不同辨证思路对某病治疗的得失，或了解中医学对某一病证在认识上的变迁。

如黄疸一证，窦材载"一人病伤寒，至六日，微发黄，一医与茵陈汤，次日更深黄色，遍身如栀子。此太阴证，误服凉药，而致肝木侮脾。余为灸命关五十壮，服金液丹而愈。"而至元代葛可久时"一老妪患黄疸。诣沈求治，曰：吾固未之能，荐于葛。葛延沈饮，以针针其左右乳下（日月穴），而与沈饮者，倾刻时出启左针，而左半身肉色莹然，启右针，而右半身肉如左。"同样是治黄疸，窦材的辨证为从脾论治，而葛可久的治法是取胆经穴。这一差异体现了中医对黄疸及其形成原因湿热的认识。

《黄帝内经》将黄疸归结为脾经病变，《灵枢·经脉》篇载"黄疸"为脾足太阴之脉以及肾足少阴之脉（后者所言黄疸为女劳疸）的所生病之一，而与足厥阴肝经、足少阳胆经的是动、所生病无涉；而到了后代，湿热逐渐被作为肝经病认识，李东垣《兰室秘藏》载医案云："一富者前阴臊臭，又因连日饮酒，腹中不和，求先师治之。曰：夫前阴者，足厥阴肝之脉络循阴器，出其挺末。凡臭者，心之所主，散入五方为五臭。入肝为臊，此共一也。当于肝经中泻行间，是治其本，后于心经中泻少冲，乃治其标。如恶针，当用药除之。酒者气味俱阳，能生里之湿热是风湿热合于下焦为邪故经云下焦如渎又云在下者引而竭之酒是湿热之水亦宜决前阴以去之。龙胆泻肝汤，治阴部时复热痒及臊臭。柴胡梢、泽泻各一钱，车前子、木通各五分，生地黄、当归梢、草龙胆各三分。上锉如麻豆大，都作一服，水三盏，煎至一盏，去粗，空心稍热服，更以美膳压之。此药柴胡入肝为引，用泽泻、车前子、木通淡渗之味利小便，亦除臊气，是名在下者引而竭之；生地黄、草龙胆之苦寒泻酒湿热；更兼车前子之类以撤肝中邪气；肝主血，用当归以滋肝中血不足也。"至此有以龙胆泻肝汤祛湿热之议。至后世《医方集解》对龙胆泻肝汤进行化裁，"肝经湿热"一议沿用至今。葛可久医案中以针日月穴治黄疸，实则在辨证思想上已接受了黄疸为肝经湿热的观点。

上述两则针灸医案的对比，反映了"黄疸"一证从最初《灵枢·经脉》篇所载的，黄疸为脾的病变的观点，逐渐在后世中演化为由肝经湿热所致的观点。可见，对不同时期、不同医者治疗同类疾病的对比阅读，有助于读者正本澄源地认识疾病的辨证。

第六章　针灸医案的规范化

针灸医案既包括古代医案，也包括现代医案。古代医案因年代久远，且年代跨度较大，记录者受制于生产力、造纸、印刷术等技术或成本的限制，其内容必然有一个从简到繁的过程。甚至有个别医案会出现内容严重缺失的情况，为后人阅读、研习医案造成了困扰甚至阻碍。这些是古代医案的不足之处，也是现代医案应当努力克服的问题。这些问题使得针灸医案规范化的提出越发具有迫切性。而针灸医案规范化，这样一个迫切的问题，却一直受到忽视。这在一定程度上是因为针灸临床病历代替了规范化的医案。而实际上，规范化的医案与针灸临床病历有一定的区别，其功能和作用，也不能简单地由后者所取代。

1. **针灸医案与针灸临床病历的区别**　针灸医案虽然在形式上与针灸病历较为相似，但由于两者在写作目的、作用、意义以及目标读者上存在差异，针灸医案并不全等于针灸病历，更不能被后者所取代。正是因为有了这些不同，针灸医案在写作体例上会刻意地与针灸病历有所差别。这些差别赋予了针灸医案以独特的作用，也解释了针灸医案为何要包括这些病历所不包括的内容：

(1) 客观的程度上有所差异：针灸临床病历务求以尽量准确、专业化、简练的语句全面记录整个诊疗过程中采集到的患者的基本信息、主诉、刻诊情况、四诊八纲辨证结果、诊疗方案，乃至愈后情况等。对于医者的主观看法则应尽量规避。而医案则不同，针灸医案虽然也要求以尽量简洁、准确、标准化的用语记录整个诊疗过程，但在客观性的要求上则有所放松。一些不会出现于病历中的情况，如患者的性格的勇怯、饮食劳逸、家庭环境等可能与疾病发生及预后有关的信息也会被记录下来。此外，医者对该病证病机的辨证论治，分析过程，由此对理、法、方、穴、术的选择过程和凭据也常常会出现在一则针灸医案的结尾处，或以夹叙夹议的形式出现在医案之中。

(2) 更适合作为医疗纠纷的仲裁依据：针灸临床病历能以标准的医学用语准确、简要地记录患者主诉、症状、四诊结果，以及治则、治法、针灸处方，乃至治疗效果等。但现代临床病历，作为西医临床体系中的一个重要组成部分，在被用于中医临床各学科时，会由于中西医理念不同而出现一定程度的不适用和不胜任。中医治疗以辨证论治为特点，因而产生了如"同病异治"、"异病同治"等中医特有的治疗方法。体现在病历中，则可能不同的患者、不同的病证，全都可以用同一个经典方进行加减治疗；或者同一个患者、同一个病，只因疾病阶段不同或证的改变，前后用同一个处方进行治疗就会出现相反的结果。而针灸临床病历由于有客观、简要的格式限制，医者组方或用穴的思路几乎不可能体现在病历当中。病历中客观的方药、穴组的选择依据，因为中医体系中诸多理念的广泛联系，而可以有各种不同的解释。这使得以针灸临床病历作为调解医疗纠纷的依据很难同时得到医患双方的信服。而针灸医案则因记述了医者主观见解，在还原其辨证思路时，能够有据可循。

因此可以说，医案更具有个性化，可充分体现医家自身的学术特点和诊治技术特色，但也会因医家自身的背景和学识而有失偏颇；而病历则具有一定的公众性、规范性和模式化，是医疗过程的客观体现，虽然也可为后世学习提供依据，但因缺少医家个人学术特色而少了几分灵动。

2. 针灸医案的规范化　针灸医案的规范化，其核心目的在于完整、准确、专业地记录医疗过程与医者思想。完整，体现为医案记录的要素齐备；准确，体现在医案记录的客观性上；专业，体现在医案记录的用语上。在记录医案时，既要以绝对客观的文字记录医疗过程，也要以相对主观的话语完整展示医者辨证论治思想。

（1）规范化医案的完整性：医案，作为记录医疗事实与医者辨证论治思路的文字载体，其首先要具备的就是完整性。完整性，主要是指的内容上完整，医案的各个关键要素齐备。医案的关键要素，包括年份岁运、节气、地点、患者个人信息、主诉、病因、诊疗史、刻诊症状、四诊情况、诊断、病机分析、治则、治法、治疗结果、回访信息、医者观点等。

（2）规范化医案的准确性和专业性：医案与临床病历最大的不同在于，后者只是对诊疗事实的客观记录，而针灸医案则不仅记录有诊疗经过，也有医者主观上的思想活动的记录。可以说，针灸医案既有客观的成分，也有主观的成分，而两者并存的原则在于：客观的部分尽量客观，主观的部分尽量主观。规范化针灸医案的准确性和专业性就是针对客观的部分而言的。医案中对年份岁运、节气、地点、患者个人信息、主诉、病因、诊疗史、刻诊症状、四诊情况、诊断、病机分析、治则、治法、治疗结果、回访信息的记录都应以尽量客观、准确的专业性词语进行描述，其要求与针灸临床病历相同。而记录医者思想的部分则应尽量主观，以期完整地展示医者辨证论治全过程的思维活动。

（3）针灸医案规范化书写的基本要素：规范的针灸医案应尽可能全面地包含以下各方面信息：①岁运节气：包括年份岁运、节气、诊疗事件发生地点等；②个人信息：包括患者性别、年龄、婚育状况、籍贯、职业、性格等；③四诊情况：包括患者主诉、病因、诊疗史、既往史、家族史、刻诊四诊情况等；④病情分析：包括医者诊断、病机分析、确立的治则、治法等。⑤取穴及针刺操作：包括所选穴位、穴位取法、穴区触诊情况（例如一些特殊穴位，医者揣、循穴位局部的感觉，是否存在条索、结节等，或患者穴区是否存在特异感觉）、针刺手法及补泻、针感要求、施灸的壮数及方法等，应将整个针灸的施术过程完整地描述。⑥诊疗结果：包括疗效、回访信息等。⑦医论：包括医者对疾病的认识，论治疾病的感想，选穴或刺灸法操作依据等。

3. 古代规范医案示例　以《一得集·霍乱症治验八条》中所载的心禅治霍乱医案为例，该医案是古代医案中各要素较为齐备的一条。"丙戌秋，定海霍乱盛行。有用雷公散纳脐灸者，百无一活。鲍姓妇，年三十许，亦患是证。泻五、六次，即目眶陷而大肉脱，大渴索饮，频饮频吐，烦躁反复，肢厥脉伏，舌苔微白而燥，舌尖有小红点。余曰：'此暑秽之邪，伏于募原，乃霍乱之热者，勿误作寒治而灸以雷公散等药也。盖暑秽之邪，从口鼻吸受，直趋中道，伏于募原，脏腑、经络皆为壅塞。故上下格拒而上吐下泻，如分两截。此即吴又可所云疫毒伏于募原也。夫募原乃人身之脂募，内近胃府，外通经脉，热毒之邪，壅塞于里，则外之经络、血脉，皆为凝塞，故肢厥脉伏，内真热而外假寒也。'当先用针，按八法流注之刺法以开其外之关窍，其头面之印堂、人中、手弯之曲池，腿弯之委中，及十指少商、商阳、中冲、少冲，皆刺出血，以宣泄其毒。服以芳香、通神、利窍之汤丸，方用黄连、黄芩、藿香、郁金、石菖蒲、花粉、竹茹、陈皮、枳实、木瓜、木香汁、蚕矢等，调服紫雪丹，一剂而吐泻止，肢和脉起，诸恙皆安。"

按照规范化医案的各要素要求，上述医案可被拆解为如下几部分：

医案要素		原　　文
年份岁运		丙戌年
节气		秋，具体节气不详
地点		定海
患者个人信息		妇，年三十许
主诉		泻五、六次
病因		暑秽之邪，伏于募原
诊疗史		有用雷公散纳脐灸者，百无一活
刻诊症状		即目眶陷而大肉脱，大渴索饮，频饮频吐，烦躁反复，肢厥脉伏，舌苔微白而燥，舌尖有小红点
四诊情况		
诊断		霍乱
病机分析		暑秽之邪，伏于募原，乃霍乱之热者
治则		宣泄热毒
治法	针灸取穴	其头面之印堂、人中、手弯之曲池，腿弯之委中，及十指少商、商阳、中冲、少冲
	刺法	皆刺出血，以宣泄其毒
	丹药	方用黄连、黄芩、藿香、郁金、石菖蒲、花粉、竹茹、陈皮、枳实、木瓜、木香汁、蚕矢等，调服紫雪丹
方解	针灸	先用针，按八法流注之刺法以开其外之关窍
	丹药	服以芳香、通神、利窍之汤丸
诊疗结果		一剂而吐泻止，肢和脉起，诸恙皆安
回访信息		—
医者观点		盖暑秽之邪，从口鼻吸受，直趋中道，伏于募原，脏腑、经络皆为壅塞。故上下格拒而上吐下泻，如分两截。此即吴又可所云疫毒伏于募原也。夫募原乃人身之脂募，内近胃府，外通经脉，热毒之邪，壅塞于里，则外之经络、血脉，皆为凝塞，故肢厥脉伏，内真热而外假寒也

本则医案为针刺、刺血、丹药结合治疗霍乱的验案，在叙述体例上为夹叙夹议。作者

简要介绍了医事发生的时间、地点、患者性别、年龄、主诉，并提及他医以"雷公散纳脐灸"无效。在言简意赅地介绍了刻诊症状后，作者夹论曰该病乃"暑秽之邪，伏于募原，乃霍乱之热者，勿误作寒治而灸以雷公散等药也"，从阴、阳这一对辨证大纲上解释了前医"用雷公散纳脐灸者，百无一活"的因由。继而从暑秽之邪的特点，发病规律解释了为何霍乱会有上吐下泻的表现以及造成真热假寒的原因。在明确了病因病机之后，提出治则"先用针……开其外之关窍。服以芳香、通神、利窍之汤丸"，其用穴选方即附在治则之后。最后，医案明确交代治疗结果"一剂而吐泻止，肢和脉起，诸恙皆安"。

本案记载要素齐备，对疾病表象的客观描述准确、专业，对医者论点的主观记述清晰，明了；主客观描述穿插进行，环环相扣，使读者能够自然地对疾病产生一个从症状到病因病机、治则治法的清晰认识，是古代医案记述中较为成功的。

（李　瑞）

第一章 急 症

厥证

扁鹊针、药、熨结合治疗厥证医案一则

其后扁鹊过虢。虢太子死，扁鹊至虢宫门下，问中庶子喜方者曰："太子何病，国中治穰过于众事？"中庶子曰："太子病血气不时，交错而不得泄，暴发于外，则为中害。精神不能止邪气，邪气畜积而不得泄，是以阳缓而阴急，故暴蹶而死。"扁鹊曰："其死何如时？"曰："鸡鸣至今。"曰："收乎？"曰："未也，其死未能半日也。""言臣齐勃海秦越人也，家在于郑，未尝得望精光，侍谒于前也。闻太子不幸而死，臣能生之。"中庶子曰："先生得无诞之乎？何以言太子可生也！臣闻上古之时，医有俞跗，治病不以汤液醴酒，镵石挢引，案抚毒熨，一拨见病之应，因五脏之输，乃割皮解肌，诀脉结筋，搦髓脑，揲荒爪幕，湔浣肠胃，漱涤五脏，练精易形。先生之方能若是，则太子可生也；不能若是而欲生之，曾不可以告咳婴之儿。"终日，扁鹊仰天叹曰："夫子之为方也，若以管窥天，以郄视文。越人之为方也，不待切脉、望色、听声、写形，言病之所在。闻病之阳，论得其阴；闻病之阴，论得其阳。病应见于大表，不出千里，决者至众，不可曲止也。子以吾言为不诚，试入诊太子，当闻其耳鸣而鼻张，循其两股以至于阴，当尚温也。"

中庶子闻扁鹊言，目眩然而不瞚，舌挢然而不下，乃以扁鹊言入报虢君。虢君闻之大惊，出见扁鹊于中阙，曰："窃闻高义之日久矣，然未尝得拜谒于前也。先生过小国，幸而举之，偏国寡臣幸甚。有先生则活，无先生则弃捐填沟壑，长终而不得反。"言未卒，因嘘唏服臆，魂精泄横，流涕长潸，忽忽承睑，悲不能自止，容貌变更。扁鹊曰："若太子病，所谓'尸蹶'者也。夫以阳入阴中，动胃缠缘，中经维络，别下于三焦、膀胱，是以阳脉下遂，阴脉上争，会气闭而不通，阴上而阳内行，下内鼓而不起，上外绝而不为使，上有阳绝之络，下有破阴之纽，破阴绝阳，色废脉乱，故形静如死状。太子未死也。夫以阳入阴支兰藏者生，以阴入阳支兰藏者死。凡此数事，皆五脏蹙中之时暴作也。良工取之，拙者疑殆。"

扁鹊乃使弟子子阳厉针砥石，以取外三阳五会。有间，太子苏。乃使子豹为五分之熨，以八减之齐和煮之，以更熨两胁下。太子起坐。更适阴阳，但服汤二旬而复故。故天下尽以扁鹊为能生死人。扁鹊曰：越人非能生死人也，此自当生者，越人能使之起耳。

1. 注释

治穰：举办祛邪除恶的祭祀。治，举办。穰：本作"禳"，祛邪除恶的祭祀名。

血气不时：指血气不按时运行。

精神：指正气。

畜：通"蓄"，积聚，储藏。

蹶：泛指突然昏倒，不省人事的病症。

得无：莫不是，该不是。

诞：欺骗。

俞跗：相传为皇帝时期名医。

汤液醴洒：汤剂和酒剂。

案扤：按摩。案通"按"，扤，动。

诀脉：疏导经脉。诀通"决"。

结筋：结扎筋腱。

搦髓脑：按治髓脑。搦：按。

揲荒：触动膏肓。揲，持，触动。荒，通"肓"，即膏肓。爪幕：用手疏理横隔膜。爪，通"抓"，用手指疏理。幕，通"膜"，指横隔膜。

湔浣：洗涤。

咳（hái）：小儿笑声。

郄：通"隙"，缝隙。

瞚："瞬"的异体字。眨眼。

弃捐填沟壑：对人死的婉词。

三阳五会：不同于后世称百会为"三阳五会"，此处据考证为指少商、涌泉、厉兑、隐白、中冲五穴。

五分之熨：以药温熨，温暖之气深入人体五分。

八减之齐：八减方的药剂。齐，同"剂"。

更熨两胁下：交替在两胁下熨治。

更适阴阳：再进一步调适阴阳。

2. 出处　本医案出自西汉·司马迁《史记·卷百零五·扁鹊仓公列传第四十五》（司马迁．史记．北京：中华书局，2011：2433-2437．）。

3. 学术思想及主要著作　扁鹊（公元前 407—公元前 310 年），姬姓，秦氏，名越人（秦越人），又号卢医。战国时医学家，渤海郡郑（今河北任丘县）人，汉族。

学术思想：

（1）重视疾病的预防：扁鹊认为对疾病的预防更重于对疾病的治疗，在发病之初甚至未发病之时采取积极预防治疗措施，这样可以达到事半功倍的效果，他曾指出人所患之疾病太多，但医者治疗疾病的方法太少。

（2）切脉诊断：《史记》称赞扁鹊是最早应用寸口脉诊查的医家。先秦时期，中医诊脉以三部九候诊法，即切按全身包括头部、上肢、下肢及躯体的动脉。扁鹊首创寸口脉诊法，取代了三部九候法，这是脉学史上一个重要突破。

（3）重视经络：扁鹊重视经络在疾病的发生、诊断及治疗等方面的重要作用，秉承

"气血流通为贵"。因此，"其之治也，审闭结而通郁滞"，此学术思想对扁鹊学派有重要影响。

（4）重视元阳：扁鹊重视元阳对于人体的重要性，且在此基础上创立了一系列学说，如最早将命门作为一个独立脏腑的命门学说以及以肾（命门）—元气（原气）—三焦为轴心的整体生命观，提出原气为生命之根本，生气之原在肾间动气，三焦为原气之别使；元气之所止，为十二经原穴等。

主要著作：《汉书·艺文志》载《扁鹊内经》、《扁鹊外经》均佚。现存《难经》系后人托名秦越人之作。

师承：扁鹊学医于长桑君，尽得其师授与《禁方书》。治病多见五脏癥结，对切脉望诊独擅胜长，被推崇为脉学的倡导者。

4. **辨证思路及方法** 尸厥之证，多认为属气机逆乱。按其体征，与今日重症癫症、休克、精神病等近似。扁鹊认为虢太子阳入于阴，阳脉下陷，阴脉上冲，交通不泄，即阴阳脉不调和，故形静如死状。《素问·厥论》篇："阴气盛于上则下虚，下虚则腹胀满，阳气盛于上则下气重上而邪气逆，逆则阳气乱，阳气乱则不知人也。"察本案可知，鸡鸣之时为凌晨1~3时，适时当阴气殆尽，阳气始生，虢太子反却在此时分而亡，知其阴阳两气转枢交接失常，阳气当生未生，阴气当退不退，为何？实为阴寒内盛，加之体虚，阻遏阳气升发，致使气机逆乱。

5. **用穴及操作分析** 本案现症为昏仆假死，属急症、危症。故"急则治标"，针刺三阳五会以醒脑开窍，又《素问·缪刺论》篇云："此五络皆会于耳中，上络左角，五络俱竭，令人身脉皆动，而形无知也"，故针刺三阳五会又含通手足少阴太阴足阳明之络之邪滞之意。因其本为阳缓阴急，气机逆乱，故又加五分之熨，利用其温热作用，达半表半里，温通散寒，使邪外出。再配合八减之齐以更熨两胁下，两胁属肝胆，是调少阳枢机而顺接阴阳之意。此案治疗总以通阳为关键，振奋阳气，使阳气来复，气复返则生。

淳于意针刺治厥证案一则

菑川王病，召臣意诊脉，曰："蹶上为重，头痛身热，使人烦懑。"臣意即以寒水拊其头，刺足阳明脉，左右各三所，病旋已。病得之沐发未干而卧。诊如前，所以蹶，头热至肩。

1. **注释**

意：淳于意（公元前205—？年）齐淋菑（今山东临淄）人。曾任齐国太仓长，故又尊称他为太仓公、仓公。

懑（mèn）：烦闷，生气。

以寒水拊其头：用凉水拍他的头。以：用。拊：拍。

旋已：不久病愈。旋：不久，随后。已：引申为病愈。

沐发：洗头发。

2. **出处** 本医案出自西汉·司马迁《史记·卷百零五·扁鹊仓公列传第四十五》（司马迁. 史记. 北京：中华书局，2011：2449.）；另可见于《名医类案·卷六·首风》、《名医类案·卷十·尸厥》。

3. **学术思想及主要著作** 淳于意（约公元前215—公元前150年），西汉医学家，齐国临淄人（今山东省淄博市临淄区），曾任齐国太仓长，故被尊称为"太仓公"或"仓公"。

学术思想：

（1）注重诊断：淳于意重视并精于诊断，尤以望诊、切脉著称，且擅于据此而断顺逆、决死生，其诊疗过程"必先切其脉，乃治之"。

（2）辨证论治：如济北王阿母热厥案，此案患者因为饮酒大醉，郁结生热，故而出现足心热、全身烦闷等热厥的症状。淳于意治疗采用"刺其足心各三所"，当指取足心部位的三处阿是穴，极有可能包含足少阴肾经的井穴涌泉。再如菑川王头痛案，此案为热证，辨证选取足阳明经的荥穴内庭、输穴陷谷、原穴冲阳以清热除烦。这两则医案均体现了辨证论治的思想。

（3）循经取穴：循经取穴体现在淳于意的命妇出于疝气案、齐中大夫龋齿案和菑川王头痛案中。命妇出于疝气案，循经取足厥阴肝经的大敦，施灸法而愈。齐中大夫龋齿案，淳于意循经取过齿之阳明脉，灸阳明经之穴位，并用苦参汤漱口治疗而愈。菑川王头痛案，对于"异常脉动"的症状，循经选取腕踝部的经脉穴位刺灸。

（4）热证用灸：在"诊籍"中，命妇出于疝气案和齐中大夫龋齿案均明确诊为热证，但淳于意仍采用灸法治疗。命妇出于疝气案，灸大敦配合火齐汤而愈。齐中大夫龋齿案，"灸其左大阳明脉"，配合用"苦参汤"而使病愈。

（5）针灸禁忌：淳于意在临床中认识到某些疾病或疾病发展的某一阶段不宜针灸，若误用则无效或加重病情，变生他病，甚则致死。"诊籍"中记录了曹山跗肺消瘅误灸致死案和文王误灸致死案。

（6）综合应用针刺、艾灸、汤剂、物理降温等疗法：淳于意将针刺、艾灸、中药、物理疗法等多种治疗手段综合应用，取效显著。如治齐中大夫龋齿案，采用灸合谷、内庭和苦参汤漱口治疗，五、六天病愈；治淄川王头痛案采用针刺，并配合冷水（或冷布）敷头降温，当即见效。

主要著作：《史记·扁鹊仓公列传》记载了淳于意的"诊籍"25则，是我国医学史现存最早、体例较为完备的医案。每个医案基本记载有姓氏、年龄、性别、地址（或籍贯）、职业、病状、病名、诊断、病因、脉象、治疗、疗效以及预后等，被视为后世医案之滥觞。"诊籍"反映了战国末年、秦、西汉初期的医学概况，也为研究淳于意的医学成就、医学思想提供了可靠的文献资料。

师承：淳于意首先师承于公孙光，尽得其医学真传。公孙光赞叹其"必为国工"、"其人圣儒"，并将其引荐给公乘阳庆。西汉高后八年（公元前180年），淳于意再拜已年过七十的公乘阳庆为师，学习"脉书上下经、五色诊、奇咳术、揆度阴阳外变、药论、石神、接阴阳"等禁方书，三年后淳于意贯通医理，医术大进，"为人治病，决死生，多验。"

4. 辨证思路及方法　本案为以针刺足阳明脉经穴治疗头痛验案。此案头痛病机为气逆于上，即"蹶上"。淳氏认为本病是洗发未干而卧，外邪（湿邪）侵扰，郁而化热，热阻气机，荣卫之气逆于内外，故见头痛且伴有头热、身热而烦。因而治之以刺足阳明经穴以泄热，外加寒水拊头以降温（此乃物理降温法，可见本证发热较高）。针刺足阳明经脉穴，左右各三处，有泄阳明邪热之效。治从足阳明，其理有二，一是头部为阳明经循行之处，尤以前额痛为主；二是邪已由外入里，并热盛气逆于上，针足阳明可泄热于外，导气于下，头痛自愈。本案针刺的常用穴位有内庭、合谷穴。

5. **用穴及操作分析** 内庭在足大指次指外间陷者中，为足阳明经之荥穴，"荥主身热"，内庭可泻阳明经热及阳明腑热。本案菑川王因洗发未干而卧。湿邪内侵，郁而化热，热阻气机，气逆于上而致阳明经头痛。原文虽仅言"刺足阳明脉"，未列举穴位，但以医理而推断，取内庭合乎患者病情。盖足阳明胃经有"下循鼻外，入上齿中，还出挟口，环唇，下交承浆，却循颐后下廉，出大迎，循颊车，上耳前，过客主人，循发际，至额颅"这一段至头面部的循行，而内庭一者为胃经荥水穴，有清热之功，二者"荥输治外经"，能治疗经络循行所过部位病证，对本病最为适宜。淳于意于针刺同时以寒水拊头，欲遏其内热上攻也。两法相得益彰。

窦材灸治厥证医案二则

（一）

一妇人时时死去，已二日矣，凡医作风治之不效。灸中脘五十壮即愈。

1. **注释**

凡医：所有医生。

作风：把……当作风证。

2. **出处** 本医案出自南宋·窦材《扁鹊心书·卷中·厥证》（窦材. 扁鹊心书. 北京：中国医药科技出版社，2011：43-44.）；另可见于《续名医类案·卷二·厥》。

（二）

一人因大恼悲伤得病，昼则安静，夜则烦悗，不进饮食，左手无脉，右手沉细，世医以死证论之。余曰：此肾厥病也。因寒气客脾肾二经，灸中脘五十壮，关元五百壮，每日服金液丹、四神丹。至七日左手脉生，少顷，大便下青白脓数升许，全安。此由真气大衰，非药能治，惟艾火灸之。

1. **注释**

烦悗：烦闷，迷惑。

2. **出处** 本医案出自南宋·窦材《扁鹊心书·卷下·肾厥》（窦材. 扁鹊心书. 北京：中国医药科技出版社，2011：58.）；另可见于《续名医类案·卷二·厥》。

3. **学术思想及主要著作** 窦材（1076—1146年），宋代医学家，温补派代表人物之一。南宋绍兴人，官武翼郎。

学术思想：

（1）学医当明经络：窦氏治病注重用灸法，故书中首先论述了治病当明经络的思想。论中引《灵枢·经脉》篇强调"学医不知经络，开口动手便错"，"经络不明，无以识病证之根源，究阴阳之传变"。指出医者必以通晓经络为先导。

（2）注重阳气：补阳的思想几乎贯穿窦材所著《扁鹊心书》全书。窦材竭力宣扬阳气对人生命的重大作用，认为"阳精若壮千年寿"，"阳气不绝，性命坚牢"，反之阳气耗尽则性命将失。在临床治疗和保健上，其认为"医之治病用灸，如做饭需薪"，强调"保扶阳气为本"。而在补阳诸法中，以"灼艾第一，丹药第二，附子第三"。故凡在治疗疾病时，大多选用灸法；特别是治疗危重疾患之时，窦材一定选用灸法，而且是大剂量的直接灸，壮数可达三百至五百壮之多。

而在诸脏之中，窦材尤其注重脾肾两脏之阳气，因为"脾为五脏之母，肾为一身之根"。据统计，在《扁鹊心书》"附窦材灸法"所列50余种病症中，30余种辨为脾肾阳虚，书中所载40余则医案大多使用了温补脾肾之法。临证治疗方面，以命关施灸温补脾阳，以关元施灸温补肾阳。

（3）临证灼艾第一：窦氏曰"医之治病用灸，如做饭需薪"，"保命之法，灼艾第一，丹药第二，附子第三"，三者虽手段、方法、内容不同，但目的均为扶阳。

提出"大病宜灸"的主张，并设专论。窦氏用灸，自谓遵《铜人针灸图经》之法，凡大病宜灸脐下五百壮。认为临证时若只灸三五十壮，是不能补接真气的。他不仅批评张仲景"毁灸法"，而且列"黄帝灸法"、"扁鹊灸法"、"窦材灸法"专篇，并在其所列各种病证中广泛使用灸法。又指出有些病证需先用灸后用药。

（4）提出四经辨证：张仲景《伤寒论》以六经辨证为纲，而在《扁鹊心书》中，仅见有关太阳、阳明、太阴、少阴四经之论述。窦材的观点是："伤寒只有四经，无少阳、厥阴二经。夫寒之中人，如太阳主皮毛，故寒邪先客此经；阳明主胃，凡形寒饮冷则伤之；太阴主脾，凡饮食失节，过食寒物则伤之；少阴主肾，寒水喜归本经也。故伤寒止有四经，若少阳、厥阴主肝胆，如忧思喜怒方得伤之，寒病最少。如耳聋囊缩者，少阴也，寒热口苦，乃阳病也，此四证俱不宜用寒凉药也。"

（5）创立睡圣散：由于窦材擅用灸法，且其操作多为大剂量的直接灸，往往给患者带来极大的痛苦，故其发明睡圣散（由山茄花与火麻花二味组成），使患者昏不知痛。睡圣散的发明为我国古代麻醉学做出了贡献。

主要著作：窦材深受道家思想影响，集先师所授之法与自己四十余年临床经验之所得，托扁鹊之名，于绍兴十六年（1146年）著成《扁鹊心书》共三卷，附"神方"一卷，原书主要内容是介绍灸法。上卷论经络、灸法治疗原则，并介绍黄帝灸法、扁鹊灸法、窦材灸法等；中、下卷分述伤寒诸证和内、外、妇、儿科各科病证，并列有22个灸穴。另"神方"一卷，列94方。本书后世医家有所增补。

师承：早年自修张仲景、王叔和、孙思邈、孙兆、初虞世、朱肱等医家医书，后受教于"关中老医"（具体姓名不详），从学三年，遂"能起大病"且"百发百中"。窦材亦受道家思想的影响，这一点体现在他注重阳气，喜用丹药上。后世罗天益、张介宾均受其影响而重灸。

4. 辨证思路及方法   时时晕厥是气不接续。一妇人时时死去，此乃素体元气虚弱之人，清阳不升，神明失养，而发为气厥虚证。一人因大恼悲伤得病，昼则安静，夜则烦悗，不进饮食，左手无脉，右手沉细。系属脾肾虚寒之人，真气大衰，骤遇恼怒惊骇，气机上冲逆乱，清窍壅塞而发为气厥。

5. 用穴及操作分析   气厥为气血不相接续所致，灸中脘。中脘禀人之中气，营之所出，在时而论，春为阳中，万物以生，其穴内应胃府。胃府中气之所在，后天之本也，灸之能大鼓动中气，中气升腾，旁通上达，充于巅顶，元神得气之温煦，则病自愈。肾厥症见"昼安，夜烦，不食，左手脉绝，右手脉沉细"实属不治之症，宋代名医窦材，破除常规，采用灸药结合的综合疗法使病转危为安。方中灸中脘、关元。中脘乃胃之募穴也，为胃气结聚之处，灸之能大鼓动中气。关元乃强壮穴也，又是任脉与足三阴经交会穴，灸之一则调理肝肾，二则驱散寒邪，同时配服金液丹和四神丹则病自愈。

江瓘载陈斗岩针灸治厥证医案一则

陈斗岩治一妇人，病厥逆，脉伏，一日夜不苏，药不能进。陈视之，曰：可活也。针取手、足阳明（手阳明大肠合谷穴，足阳明胃厉兑穴），气少回。灸百会穴，乃醒。初大泣，既而曰：我被数人各执凶器逐，潜入柜中，闻小儿啼，百计不能出。又闻击柜者，隙见微明，俄觉火燃其盖，遂跃出。其击柜者，针也。燃柜盖者，灸也。

1. 注释

江瓘：江瓘（1503—1565 年），字明莹，安徽歙县篁南人（今黄山市屯溪区屯光镇南溪南），明代医家。

既而：文言副词。表示前文所说的情况过了不久以后。

俄：一会儿，突然。

2. 出处 本医案出自明·江瓘《名医类案·卷三·厥》（江瓘．名医类案．北京：人民卫生出版社，2005；108.）；另可见于《奇症汇·卷四·心神》。

3. 学术思想及主要著作 陈斗岩即陈景魁，明代医家，字敬旦，别号斗岩，江苏句容人，擅长针灸。

学术思想： 不详。

主要著作： 著有《医案》，所记皆奇疾异方，惜未传世。另著有《五诊集》，亦佚。

4. 辨证思路及方法 本案乃陈氏针、灸相配治疗厥逆一证之验案。本案患者一昼夜不省人事，药不能进，貌似危证。陈氏根据患者的全身情况，明确诊断为厥逆证，并许之可活。由于患者药不能进，故采取了针、灸配合的办法，取穴精当，针灸相宜，患者很快苏醒，取得了"奇效"。患者厥逆脉伏，乃清阳不升，浊阴不降之故。而针手足阳明能恢复机体升降之机，浊气一降则清窍自开，故患者自己豁然而见微明，如击柜状。继之灸百会，该穴属于手足三阳督脉之会，位于高巅，总督诸阳，灸之能提升下陷之清阳。患者渐脱厥逆状，恢复了正常的神识，若燃柜盖状。该案诊断明确，配穴适中，灸、针相宜，故病愈。

5. 用穴及操作分析 手阳明从手至头，继接足阳明由头至足，经脉一贯首尾，其气相通。又手足同名经取之，两气相求，故能通经气而起厥逆，又灸百神之会，神回而苏。厉兑为足阳明经末端之穴。兑，为泽，为少女，俱属阴象。窃考足三阳经末端之穴均以阴象命名，如足太阳经终于至阴，足少阳经终于窍阴，示意阳接于阴也。通经接气之中，穴名也有个中微妙。

心禅针刺、刺血结合服药治暑闭卒厥医案一则

武林吴子翁女，陆点翁孙媳也，丁亥冬患伏暑症，卒然厥逆，目瞪神昏，点翁急柬召余。余往诊之，脉沉数有力，确系暑邪内闭，以夜分不能用针，急刺十指出血，及曲池、人中，方用石菖蒲、郁金、竹沥、石膏、藿香、槟榔等，先调紫雪丹八分。次早复诊，症复如前，乃用针从印堂刺入，沿皮透两率谷，开目知痛，余即告以无妨。凡治卒厥及小儿急惊风症，全视此穴，针入得气与不得气，以及顶门入针之知痛与否，决其生死。如印堂针入无气，针下空虚，如插豆腐，及顶门针入不知痛苦，虽华、扁亦难再生。此症针毕即能开言，而方则仍主芳香利窍通神之品，数剂即愈。

1. 注释

伏暑：指病因。《六因条辨》中卷："四时伏气，皆能为病，即伏寒、伏风、伏燥，皆可与伏暑立名主病。故春温为冬令之伏寒，肠风为春令之伏风，疟痢为夏间之伏暑，咳嗽为秋天之伏燥，以类而推。"

华：华佗。扁：扁鹊。

2. 出处 本医案出自清·心禅《一得集·卷中·医案·吴姓女暑闭卒厥治验》（木刻本：心禅．一得集．光绪庚寅（1890 年）永禅室藏板．）；另可见于《珍本医书集成》及《伤寒温病医案·上册》。

3. 学术思想及主要著作 心禅，晚清普陀山僧人，曾侨居杭州，为普陀山寺院僧医，精通医学，余不详。

学术思想：

（1）针药并举：治疗急症患者常常采用针药同施。如对于痰热内壅、窍闭神昏之厥证，心禅常常先以针刺通调经气，通利关窍，泄毒豁痰，随即灌服开窍醒神药物促其转苏。

（2）峻猛兼施：心禅说："凡治病，虽用药不误，而分量不足，药不及病，往往不效"。对于危急之症的治疗，若用一般性缓力弱的药物，或用药剂量偏轻，往往难以取得预期效果。在辨证准确的前提下，选用力量峻猛的药物，且剂量适当加重进行治疗。

主要著作：著有《一得集》3 卷。该书记载医案 90 余个，其中救治急症的医案达 30 余个，占全部医案的三分之一。心禅从《伤寒论》、《金匮要略》吸取精华，医案精确，论语珠玑。

师承：与王美仁同门，师从李梦舟，精医，善针灸。

4. 辨证思路及方法 本案为心禅针药结合治疗暑闭卒厥验案。案中伏暑症缘于暑邪内闭，痰热内壅，卒然窍闭神昏致厥。治疗当以开窍达邪为先，心禅先施针刺十宣、曲池、人中）以接续阴阳之经气，通利闭塞之关窍，宣泄暑热邪毒，祛除其痰邪；随即灌服紫雪丹之类开窍醒神药物，使患者转危为安。此外，心禅案中指出：凡治卒厥及小儿急惊风症，全视此穴（印堂），针入得气与不得气，以及顶门（囟会穴别名）入针之知痛与否，决其生死"印堂一穴，其位居首脑之府，处两眉头连线正中，与脑相通，有通窍醒神之效，故厥证必选。

考厥虽有阴、气、血、痰、食、蛔之辨，治疗方法亦各有不同，然通关复苏、回阳固脱则是救治诸厥的首选方法。《三三医书·医学说阳约》指出："凡厥而不醒，必先通关，而后治其本病"。

5. 用穴及操作分析 本案系暑邪内闭而致之热厥，急刺十宣出血，及曲池、人中，以开窍醒神，方用石菖蒲、郁金、竹沥、石膏、藿香、槟榔等，先调紫雪丹八分，用以理气开窍。

韩贻丰针治厥证医案一则

韩贻丰摄永宁篆，有部民被殴，死已逾夕，即单骑往验，则遍身重伤，僵挺，无生气矣。因念死者父母年老贫病，惟此子，死则二老必不能生。不得已因取针针其百会，亦冀万一，非谓其必活也。时天气甚寒，令村人各解衣轮熨尸身，又熬水令极热，探汤揉尸手足，无何得人气，体顿柔。针至十四针，忽喉中作响，口鼻微有气。诊其脉，脉忽动。乃喜曰：有救矣。至二十一针，则喉间大出声，手足能屈伸，口称遍体痛不可忍，则皆被殴处也。乃呼酒来，以药饮之，伤处糁之以药，痛处以针针之。责令凶首保护调养，如限内死，仍抵偿。后伤者全愈，求和息，乃杖凶者而遣之。

1. 注释

韩贻丰：清代医家。著有《太乙神针心法》。

摄永宁篆：摄，凡官非实授者或代理，或兼理曰摄。篆，古代官印用篆文，篆即为印信。摄、篆并称谓"摄篆"，即代掌其印信（代理）。永宁，地名（今四川叙永）。

逾夕：超过了一个晚上。

轮熨尸身：用正常人的体温来反复温暖死（伤）者身体。

无何：不久。

糁（sǎn）：涂。

凶首：首恶；凶犯之首。

杖：用刑具（大荆条、大竹板、棍棒）打击人的背、臀或腿部，自隋起定为五刑（笞、杖、徒、流、死）之一。

2. 出处
本医案出自清·魏之琇《续名医类案·卷二十一·跌扑》（魏之琇. 续名医类案. 北京：人民卫生出版社，1997：658.）。

3. 学术思想及主要著作
韩贻丰，字苐斋，浙江慈溪人，生卒年不详。清初针灸医家，太乙神针灸法创始人，艾条灸派源流之一。为康熙四十二年（1703 年）进士，曾任山西石楼县令、代理山西永宁县令、汾州府同知等。

学术思想：

（1）灸药结合，重视药物配伍组方：太乙神针是典型的药艾条实按灸法，韩氏《太乙神针心法》最早记载此法。太乙神针药物组成是对雷火神针的改良。韩氏指出雷火神针的药物组成以蜈、蛇、全蝎、乌头、巴豆等组成，均为"杂霸之药"，于配伍方面有所不足，药力过于峻猛，且"但有攻克，更无滋补"，还可"无病者用之，大补元气"，是治未病理念的体现。

（2）严谨审慎，规矩灸法：韩氏太乙神针在临证操作时，规范而严谨。从治疗环境、选穴、标记、药灸条制作、燃火、灸火调节、灸感、灸量大小、灸后养护、药灸条保藏等多个环节进行详细的规定。使艾条实按灸的操作更加规范，刺激方式也更加温和。

（3）疗效显著，适应证广：韩氏《太乙神针心法》中《针案纪略》共收其治验 21 例，涉及救急、神志病、妇科病、五官科病、内科病、外科病等，疗效显著。在卷上更是记述了包括 23 门 486 种证候神针取穴，内容丰富。

（4）实事求是，针砭时弊：韩氏指出治疗疾病当求其本质，针对时人富贵者"甘脆肥浓以腐其肠，皓齿蛾眉以伐其性"之时弊，从预后的角度指出贫贱之人往往施针便可应手而愈，富贵之人则收效甚缓，以使警醒，并提倡养生防病的要旨在于"简餐素食，撙节心性"。这种实事求是的态度，是对《素问·上古天真论》"法于阴阳，和于术数，食饮有节，起居有常，不妄作劳"、"虚邪贼风，避之有时，恬惔虚无，真气从之，精神内守，病安从来"观点在针灸临床中的具体运用。

主要著作：《太乙神针心法》。书分上、下二卷。卷上前篇，列《神针心法》，专论神针应用注意事项。卷上为神针证治，主要包括 23 门 486 种证候神针取穴。卷下《针案纪略》，共收载医案 40 余篇，其中韩贻丰医案 21 篇，后部分收录于《续名医类案》。其推广了太乙神针之传播，是最早问世的太乙神针专著。

师承：韩贻丰世习儒业，据载戊子（1708）年夏，于紫阳山遇一无名道人，授之太乙神针法。丙申（1716）年春，于崆峒山再遇该道人，授之《铜人穴道图》十四幅。韩氏著作《太乙神针心法》及针灸之术，后传于范培兰并广为流传。

4. 辨证思路及方法　本案乃韩贻丰针治殴伤致厥验案。案中死（伤）者因殴伤致气滞血瘀、气血逆乱、阴阳失和，昏伤而厥，固非真死，但亦危殆。薛立斋在《正体类要》云："肢体损于外，则气血伤于内，营卫所不贯，脏腑由之不和。"厥者，假死也，若真死，虽有扁鹊未能生之耳。治以解衣轮熨尸身、探汤揉尸手足，以人身之气得温则行，人身之血得热则运也。气行血运，何愁其阴阳不相顺接。针百会者，可回阳醒神，复苏开窍。

5. 用穴及操作分析　百会乃诸阳经和督脉之会，故又名"三阳五会"，具有统摄全身阳气，升阳益气，清脑醒志的功能。针刺此穴有回阳固脱之用。当时正值天气寒冷，故以解衣轮熨尸身、探汤揉尸手足，以人身之气得温则行，人身之血得热则运也。

（王　威　唐　勇）

杨继洲针治厥医案一则

辛未，武选王会泉公亚夫人，患危异之疾，半月不饮食，目闭不开久矣。六脉似有如无，此疾非针不苏。同寅诸公推予即针之，但人神所忌，如之何？若待吉日良时，则沦于鬼录矣。不得已，即针内关二穴，目即开，而即能食米饮，徐以乳汁调理而愈。同寅诸君问此何疾也？予曰：天地之气，常则安，变则病，况人禀天地之气，五运迭侵于外，七情交战于中，是以圣人啬气，如持至宝；庸人妄为，而伤太和，此轩歧所以论诸痛皆生于气，百病皆生于气，遂有九窍不同之论也。而子和公亦尝论之详矣。然气本一也，因所触而为九，怒、喜、悲、恐、寒、热、惊、思、劳也。盖怒气逆甚，则呕血及飧泄，故气逆上矣。怒则阳气逆上，而肝木乘脾，故甚呕血及飧泄也。喜则气和志达，荣卫通和，故气缓矣。悲则心系急，肺布叶举，而上焦不通，荣卫不散，热气在中，故气消矣。恐则精神上，则上焦闭，闭则气逆，逆则下焦胀，故气不行矣。寒则腠理闭，气不行，故气收矣。热则腠理开，荣卫通，汗大泄，故气泄。惊则心无所倚，神无所归，虑无所定，故气乱矣。劳则喘息汗出，内外皆越，故气耗矣。思则心有所存，神有所归，正气流而不行，故气结矣。

抑尝考其为病之详，变化多端，如怒气所致，为呕血，为飧泄，为煎厥，为薄厥，为阳厥，为胸满痛；食则气逆而不下，为喘渴烦心，为肥气，为目暴盲，耳暴闭，筋缓，发于外为痈疽也。喜气所致，为笑不休，为毛发焦，为肉病，为阳气不收，甚则为狂也。悲气所致，为阴缩，为筋挛，为肌痹，为脉痿，男为数溺，女为血崩，为酸鼻辛颐，为目昏，为少气不能息，为泣，为臂麻也。恐气所致，为破䐃脱肉，为骨痿痿厥，为暴下清水，为面热肤急，为阴痿，为惧而脱颐也。惊气所致，为潮涎，为目寰，为癫痫，为不省人事僵仆，久则为痿痹也。劳气所致，为嗌噎，为喘促，为嗽血，为腰痛骨痿，为肺鸣，为高骨坏，为阴痿，为唾血，为瞑目，为耳闭，男为少精，女为不月，衰甚则溃溃乎若坏，汩汩乎不可上也。思气所致，为失眠，为嗜卧，为昏瞀，为中痞，三焦闭塞，为咽嗌不利，为胆瘅呕苦，为筋痿，为白淫，为不嗜食也。寒气所致，为上下所出水液澄清冷，下痢青白等症也。热气所致，为喘呕吐酸，暴注下迫等病也。

窃又稽之《内经》治法，但以五行相胜之理，互相为治。如怒伤肝，肝属木，怒则气并于肝，而脾土受邪，木太过则肝亦自病。喜伤心，心属火，喜则气并于心，而肺金受邪，火太过，则心亦自病。悲伤肺，肺属金，悲则气并于肺，而肝木受邪，金太过则肺亦自病。恐伤肾，肾属水，恐则气并于肾，而心火受邪，水太过，则肾亦自病。思伤脾，脾属土，思则气并于脾，而肾水受邪，土太过，则脾亦自病。寒伤形，形属阴，寒胜热，则阳受病，寒太过，则阴亦自病矣。热伤气，气属阳，热胜寒，则阴受病，热太过，则阳亦自病矣。凡此数者，更相为治，故悲可以治怒也，以怆恻苦楚之言感之。喜可以治悲也，以谑浪亵狎之言娱之。恐可以治喜也，以遽迫之言怖之。怒可以治思也，以污辱欺罔之言触之。思可以治恐也，以虑彼忘此之言夺之。凡此五者，必诡诈谲怪，无所不至，然后可以动人耳目，易人视听，若胸中无才器之人，亦不能用此法也。热可以治寒，寒可以治热，逸可以治劳，习可以治惊。经曰：惊者平之。夫惊以其卒然而临之也，使习见习闻，则不惊矣。如丹溪治女人许婚后，夫经商三年不归，因不食，困卧如痴，他无所病，但向里床坐，此思气结也。药难独治，得喜可解；不然令其怒，俾激之大怒，而哭之三时，令人解之，举药一贴，即求食矣。盖脾主思，思过则脾气结而不食，怒属肝木，木能克土，木气冲发而脾上开矣。又如子和治一妇，久思而不眠，令触其怒，是夕果困睡，捷于影响。惟劳而气耗，恐而气夺者，为难治也。又同寅谢公，治妇人丧妹甚悲，而不饮食，令以亲家之女陪欢，仍用解郁之药，即能饮食。又闻庄公治喜劳之极而病，切脉乃失音症也，令恐惧即愈。然喜者之人少病，盖其百脉舒和故耳。经云：恐胜喜，可谓得玄关者也。凡此之症，《内经》自有治法，业医者，废而不行，何哉？附录宜知所从事焉。

1. **注释**

同寅：同僚。

沦于鬼录：死亡。

轩歧：轩辕黄帝与歧伯。

子和公：张从正，字子和。

飧泄：大便泄泻清稀，并有不消化的食物残渣。

阴缩：男女前阴内缩之证。

䐃（jiǒng）：一指肌肉隆起处；一指腹部脂肪。

目寰：眼睛病变。

瞀（mào）：目昏，眼花。

胆瘅：病名，以口苦为主要表现。

白淫：病名，男子遗精滑精或尿出白物如精，以及女子带下病。

遽迫：急迫。

2. 出处　本医案出自明·杨继洲《针灸大成·卷九·医案》（杨继洲．针灸大成．北京：人民卫生出版社，1973：373-374．）。

3. 学术思想及主要著作　杨继洲（约1522—1620年），字济时，明代著名针灸医家。浙江三衢（今浙江衢州）人。出身中医世家，祖父曾为太医，幼习举子业，博学善文，后因仕途不畅，遂秉承家学，专心业医，学验俱丰。其自嘉靖二十年（1551年）起，历经嘉靖、隆庆、万历三朝，历任楚王府良医和太医院御医等职。其医迹遍及福建、江苏、河北、河南、山东、山西等地，患者求诊，皆应手奏效，四十年间名满朝野。主要著作《针灸大成》是我国针灸学史上继《针灸甲乙经》后的又一次重要总结。

学术思想：

（1）重视经典，溯源究流：杨氏认为《素问》、《灵枢》和《难经》是医学的圭臬，针灸发展的渊源，因而摘其中的有关内容，列于《针灸大成》的首卷，名为"针灸直指"。之后又进一步广泛收集《素问》、《难经》以后逐步形成的各家流派的著作，博采众长，熔历代针灸精华于一炉。把诸家流派的成就兼收并蓄于《针灸大成》中，集中而系统地概括了明代以前的针灸学的主要成就。

（2）精思脉理，意究病源：杨氏对脉诊的认识，尊崇《难经》"独取寸口以决五脏六腑死生吉凶"的思想。在实践中，以诊寸口脉象为主，其他部位的脉象为补充，重视脉诊之作用，把脉诊所得作为辨证施治的主要依据之一。指出"欲知脏腑之虚实，必先诊其脉之盛衰"。他还精研脉理，把脉象与病因病机紧密地联系在一起。审证求因，掌握疾病的本质，从而使辨证施治达到了一个较高的水平。常常以其精湛的脉理分析，对一些疑难病证进行准确的辨证施治，取得了十分出色的疗效。

（3）用穴精当，效专力宏：杨氏选穴配穴理论特点主要体现在辨证选穴、循经选穴，选取特定要穴几方面。在杨氏医案中可以看出，他强调的辨证选穴，通过辨病因、阴阳、虚实、整体与局部之不同，以及同病异治和异病同治来辨证选穴治疗。《针灸大成》列举了151个辨证选穴的例子，包括内、外、妇、儿、五官等各科常见疾病的辨证选穴，对后世针灸发展影响深远。杨氏重视经络，在针灸史上首次提出了"宁失其穴，勿失其经；宁失其时，勿失其气"的观点，对后世产生了一定的影响。杨氏穴法取穴少而精，强调辨证、循经、掌握要穴。

（4）善用手法，汇粹百家：杨氏论述的十二字法、下针八法、二十四法等包括了数十种单式和复式补泻手法，对手法理论无疑是较大的发展。他进一步把得气理论与手法补泻紧密结合起来，对提高疗效有重要意义。明以前医家虽也强调"气至而有效"，但对如何激发针感与控制针感传导很少论述。杨氏则大大补充了这方面的内容，提出了一系列方法。杨氏总结归纳了四种刺激量大小标准，即补法、泻法、平补平泻法、大补大泻法。并解释为："有平补平泻，谓其阴阳不平而后平也。阳下之曰补。但得内外之气调则已。有大补大泻，惟其阴阳，俱有盛衰，针内于天地部内，俱补俱泻，必使经气内外相通，上下相接，盛气乃衰……"

（5）针药并举，各施其宜：杨氏认为"劫病之功，莫捷于针灸"，盛赞针灸治疗收效神速。同时他又十分重视药物及针、灸、药物配合的治疗作用。认为"故其致病也，既有不同，而其治之，亦不容一律。故药于针灸不可缺一者也。"进而指出："以针行气，以灸散郁"，"针刺治其外，汤液治其内"。由于疾病的深浅部位不同，治疗的方法也有所选择，"然而疾在肠胃，非药饵不能以济；在血脉，非针刺不能以及；在腠理，非熨火芮不能以达，是针、灸、药者，医家之不可缺一者也"。他能根据各疗法之特长，以及不同的病情的需要，作出最佳综合治疗方案。纠正了明以前或重针或重灸的倾向，并强调针灸与药物相比之下的优势与特长。

主要著作：《针灸大成》全书内容共分十卷。第一卷的针道源流，扼要地记载了援引诸书概貌，第二部分（经论）为全书的理论核心；第二、三卷是歌赋，卷三收入的四篇"策"乃杨氏之心得；卷四为针刺手法部分，重点论述了九针，继之以大量篇幅介绍了各家针法；卷五为子午流注；第六、七两卷为脏腑、经络和腧穴；卷八为针灸治疗，首列简易取穴法，继之用大量篇幅论述了23门类疾病的针灸治疗；卷九首列"治症总要"，继之介绍了东垣针法、名医治法和各家灸法及灸法的基本内容，卷尾还附有杨氏的31个医案；卷十是小儿按摩，内容十分丰富，实际上是《针灸大成》的附篇。

师承：杨氏学医，有其家世渊源，"祖父官太医，授有真秘"（王国光叙），祖传医籍甚多，杨氏在考举失利后，改习医药，博览群书，"凡针药调摄之法，分图析类"，编成《卫生针灸玄机秘要》三卷。

4. **辨证思路及方法** 本医案武选王会泉公亚夫人患危异之疾，半月不饮食，目闭不开，且六脉似有如无，多考虑为情志疾病。根据医案分析，心无所倚，神无所归，虑无所定，考虑为惊所致。治疗当滋阴泻火醒神。

5. **用穴及操作分析** 《类经·疾病类·情志九气》："情志之伤，虽五脏各有所属……则无不从心而发。"惊恐伤肾，肾属水，恐则气并于肾，而心火受邪，内关穴为手厥阴心包经腧穴，为八脉交会穴（通阴维脉），心包为心之外围，"心主神明"，内关针刺可泻心火。

按语：

（1）对应现代疾病：厥证以突然昏倒、四肢厥冷、不省人事为主要临床表现，广泛对应西医学中的晕厥、中暑、虚脱、高血压脑病、脑血管痉挛、低血糖、出血性或心源性休克等有上述表现者。

（2）现代教材或临床如何辨证、取穴、治疗：中医理以气机逆乱，阴阳气血不相顺接为厥证病机，主要可由强烈精神刺激、有形实邪阻滞、饮食不节及体虚劳倦诱发。临床用穴总以开窍醒神为治则，实证取水沟、内关为主穴，虚证取水沟、百会、神阙、关元、足三里为主穴，具体辨证如下：

气厥：呼吸气粗、口噤握拳、脉伏者为实证，宜开郁顺气，加泻合谷、太冲；少气无力、汗出肢冷、眩晕疲劳、脉沉细者为虚证，宜补气回阳，加灸神阙、气海。

血厥：牙关紧闭、面赤唇紫，舌黯，脉沉伏者为实证，宜通瘀顺气，加泻太冲；失血过多、面色苍白、四肢震颤、自汗唇白、脉细无力者为虚证，宜补气养血，加灸三里、气海。

寒厥：素体阳虚，寒邪直中，身冷厥逆，面色青白，二便失调，舌淡，脉沉细，宜温阳散寒，加灸神阙、关元。

热厥：头痛身热、烦渴欲饮，便闭尿赤，舌红，脉沉伏数，宜清热通气，加泻大椎、曲池、合谷。

痰厥：喉中痰鸣，呕吐涎沫，胸满脘痞，苔白腻，脉沉滑，宜豁痰开窍，加泻丰隆、中脘。

本病之属实者，往往配合三棱针点刺十宣或十二经井穴出血以通其经络，救其危急。

（纪　峰　郝重耀）

第二章 内　科

一、中风

甄权针药结合治中风医案一则

防风汤，主偏风，甄权处疗安平公方：防风、芎䓖、白芷、牛膝、狗脊、萆薢、白术各一两，羌活、葛根、附子（《外台》作人参）、杏仁各二两，麻黄四两，生姜五两，石膏、薏苡仁、桂心各三两。上十六味，㕮咀，以水一斗二升，煮取三升。分三服，服一剂觉好，更进一剂，即一度针，九剂九针即瘥，灸亦得。针风池一穴、肩髃一穴、曲池一穴、支沟一穴、五枢一穴、阳陵泉一穴、巨虚下廉一穴，凡针七穴即瘥。

1. 注释

偏风：别称"偏枯"，即半身不遂。《素问·风论》篇："风中五脏六腑之俞亦为脏腑之风，各入其门户所中，则为偏风。"王冰注："随俞左右而偏中之，则为偏风。"《诸病源候论·风病诸候》："偏风者，风邪偏客于身一边也。人体有偏虚者，风邪乘虚而伤之，故为偏风也。"

芎䓖：川芎。

桂心：是肉桂中的一种，一般说，肉桂为桂树的皮，干燥后为桶状，称"桂通"，而"桂心"系去掉外层粗皮的"桂通"，也写作"桂辛"。

㕮咀：咬嚼。古代没有刀的时候，把药物咬成粗粒，加水煎服。后人改用刀切或捣，剉等法。此处应解为将药材碎成小块。

巨虚下廉：即下巨虚。

2. 出处
本医案出自唐·孙思邈《备急千金要方·卷八·诸风·偏风第四》（孙思邈.备急千金要方.北京：中国医药科技出版社，2011；154.）；另可见于《外台秘要·卷十四·中风及诸风方一十四首》。

3. 学术思想及主要著作
甄权（约541—643年），许州扶沟（今河南扶沟县）人。隋唐著名医家。因母病而学医，尤长于针灸术。

学术思想：

（1）针药并施，取穴精简：从《备急千金要方》等书的记载中，可以看出甄权不仅针术造诣精深，而且用药也颇为精当。如：《备急千金要方》载"安康公患水肿、小便不利，甄权治以茯苓丸药未尽而肿渐消。"同时，甄权取穴数量少而精，如：《千金翼方》载"时有深州刺史成君绰，忽患颈肿，如数升，喉中闭塞，水粒不下，已三日矣……（甄）权救之，针其右手次指之端，如食顷气息即通，明日饮啖如故。"由此可见，甄权治疗疾病方法简单，疗效好，恢复快。

（2）推崇经典：甄权重视从古代经典对脏腑经络进行穷源溯本的探究，提出"且事不师古，远涉必泥。夫欲行针者，必准轩辕正经；用药者，须根据《神农本草》。"

主要著作：除《明堂人形图》外，甄权还撰有《针方》、《脉经》、《脉诀赋》各一卷，《针经钞》三卷。虽均已散失，但其部分内容尚可见于《千金方》、《外台秘要》等书，对后世有一定影响。以《明堂人形图》最为重要，此书以"仰人、伏人、侧人"三位分类，依照由上而下，以内到外，先阴后阳之次序绘录腧穴，使其定位、归经更明确，为后世针灸大夫"依图知穴，推经识分"提供了必不可少的参考。

师承：甄权师承不详。据《旧唐书》本传记载，甄权年轻时因母病久治不愈，而与其弟立言一起发奋习医。他悉心钻研《黄帝内经》、《伤寒杂病论》、《神农本草经》、《针灸甲乙经》、《脉经》等医学典籍，遂成一代名医，尤精于针术与脉理。隋代开皇初年（581年），他曾做过秘书省正字，后托病辞归，以行医为业。

4. 辨证思路及方法　对中风的病因病机及其治法，其发展大体可分为两个阶段。在唐宋以前主要以"外风"学说为主，多以"内虚邪中"；唐宋以后，特别是金元时代，突出以"内风"立论。从防风汤的组成可以看出，甄权对"偏风"的认识还为"内虚邪中"。

本案为甄权针药结合治疗中风的验案。患者患偏风（半身不遂），故其治法当以祛风通经活络。风病多侵犯阳经。阳明经多气多血，其气血通畅，则正气得以扶助，祛邪外出，故能使机体功能逐渐恢复。同时，甄权根据经脉循行路线，分别取手足阳明、少阳经穴位，以达祛风通经活络的作用。

5. 用穴及操作分析　甄权取穴为：风池、肩髃、曲池、支沟、五枢、阳陵泉、下巨虚。其中风池、五枢、阳陵泉为足少阳胆经腧穴，肩髃、曲池为手阳明大肠经腧穴，支沟为手少阳三焦经腧穴，下巨虚为足阳明胃经腧穴。

风池穴为手少阴、阳维之会，是治风之要穴，阳维主一身之表，因受风邪所致的疾病，皆为本穴主治范畴。肩髃为手阳明、阳跷之会，阳跷脉能够调节肢体运动。曲池为手阳明大肠经之合穴，有清热解表、疏经通络的作用。阳陵泉又名筋会、阳陵、阳之陵泉，是足少阳之脉所入为合的合土穴，为八会穴之筋会，能够和解少阳，疏泄肝胆，清泻湿热，祛除风邪，舒筋活络，缓急止痛。故取风池、肩髃、曲池、阳陵泉以祛风散邪，舒筋活络，通利关节。另取支沟、五枢、下巨虚以清利湿热，活络散瘀。全方共奏祛风散邪，清利湿热，舒筋活络，通利关节之功。

窦材灸药结合治中风医案一则

一人病半身不遂，先灸关元五百壮，一日二服八仙丹，五日一服换骨丹，其夜觉患处汗出，来日病减四分，一月痊愈。再服延寿丹半斤，保元丹一斤，五十年病不作。《千金》等方，不灸关元，不服丹药，惟以寻常药治之，虽愈难久。

1. 注释

八仙丹：出自《普济本事方》卷二。

换骨丹：出自《扁鹊心书·神方》，用治中风，半身不遂，言语謇涩，失音者。

延寿丹：出自《丹溪心法》卷三。

保元丹：出自《纲目拾遗》卷八引《千金不易方》。

2. **出处** 本医案出自南宋·窦材《扁鹊心书·卷中·中风》（窦材.扁鹊心书.北京：中国医药科技出版社，2011：28-29.）；另可见于《续名医类案·卷十三·瘫痪》。

3. **学术思想及主要著作** 同上。

4. **辨证思路及方法** 本案为以灸药结合治疗中风偏枯的验案。本案因房事、六欲、七情所致的真阳元气虚损。真气虚，为风邪所乘，客于五脏之俞，则为中风偏枯等证；若中脾胃之俞，则右手足不用；中心肝之俞，则左手足不用。大抵能任用，但少力麻痹者为轻，能举而不能用者稍轻，全不能举动者最重。邪气入腑则坏四肢，或有可愈者。窦材认为"虚则人病，真阳元气脱则人死。保命之法，灼艾第一，丹药第二，附子第三。"而艾叶，揉捣如绵，谓之熟艾。熟艾性热，能通十二经，走三阴，以之灸火，能除百病。其治当以艾灸补元气、通气血。另服八仙丹、换骨丹祛邪外出，一月后便痊愈。再服延寿丹半斤，保元丹一斤元气复兴，则不再发作。

5. **用穴及操作分析** 关元穴为任脉与足太阴脾经、足少阴肾经、足厥阴肝经的交会穴，三焦元气所发处，联系命门真阳，为阴中之阳穴，别名"丹田"。丹田者，人之根本也。艾灸关元穴可以补益真阳元气。作为补益全身元气的要穴，能补摄下焦元气，扶助机体元阴元阳。本案患者为真阳元气虚损，艾灸关元穴可以培补元气，使得元真通畅，元气来复则鼓动邪气外出致汗解而愈。

王执中论灸治中风医案一则

近世名医遇人中风不省，急灸脐中皆效。徐俌卒中不省，得桃源簿为灸脐中百壮始苏。更数月乃不起。郑纠云：中风有一亲卒，医者为灸五百壮而苏，后年余八十。向使徐俌平灸至三五百壮，安知其不永年耶？

1. **注释**

脐中：即肚脐中央，神阙穴。

卒中：即中风，见《三因极一病证方论》卷二。

簿：古代官职，属于文官。

2. **出处** 本医案出自南宋·王执中《针灸资生经·卷一·腹部中行十五穴·神阙》（王执中.针灸资生经.北京：人民卫生出版社，2007：64.）；另可见于《腹部中行十五穴·神阙》、《普济方·针灸·卷七·穴》及《类经图翼·卷八·经络·任脉》。

3. **学术思想及主要著作** 王执中（1140—1207年）字叔权，瑞安人，南宋乾道五年（1169年）中进士，赐从政郎，历任湖南澧州、湖北峡州州学教授。自幼体弱多病，立志学医，精研经典医书而成材。为温州籍最早有医学专著问世、并见诸文献记载的著名针灸医药学家。

学术思想：

（1）重视脾胃和心肾作用：王氏在治疗虚损疾患的时候，非常重视脾胃的作用。认为五脏皆以胃气为本，主张灸中脘、脾俞、胃俞等穴，使胃气生则荣卫气血俱生。他在《针灸资生经·卷三·虚损》中说："殊不知人之羸瘦，必其饮食不进者也，饮食不进，则无以生营卫，营卫无以生，则气血困之以衰，终于必亡而已。"王氏又非常重视心肾的作用，认为心劳、肾虚是造成疾病的根由。他在《针灸资生经·卷三·肾虚》中说："心劳生百病,人皆知之;肾虚亦生百病,人不知也。盖天一生水,地二生火,肾水不上升,则心火不下降,兹病所由生也,人不可不养心,不爱护肾乎?"

(2)考证腧穴,增补验穴:王氏以《铜人腧穴针灸图经》为主,参考《针灸甲乙经》、《千金》、《明堂上下经》等书,对腧穴位置和取穴法做了不少考证,并在其《针灸资生经》中,收入不少临床有效的验穴,如眉冲、明堂、当阳、穷骨、百劳等21穴。另外,王氏纠正前人错误,订正腧穴针刺深浅,客观探讨禁灸禁针穴,并根据自身临床实践提出一些新的见解。例如,他否定了心俞不可灸,成人囟会不宜针,四肢远端腧穴如涌泉、少商等宜灸,头面部宜多灸;肯定了云门、肩井、上关忌深刺等。王执中还反对针灸避时、避人神说。在《针灸资生经·卷二》中,提出"夫急难之际,命在须臾,必待吉日后治,已沦于鬼录矣,此所以不可拘避忌也。"另外,王氏指出了一些书中关于腧穴定位的错误。如悬枢,《针灸资生经·背俞部中行十三穴》记载:"《铜人》云,悬枢在十三椎节下间;《明堂上经》:作十二椎节间;《明堂下经》:作十一椎下",对于《铜人腧穴针灸图经》、《明堂上经》、《明堂下经》的三种观点,王氏分析后指出:"脊中穴既在十一椎下,不应悬枢又在十一椎下,固知其误矣。考之《素问》,亦与《铜人》同,当以《铜人》为正。《明堂上经》亦误"三"字作"二"字也,要之,接脊穴在十二椎节下尔"。再如把石门作为丹田,《针灸资生经·腹部中行十五穴》曰:"脐下二寸名石门,《明堂》载《针灸甲乙经》云一名丹田。《千金》、《素问注》亦谓:丹田在脐下二寸,世医因是遂以石门为丹田,误矣",王氏考证后认为:"丹田乃在脐下三寸,《难经疏》论之详而有据,当以《难经疏》为正"。

(3)完善取穴方法:王氏认为"须按其穴疼痛处灸之,方效","凡按其穴,疼痛既是病处,针之往往能应手取效。"《针灸资生经》成书后,按之酸痛已成为切实有效的取穴原则,并使用于临床。王氏另一贡献是确立"同身寸"法:"今取男左女右中指第二指节内庭两横纹相去为一寸,若屈指,即旁取指侧中节上下两纹角陷相去远近为寸,谓之同身寸。"沿用至今,成为针灸取穴的一个规定法度。

(4)重视灸法,精通灸术:王氏强调灸法温阳散寒,温经通络的作用,记载了许多灸法验案。王氏施灸的特点是取穴少,每次1~2穴;壮数少,3~7壮。王氏反对不按病情部位,只循古书盲目施灸的现状,提倡因证而施。王氏虽重视灸法,但并不是盲目施灸,而是"当随病症针灸之"。认为"凡治伤寒,惟阴证可灸,余皆当针。"灸法虽有助阳生热之用,但有伤津耗液之害,阴虚燥盛之证要慎用。

在施灸剂量上,王氏讲求因人而异。《针灸资生经·艾炷大小》云:"小儿七日以上,周年以还,不过七壮,炷如雀粪。"此为据年龄定艾炷的大小和壮数;又云:"凡灸欲艾炷根下广三分,若不三分,即火气不能远达,病未能愈,则是艾炷欲其大,惟头与四肢欲小尔。"此为据患者的艾灸部位定艾炷的大小和壮数;还云"其病脉粗细,状如细线,但令当脉灸之,雀粪大炷,亦能愈疾;又有一途,如腹胀、疝瘕、疢癖、伏梁气等,须大艾炷。"此为据患者的脉象、病情定艾炷的大小和壮数。

(5)强调施灸后的处理:灸疮的处理方法细致,易于实施。王氏临床擅用化脓灸,《针灸资生经》中对于灸疮的处理有较多的记载,主要有灸疮的促发、发后的清洗和预防疮面的感染,可以看出王氏对灸疮的处理很有心得体会,给今人以借鉴。如《针灸资生经》引"《下经》云:"凡著艾得疮发,所患即瘥,不得疮发其疾不愈"。此即灸疮发的重要性。如灸面疮不发，王氏指出："用赤皮葱三五茎去青，于煻火中煨熟，拍破热熨疮十余遍，其疮三日自发"，亦可"频用生麻油渍之而发"或"用皂角煎汤候冷，频点之而发"。对于气血不足的患者，王氏指出可在灸后服用四物汤补益气血，促进疮发。此外，王氏还列举了自己艾灸足三里七壮，数日不发，而后重复灸一、二壮遂发的医案。

灸疮发后，对于疮面大、久不愈合的疮口，要清洗疮面。《针灸资生经》云："用赤皮葱、薄荷，煎汤温洗疮周围约一二尺，令驱逐风气于疮口出，兼令经脉往来不滞，自然疮坏疾愈"。药物煎汤温洗疮面，可促进疮口的血液循环，引邪外出，并可防止感染。若灸疮已经结痂，可用青嫩柳皮、东南桃枝煎汤，温洗，使气血不致流失过度。若疮内黑烂、疮口剧痛，可分别用胡荽煎、黄连煎煎汤清洗。为了保护创面，预防疮口感染，《针灸资生经》云："凡贴灸疮，春用柳絮，夏用竹膜，秋用新棉，冬用兔腹上白细毛，猫儿腹毛更佳。"按照季节选择材料。

灸后饮食和情志调理。《针灸资生经》载："既灸，忌猪、鱼、热面、生酒、动风冷物……灸时不得伤饱、大饥、饮酒、食生硬物。"即灸后饮食宜清淡，使患者气血得养，运行畅达；不要过食生冷、肥腻、炙炸之品，以免酿湿生痰，阻滞于血脉中，使病邪不得外出。《针灸资生经》还云："灸后……兼忌思虑、忧愁、恚怒、呼骂、呼嗟叹息等……而房劳尤当忌也。"即灸后要注意情志的调摄，避免七情失宜，情志调畅则气机升降出入正常，否则气机逆乱，气血运行不畅，气滞血瘀；此外，还要节制房事，房劳伤肾，肾为先天之本，本动则根摇，正气不复，疾病不愈。

（6）针药结合，辨证论治：王氏强调根据病症随证施治，或药或灸，或针药并施，是其又一特点。《针灸资生经》处处体现王执中关于"针灸须药"的思想。王氏指出"灸固捷于药，若灸不得穴，又不如药相当者见效之速。且灸且药方为当尔。"王氏不执一偏、客观理性的辨证论治态度至今对中医临床有着深远影响。

主要著作：王执中著有《针灸资生经》、《既效方》和《读书后志》，后两书自元代起已伏。《针灸资生经》成书于南宋嘉定 13 年（公元 1220 年），该书对中医学贡献巨大，尤其是对中医学的灸法继承，以及对灸法的深刻见解和精辟的论述，为后人学习和应用灸法产生了巨大影响。该书分为 7 卷，第一卷介绍腧穴，第二卷对针灸方法做了论述，第二卷至第七卷论述了内、外、妇、儿各科病症 195 种，并附有各症的取穴施治，且搜集了许多民间有效的验方。因此该书是一部因病配穴，施灸，用药内容丰富的针灸治疗学巨著。该书自刻印面世后，历经南宋、元、明、清诸代一直传至当今，其间重刊不断，甚至在日本、朝鲜等国都有刻本，清乾隆时所编的《四库全书》亦将其收录在内。1959 年，上海科学技术出版社将该书重新予以整理出版，其中某些章节还被选作高等中医院校的教材。《针灸资生经》已成为祖国珍贵的针灸医学遗产之一。

师承：王执中自幼体弱多病，潜心研读医学经典自学成医。其为人虚心好学，不耻下问，无论是太医、市医、乡人、道士、和尚还是药铺掌柜，只要对方有一技之长，他都会虚心求教，终于成为一位著名的医学家。

4. 辨证思路及方法 本案为灸神阙穴治疗中风不省的验案。中风的病机多为"气虚脉络瘀阻"，中风包括中经络和中脏腑。而本案中的中风不省即中脏，古人认为艾火性温而不燥，能化痰消积、活血化瘀，急救时又能开窍启闭、回阳固脱，不但治标，而且补阴和阳，兼以治本，故常灸神阙穴以温补元阳，健运脾胃，复苏固脱。

5. **用穴及操作分析**　神阙穴属任脉，位居脐中，为先天之根蒂，又为五脏六腑之本，气血归藏之根，灸之可以培本固元，温阳益气。《景岳全书》载：取神阙穴治"中风卒倒不醒"，"灸百壮至五百壮，愈多愈妙，姜焦则易之。"《针灸经纶》亦云："卒中风，神阙，凡卒中风者此穴最佳。"急救时灸神阙，艾炷宜"大实作之"（《千金翼方·中风下》），古人用大艾炷灸脐中是灸治中风救死回阳的有效手段。

<h3 style="text-align:center">李杲针治偏枯医案一则</h3>

陕帅郭巨济病偏枯，二指著足底不能伸，杲以长针刺骫中，深至骨而不知痛，出血一二升，其色如墨，又且谬刺之。如此者六七，服药三月，病良已。

1. **注释**

著：附着。

骫（wěi）中：即"委中"穴。

谬刺：即"缪刺"。病在左而刺右，病在右而刺左的刺络法。

2. **出处**　本医案出自明·宋濂、王濂等《元史·卷二百三·列传第九十·方技·李杲传》（宋濂.元史.北京：中华书局，1976：4540-4541.）；另可见于《续名医类案·卷十三·瘫痪》、《杂病广要·身体类·痹》、《证治准绳·杂病·第四册·痿痹门·着痹》、《医学纲目·卷十二·肝胆部·诸痹》、《中国医籍考·卷十三·本草（五）》及《普济方·针灸卷九·偏风》。

3. **学术思想及主要著作**　李杲（1180—1251年），字明之，晚号东垣老人，真定（今河北保定）人。师从易水派宗师张元素，结合自己的临床实践，倡导"脾胃学说"，成为金元四大家之一，后世称其为"补土派"。

学术思想：

（1）重视元气，注重脾胃：脾胃学说是李东垣学术思想的核心，他把内经中"人以水谷为本"、"有胃气则生，无胃气则死"作为立论依据，强调脾胃功能在维持人体生命过程中的重要性。元气为健康之本，脾胃是元气之根，内伤脾胃则百病由生，是东垣脾胃学说的基本观点。认为"元气之充足，皆由脾胃之气无所伤，而后能滋养元气"。"胃土平和，则有所受而生荣，周身四脏皆旺，十二神守职，皮毛固密，筋骨柔和，九窍通利，外邪不能侮也。"

（2）强调脾胃之气的升降：李东垣认为人的呼吸出入，清浊升降，同自然界相关，见证于脾胃。脾主升清，胃主降浊。两者居于中焦，为人体一身之气升降之枢纽。若脾胃升降失常，则内伤脏腑，外伤筋骨，就会发生各种病变。为调整脾胃升降气机，李东垣创立了补中益气汤等方剂，至今仍广泛用于临床。另外，李东垣在治法上尤重"升阳"，以升发脾之阳气为代表，善用升麻、柴胡等药物，从而构成了"土为万物之母"的学说。

（3）内伤脾胃，百病由生：此为李东垣学术思想的代表，也是补土派的学术思想。《脾胃论》将脾胃之气损伤的原因概括为饮食、劳逸、情志等，开创性地建立了与伤寒病相对应的内伤学说。从此中医学界便形成了外感与内伤的两大证治体系，更有"外感宗仲景，内伤法东垣"之说。

主要著作：著有《内外伤辨惑论》、《脾胃论》、《兰室秘藏》、《医学发明》、《东垣试效方》、《活法机要》等。另有《伤寒会要》、《保婴集》、《伤寒治法举要》、《东垣心要》、《万愈方》、《医学辨论》、《用药珍珠囊》、《五经活法机要》、《疮疡论》、《医方便儒》、《药性赋》等，有些已亡，有的系依托之作，真伪尚待考。李杲医书，唯《内外伤辨惑论》，为其生前手定。余皆由门人校定，或据其有关资料所整理。

师承：李杲为金元四大家之一，师从张元素，继承了张元素脏腑辨证医学理论和经验的基础上并有所发展，创立"内伤脾胃，百病由生"的论点，成为"补土派"的创始人，对中医学术的发展做出了卓越的贡献。

4.**辨证思路及方法**　本案为患者偏枯二指著足底不能伸医案。偏枯主要原因：第一，内有正气虚弱，外有邪风侵袭，阴阳偏枯，脏腑虚弱，经络亏虚，血气不足，当风冲坐，风邪乘虚而入；第二，一侧阳气阻滞，失于温养，轻则汗出异常重则形体不用而发为偏枯；第三，过食肥甘厚味，肥则生热，甘则壅滞气机生中满，久则湿热蕴于体内，湿热邪气令阴精困遏，消散，肢体失养而不用；第四，肾藏纳精气，临证多见虚候。此肾气壅滞是因虚而致经脉气血壅滞的证候，气血壅滞不畅，经脉所过之处失于濡养，久之出现偏枯。此病证为偏枯，邪气壅滞于分肉腠理之间，当以刺络放血以祛其邪。

5.**用穴及操作分析**　委中穴，又名郄中，是针灸四大要穴之一，又为足太阳膀胱经之合穴。足太阳经为少气多血之经，是刺血较为理想的穴位，故《针灸大成》称为血郄。委中刺血纯属泻法，临床应用治分虚实寒热，实热证宜取，虚寒证当忌。操作必须熟练轻巧恰到好处。体位多取俯卧位或采用站立位。委中刺血法放血量应视病情而定，一般1～5ml，色浓紫者以转红为度。对于体质素虚、精血不足、病久体衰、孕妇、贫血、一切虚脱之症和习惯性流产、失血、易于出血的患者禁用。

《素问·缪刺论》篇："缪刺，以左取右，以右取左。"又"有痛而经不病者，缪刺之，因视其皮部有血络者尽取。"指人体一侧络脉有病而针刺对侧络脉的方法。采用"从阳引阴"，"从阴引阳"而达到阴阳平衡，这体现了中医的整体观的特点。

罗天益针药并用治疗中风医案三则

（一）

有曹通甫外郎妻萧氏，六旬有余，孤寒无依。春月忽患风疾，半身不遂，语言蹇涩，精神昏愦，口眼喎斜，与李仲宽证同。予刺十二井穴，接其经络不通，又灸肩井、曲池。详病时月，处药服之，减半。予曰：不须服药，病将自愈。明年春，张子敬郎中家见行步如故。予叹曰：夫人病全得不乱服药之力。由此论李仲宽乱服药，终身不救。萧氏贫困，恬憺自如获安。《内经》曰：用药无据，反为气贼，圣人戒之。一日，姚雪斋举许先生之言曰：富贵人有二事反不如贫贱人，有过恶不能匡救，有病不能医疗。噫！其李氏之谓欤！

1.**注释**

与李仲宽证同：见本则病案前文：北京按察书吏李仲宽，年逾五旬，至元己巳春，患风证，半身不遂，四肢麻痹，言语謇涩。

欤：文言句末语气助词，表示疑问、感叹、反诘等语气。

2.**出处**　本医案均出自元·罗天益《卫生宝鉴·卷二·用药无据反为气贼》（罗天益.卫生宝鉴.北京：中国医药科技出版社，2011：16-17.）；另可见于《续名医类案·卷二·中风》。

3. 学术思想及主要著作　罗天益（1220—1290 年），字谦甫，元代真定（今河北省正定县）人，为金元时期的重要医家，曾任太医、太医院判。跟随李杲学医多年，深得赏识。易水学派的代表人物之一，后人有赞其辨证用药酷类其师，而灵活权变尤胜一筹，甚至认为"李氏之学，得罗氏而益明"。罗氏的许多理论主张都是通过临证实践来说明的，为后世学者理论结合实践的楷模。

学术思想：

（1）重视脾胃内伤学说：罗天益承袭李东垣的医学理论，重视脾胃内伤病。其在李杲学术思想的基础上，遵循《黄帝内经》、《伤寒杂病论》的理论，结合自己的临床经验有所发挥。罗氏在《卫生宝鉴》中提出劳倦所伤有"虚中有寒"和"虚中有热"不同的病机转化，其用药以温补脾胃为务，主张温中健脾必以甘热，散寒温胃必以辛热，甘辛相合则脾胃健而荣卫通，津液自行。其扩大使用了建中汤、理中汤、四君子汤等，并加以化裁创制新方，已不局限于李东垣的益气升阳诸方，更贴近于临床实际，对临床有着重要的指导与借鉴作用。

（2）革流弊以正医道：反对春服苦寒攻下药。罗天益遵《黄帝内经》之旨，认为智者养生必顺四时、适寒温、和喜怒而安居处，节阴阳而调刚柔，如是则邪僻不至。且春时阳气生发，当少阳用事、万物向荣生发之时，唯当先养脾胃之气，助阳退阴，应乎天道以使之平，故少阳证禁下。虽有疾亦当遵仲景法，宜小柴胡汤和解之。

力戒无病服药之习：唐宋以来，世人服食药石以追求延年益寿之习日盛。时谚曰：无病服药，如壁里安柱。罗天益认为此为无稽之说，为害甚大。人之养身，幸五脏之安泰，六腑之和平，谨于摄生。春夏奉以生长之道，秋冬奉以收藏之理。饮食之有节，起居而有常，少思寡欲，恬淡虚无，精神内守，此无病之时，不药之药也。

主张汗、下有序有度：纵观《卫生宝鉴》全书，罗天益记载因汗、下误治病例不计其数，足见金元时期世医不演求经旨，各自为法，省疾治病，不顾阴阳，滥用汗下，误人不少。罗天益传承张洁古、李杲易水之学，弘扬《黄帝内经》、《难经》理论，遵从仲景之法，主张明辨阴阳，汗、下应有序有度。推崇张仲景"阴盛阳虚汗之则愈，下之则死，阳盛阴虚下之则愈，汗之则死"之说，认为寒邪所以中人者，阳气不足之所致也。

强调有病早治：罗天益认为凡人有疾，不时即治，隐忍冀瘥，以成痼疾。小儿女子，益以滋甚。时气不和，便当早言。若不早治，真气失所。邪方萌动，无惮劬劳，不避晨夜而即治之，则药饵针艾之效，必易为之。不然患人忍之，数日乃说，邪气极盛而病极，成而后施治，必难为力。

（3）提出三焦理论：罗天益在易水学说的启发下，提出了三焦寒热病症的辨治。他认为三焦总领五脏，为"元气之别使"，具有贯通周身，和调内外，宣上导下的作用。元气能充，脾胃则健，若饮食不洁，能造成三焦气机升降失常而使肠胃受伤。三焦学说，散见于《黄帝内经》、《难经》、《伤寒论》之中，《中藏经》谓三焦总领五脏六腑，荣卫经络，内外左右上下之气；并根据其生理特点，病理变化，首次对三焦寒热虚实之病症做了系统归纳分析。罗天益不仅继承张元素思想，并在其基础上发挥了三焦寒热辨证的理论，对后世研究三焦病机，有重要的启发意义。

（4）倡导大接经针法："大接经针法"是专治中风偏枯的一种特殊配穴法，即针刺十二井穴，以沟通十二经脉的气血，使十二经脉的气血能阴阳交接正常地运行。《卫生宝鉴·卷七·中风门》首载"大接经针法"。十二井穴大接经针法，通过针刺井穴影响经气的初始状态，以激发全身经气，促进机体功能恢复；同时井穴位于指、趾末端，穴下血管丰富，肌肉浅薄，取井穴以祛邪外出，正应了《黄帝内经》中"病在脏者，取之井"。有"从阳引阴"、"从阴引阳"二法，皆取十二经井穴。

主要著作：罗氏撰《卫生宝鉴》共二十四卷，补遗一卷，撰年不详，刊行于1281年。该书原刻本因战乱而散失，现所存最早版本见于元代杜思敬编纂的丛书《济生拔萃》，但内容不完整。全书共25篇，内容为"药误永鉴"、"名方类集"、"药类法象"、"医验纪述"，包括中医医论、临床各科疾病的治疗、常用药物的性味功能、验方验案等。补遗主要论述外感、伤寒等证，为后人所补充。此外，罗氏还著有《内经类编》、《药象图》、《经验方》、《医经辨惑》等书，整理了张元素的著作有《洁古注难经》，均佚。现存于世的仅《卫生宝鉴》一书。

师承：曾拜师李东垣，罗天益还求教于当时针灸学家窦汉卿、忽必太烈等，并师承张洁古、云岐子父子。罗天益学术思想遥承于张洁古，授受于东垣，又突出脏腑辨证、脾胃理论、药性药理的运用的"易水学派"特色，成为易水学派理论形成和发展过程中承前启后的一位重要医家。

4. 辨证思路及方法　本案为罗氏治疗初春中风不用药，先刺井穴，后灸肩井、曲池之例。六旬老姬，孤寒无依，春忽患风疾，直中经络，遂见半身不遂，语言蹇涩，精神昏愦，口眼㖞斜。当为早春骤然转暖之时，值厥阴风木主令，内应于肝，风阳暗动，肝风内动而为中风中经络，治疗当以疏肝祛风、通经活络为主。当刺十二井穴，接其经络不通，疏通经脉，又灸肩井、曲池以通行十二经，祛除外风，经脉通而病愈。

5. 用穴及操作分析　取十二井穴以沟通十二经脉的气血，使十二经脉的气血能阴阳交接正常地运行，而后取灸肩井、曲池以温通经脉，疏散外风而病愈。肩井穴是手少阳三焦经、足少阳胆经、足阳明胃经与阳维脉之会穴，可以疏泄肝胆气滞并清阳明经的郁热。曲池穴是大肠经的合穴，用以宣行阳明经气和清热。取患侧肩井、曲池穴，二穴合用可通经络、调气血，达到疏散郁结，疏散外风目的。

（二）

安抚初病时，右肩臂膊痛无主持，不能举动，多汗出，肌肉瘦，不能正卧，卧则痛甚。《经》曰："汗出偏沮，使人偏枯"。予思《内经》云："虚与实邻，决而通之"。又云："留瘦不移，节而刺之，使经络通和，血气乃复又言陷下者灸之。为阳气下陷入阴中，肩膊时痛，不能运动，以火导之，火引而上，补之温之。已上证皆宜灸刺，谓此先刺十二经之井穴。于四月十二日右肩臂上肩井穴内，先针后灸二七壮。及至疮发，于枯瘦处渐添肌肉，汗出少，肩臂微有力；至五月初八日，再灸肩井。次于尺泽穴各灸二十八壮，引气下行，与正气相接，次日臂膊又添气力，自能摇动矣。时值仲夏，暑热渐盛，以清肺饮子补肺气，养脾胃，定心气。"（清肺饮子：白芍药五分，人参、升麻、柴胡各四分，天门冬、麦门冬（去心）各三分，陈皮二分半，生甘草、黄芩、黄柏、炙甘草各二分）

1. 注释

无主持：当解为：不能支撑。

汗出偏沮：沮，音：jǔ，当为"祖"字之讹。偏沮，当为"偏祖"，即脱掉衣服，露出半身。祖，脱衣祖露。"汗出偏沮（祖），使人偏枯"，义指大汗出后偏脱衣，喜受偏风，

（日久）使人偏枯、半身不遂。即如《千金方》所云"凡大汗勿偏脱衣，喜得偏风，半身不遂"是也。

2. 出处 本医案出自元·罗天益《卫生宝鉴·卷八·风中腑兼中脏治验》（罗天益.卫生宝鉴.北京：中国医药科技出版社，2011：71.）；另可见于《医学纲目·卷之十·肝胆部·中深半身不收舌难言》、《济阳纲目·卷一中·中风·治中风挟虚发方》及《证治准绳·类方·第一册·中风》。

3. 学术思想及主要著作 同上。

4. 辨证思路及方法 此是罗氏先刺井穴通经泄热，后灸肩井引气下行，先针后灸之例。患者发为中风，症见：右肩臂臑痛而不能支撑，汗出多，肌肉萎缩（其实为肌张力低，肌肉松弛），不能平卧，卧则肌肉酸痛，为虚人中风中脏。《黄帝内经》云："虚与实邻，决而通之"。谓此先刺十二经之井穴以沟通十二经脉的气血，使十二经脉的气血能阴阳交接正常地运行，即为"使经络通和，血气乃复"。气不足，阳气下陷入阴中，故肩臑时痛，不荣而痛，不能运动，以火导之，火引而上，补之温之。

5. 用穴及操作分析 先刺十二经之井穴以沟通十二经脉的气血，使十二经脉的气血能阴阳交接正常地运行，即为"使经络通和，血气乃复"。肩井穴是手少阳三焦经、足少阳胆经、足阳明胃经与阳维脉之会穴，可以疏泄肝胆气滞并清阳明经的郁热。尺泽为手太阴肺经合穴，汇聚肺经阴液并循肺经的地部渠道运行，有清肺热，降肺气，和肠胃，通水道功用。通过灸肩井温通经脉，温阳补气，灸尺泽引气下行，使经脉通而臂臑又添气力，自能摇动矣。

（三）

真定府临济寺赵僧判，于至元庚辰八月间患中风，半身不遂，精神昏愦，面红颊赤，耳聋鼻塞，语言不出，诊其两手六脉弦数。尝记洁古有云：中脏者多滞九窍，中腑者多著四肢。今语言不出，耳聋鼻塞，精神昏愦，是中脏也；半身不遂，是中腑也。此脏腑俱受病邪，先以三化汤一两，内疏三两行，散其壅滞，使清气上升，充实四肢。次与至宝丹，加龙骨、南星，安心定志养神治之，使各脏之气上升，通利九窍。五日音声出，语言稍利，后随四时脉证加减，用药不匀，即稍能行步。日以绳络其病脚，如履阈或高处，得人扶之方可逾也。又刺十二经之井穴，以接经络。翌日不用绳络，能行几百步，大势尽去，戒之慎言语，节饮食，一年方愈。

1. 注释

阈：门槛，门限。

2. 出处 本医案出自元·罗天益《卫生宝鉴·卷八·风中脏治验》（罗天益.卫生宝鉴.北京：中国医药科技出版社，2011：79.）；另可见于《医学纲目·卷至十·肝胆部·中身半身不收舌难言》及《名医类案·卷一·中风》。

3. 学术思想及主要著作 同上。

4. 辨证思路及方法 此是罗氏治疗中风之痰热中脏，先泄热通腑，后刺井穴之例。病家于至元庚辰八月间患中风，其表现为唇吻不收，舌不能转而失音，鼻不知香臭，耳聋而眼瞀，大小便秘结，诊其两手六脉弦数。相当于今之中风的中脏腑。治则为通腑泻实开结通络，方用三化汤：厚朴、大黄、枳实、羌活。方义：三化汤出自《素问病机气宜保命集》。羌活散寒祛风，胜湿止痛，主散太阳经风邪；厚朴行气、燥湿、消积，治疗湿阻中焦，气滞不利，肠胃积滞，脘胀满，大便秘结等症；大黄泻实攻积，清热泻火；枳实破气除痞，化痰消积。诸药合用，共奏通经络、泻腑实的作用。次与至宝丹，加龙骨、南星，安神定志养神治之，使各脏之气上升，通利九窍。此时再刺十二经之井穴，以接经络。戒之慎言语，节饮食，一年方愈。

5. **用穴及操作分析**　"大接经针法"是专治中风偏枯的一种特殊配穴法，以沟通十二经脉的气血，使十二经脉的气血能阴阳交接正常地运行。《黄帝内经》中"病在脏者，取之井"。有"从阳引阴"、"从阴引阳"二法，皆取十二经井穴。"从阳引阴"法，从足太阳井穴至阴开始，"从阴引阳"法，从手太阴井穴少商开始，依次刺完十二经。

朱震亨灸药结合治中风医案一则

一人中风，口眼㖞斜，语言不正，口角涎流，或半身不遂，或全体如是。此因元气虚弱而受外邪，又兼酒色之过也。以人参、防风、麻黄、羌活、升麻、桔梗、石膏、黄芩、荆芥、天麻、南星、薄荷、葛根、赤芍药、杏仁、川归、川芎、白术、细辛、皂角等分，加葱、姜水煎，入竹沥半盏，随灸风市（奇俞穴）、百会（督脉）、曲池（大肠穴）、合绝骨（胆穴，绝骨即悬钟穴）、环跳（胆穴）、肩髃（大肠穴）、三里（胃穴）等穴，以凿窍疏风，得微汗而愈。（亦以汗解）。

1. **注释**

语言不正：不能正常讲话，言语不利。

2. **出处**　本医案出自明·江瓘《名医类案·卷一·中风》（江瓘. 名医类案. 北京：人民卫生出版社，2005：5.）。

3. **学术思想及主要著作**　朱震亨（约公元1281—1358年），字彦修，婺州义乌（今浙江义乌）人，因其故居有条美丽的小溪，名"丹溪"，学者遂尊之为"丹溪翁"或"丹溪先生"。元代著名医学家，金元四大家之一。

学术思想：

（1）相火论：朱丹溪结合医学和理学理念，体悟"动气是火"，提出著名的"相火论"。指出相火乃寄居于肝肾二脏的阳火，为人身之动气，是人体生命活动的动力。"人非此火不能有生"；而相火妄动则为贼邪，易伤阴耗精而致病。朱丹溪在《局方发挥》中还进一步从情志致病的角度指出"五脏各有火，五志激之，其火随起"；在《格致余论》中强调"人之情欲也无涯，此难成易亏之阴气，若之何而可以供给也"，指出情欲妄动是造成相火妄动、煎熬真阴的重要因素。朱丹溪阐明了相火的生理、病理，说明相火妄动之害，后世多据此发挥。

（2）提出"阳常有余，阴常不足"：朱丹溪在"相火论"的基础上提出"阳常有余，阴常不足"。此处"阴阳"，主要指气血，阴含精血，阳含气火，即由于精血亏损所致之虚火。朱氏认为精血作为生命活动的物质基础，持续消耗而易损难复，谓之阴常不足。再加疏于保养，嗜酒纵欲，伤戕过度，则阳气易亢而虚火妄动，谓之阳常有余。并把理学的"主静"、"收心"、"养心"说与《黄帝内经》的"恬淡虚无，精神内守"说结合起来，提出用澄心静虑的方法防遏相火妄动。

（3）滋阴降火法：朱丹溪在"相火论"、"阳有余阴不足论"的基础上创立"滋阴降火"的治则，倡导滋阴学说，创立了大补阴丸等滋阴方剂。

(4)"气血痰郁"辨证："气血痰郁"辨证方法是朱丹溪论治杂病的总纲，是其学术特色的重要方面，尤其对郁证病机的阐发和痰证证治的论述，均较前人深入。气血辨治特点：朱丹溪辨治气血病症不外虚实两方面。虚者补气养血，主以四君、四物，且论治与养生相辅相成，构成了丹溪辨证论治的主流。痰郁辨治特色：从气郁认识痰证、郁证的病机，立法以行气居先，在理论与实践两方面均充实了中医学的有关内容，是朱丹溪辨治痰、郁的特色之一。

(5)提出"十二经见证"、"合生见证"，充实经络理论：朱丹溪临证注重经络理论的应用，在《灵枢》十二经脉循行与病候的基础上，结合自身临证体会，对十二经脉所病症候进行增补，提出"十二经见证"，其内容编入《丹溪心法·卷首》。在《丹溪心法·十二经见证》中，朱氏又立专篇论述"手足阴阳经合生见证"，提出十二经脉均有自己独特的证候表现，而同一证候，又往往可以由几条经脉同时受病而出现，说明经脉之间具有相互影响的关系。"十二经见证"、"合生见证"，是对经络病候学和经络诊断学的重要贡献。

(6)热者灸之：在灸法的运用中，朱氏倡导"热者灸之"。他继承《灵枢·背俞》篇灸分补泻的学说，认为"灸法有补泻火。若补火，艾焫至肉；若泻火，不要至肉便扫除之，用口吹风主散"。他赞同灸法有攻泻的特点，可用于治疗实热证，故倡导热证施灸，并对其作用加以阐释："热者灸之，引郁热之气外发，火就燥发意也。""火以畅达，拔引热毒，此从治之意。"他还指出，除了实热证外，虚热也可用灸："大病虚脱，本是阴虚，用艾灸丹田者，所以补阳，阳生阴长故也。"所以朱氏认为灸法有补泻两种作用，可用以治疗虚热证，也可治疗实热证。对于实热证，艾灸有"泄引热下"、"散火祛痰"、"拔引热毒"的作用。对于虚热证，艾灸有"补阳生阴"、"助元气"的作用。

(7)针法浑是泻而无补：朱氏在《丹溪心法·拾遗杂论九十九》中说："针法浑是泻而无补，妙在押死其血气则不痛，故下针随处皆可"。从这一学说出发，朱氏重视针刺泻实的作用，精于刺络放血以泻。如《丹溪心法》中用三棱针刺委中出血治疠风、瘀血腰痛。《脉因证治》中用三棱针刺气冲出血治吐血，刺少商出血治喉痹。《格致余论·痛风论》载一痛风病案，"刺委中出黑血近三合而安。"除三棱针放血泻实外，毫针与火针的用法也多与攻邪有关。如《脉因证治》载五种心痛的针刺取穴，均以攻邪行滞为主。《丹溪手镜》还提到治瘰疬病用火针刺其核上，以起到攻破去瘀的目的。

(8)顾护正气、胃气，慎用汗、吐、下法：朱丹溪临证注重顾护患者的正气、胃气，提出"夫邪所客，必因正气之虚，然后邪得而客之。苟正气实，邪无自入之理"，"大凡攻击之药，有病则病受之：病邪轻而药力重，则胃气受伤"，进而提出"攻击宜详审，正气须保护"的治疗思想。并针对其时过用攻法之弊，提出要慎用汗、吐、下法的观点。朱氏不仅在治疗大法和用药配伍上注重顾护正气、胃气，在饮食上也注重保护胃气。

(9)以节欲为中心，戒色欲、节饮食、反对服食丹药的养生学思想：朱丹溪重视养生，戒色欲、节饮食、反对服食丹药是其养生学思想的重要内容，核心在于节欲。在《格致余论》中列"色欲箴"、"饮食箴"，专论养生。朱丹溪所处时代，服食丹药以行温补的做法比较盛行，朱丹溪主张辨证论治，注重从证型和体质角度治疗和养生，反对一味追求服食丹药，否则就会消耗人体之"精"，反而与健康背道而驰。

主要著作：朱丹溪著述颇丰，或由本人所撰、或由门人整理。主要有《格致余论》1卷、《局方发挥》1卷、《金匮钩玄》3卷、《本草衍义补遗》1卷、《脉因证治》2卷、《丹溪心法》3卷、《丹溪手镜》3卷、《丹溪治法心要》8卷、《活法机要》1卷等。《格致余论》撰写于1347年，是丹溪医论的专著，共收医论42篇，充分反映丹溪的学术思想。"相火论"、"阳有余阴不足论"两篇为其中心内容。在《丹溪心法》、《丹溪手镜》中均载有针灸学的内容。如《丹溪手镜·周身经穴》将经穴按分部排列，对人体二百个左右穴位的位置、衔接、所属经脉等，用脚注、图示等方法予以表达，简明扼要、便于记忆。在《丹溪心法》中，提出"十二经见证"、"合生见证"说；主张辨证分经治疗；提出针刺泻而无补；艾灸可以补火泻火等理论。

4. 辨证思路及方法　本案为祛风剂结合艾灸治疗风中经络的验案。丹溪认为本案患者元气虚弱，复感外邪，又兼酒色之过致湿热内生，郁而成痰。遂投以人参扶助正气，白术健脾利湿，麻黄、细辛、羌活、防风、荆芥发汗解表，升麻、薄荷、葛根解表清热，天麻、南星、皂角、桔梗、杏仁祛风化痰，川芎活血祛风，合当归、赤芍药活血通络、养血柔筋、防风药伤津，石膏、黄芩清解里热，加葱姜水煎亦为解表之意，入竹沥半盏仍为化痰所设。全方以祛邪为主，兼以扶正，使外感风邪从汗而解。案中"元气虚弱，而复外邪"之论极是。上述药物虽能祛邪扶正，但患者病情深重，经络不通，仍需以艾火疏通经络。灸药结合，得微汗而愈，是为佐证。

5. 用穴及操作分析　本案患者正气亏虚、肢体失用，遂采用灸法扶正祛邪、温经活络。风市、悬钟、环跳均为足少阳胆经穴，风市可祛风化湿、舒经活络，悬钟可平肝息风、疏肝益肾，与风市相配伍有舒筋活络的作用，环跳可祛风化湿；曲池、合谷、肩髃为手阳明大肠经穴，有清热祛风解表的作用；百会为督脉经穴，有熄风醒脑的作用；足三里为足阳明胃经穴，有健脾培元固本的作用，灸之可扶正补虚，又因手、足阳明经多气多血，灸之可补养气血治半身不遂。

吴瑭载他医针药结合治中风医案一则

陶氏，六十八岁，左肢拘挛，舌厚而蹇，不能言，上有白苔，滴水不能下咽，饮水则呛。此中风夹痰之实证。前医误与腻药补阴，故隧道俱塞。先与开肺。生石膏四两、杏仁四钱、鲜桑枝五钱、云苓块五钱、防己五钱、白通草一钱五分、姜半夏五钱、广皮三钱，煮三杯，分三次服。服一帖而饮下咽，服七帖而舌肿消。服二十帖，诸病虽渐解，而无大效。左肢拘挛如故，舌肿虽消，而言语不清，脉兼结。余曰：此络中有块痰堵塞，皆误补致壅之故，非针不可。于是延郏七兄针之。针法本高，于舌上中泉穴一针，出紫黑血半茶杯，随后有物如蚯蚓，令伊子以手探之，即从针孔中拉出胶痰一条，如勺粉，长七八寸；左手支沟穴一针透关，左手背三阳之络用小针针十余针。以后用药，日日见效。前方止减石膏之半，服至七十余帖而能策杖行矣，服九十帖，能自行出堂上轿矣，诸症悉除。

1. 注释

蹇：形容行动迟缓或钝。

郏（郟）：读 jiá（郟县），地名，在中国河南省。也作姓。此人不可考，当为当时的一名针灸医生。

中泉穴：上肢部奇穴，位于手腕背侧横纹中，当指总伸肌腱桡侧的凹陷处。据原文说法，此处应为今之经外奇穴聚泉穴，在舌背正中缝的中点。

勺粉：为一种用红薯粉制成的粉条。

透关：有两种解释：一是深刺透过尺桡骨之间的间隙，二是使针感通过关节，直至病所。

三阳之络：一解为穴位三阳络，但根据原文理解，此处三阳之络应指手三阳经经脉循行处的血络。此为刺络法，即在手背寻找血络，用小针点刺十余次出血。

2. **出处**　本医案出自清·吴瑭《吴鞠通医案·卷二·中风》（吴瑭. 吴鞠通医案. 北京：中国医药科技出版社，2012：75.）。

3. **学术思想及主要著作**　吴瑭（1758—1836 年），字配珩，号鞠通，江苏淮阴人，清代医学家，温病学派代表人物之一。吴氏少习儒学，于 19 岁时，父病不治，于是"慨然弃举子业，转事方术"，广购医书发奋学医。

学术思想：

（1）提出区分伤寒与温病辨别的纲领——寒温水火阴阳辨：认为《伤寒论》虽为后世医学之主，但未能全部概括《黄帝内经》之义蕴。认为伤寒温病应当区分，其以分辨水火阴阳理论作为指导思想，提出天地运行之阴阳平衡、人生之阴阳亦平和即无病，天地与人之阴阳一有所偏，即为病也；偏于火者病温、病热，偏于水者病清、病寒。寒温水火阴阳辨是区分伤寒温病的纲领，也是温病学说形成的根基。

（2）首创"暑温"病名：认为温病是一个广义概念，包含风温、温热、瘟疫、温毒、暑温、湿温、秋燥、冬温、温疟 9 种类型。在《温病条辨》一书中，不仅首次创立"暑温"这一病名，而且对暑温的病因病机、传变转归、诊断辨证、治法方药等，作了详细而全面的论述。另外，在《吴鞠通医案》中，也有大量暑温医案。辨治暑温，首先注重暑温的诊断及其与伤寒、春温、伏暑、湿温的鉴别。对于暑温的辨证，则先以三焦为纲，将暑温分为上焦暑温、中焦暑温和下焦暑温三大部分；继以六经辨其病变所在脏腑，将暑温分为太阴暑温、厥阴暑温、阳明暑温、少阴暑温等；再以卫气营血辨其表里浅深层次及轻重缓急之势。

（3）创立"三焦辨证"学说："三焦辨证"法就是将人体"横向"地分为上、中、下三部分，三焦之理源于《黄帝内经》。上焦以心肺为主，中焦以脾胃为主，下焦包括肝、肾、大小肠及膀胱，由此创立了一种新的人体脏腑归类方法。此法十分适用于温热病体系的辨证和治疗，诊断明确，便于施治。同时还确立了三焦的正常传变方式是由上而下的"顺传"途径，指出："温病由口鼻而入，鼻气通于肺，口气通于胃，肺病逆传则为心包，上焦病不治，则传中焦，胃与脾也；中焦病不治，则传下焦。始上焦，终下焦"。传变方式决定了治疗原则："治上焦如羽，非轻不举；治中焦如衡，非平不安；治下焦如沤，非重不沉"。

（4）治疗温病重视养阴，并参合诸法：养阴清热法最早见于《伤寒论》，如白虎汤、阿胶鸡子黄汤等。此后刘完素的"清热解毒，养阴退阳"大法，朱震亨滋阴降火法，叶桂的温病治疗经验等都为吴瑭养阴清热法的确立打下了坚实的基础。根据温为阳邪，最能耗阴竭液的特点，重视温病以救阴为主的治疗原则。谓："留得一分正气，便有一分生理"，"其有阳气有余，阴精不足，又为温热生发之气所烁，而汗自出，或不出者，必用辛凉……用甘凉甘润培养其阴精"。对上焦、中焦、下焦温病的治疗独具特色，创立清表热三法，清里热三法和养阴三法，并结合攻下、开窍、熄风等治法，为后世留下许多宝贵经典方剂。

（5）对中风病诊治倡导内外结合：中医对中风的认识，金元以前多以外风立论，金元以后提出内风理论。吴鞠通融各家经验之所长，结合其临床经验从虚实方面辨证中风，指出："中风一病，古人有真中、类中之分"、既重视六淫邪气，又注重正气亏虚，在治病过程中强调痰湿之因。

主要著作： 著有《温病条辨》、《医医病书》、《吴鞠通医案》等，其中《温病条辨》影响深远，为中医四部经典之一。《温病条辨》一书分为七卷，本书以"三焦学说"为经，以"卫气营血"学说为纬，进一步提出了温病辨证论治的纲领。《医医病书》述其未完，是吴鞠通完整医学理论体系的重要组成部分。后经程莘农院士组织修订汇成《吴鞠通医书合编》。

师承： 不详。地方文献中很难找到一篇比较完整的关于他生平的资料。弃儒学医后被选副贡入京，参与《四库全书》医书部分的抄写检校工作，读了吴又可《温疫论》深受启发，又研读晋唐以降各家学说，受益不浅，于医学知识大有长进。乾隆五十八年（1793年）京都大疫流行，不少患者因治疗不当而死亡，吴鞠通利用叶天士之法奋力抢救，抢救了数十患者，名声大振。

4. 辨证思路及方法　此医案为中风挟痰之实证。痰湿之邪，缠绵难愈，前医又误以腻药补阴，痰浊痹阻隧道，则见左肢拘挛，舌厚言塞。痰浊日久化热，故舌肿。治疗应当清热祛痰，理气通络。吴瑭先与中药开肺，以生石膏、防己、杏仁、姜半夏、茯苓块、桑枝、陈皮、白通草等清热祛痰、理气通络，则肺中湿热去而舌肿消。但络中块痰难除，痹阻难通，左肢拘挛状况不减，应以针刺祛除有形之痰。先刺舌上中泉穴，放出瘀血，能拉出胶痰，可见痰瘀之深。再透刺左手支沟以宣通气血，涤痰通络。然后在手背三阳经的络脉点刺，可以达到泄热逐邪，疏通清窍的作用。再给予中药配合治疗，长期治疗则阻滞得除，气血通畅，病症得解。

5. 用穴及操作分析　支沟为手少阳三焦经腧穴，为三焦经阳气的经过之处，是三焦经经穴。三焦经气血在此受热扩散。透刺支沟穴具有涤痰开窍，理气通络的作用。手三阳经皆循颈项至头面，可治疗头面咽喉的疾患。在手三阳经的络脉点刺出血，可以泄经络之郁热而清空窍。聚泉穴为经外奇穴位于舌中央，在此处放血，逐瘀通络，行气开窍，故可治疗舌僵不语。聚泉穴放血则瘀血得去，支沟透内关则三焦气血扩散血脉畅通，郁热得消，点刺三阳之络还体现了经脉的远治作用。痰湿得祛，郁热得消，气血畅行，则病得愈。

韩贻丰太乙神针治中风医案三则

（一）

穆大司农和伦，先是左手患木风，指不能伸屈，此半身不遂之兆也。召韩治，为用七针，指即伸缩无恙。逾两月，复患腿疾，必恃杖而行，因力辞乞休，已而韩为针环跳、风市、三里，针数次而疾顿瘳，遂视事如故。

1. 注释

大司农：官名。

木风：指麻木、手指伸缩不利等症。

七针：即中风七穴。包括风池、大椎、肩井、间使、曲池、足三里、百会七穴。另说为百会、曲鬓、肩井、风市、足三里、绝骨、曲池七穴。

顿瘳：立刻痊愈。顿：立刻。

2. 出处　三则医案均出自清·魏之琇《续名医类案·卷十三·瘫痪》（魏之琇. 续名医类案. 北京：人民卫生出版社，1997：363.）。

3. 学术思想及主要著作　同上。

（二）

韩贻丰治孔学使尚先，患半身不遂，步履艰难，语言謇涩，音含糊，气断续，为针环跳、风市、三里各二十一针，即下床自走，不烦扶掖，筋舒血活，无复病楚，意惟语言声音如旧。翌日又为针天突、膻中十四针，遂吐音措词，琅然条贯矣。

1. 注释

学使：官名。

扶掖（yè）：用手扶着人的胳膊，借指扶助。

琅然条贯：形容声音响亮，言语有层次。

2. 出处　三则医案均出自清·魏之琇《续名医类案·卷十三·瘫痪》（魏之琇. 续名医类案. 北京：人民卫生出版社，1997：363.）。

3. 学术思想及主要著作　同上。

（三）

韩贻丰治司空徐元正风气，满面浮虚，口角流涎不已，语含糊不能出喉，两腿沉重，足趑趄不克逾户限。脉之，曰：此症非针不可。遂呼燃烛，举手向顶门欲用针。徐公及其令孙大惶骇云：此处安可用火攻？强之再三，终究不允而罢。后闻韩之针颇神，复邀，与针百会、神庭、肾门、命门、环跳、风市、三里、涌泉诸穴道，俱二十一针。方针之初下也，以为不知当作如何痛楚，及药热气氤氲，不可名状，连声赞叹，以为美效。积久周身之病，一时顿去。

1. 注释

趑趄（zī jū）：脚步不稳；行走困难。

户限：门槛。

2. 出处　三则医案均出自清·魏之琇《续名医类案·卷二·中风》（魏之琇. 续名医类案. 北京：人民卫生出版社，1997：44.）。

3. 学术思想及主要著作　同上。

4. 辨证思路及方法　三则医案均为用太乙神针治疗半身不遂验案。患者手指麻木伸缩不利，语言謇涩，口角流涎为中风中经络，根据循经取穴的方法，用七个穴位，手三阳经的肩井、曲池、督脉的大椎、百会、足少阳经的风池，疏通调节阳经经脉气血，针后手指伸缩正常。虽然患者主要症状为手指伸缩不利，但韩贻丰并未直接针手指穴位，而是取循经所过的远端穴位，总体上从阳经经脉的运行上调节，取效甚捷。治愈之后又患腿疾，必须扶着拐杖才能行走，根据经脉所过，主治所及的理念，韩贻丰针环跳、风市、足三里，取穴少而精，同时药灸结合，火力迅猛，祛湿通络，温补阳气，加之为阳经穴位，阳主动，治疗作用更为突出，故可使积久周身之病，一时顿去。

5. 用穴及操作分析　三则医案所取穴位均为阳经穴位，具有温通阳经经络，回阳救逆的功效。风池，足少阳经、阳维脉之会，平肝熄风、祛风解毒、通利官窍，有醒脑开窍、疏风清热、明目益聪的作用。大椎，督脉、手足三阳经、阳维脉之会，有"阳脉之海"之称。此穴有解表、疏风、散寒，温阳、通阳、清心、宁神、健脑、消除疲劳、增强体质、强壮全身的作用。肩井，手足少阳、阳维之会。祛风清热，活络消肿。间使属手厥阴心包经的经穴。宽胸和胃，清心安神，截疟。曲池为手阳明大肠经的合穴，转化脾土之热，燥化大肠经湿热。足三里，具有调理脾胃、补中益气、通经活络、疏风化湿、扶正祛邪之功能。百会为手足三阳、督脉之会，具有醒脑开窍、安神定志、升阳举陷、通督定痫的作用。环跳、风市属足少阳胆经，祛风湿，通经络，止痹痛。

按语：

（1）对应现代疾病：中风以半身不遂，感觉不利，口眼㖞斜，不省人事，言语不利等为主要临床表现，对应西医学中脑血管病，包括短暂性脑缺血发作、局限性脑梗死、原发性脑出血和蛛网膜下腔出血等。

（2）现代教材或临床如何辨证、取穴、治疗：中医理论以阴阳失调，气血逆乱为中风病机。主要在内伤积损的基础上，由外邪，饮食不节，情志过极，劳欲过度等诱发。临床用穴总以开窍醒神、行气活血为治则，取百会、水沟、内关、极泉、足三里、三阴交、尺泽、委中为主穴。具体辨证如下：

中经络：症见肌肤不仁、半身不遂或口眼㖞斜，辨证分为：

阴虚风动：肢体麻木，舌强语涩，五心烦热，舌红苔薄或黄腻，脉弦滑或细数。宜滋阴潜阳，加针太溪、风池，平补平泻。

气虚血滞：麻木无力，心悸气短，舌淡或紫黯，苔白，脉细涩或虚弱，宜益气活血、通经活络，加针肩髃、曲池、解溪，平补平泻。

风痰阻络：肌肤不仁，手足麻木，口角流涎，舌强言謇，苔薄白，脉浮数，宜祛风化痰活络，加泻风池、合谷。

风阳上扰：头晕头痛，目眩耳鸣，舌红苔黄，脉弦，宜平肝潜阳、疏通经络，加泻风池、合谷。

中脏腑：神志不清伴有口眼㖞斜、半身不遂，辨证分为：

闭证：神昏面赤，牙关紧闭，口噤不开，肢体强急，两手握固，二便闭结，苔黄腻，脉弦滑数，宜宣郁开窍，加三棱针点刺十二井穴、针泻太冲、合谷。

脱证：面色苍白，目合口开，手撒肢冷，二便自遗，脉微欲绝，宜回阳益气固脱，加灸关元、气海、神阙。

（郝重耀）

二、眩晕

华佗针治眩晕医案一则

太祖闻而召佗，佗常在左右。太祖苦头风，每发，心乱目眩，佗针鬲，随手而差。

1. 注释

太祖：指曹操。曹操死后曹丕称帝，曹操孙子曹叡又定他的庙号为太祖。

头风：病证名。指头痛经久不愈，时作时止，且多有并发症。

鬲：即"膈"，指膈俞穴，第七胸椎棘突下旁开 1.5 寸。

2. 出处　本医案出自西晋·陈寿《三国志·魏书·卷二十九·方技传第二十九·华佗传》(陈寿. 三国志. 北京：中华书局，2011：667.)；另可见于《医说·卷七·奇疾·刳腹视脾》。

3. 学术思想及主要著作　华佗（约145—208年），字元化，东汉沛国谯县（今安徽亳州市）人，是我国东汉时期的著名医家。精通内、妇、儿、针灸各科，尤擅长外科。因其创制麻沸散并擅于外科手术，被后世称为"外科鼻祖"。

学术思想：

（1）创制麻沸散，擅长外科：华佗是世界上第一位发明麻醉剂"麻沸散"的先驱者，"麻沸散"为外科医学的开拓和发展开创了新的研究领域。华佗在当时已能完成胃肠缝合一类的手术，其"刳破腹背，抽割积聚"，"断肠湔洗，缝腹膏摩"。后人誉之"魏有华佗，设立疮科，剔骨疗疾，神效良多"。

（2）发明"五禽戏"，提倡运动有助健康，注重养生保健：据《三国志·华佗传》记载，华佗"兼通数经，晓养性之术"。华佗对养生和预防保健尤为注重，提倡"人体欲得劳动，但不当使极尔，动摇则谷气得消，血脉流通"的养生观。生命在于运动，直到今天，运动保健学的原理也不过如此。根据这样的理论，他借鉴前人"熊颈鸱顾，引挽腰体，动诸关节，以求难老"的"导引"之法，编创一套"五禽戏"，仿鹿、熊、虎、猿、鸟的动作，时常操练，使舒展筋骨，发汗除病。他的这一运动学说，对我国健身运动的影响非常深远，至今仍发挥着积极作用。

（3）辨证论治，疗法独特：华佗重视五脏辨证，并将八纲、脏腑、六经等辨证方法揉为一体，把因人、因地、因时制宜的原则作为临证处方的原则。其诊府吏二李之疾，虽其"头痛身热，所苦正同"华佗却采用了不同治法："寻内实，当下之""延外实，当发汗"，此辨证论治之法。而治疗方面，华佗"精于方药，处剂不过数种……针灸不过数处"，并配合物理疗法、精神疗法、食疗等用于临床诊治。

主要著作：华佗一生中的著述非常丰富，从生理、病理、本草、方剂到临床各科均有所阐发，并有独到见解。目前被相当多的学者认可的华佗著作或有"华佗遗意"的著述，主要有《华氏中藏经》、《内照法》、《华佗神医秘传》、《华佗授广陵吴普太上老君养生诀》等，是近代研究华佗学术思想的主要依据和比较活跃的范围。

《华氏中藏经》，全书共分上、中、下三卷，另附药方三卷。上中两卷为医论，上卷共医论二十九篇，中卷十九篇，下卷为疗诸病药方六十道，附录三卷药方包括治疗中外各科的丸、膏、丹、散、汤等诸病的药方近百条。该著作秉承了《黄帝内经》天人相应、顺应自然，以阴阳为总纲的思想，发展了阴阳学说，倡导重阳论；将脏腑学说的理论系统化，提出了以形色脉证相结合、以脉证为中心分述五脏六腑"寒热虚实生死逆顺"的辨证方法，在中国医学史上占有重要地位。

《内照法》，全书共六篇，首篇仅列四时平脉之名而论；二至五篇列脏腑之间相互影响的病脉、病症和选用方药；第六篇辨色、脉、症死候，论述预见生死之诀。对中医临床治疗有重要参考价值。

《华佗神医秘传》共二十二卷，卷一为华佗病理秘传，论述诊断之奥秘；卷二为华佗临证秘传，说明治疗之心法；卷三为华佗神方秘传，收纳麻沸散、神膏等许多为其他医书所未载的原方；卷四至卷十九，分别论述内科、外科、妇科、产科、儿科、眼科等药方

1100 余方；卷二十为制炼诸药法；卷二十一为养性服饵法；卷二十二为附华佗注《仓公传》。

《华佗授广陵吴普太上老君养生诀》共一卷，主要内容为五禽戏的具体练法，六字气诀结合脏腑的论述及其详细的练法，统论养生的重要性和日常养生的要点。

师承：师从不详。据记载华佗"兼通数经"，"精于方药"，"以医见业"，勤奋苦读，"兼通数经"，而且虚心求教，"游学徐土"，愈人无数，终成一代名医。

4. **辨证思路及方法**　本案为针刺膈俞治疗头风案。头风即头痛。鉴于本案患者久患头风，且常常反复发作，可知久病之头痛多为内伤致病，证属虚证。头为诸阳之会，凡五脏精华之血、六腑清阳之气，皆上会于此。本证为因阴血亏损不能上荣所致的头痛。《兰室秘藏·头痛门》：血虚头痛……证见眉尖至头角抽痛，善惊惕，脉芤，或见头隐隐作痛，头晕目花，面色㿠白，心悸等。故本案患者每次发作伴有心乱目眩，更能佐证为阴血亏虚，头窍及心脏失于濡养所致。

5. **用穴及操作分析**　太祖久患头痛，伴心烦、目眩，为阴血亏虚，头窍失养之证，治宜养血补血为主。膈俞为八会穴之血会，属足太阳膀胱经，"膀胱足太阳之脉，起于目内眦，上额，交巅"。功擅调营血，通经络。"经脉所过，主治所及"。针刺膈俞滋养阴血，兼荣头部经脉，故能刺之，随手而差。

华佗刺血、膏摩结合服药治眩晕医案一则

《佗别传》云：又有人苦头眩，头不得举，目不得视，积年。佗使悉解衣倒悬，令头去地一二寸，濡布拭身体，令周币，候视诸脉，尽出五色。佗令弟子数人以铍刀决脉，五色血尽，视赤血，乃下，以膏摩被覆，汗自出周匝，饮以亭历犬血散，立愈。

1. **注释**

濡布：湿布。

周币：亦作周匝，周围的意思。

铍刀：即铍针，九针之一。

2. **出处**　本医案出自西晋·陈寿《三国志·魏书·卷二十九·方技传第二十九·华佗传》（陈寿.三国志.北京：中华书局，2011：669.）。

3. **学术思想及主要著作**　同上。

4. **辨证思路及方法**　此案言头眩之刺血疗法。患者久患头眩，依中医重要理论"久病入络"说，久病必虚，久病必瘀；机体正气亏虚，外邪易侵，且又耗伤正气，邪气久羁不去而流阻于络脉。然络脉为周身气血津液精微运行的通道，遍布全身上下，通彻各处，无所不至。络脉因虚致瘀，因虚致痰，痰瘀互结，虚实夹杂，形成一些缠绵难愈，病程较长的慢性病。在治疗上以"通"为要务，《灵枢·九针十二原》篇提出"宛陈则除之"的治疗原则，《素问·三部九候》篇"必先去其血脉而后调之，无问其病，以平为期。"采用刺络放血疗法可祛除久病入络之瘀滞，使气机通畅，气血调和，百病乃消。

5. **用穴及操作分析**　刺络放血疗法源于《黄帝内经》，具有开窍泄热，活血消肿作用。案中倒悬解衣，濡布拭身，才令五色脉出，刺血将恶血去尽，是指使静脉怒张，再进行放血方法。《灵枢·血络》篇："如血脉盛尖横以赤，小者如针，大者如筋"等有明显瘀血现象才能进行刺络放血。否则，徒伤筋脉气血，于病无益。此外放血后，可以药膏按

摩，用棉被覆盖发汗，可使外邪随汗而解。人体阳气充足，络脉通畅，再服亭历犬血散疾病治愈。

张文仲、秦鸣鹤刺血治眩晕医案一则

帝头眩不能视，侍医张文仲、秦鸣鹤曰：风上逆，砭头血可愈。后内幸帝殆，得自专，怒曰：是可斩，帝体宁刺血处邪？医顿首请命。帝曰：医议疾，乌可罪？且吾眩不可堪，听为之！医一再刺，帝曰：吾目明矣！言未毕，后帝中再拜谢，曰：天赐我师！身负缯宝以赐。

1. 注释

帝：唐高宗（628—683年），中国唐朝第三位皇帝（649—683年在位）。

后：指则天皇后。

乌：怎么。

缯宝：珍贵的丝织物。

2. 出处　本医案出自宋·欧阳修等《新唐书·卷七十六·列传第一·后妃传·则天武皇后传》（欧阳修. 新唐书. 北京：中华书局，1975：3477.）；另可见于《医方考·卷五·头病门第五十五》。

3. 学术思想及主要著作　张文仲（620—700年），约生于唐·武德三年（620年），卒于唐·圣历三年（公元700年）。唐代著名医家，唐御洛州洛阳（今河南洛阳）人。武则天光宅元年（公元684年）为侍御医，后至尚药奉御。善疗风疾，精于灸术。

学术思想： 注重风气论：张文仲精通医理，尤攻风与气的研究，擅疗风疾。他认为："风有一百二十四种，气有八十种。大抵医药虽同，人性各异，庸医不达药之行使，冬夏失节，因此杀人。唯脚气头风上气，尝须服药不绝，自余则随其发动，临时消息之。但有风气之人，春末夏初及秋暮，要得通泄，即不困剧。"《外台秘要》整理汇编有"张文仲疗诸风方九首"，其认为口齿疼痛多因风邪所致，并有"张文仲疗牙疼验方"等。他还认为心腹疼痛是气结不畅所致，《外台秘要》收录有张文仲疗心胸腰腹疼痛方六首，都是在"气"的医学理论指导下所开之方。

主要著作： 张文仲著作均已亡佚，部分医药方有赖传世医书得以保存。如《外台秘要》收录张文仲医药方近百首。据《旧唐书·方技》和《新唐书·方技》记载，著有《随身备急方》，囊括了内外妇儿各科，既有风气理论指导下的治风气病方，又有秉承仲景之法的伤寒方，还有治痢方、妇产方、骨蒸传尸方等。此外，还著有《张文仲灸经》、《疗风气诸方》、《四时常服及轻重大小诸方》十八首，均佚。

师承： 不详。

秦鸣鹤，其生卒时间、身份、籍贯及生平事迹未见于史料典籍中。仅见其与张文仲一起治愈唐高宗之目疾（即本例医案）的记载。近有学者认为秦鸣鹤为大秦（即东罗马）人。学术思想及主要著作：不详。

4. 辨证思路及方法　本案为针刺头部腧穴出血治疗眩晕的验案。唐高宗头重、目眩、不能视，张文仲和秦鸣鹤认为是因风上逆所致。《素问玄机原病式·五运主病》中言："所谓风气甚，而头目眩运者，由风木旺，必是金衰不能制木，而木复生火，风火皆属阳，多为兼化，阳主乎动，两动相搏，则为之旋转。"主张眩晕应从风火立论。风阳升动，上扰清窍，致使清窍失灵，发为眩晕。取头部穴位刺络，使邪有出路，清窍复灵，目明可视。

5. **用穴及操作分析** 本案未提及具体针刺穴位，《旧唐书》和《资治通鉴》中也记载了这一医案，《旧唐书》中明确针刺的是百会穴，《资治通鉴》多脑户一穴。百会、脑户均为督脉穴，督脉总督一身之阳气，百会为巅顶之部，善祛风调阳，贯通经气，针刺两穴出血，所客风邪随之而出，邪热随之而泄，故祛实邪，疾病向愈。

窦材针刺结合服药治眩晕医案一则

一人头风，发则眩晕呕吐，数日不食。余为针风府穴，向左耳入三寸，去来留十三呼，病患头内觉麻热，方令吸气出针，服附子半夏汤，永不发。华佗针曹操头风，亦针此穴立愈。但此穴入针，人即昏倒，其法向左耳横下针，则不伤大筋而无晕，乃《千金》妙法也。

1. **注释**

留十三呼：即留针候气时间为13次呼气时间的总和。

2. **出处** 本医案出自南宋·窦材《扁鹊心书·卷中·头晕》（窦材. 扁鹊心书. 北京：中国医药科技出版社，2011：43.）；另可见于《续名医类案·卷三·头晕》。

3. **学术思想及主要著作** 同上。

4. **辨证思路及方法** 风邪中人，多先客于腠理，腠理内应三焦，三焦者卫气之所应也。患者素体胃气亏虚，卫气由脾胃吸收之水谷之气化生而成，胃气不足导致卫表不固，易感风邪，故常患头风。胃虚则冷痰积聚，胃气本降，受风邪相扰则挟痰上逆而发呕吐，数日难食。治疗当先疏散风邪，而后温化痰饮。

5. **用穴及操作分析** 风府为风邪之府，凡风病针之能疏守脉气，通调诸阳而祛风外出。刺之，而后服用附子半夏汤，附子、生姜温胃止呕，半夏、陈皮燥湿化痰，可治胃虚冷痰上攻所致眩晕呕吐效更佳。因风府位于人体头颈部，与颅脑中的延髓、椎管中的脊髓相邻，并与脑脊髓血管关系密切。由于其所处位置特殊，在针刺时如果操作不慎，针刺过深或针刺方向错误，易造成事故。故从《千金》之意，深刺需向左耳横下针，则不伤大筋而无晕。现代国内学者、医家从解剖学角度对风府穴安全进针角度和深度进行研究，认为针刺方向针尖应向下，若向上，就会刺入枕骨大孔及小脑延髓池，从而伤及延髓造成医疗事故。在进针层次和层次解剖上有学者等则将风府穴的针刺分为3个层次。第1层次是寰枕后膜以浅，称之为安全层次，这样不可能伤及脑脊髓；第2层是针尖遇着寰枕后膜、寰椎及寰枢间的黄韧带，称之为可能危险层次；第3个层次是针尖过了上述三个结构，发生意外的可能性很大，称为危险层次。深刺风府穴时，一般有两个阻力感，一是项韧带，二是硬脊（脑）膜，然后是落空感，针尖一定不要穿过硬脊（脑）膜，并且避免向上刺入枕骨大孔，以致损伤延髓，一旦刺入深部患者有触电感时，应立即退针。在针刺安全深度方面，古代医家都不赞成深刺风府穴，主张只能刺3、4分，超过1寸的极为罕见。

王执中载针刺治眩晕医案一则

曹操患头风，发即心乱目眩，华佗针（脑空）立愈。

1. **注释**

头风：《医林绳墨》："浅而近者，名曰头痛；深而远者，名曰头风。头痛卒然而至，易于解散也；头风作止不常，愈后触感复发也。"可见，头风指头痛剧烈，经久不愈者。

脑空：一名颞，在承灵后寸半，夹玉枕骨下陷中，针五分，得气即泻，灸三壮。现行国家标准《腧穴名称与定位》脑空定位为：在头部，横平枕外隆凸的上缘，风池直上。

2. **出处**　本医案出自南宋·王执中《针灸资生经第一·偃伏第三行左右十二穴·脑空》（王执中.针灸资生经.北京：人民卫生出版社，2007：33.）；另可见于《针灸聚英·卷一下·足少阳胆经》。

3. **学术思想及主要著作**　同上。

4. **辨证思路及方法**　《医林绳墨》："浅而近者，名曰头痛；深而远者，名曰头风。头痛卒然而至，易于解散也；头风作止不常，愈后触感复发也。"可见，头风指头痛剧烈，经久不愈者。曹操患头风之症，症状为心乱目眩，属中医"眩晕"的范畴。《素问·至真要大论》篇认为："诸风掉眩，皆属于肝"，指出眩晕与肝关系密切。肝为风木之脏，性喜条达，结合曹操生性多疑，忧思气结，情志不舒，可从肝胆论治。

5. **用穴及操作分析**　曹操病证以头痛、眩晕为主证，病位在脑，治疗当平肝潜阳，清利头目。脑空为胆经腧穴，位于头部，而肝胆互为表里，针脑空可清利头目，疏肝利胆。《针灸甲乙经》载："脑风目瞑，头痛，风眩目痛，脑空主之。"

王执中灸治眩晕医案一则

母氏随执中赴任，为江风所吹，自觉头动摇如在舟车上，如是半年，乃大吐痰，遍服痰药，并灸头风诸穴（百会、脑空、天柱）方愈。

1. **注释**

头风诸穴：文中并未提及具体穴位。《千金翼方》云："治头风摇动.灸脑后玉枕中间七壮。"

2. **出处**　本医案出自南宋·王执中《针灸资生经第六·头旋》（王执中.针灸资生经.北京：人民卫生出版社，2007：282.）；另可见于《杂病广要·身体类·眩运》、《续名医类案·卷十六·头》及《杂病广要·身体类·眩运》。

3. **学术思想及主要著作**　同上。

4. **辨证思路及方法**　执中母亲因为江风所吹，出现头晕，如坐舟船，属中医眩晕的范畴。汉代张仲景认为痰饮是眩晕发病的原因之一，为后世"无痰不作眩"的论述提供了理论基础。严用和《重订严氏济生方·眩晕门》中指出："所谓眩晕者，眼花屋转，起则眩倒是也，由此观之，六淫外感，七情内伤，皆能导致"。第一次提出外感六淫和七情内伤致眩说。元代朱丹溪倡导痰火致眩学说，《丹溪心法·头眩》说："头眩，痰挟气虚并火，治痰为主，挟补气药及降火药。无痰不作眩，痰因火动，又有湿痰者，有火痰者。"头为"诸阳之会"、"清阳之府"，若风邪侵袭，引动肝风，可致清窍被扰；痰浊阻遏，升降失常，清阳不升，清窍被蒙，均可出现眩晕。

5. **用穴及操作分析**　本病案以眩晕为主症。《千金翼方》云："凡病皆由气血壅滞不得宣通，针以开导之，灸以温暖之。"清代吴仪洛在《本草从新》中曰："艾叶苦辛，生温熟热，纯阳之性，能回垂绝之亡阳，通十二经，走三阴，理气血，逐寒湿，温中开郁……以之艾火，能透诸经而除百病。"其母因痰饮瘀阻脑络，痰蒙心窍，清阳不升而致眩晕。故艾灸头风诸穴，既能温经散寒、行气通络、升举清阳，又能祛湿散结，破痰积。在此基础上，配合祛痰药物，使浊阴得降，清阳得升，故而清窍自明。

李杲刺血治眩晕医案一则

东垣治参政，年近七十，春间病面颜郁赤，若饮酒状，痰稠粘，时眩晕，如在风云中，又加目视不明。李诊，两寸洪大，尺弦细无力。此上热下寒明矣。欲药之寒凉，为高年气弱不任，记先师所论，凡治上焦，譬犹乌集高巅，射而取之。即以三棱针于巅前眉际疾刺二十余，出紫黑血约二合许，时觉头目清利，诸苦皆去，自后不复作。

1. 注释

参政：官名。

先师：尊称已去世的老师。此指张元素。

合：市制容量单位。一合为十勺。

2. 出处 本医案出自明•江瓘《名医类案•卷二•火热》篇（江瓘．名医类案．北京：人民卫生出版社，2005：86.）；另可见于《证治准绳•杂病•第一册•寒热门》。

3. 学术思想及主要著作 同上。

4. 辨证思路及方法 本案当为眩晕中的肝阳上亢型，春间乃肝气升发之时，然患者或因情志因素，引动肝火上攻头面，故面颜郁赤，痰随火升，与火搏结，故痰质黏稠，引动肝风，而发眩晕之状，目视亦不明。肝为心之母，母病及子，助长心火，肝为木脏，肺为金脏，金虽克木，然常见木火刑金，故见两寸洪大之脉象，心火过亢，肾水无力制约，而致心肾难交，肾水不得心火相济，而呈虚寒之象，故尺脉弦细无力。然李杲提到患者年事已高，不宜过用寒凉药物，故用三棱针疾刺巅前眉际，出黑血而愈。

5. 用穴及操作分析 巅前眉际乃督脉及阳明经所过之处，督脉维系周身阳气，泻火之力最；阳明多气多血，疾刺巅前眉际泻火宁血。本案因肝火上炎，热迫血行，而发眩晕，颜面郁赤，故去巅前黑血而息肝火。

尤怡针药结合治疗眩晕医案一则

赵忠翁，年近八旬，前任镇海教谕。常患头风，发则日夜无度，左颊上额及巅。经络不时抽掣，自觉如放烟火冲状，通夜不能寐，脉虚滑流利，有时弦劲而大。余谓风阳上扰，阳明少阳之火挟痰而逆冲于上。额旁及耳前后两颊现青络甚多，法当尽刺出血。《灵枢》云：诸络现者，尽泻之。乃刺两颊及眉心出血，复针颊车、地仓、承浆、率谷、百会、迎香等穴，行六阴数。凡针四次，筋不抽掣矣。方用僵蚕、桑叶、麦冬、山栀、石斛、丹皮、竹茹、青黛、丝瓜络、牡蛎、阿胶等品，养血和络，调理数剂而安。次年立春后复发，但不如前之甚也。时值六出纷飞，不能用针，改用推法，以指代针，推后痛稍缓。雪消天霁，复针率谷、风府。方药如前法，服数剂而，又愈。以后每有少发，投前方而辄效。徐洄溪云：凡经络之病，不用针而徒用药，多不见效。其信然矣。

1. 注释

行六阴：针灸手法的说明。意思是：取穴时逆行阴阳经络的运行方向施针，逆时针方向转针。旋转六周而停止，这种针法叫泻法。奇数为阳，偶数为阴。

六出纷飞：雪花六角，因别称"六出"。大雪纷飞。出自汉•韩婴《韩诗外传》："凡草木花多五出，雪花独六出。"

2. **出处**　本医案出自清·心禅《一得集·卷中·赵忠翁头风抽掣治验》（木刻本：心禅．一得集．光绪庚寅（1890年）永禅室藏板．）。

3. **学术思想及主要著作**　尤怡（？—1749年），字在泾（一作在京），又字饮鹤，号拙吾，又号饲鹤山人，清代医学家，伤寒学派代表人物之一。长洲（今江苏吴县）人。

学术思想：

（1）秉承先师"先后天根本论、水火阴阳论"，治病体现求本：尤在泾为李中梓三传弟子，在诊治疾病中，传承并发扬了其先师的学术思想。李中梓认为人之身有根本，如木有根，水有源，人身之根本有两处：一是先天之本，二是后天之本。先天之本在肾，后天之本在脾。治病若能抓住根本，则诸症不难迎刃而解。受李中梓"治病求本"的影响，尤在泾论病每以脏腑阴阳水火升降立论；重视先天后天，治肾宗立斋景岳，治脾效法东垣；用药侧重甘温和中，益气扶阳。

（2）治病先议病：尤氏私淑喻昌，受其"议病论"强调理论要和实践相结合思想的影响，临床主张治病先抓其主症以正病名，而后辨证抓其纲要，最后着眼于治疗。尤氏在其著作中每记载一疾病时，都先详论该病症状为何、病位何在、病机如何、寒热虚实如何辨得，最后列出治疗该病的代表方药。不仅如此，尤氏在其医案中也大多都有论述该案病机的点睛之笔。

（3）六经俱可受寒邪说：尤在泾在《伤寒贯珠集·阳明病风寒不同证治八条》中首次提出了六经俱可受寒邪，不必定自太阳的学术观点。认为风寒之邪，不必定自太阳一经，六经皆可直接受寒邪而为病。如：阳明中风，口苦，咽干，腹满，微喘，发热，恶寒，脉浮而紧。少阳中风，两耳无所闻，目赤，胸中满而烦者是也。不单阳明、少阳经有病邪直中者，三阴经亦有这种情况。如：少阴病，始得之，反发热，脉沉者，少阴初受寒邪之证也。四肢烦疼，阳微阴涩而长者，为太阴初受风邪之证。少阴中风、太阴中风、厥阴中风这三种情况又与寒邪直中三阴不同，直中三阴则病在脏，而这三种情况为病在经。因此，六经都能感受寒邪，不一定都是从太阳经传入；即使是从太阳经传入，也不一定都循经递进。他这一思想亦受到后世医家的重视。

（4）临证诊疗，悉本仲景，擅用经方：尤氏作为医家，博览群书，但最尊崇仲景学说。如徐大椿所言："凡有施治，悉本仲景，辄得奇中"。其擅用经方，灵活化裁；临证诊疾，注重中气；制方用药，必本升降。且在临证诊治中，于脉法有独特体悟：重独见、巧对比、善合参，探源析变，详加评析，利于临床借鉴、运用；治痰证从病机处着眼，大法分明，纲举目张，法中有法，入细入微，提出了攻、消、和、补、温、清、润七法；治血证先其所因，伏其所主；注重调理中气，中气得理，血自归经；注重安肾固本，摄降潜纳。论中风认为肝风为首要，风气通于肝，诸风掉眩，皆属于肝，故中风之病，其本在肝。此外病有脏腑经络浅深之异，须临病详察，以辨真邪虚实之故，决治法通塞之宜。此外，对其他病证亦有精辟的论述与认识。

主要著作：尤氏的主要著作有：《伤寒贯珠集》8卷、《金匮要略心典》3卷、《金匮翼》8卷、《医学读书记》3卷附《续记》1卷、《静香楼医案》2卷。其中《伤寒贯珠集》对张仲景《伤寒论》原书做了逐条注解和阐发，并对《伤寒论》原书的有些内容次序做了重新的编排归类。《金匮要略心典》对张仲景《金匮要略》原文做了逐条注解与阐发。《贯珠集》与《心典》二书对张仲景的原著颇多阐发与提示，是后人研读《伤寒论》与《金匮要略》的重要参考书。《金匮翼》以内科杂病的证治方药为主要内容,选历代医家医著的有关内容分类编排,并附以尤怡本人的医学观点和治病方药,具有较高的临床实用价值。《医学读书记》为尤怡读书与临床的心得笔记,书中所载不乏精微切要之论。《静香楼医案》是尤怡临床治病用药的病案实录,记载了32个门类病证的辨证分析及治法方药,可为研究探讨尤怡的治病用药方法提供佐证。

师承:尤在泾少年时家境贫寒,曾以卖字画为生。后随马俶学医,深得赏识,并协助参订沈朗仲《病机汇论》。又因马俶为李中梓再传弟子,又曾游学于喻昌,故尤氏之学术思想复受李中梓、喻昌的影响,强调治病求本,议病论及分类整理《伤寒论》。

4. **辨证思路及方法**　本案为针药结合治疗风阳上扰所致眩晕验案。从发病部位,"左颊上额及巅"、"经络抽掣"等分析病位在阳明、少阳、厥阴。从发作情况及脉象"常患头风"、"经络抽掣"、"如烟火冲状"、"通夜不能寐"、"脉虚滑流利"、"弦劲而大"等分析患者感受风邪日久,化为内风,并非一般外感,且夹痰夹火,耗伤肝阴,导致肝虚经脉失养,血不养神,夜寐不安。青络现者法遵《灵枢》:"诸络现者尽泻之"。以刺络放血处之,可见速效。再局部针刺疏通经络,配合搜风通络,清热化痰,养肝濡经之品,针药并用,数剂而安。倘不用针而仅用药,经络久邪岂区区药力易及。唐代孙思邈在《备急千金要方·孔穴主对法第八》里早已提及针药并用的必要性:"针灸而不药,药不针灸,尤非良医也。但恨下里间知针者鲜耳……"

5. **用穴及操作分析**　青络处取局部浅刺出血,毫针刺取颊车、地仓、承浆、率谷、百会、迎香等穴,皆是"经脉所过,主治所及",疏散经络瘀滞之邪气。再配养血和络之汤剂,往往能直达病所,事半而功倍。行六阴,针灸取泻法之意,因本案病机风阳上扰以实邪为主,故法用疏散。次年雪天不用针而用指代针,恐是怕腠理开泄,风寒复入之故。

按语:

(1) 对应现代疾病:眩晕以眼前发花或黑,头晕或视物旋转为主要临床表现,对应西医学中的梅尼埃病、颈椎病、椎-基底动脉系统血管病以及贫血、高血压、脑血管病等疾病。

(2) 现代教材或临床如何辨证、取穴、治疗:中医理论以髓海空虚、气血不足为眩晕病机,主要可由清窍失养,或风火痰瘀上扰诱发。临床用穴中虚者以滋养气血、填补肝肾为治则;实者以平肝潜阳、化痰行瘀为治则,取百会、风池、太阳为主穴。具体辨证如下:

肝阳上亢型:耳鸣目赤,口苦头胀,急躁易怒,舌红苔黄,脉弦数,宜镇肝熄风、平肝潜阳,加泻太冲,补三阴交、太溪。

气血亏虚型:面色萎黄或苍白,神疲乏力,心悸寐差,舌淡,脉弱无力,宜补养气血,加补气海、血海、足三里。

肾精不足型:见健忘少寐,耳鸣腰酸,脱发神疲,视力减退,舌红苔薄,脉细弱,宜补肾填精,加补肾俞、肝俞。

痰浊中阻型:见胸闷脘痞,呕吐痰涎,头重如裹,纳差无力,苔腻,脉弦滑,宜豁痰行气,加泻丰隆、阴陵泉、中脘。

(尚秀葵　张庆萍)

三、疟疾

庄绰灸治疟疾医案一则

余自许昌遭金狄之难，忧劳艰危，冲冒寒暑，避地东下。丁未八月，抵渭滨，感疟疾。既至琴川，为医妄治，荣卫衰耗，明年春末，尚苦胕肿腹胀，气促不能食，而大便利，身重足痿，杖而后起。得陈了翁家传为灸膏肓俞，自丁亥至癸巳，积三百壮。灸之次日，即胸中气平，肿胀俱损，利止而食进。甲午已能肩舆出谒，后再报之，仍得百壮，自是疾证浸减，以至康宁。时亲旧间见此殊功，灸者数人，宿痾皆除。孙真人谓：若能用心，方便求得其穴而灸之，无疾不愈。信不虚也。因考医经同异，参以诸家之说，及所亲试，自量寸以至补养之法，分为十篇，并绘身指屈伸坐立之像图于逐篇之后。令览之者易解，而无"徒冤"之失；亦使真人求穴济众之仁益广于天下也。建炎二年二月十二日。

1. **注释**

金狄之难：此指女真族南侵。"金"原讹作"笋"，据《普济方》卷四百十六改。

艰危：原作"难危"，于文不顺，今改。

丁未：南宋建炎元年，当公元 1127 年。

渭滨：按庄绰所行路线，不可能至渭滨，"渭"疑为"泗"之讹。

琴川：常熟市别名。

自丁亥至癸巳：指三月初三至初九。

甲午：三月初十。

肩舆出谒：指能坐轿子出访。

再报之：指再次施灸。

功：原误作"切"，据《普济方》卷四百十六改。

用心："心"原误作"公"，据《普济方》改。

建炎二年：为公元 1128 年。庄绰于此年春末治病，愈后才开始编写此书，书成写跋似不当在本年二月，所载年月疑有误。

2. **出处**　本医案出自宋·庄绰《灸膏肓腧穴法·跋》（庄绰．西方子明堂灸经灸膏肓腧穴法．上海：上海中医药大学出版社，1989：133-134.）；另可见于《普济方·针灸·卷八·灸法补养法第十》）。

3. **学术思想及主要著作**　庄绰（1079—？年），字季裕，泉州惠安县人。生卒年均不详，约北宋末前后在世，约卒于南宋绍兴十三年至十九年（1143—1149 年）。

学术思想：以膏肓俞为重，考证其部位、取法，整理膏肓穴治劳的各种理论观点，其影响深远。灸劳之法本始于唐代，孙思邈《备急千金要方》、《千金翼方》曾记载膏肓穴的取法、部位、作用、主治病证与用灸壮数等。庄绰基于名医之经验，结合自身之效验，在《灸膏肓俞穴法》书中引用孙真人"若能用心方便，求得其穴而灸之，无疾不愈"之说，认为"信不虚也"。

著作：著有《本草节要》、《明堂灸经》、《脉法要略》，皆已散佚；今尚存世的有《膏肓腧穴灸法》二卷和《鸡肋篇》。又有《杜集援证》、《筮法新仪》，均收于《四库总目》并行于世。其他著述尚多，惜未多见，以《鸡肋编》而名世。而《灸膏肓俞穴法》是中国古代最早的一本专门研究俞穴的著作。

师承： 不详。

4. **辨证思路及方法** 西医学之疟疾是指因感染疟原虫而按时发冷发热的急性传染病。《黄帝内经》中"痎疟"是疟疾的通称，亦指经年不愈的老疟。如"夏伤于暑，秋为痎疟"。古代文献中的疟疾亦可不是传染病而仅具有疟疾的症状。西医学中疟疾包含在本病范畴。回归热、黑热病、病毒性感染和部分血液系统疾病也可引起类似症状。

本案是一则灸膏肓穴治疗疟疾的验案。庄绰于夏秋之交的八月感疟疾，为医妄治，至第二年春末，病情危笃，此时陈了翁教以灸膏肓俞，前后在8天多的时间内共灸400壮病方痊。痎疟误治迁延日久，脾肾阳气日益亏耗，残阳难继，变症迭起。膏肓俞补虚劳羸瘦，故能灸400壮而奏奇功。

5. **用穴及操作分析** 膏肓穴位于背部足太阳膀胱经第二侧线，当第四胸椎棘突下旁开3寸处。杨继洲《针灸大成》论本穴："主无所不疗。羸瘦，虚损，传尸骨蒸，梦中失精，上气咳逆，发狂，健忘，痰病。"本案患者因误治而荣卫衰耗，脾肾阳虚而水湿泛溢则胕肿、腹胀，伴气促不能食，大便利，身重足痿不能行步。灸膏肓俞共400壮补益虚损，脾肾阳气恢复则水湿能逐，诸证遂除。

窦材灸治疟疾医案一则

一人病疟月余，发热未退，一医与白虎汤，热愈甚。余曰：公病脾气大虚，而服寒凉，恐伤脾胃。病人云：不服凉药，热何时得退。余曰：《内经》云疟之始发，其寒也，烈火不能止；其热也，冰水不能遏。当是时，良工不能措其手，且扶元气，待其自衰。公元气大虚，服凉剂退火，吾恐热未去，而元气脱矣。因为之灸命关，才五七壮，胁中有气下降，三十壮全愈。

1. **注释**

命关：《扁鹊心书·卷上·扁鹊灸法》："命关二穴在胁下宛中，举臂取之，对中脘向乳三角取之。此穴属脾，又名食窦穴，能接脾脏真气，治三十六种脾病。凡诸病困重，尚有一毫真气，灸此穴二三百壮，能保固不死。一切大病属脾者并皆治之。盖脾为五脏之母，后天之本，属土，生长万物者也。若脾气在，虽病甚不至死，此法试之极验。"但根据窦材的描述，命关部位存在争议。按其取穴方法，命关位于以乳头和中脘连线做的等边三角形的外侧端点，本处与位于第5肋间隙，旁开6寸的食窦穴相去甚远，疑"又名食窦穴"一句为后人补注，非窦材原意所指。临床取穴应考虑以乳头、中脘连线做等边三角形取穴。下文中多则窦材医案提及命关穴，均考虑以此方法量取。

2. **出处** 本医案出自南宋·窦材《扁鹊心书·卷中·脾疟》（窦材.扁鹊心书.北京：中国医药科技出版社，2011：46-47.）；另可见于《续名医类案·卷七·疟》。

3. **学术思想及主要著作** 同上。

4. **辨证思路及方法** 本案为以艾灸命关穴治疗热疟的验案。本案患者虽发热月余，服白虎汤热愈盛，说明患者非阳明气分壮热。病程日久，阳气耗散，当为阳虚发热。脾（胃）为后天生化之源，五脏之母，治以艾灸脾经的命关穴，以恢复久病耗伤之正气。

5. **用穴及操作分析** 命关，犹言"性命攸关"，说明窦材非常重视本穴。本穴和脾经运化气血密切相关。艾灸命关有益气回阳之功，灸命关三十壮，使脾阳恢复，疾病遂愈。

王执中灸治疟疾医案一则

有人患久疟，诸药不效，或教之以灸脾俞，即愈。更一人亦久患疟，闻之，亦灸此穴而愈。盖疟多因饮食得之，故灸脾俞作效。

1. **注释**

久疟：出《诸病源候论·卷之十一·疟病诸候·久疟候》。因疟疾经久不愈，气血两亏，脾胃虚寒所致。

2. **出处**　本医案出自南宋·王执中《针灸资生经·卷三·疟》（王执中.针灸资生经.北京：人民卫生出版社，2007：153.）；另可见于《古今医案按·卷三·疟》、《续名医类案·卷七·疟》及《普济方·针灸·卷十·疟论》。

3. **学术思想及主要著作**　同上。

4. **辨证思路及方法**　本案为灸脾俞治久疟的验案。久疟，诸药不效，盖因疟疾日久，气血两虚。此时应当调补脾气。原因有二，一者，疟疾缠绵不愈者，多为脾之病变（《扁鹊心书·脾疟》："绵延不止者，乃脾疟也"）；二者，此时虽有寒热交替，枉然清热、温寒均于病无益，仅徒伤正气而已。其治应当调补中期，扶正祛邪，徐图康复。故能灸脾俞取效。

5. **用穴及操作分析**　脾俞为脾经之背俞穴，内应脾脏，为脾气转输、输注之穴。艾灸此穴能够温脾经之寒，益气养血。能够根治脾胃虚寒之本，恢复脾胃运化之职，故能灸本穴作效。《针灸大成》载其"主腹胀，引胸背痛，多食身瘦，痃癖积聚，胁下痛，泄痢，痰疟寒热，水肿，气胀引脊痛，黄疸，善欠，不嗜食"。

张从正刺血治疟疾医案一则

会陈下有病疟二年不愈者，止服温热之剂，渐至衰羸，命予药之。余见其羸，亦不敢便投寒凉之剂，乃取《内经·刺疟论》详之，曰：诸疟不已，刺十指间出血。正当发时，余刺其十指出血，血止而寒热立止，咸骇其神。余非衒术，窃见晚学之人，不考诰典，谬说鬼疾，妄求符箓，祈祷辟匿，法外旁寻，以致病人迁延危殆。

1. **注释**

十指：患者十指指端，即十宣穴。

诰典：《说文》诰，告也。上告下曰告。诰典即圣人告后人之典籍，据上文推测指《黄帝内经》而言。

符箓：是道教中的一种法术，亦称"符字"、"墨箓"、"丹书"。符箓是符和箓的合称。

辟匿："祈祷辟匿"和"法外旁寻"疑为互文见义的写法，指不依据《黄帝内经》本旨，却寻求一些不适宜的方法。

2. **出处**　本医案出自金·张从正《儒门事亲·卷一·疟非脾寒及鬼神辩四》（张子和.儒门事亲.北京：人民卫生出版社，2005：22.）；另可见于《杂病广要·外因类·疟》、《古今医案按·卷三·疟》及《续名医类案·卷七·疟》。

3. **学术思想及主要著作**　张从正（1156—1228年），字子和，号戴人，睢州考城（今河南睢县）人，金代著名医学家。张氏宗《黄帝内经》、《伤寒论》之说，师从刘完素，著有《儒门事亲》一书，因其在临床上善用汗、吐、下三法，被后人称为"攻邪派"代表。

学术思想：

（1）三邪理论与祛邪三法：张氏在《汗吐下三法赅尽治病诠》中说："夫病之一物，非人身素有之也。或自外而入，或由内而生，皆邪气也。天之六气，风暑火湿燥寒；地之六气，雾露雨雹冰泥；人之六味，酸苦甘辛咸淡。故天邪发病多在乎上；地邪发病多在乎下；人邪发病多在乎中，此为发病之三也。"其理论是继承了《黄帝内经》关于邪气产生及其性质的论述，又结合了六气致病的学说，从而提出了"三邪"发病理论。汗、吐、下三法是张氏祛邪治病的重要方法。他认为真正起到治病却疾，离不开此三法，故说："欲论大病，舍汗吐下三法，其余何足言哉。"张氏祛邪三法理论依据源于《素问·阴阳应象大论》篇："因其轻而扬之，因其重而减之，其高者因而越之，其下者引而竭之，中满者，泻之于内，其有邪者，渍形以为汗，其在皮者，汗而发之，其实者散而泻之。"

（2）重视气血流通，善用针刺出血治疗：张氏深切体会到"《内经》一书，惟以血气流通为贵"，从而树立了血气"贵流不贵滞"的观点。认为人体在正常的生理情况下，本是血气流通的。一旦致邪，便使血气"壅滞"。因此，在治疗上提出以祛邪为急，借汗吐下三法为祛邪的手段，达到恢复血气流通的目的。对于血气流动失畅的治疗，他依据《黄帝内经》"血实者宜决之"的原则，在汗吐下三法之外，善用针刺出血治疗，可收到疏通血气之效。

（3）攻邪喜用寒凉，兼有扶正：张氏把病原分为外来客邪所伤（外因）和五志所伤（内因），他认为不仅客邪所伤"火热"多，五志所伤更以心火为主。因此在刘完素寒凉学说的基础上用药以寒凉为主。如他在《儒门事亲·九气感疾更相为治衍二十六》中说："五志所发，皆从心造。故凡见喜、怒、悲、惊、思之证，皆以平心火为主。"又说："劳者伤于动，动便属阳；惊者骇于心，心便属火，二者亦以平心火为主。"

（4）倡导"养生当论食补"、"以情胜情"的治未病观点：张从正以创建"攻下派"闻名于世，攻邪常用汗、吐、下三法，辅以针砭之类。但所用补虚之法却与一般不同，更侧重饮食调养，用谷肉果菜以养正。"养生当论食补，治病当以药攻"，正是张氏倡导的补虚养生的观点。同时，在《素问·阴阳应象大论》篇曰"怒伤肝"、"喜伤心"、"思伤脾"、"忧伤肺"、"恐伤肾"基础上，张氏提出"以情胜情"的心理疗法，以防治疾病。

主要著作：《儒门事亲》5卷、《心镜别集》1卷、《张氏经验方》2卷、《张子和治病撮要》1卷、《秘传奇方》2卷传世，《三复指迷》、《汗吐下法治病撮要》等，著作至今仅存《儒门事亲》及《心镜别集》两部。《儒门事亲》写作于大安二年至正大五年（1201—1228年），并在以后由后人逐步增补成现在的十五卷本。详细介绍了汗、吐、下三法的学术观点，记载了各种疾病的临床治疗，并附有医案。其余因年代久远，均皆散佚。

师承：师从刘完素，主张攻邪。幼年受家族的影响，研习医术，贯通《难经》、《黄帝内经》、《伤寒论》之学，融汇《千金方》、《普济本事方》之论，远绍扁鹊之思想，近受刘河间火热论学说的影响，勤求博采，反对妄用温补，力主"邪气加诸身，攻之可也"，故后世称之为"攻下派"之代表。

4. 辨证思路及方法 本案为刺十宣穴出血治疟疾的验案。患者病疟二年不愈，"止服温热之剂，渐至衰羸"说明患者非寒疟，而是热疟。在疟疾发作之时，针刺十宣穴出血，血止则热随血泄，寒热立止。

5. 用穴及操作分析 十宣：宣者，宣泄畅达之意。本穴最善泄热。针刺十宣穴出血，能够加强十宣穴的泄热作用。故其效若神。

按语：

（1）对应现代疾病：疟疾以寒战、高热、头痛、汗出及周期性发作为主要临床表现，对应西医学中同名疾病，该病是由疟原虫所引发的传染病。

（2）现代教材或临床如何辨证、取穴、治疗：中医理论以感染疟邪为疟疾病机。疟邪潜藏内伏，出则正邪交争而见壮热，退则寒战。临床用穴总以祛邪截疟为治则，取间使、大椎、后溪为主穴。具体辨证如下：

温疟：见热多寒少，汗出不畅，骨节酸痛，口渴欲饮，大便干涩，小便短赤，舌红苔黄，脉弦滑，宜清热解表、祛邪达疟，加泻曲池、外关。

冷疟：见热多寒少，体倦神疲，胸脘不利，舌淡，脉弦迟，宜温阳祛邪，加补至阳、陶道、身柱。

久疟：寒热不甚，自汗乏力，面色萎黄，纳少倦怠，舌红苔薄，脉细弱，宜扶正祛邪，加补脾俞、足三里、三阴交。

疟母：左胁下痞块，肌肉瘦削，神疲倦怠，舌淡，脉弱无力，宜软坚散结、流通气血，加泻章门、太冲，补三里、气海。

（杜艳军　张庆萍）

四、伤寒

许叔微药灸结合治伤寒医案一则

刘中道初得病，四肢逆冷，脐中筑痛，身疼如被杖，盖阴证也。急投金液来复之类，其脉得沉而滑。盖沉者阴证也，滑者阳脉也。病虽阴而是阳脉，仲景所谓阴证见阳脉生也。于是再灸脐下丹田百壮，谓手足温，阳回体热而汗解。或问：滑脉之状如何？曰：仲景云翕奄沉名曰滑。古人论滑脉，虽云往来前却流利，展转替替，然与数相似，曾未若仲景三语而足也。翕，合也，言张而复合也，故云翕为正阳。沉，言脉降而下也，故曰沉为纯阴。方翕而合，俄降而下。奄谓奄忽之间复降也。仲景论滑脉，方为谛当也。

1. 注释

筑痛：築，《说文》擣也。从木筑聲。擣痛，因寒主收引，盖指脐部肌肉强烈收缩引起的疼痛，似有外物擣之。

金液：《普济本事方》硫黄十两，先飞炼去沙石，秤研为细末，用磁合子盛，以水和赤石脂封口，以盐泥固济燃干。从组成和炮制来看，应当是《扁鹊心书》中的金液丹。

来复：见《普济本事方》，组成有硝石，舶上硫黄，五灵脂，太阴玄精石，陈橘皮，青橘皮。治荣卫不交养，心肾不升降，上实下虚，气闷痰厥，心腹冷痛，脏腑虚滑。

脐下丹田：关元穴。

谛当：确当，恰当。

2. 出处　本医案出自南宋·许叔微《伤寒九十论·阴病阳脉证·第五十一》（刘景超.许叔微医学全书.北京：中国中医药出版社，2006：69.）；另可见于《续名医类案·卷一·伤寒》。

3. 学术思想及主要著作 许叔微（1079—1154年），字知可，宋真州（今江苏省仪征县）白沙人，宋代著名医家。幼时家贫，加之父母双亡，遂发奋攻读经书，尤精于医学。常治难症怪症，每辞酬谢。尝精研伤寒之学，强调治伤寒端在辨识虚实寒热。尝官至集贤殿学士，故人称其"许学士"。

学术思想：

（1）创新《伤寒论》：最大的学术贡献既对《伤寒论》的传承与创新。以症类证研究伤寒，对《伤寒论》53个症状进行归纳，并赋以歌诀，辅以注解。同时，对伤寒的辨证纲领，以三阴三阳为总纲，对表里、寒热、虚实做出进一步分析，认为"有表实、有表虚、有里实、有里虚、有表里俱实、有表里俱虚"，在错综复杂的病情中，重视脉证合参，以表里虚实为纲，从中再分辨阴阳寒热。其虽强调八纲辨证的重要性，又主张结合六经，对中医辨证论治思维有了进一步完善。

（2）重视真气：正气存内，邪不可干。重视真气，认为人体真气充足则不易感染病邪，即使受到病邪侵袭也会发展为正邪相争的实证，虽然发病急，正邪斗争剧烈，但容易治愈，病程较短。如果真气不足则邪易深入，病程迁延难愈，不利于治疗。如《伤寒发微论》提出："伤寒不问阴阳证，阴毒阳毒，要之真气完壮者易医，真气虚损者难治……盖病患元气不固，真阳不完，受病才重，便有必死之道。"

（3）内脉外形说：《伤寒百证歌·第六十五证》："内脉外形当仔细。"《伤寒百证歌·第九十一论》："外审证，内凭脉，内外并观斯两得。"外形，则是症状。内脉即是脉象。认为只有脉症互参，内外详察，才能得出准确的辨证。除此之外，他还重视指纹。在《户口色歌》中曰："紫风红伤寒，青惊白色疳，黑时因中恶，黄即困脾端"。这是医学史上较早的有关小儿指纹的记载。

（4）提出以温润药补肾：提倡以温润之药（如熟地黄、肉苁蓉、菟丝子等）或血肉有情之品（如羊肾、羊肝、麋茸等）补肾，其在著作《普济本事方》中论曰："脾恶湿，肾恶燥，如硫黄附子钟乳炼丹之类，皆刚剂，用之人以助阳补接真气则可，若云补肾，则正肾所恶者。古人制方益肾，皆滋润之药。"这对宋代尚存的魏晋时期服用金石的风气，以及《太平惠民和剂局方》偏重辛香燥类药物的观点进行了一定的改进。

（5）重视脾肾关系，创制新方：对杂病的治疗多取用脏腑辨证。而在五脏六腑之中，尤其看重脾胃及肾，提出了"趺阳胃脉定生死，太溪肾脉为根蒂"的说法。并主张补脾肾以治肾虚。但尤重视肾及肾中真火，认为肾如薪火，脾如鼎釜，肾火能生脾土。凡遇到脾元久虚，泄泻不止，多责之下火无力，真元衰微，以附子、肉桂暖补肾气，并采用灸肾俞、关元以补肾。另一方面认为，脾生谷气，谷气可生精气，精气全则肾强。多以人参、黄芪、白术、大枣等健脾之品入于补肾方中。其重肾在于维护精气与真元，重脾在于安谷生精。在制方遣药上颇具匠心，师古而不泥古，善于运用前人制方法度，灵活化裁古方，创制新方。如干姜丸则由古方三物备急丸加人参而成，治"忧愁中伤食结，积在肠胃"之吐利等。

（6）善用灸法，提出灸治中风：由于许氏重视温补脾肾，因而非常重视灸法施治。在其《伤寒百证歌》中有"可灸不可灸歌"，歌中言"少阴吐利时加呕，手足不冷是其候，口中虽和背恶寒，脉来微涩皆须灸"，"阴毒阳虚汗不止，腹胀肠鸣若雷吼，面黑更兼指甲青，速灸关元应不谬。"许氏强调"阴证"、"阴毒"、"阳虚"等最宜用灸的观点，成为我国针灸史上温补法的先驱。论中风，"风中脉则口眼㖞斜，风中腑则肢体废，风中脏则性命危"（《普济本事方·卷第一·星附散》），并认为"风中腑宜汗而解"，按照外风为主论治。并提出了中风宜灸的十二个腧穴，还详细列举了取穴的方法、艾灸注意事项，对后世医家有一定的影响。

（7）创针灸歌赋先例：著有《伤寒百证歌》5卷，其中卷2有"可火不可火歌"、"可灸不可灸歌"、"可针不可针歌"，用精炼的语言概括了治疗伤寒的针灸适应证和禁忌证。由于歌赋文体便于记忆和理解，于是启迪了后人编作了大量的针灸歌赋。这些针灸歌赋，对普及和掌握针灸学术起了不可估量的作用。

主要著作：许叔微著述颇丰，辑有《类证普济本事方》、《续本事方》；另有《伤寒百证歌》、《伤寒发微论》、《伤寒九十论》（合称《许氏伤寒论著三种》）、《仲景脉法三十六图》及《治法》、《辨证》、《翼伤寒论》等书（已失传）。

其中，《普济本事方》是"漫集已试之方及所得心意，录以传远"的著作，收录300余方。《伤寒百证歌》以歌诀体裁将仲景方论编成100证，以便后人学习记忆，遇有"有证无方"者，就以《千金》等所载之方补上；有议论不足者，多取《巢氏病源》及朱弘、孙尚、孙用和等人言论加以发挥。《伤寒九十论》，每论首记病例症状及治疗经过，加以评论，属于病案讨论。

师承：早年习儒，后感于父母相继病逝，遂发奋钻研医学，对《黄帝内经》、《难经》至宋以前医籍，勤求博览，融会贯通，讲求实效，是一位依靠自学成才的著名医家。

4. **辨证思路及方法**　本案为灸药结合治疗伤寒的验案。患者"四肢逆冷，脐中筑痛，身疼如被杖"为少阴重症，全身阳气虚乏，阳脱则为死症。服用金液丹、来复丹之类行气温阳，脉象才转为沉而滑。沉为阴脉，滑为阳脉，阴证见阳脉，说明药已对症，是阳气来复的佳兆。再灸关元穴百壮，手足温，阳回体热汗解。

5. **用穴及操作分析**　关元为足三阴与任脉交会穴，小肠之募穴。《针灸大成》："（关元）主积冷虚乏，脐下绞痛，渐入阴中，发作无时，冷气结块痛……"艾灸本有益气回阳固脱之功。服用金液丹、来复丹，辅以艾灸关元，力逐陈寒痼冷，使阴证转阳，扭转乾坤，阳回得汗而病愈。

窦材灸药结合治伤寒医案一则

一人患肺伤寒，头痛发热，恶寒咳嗽，肢节疼，脉沉紧，服华盖散、黄芪建中汤，略解。至五日，昏睡谵语，四肢微厥，乃肾气虚也。灸关元百壮，服姜附汤，始汗出愈。

1. **注释**

华盖散：《扁鹊心书·神方·华盖散》麻黄（四两，浸去沫），苍术（八两，泔浸），陈皮，官桂，杏仁（去皮尖），甘草（各二两）共为末。每服四钱，水盏半，煎八分，食前热服，取汗。

黄芪建中汤：《扁鹊心书·神方·建中汤》附子（炮），白术（土炒，各二两），芍药（酒炒，四两），甘草（炒），干姜（炒），草果（去壳炒，各一两）为末。每服五钱水煎热服。黄芪建中汤疑为在本方基础方加黄芪。

姜附汤：《扁鹊心书·神方·姜附丹》生姜（切片，五两），川附子（炮切片、童便浸，再加姜汁炒干，五两）共为末。每服四钱，水一盏，煎七分和渣服。从服用方法水煎来看，当为本方。

2. **出处** 本医案出自南宋·窦材《扁鹊心书·卷中·肺伤寒》（窦材．扁鹊心书．北京：中国医药科技出版社，2011：23.）；另可见于《续名医类案·卷一·伤寒》及《续名医类案·卷二·中寒》。

3. **学术思想及主要著作** 同上。

4. **辨证思路及方法** 本案为以灸药结合治疗伤寒的验案。本案患者为少阴伤寒，证见麻黄汤证之头痛发热、恶寒、肢节疼、脉沉紧，而兼见咳嗽。华盖散即麻黄汤加陈皮，苍术，官桂易桂枝。黄芪建中汤兼有真武汤与附子理中汤之意，加黄芪、草果变化而来。服用二方本应对症，然而，仅"略解"，说明病重药轻。到第五天，出现"昏睡谵语，四肢微厥"，变为少阴重症。治以灸关元百壮，并服姜附汤，大补元阳，使阳回寒邪得解，汗出而愈。

5. **用穴及操作分析** 关元为足三阴与任脉交会穴，小肠之募穴。《针灸大成》"（关元）主积冷虚乏，脐下绞痛，渐入阴中，发作无时，冷气结块痛……"本穴为保健、强壮要穴，有益气回阳固脱之功。肺伤寒一证，其标在肺，其本在肾，其治在温。本案初服华盖散、黄芪建中汤乏效，因温肺脾而未温肾。重灸关元百壮，服姜附汤，使肾气得温而大振，方能鼓汗外出而愈。

杨继洲针药结合治伤寒医案一则

壬申岁，大尹夏梅源公，行次至峨嵋庵寓，患伤寒，同寅诸公，迎视六脉微细，阳症得阴脉。经云：阳脉见于阴经，其生也可知；阴脉见于阳经，其死也可许。予居玉河坊，正值考绩，不暇往返之劳，若辞而不治，此公在远方客邸，且莅政清苦，予甚恻之。先与柴胡加减之剂，少效，其脉尚未合症，予竭精殚思，又易别药，更针内关，六脉转阳矣，遂次第进以汤散而愈。后转升户部，今为正郎。

1. **注释**

壬申岁：明隆庆六年（1572年）。

2. **出处** 本医案出自明·杨继洲《针灸大成·卷九·医案（杨氏）》（杨继洲．针灸大成．北京：人民卫生出版社，1973：376.）。

3. **学术思想及主要著作** 同上。

4. **辨证思路及方法** 本案为针药结合治伤寒的验案。案中提及的"阳脉见于阴经"即阳脉见于伤寒阴经之病，"其生可知"，为病顺；"阴脉见于阳经"即阴脉见于伤寒阳经之病，"其死也可许"，为病凶。本案属逆脉，患者"六脉微细，阳症得阴脉"为死症。杨氏先与柴胡剂加减，可知为少阳证，少阳证本为弦脉，但今脉微细，为邪气内陷厥阴，邪盛正衰之候。单用柴胡之剂难以祛邪外出，脉仍为阴脉，故易方同时配以针刺内关，才使六脉转阳。又用汤散而愈。

5. **用穴及操作分析** 内关穴，手厥阴心包经之络穴，八脉交会穴，通阴维脉。《针灸大成》："主手中风热，失志，心痛，目赤，支满肘挛。实则心暴痛泻之，虚则头强补之。""中满心胸痞胀，肠鸣泄泻脱肛，食难下膈酒来伤，积块坚横胁抢。妇女胁疼心痛，结胸里急难当，伤寒不解结胸膛，疟疾内关独当。"针刺本穴能够振奋心之阳气，心阳得振，使六脉转阳，伤寒有向愈的机转，服用汤散而告全功。

按语：

（1）对应现代疾病：伤寒是古病名，广义伤寒包括中风、伤寒、湿温、热病、温病；狭义伤寒是广义伤寒之一的伤寒，指感受寒邪引起的外感热病，以恶寒发热，头痛，咳嗽，周身疼痛为主要临床表现。并非是西医学所指的伤寒杆菌引起的伤寒病。

（2）现代教材或临床如何辨证、取穴、治疗：中医理论认为表气闭塞，气机失畅为伤寒病机，伤寒主要由风寒邪气外侵诱发。临床用穴总以祛风散寒为治则，取合谷、大椎、列缺为主穴加减，平补平泻。病情深入者，宜根据具体病变经脉，选取有关经脉的腧穴进行治疗。

（杜艳军　张庆萍）

五、发汗

许叔微刺井穴发汗医案一则

庚戌五月，李氏病伤寒，身热，头痛，无汗，浑身疼痛，脉浮大而紧。予投以麻黄汤，数服终不得汗，又多用张苗烧蒸之法，而亦不得。予教令刺阳明，少间汗出，染染遍身一时间，是夕身凉病退。

论曰：《刺热论》云：热病先手臂痛，刺阳明而汗出。又曰：刺阳明出血如大豆，立已。盖谓刺也，阳明穴，在手大指内侧，去爪甲角，手阳明脉之所出也。刺可入同身寸之一分，留一呼。大凡伤寒热病，有难取汗者，莫如针之为妙。仲景云：凡治温病，可刺五十九穴。《素问》云：病甚者，为五十九刺。其详在注中。

1. 注释

张苗烧蒸之法：张苗，西晋著名医家，生平、里籍均失载，陶弘景称张苗等为晋代以来一代良医。张苗的主要医学成就：第一，用蒸法治伤寒无汗；第二，治中风善用独活汤；第三，治转胞发明导尿术。张苗所用的桃叶蒸法，发汗而不伤正。这一方法经张苗创用后，后世徐文伯用之治疗范云的伤寒不汗都取得了较好的疗效，成为我国古代治疗伤寒无汗的经典名方。

阳明：指手阳明大肠经的井穴，商阳穴。在食指桡侧，距指甲根部0.1寸处。

2. 出处　本医案出自南宋·许叔微《伤寒九十论·刺阳明证第五十五》（刘景超. 许叔微医学全书. 北京：中国中医药出版社，2006：70.）。

3. 学术思想及主要著作　同上。

4. 辨证思路及方法　本案为刺井穴发汗治伤寒的验案。患者伤寒麻黄汤证，数服麻黄汤而不得汗，用张苗烧蒸之法亦不得，说明寒邪太盛，而身热乃因肺热郁于胸膈所致，故终不得作汗。针刺商阳穴，能够调和阳明经气血，清泄阳明经实热。因肺与大肠相表里，又能宣泻肺热，弥补药力之不及，故能发汗身凉病愈。

5. 用穴及操作分析　商阳穴，手阳明大肠经之井穴，《六十八难》云："井主心下满，荥主身热，俞主体重节痛，经主喘咳寒热，合主逆气而泄。"《针灸大成》："主胸中气满，喘咳支肿，热病汗不出……"井穴位于四肢末端，为阴阳经交接之所，既能解表清热泻火，又能凉血解毒宁神。针刺阳明井穴商阳能宣泄肺热，故汗出病退。

按语：

（1）对应现代疾病：发汗是中医治则，针对感受外邪所引起的外感热病。后者以恶寒发热，头痛咳嗽，周身疼痛为主症。

（2）现代教材或临床如何辨证、取穴、治疗：中医理论以外邪入侵所致的卫表失和，表气闭塞，气机失畅为外邪病机。临床用穴总以祛风散寒为治则，取合谷、大椎、列缺、风池为主穴加减，平补平泻。也可采用背俞穴走罐的方法进行治疗。

（杜艳军　张庆萍）

六、自汗

窦材灸治自汗医案二则

（一）

一人每日四五遍出汗，灸关元穴亦不止，乃房事后，饮冷伤脾气，复灸左命关百壮而愈。

（二）

一人额上时时汗出，乃肾气虚也，不治则成痨瘵，先灸脐下百壮，服金液丹而愈。

1. **注释**

痨瘵：相当于西医学之结核。

脐下：约为气海、关元穴。

金液丹：指硫黄炮制后制成的丸药。

2. **出处**　本医案出自南宋·窦材《扁鹊心书·卷中·虚劳》（窦材.扁鹊心书.北京：中国医药科技出版社，2011：26.）；另可见于《续名医类案·卷十五·汗》。

3. **学术思想及主要著作**　同上。

4. **辨证思路及方法**　自汗，即无明显诱因而时时出汗之证，常责之阳虚。二案均为肾之元气亏虚，前者复为饮冷所伤，脾肾阳气大亏，后者久虚不治，阳不敛阴，故自汗不止。《素问·逆调论》篇曰："水者，循津液而流也，肾为水脏，主津液。"恢复肾主液之职，则汗止病愈。然肾元已虚，培元固本需气血生化之源充足，故灸关元后复灸命关百壮而愈。

5. **用穴及操作分析**　命关：命，性命也。关，关卡也。命关名意指本穴的气血物质的正常与否重关人命。脐下气海、关元等穴为元气集聚之地。灸之均能培元固本，益气回阳，使脾阳来复，共奏补肾敛汗之功。

按语：

（1）对应现代疾病：自汗以时时汗出、动辄亦甚为主要临床表现，对应西医学中的自主神经功能紊乱、甲状腺功能亢进等疾病。

（2）现代教材或临床如何辨证、取穴、治疗：中医理论以气虚而卫外失司，或邪热内蒸为自汗病机。临床根据辨证，虚者以补气调和为治则；实者以清热化湿为治则，取合谷、复溜为主穴。具体辨证如下：

肺卫不固型：见汗出恶风，体倦乏力不适，苔薄白，脉细弱，宜益气固表，加补大椎、身柱，足三里。

邪热郁蒸型：见面赤烦躁，汗出而黏，纳差脘痞，口苦便干，舌红苔黄腻，脉弦滑数，宜清热化湿，加泻阴陵泉、中极、气海、行间。

阴虚内热型：见盗汗，烘热汗出，午后更甚，五心烦热，舌红少苔，脉细数，宜滋阴清热，加补阴郄、太溪。

本病之属于肺表不固者，可采用三伏贴或灸身柱、至阳等穴以提升疗效。

（杜艳军　张庆萍）

七、阴毒

郭雍灸药结合治阴毒医案一则

雍曰：从兄盛年恃健，不善摄生，因极饮冷酒食，内外有所感，初得疾，即便身凉自利，手足厥，额上冷汗不止，遍身痛，呻吟不绝，偃卧不能转侧，心神俱无，昏愦恍惚。呼医视之，治不效。予言兄曰：此疾证甚重，而病人甚静，又觉昏愦身重不能起，自汗自利，四肢厥，此阴病无疑也。又遍身痛，不知处所，出则身如被杖，阴毒证也。安得不急治。医者之言，缪误不可听。乃急令服四逆汤，灸关元及三阴交，未知。加服九炼金液丹，利厥汗皆少止，稍缓药艾，则诸证复出。再救急治，如此进退者三，比三日两夜，灸十余壮。服金液六十余粒，四逆汤一二斗，方能住火灸汤药。阳气虽复，而汗不出，证复如太阳证。未敢服药以待汗。二三日后，大烦躁饮水，次则谵语，斑出热甚，无可奈何，复与调胃承气汤，得利，大汗而解。阴阳反覆有如此者。前言烦躁不可投凉药。此则可下证具，非止小烦躁而已。故不可同也。

1. **注释**

盛年恃健：壮年依赖身体健康。盛年：谓壮年。恃：依赖。

偃卧：仰卧。

如被杖：好像被棍棒所打那样。

缪：错误的地方很多。缪：通"谬"，错误、荒谬。

2. **出处** 本医案出自南宋·郭雍《仲景伤寒补亡论·卷十四·阴毒七条》（郭雍.仲景伤寒补亡论.北京：人民卫生出版社，1994：227.）。

3. **学术思想及主要著作**　郭雍（1102—1187年），字子和，号白云先生，河南洛阳人，宋代著名的易学家和医学家。

学术思想：郭雍根据医疗实践，汇集前人经验，自发展开的一场对《伤寒论》中涉及或未涉及的外感疾病的病因、病机、证治等方面的增补、扩充、区分和辨析的著述活动。

（1）注重外感热病研究：郭雍注重外感热病研究，发展外感热病辨治体系。将疫病称为时行，将流行性和非时之气致病作为判断疫病的标准。对于时行寒疫在发病季节和发病方式方面认识有别于前人。辨析伤寒、热病、温病概念，认为发病时间"伤寒冬也，时气疫也，温病春也，热病夏也。"

（2）注重易学研究：郭雍提出"《易》为三才之书，其言则三才之道"和《易》以人道为主"的观点。

主要著作：编著《伤寒补亡论》二十卷；《郭氏传家易说》、《卦辞指要》、《蓍卦辨疑》等。

《伤寒补亡论》，伤寒著作，郭雍撰于1181年，二十卷（其中卷十六明代即亡佚，实存十九卷）。作者鉴于当时所见《伤寒论》已有残缺，遂取《千金方》、《类证活人书》以及庞安时、常器之等诸家学说予以辑佚补充，并参合个人见解作为羽翼。其独到见解往往超于各家之上。故题名"补亡"。

师承：郭雍师承其父郭忠孝，是程颐再传弟子，南宋兼山学派的代表人物。

4. 辨证思路及方法　本案用灸法治疗阴毒。医案中从兄不善摄生，极饮冷酒食，内外有所感，便身凉自利，手足厥，额上冷汗不止，遍身痛，呻吟不绝，偃卧不能转侧，心神俱无，昏愦恍惚，病人甚静，又觉昏愦身重不能起，自汗自利，四肢厥，又遍身痛，不知处所，出则身如被杖。从症状上可以看出，系寒邪深入所致阳虚寒厥证。《素问·厥论》篇："阳气衰于下，则为寒厥。"阳气内衰，阴寒独盛，寒邪阻遏，阳气不达四末，不通则痛，致自利、手足厥、遍身痛等，故温经散寒回阳救逆，连灸三日后，阳气回复，阴寒自散，邪从热化，病转太阳后服用调胃承气汤治疗。

5. 用穴及操作分析　《经穴释义汇解》："关元穴为人体元阴元阳交汇之处，穴属元气之关隘。"《类经图翼》载："关元为足三阴、阳明、任脉之会。"关元穴与多经交会，是阴中阳穴，具有培元固本、温肾助阳、补益下焦之功。《扁鹊心书》指出："人于无病时，常灸关元……虽未得长生，亦可保百余年寿矣。"灸关元能使元阳得复，制约阴邪，则阴阳平衡，加之配合中药汤剂，逐步好转。三阴交属于足太阴脾经，为足太阴脾经、足少阴肾经、足厥阴肝经三经交会穴，灸之可温经散寒，扶阳固脱。寒性收引，导致经络气血运行受阻，不通则痛。《灵枢·刺节真邪》篇："脉中之血，凝而留止，弗之火调，弗能取之"应用灸法温热刺激，温经通痹，加强机体气血运行，达到治疗目的。

按语：

（1）对应现代疾病：阴毒以面青、厥冷、咽痛、身痛等为主要临床表现，又特指中医外科学中不红、不热、不痛、不肿的各类疽、瘰疬等。西医学无阴毒病名。

（2）现代教材或临床如何辨证、取穴、治疗：中医理论以阳气亏虚，寒邪入里为阴毒病机。临床用穴总以温阳补虚为治则，取关元、气海、大椎、中脘、足三里、背俞穴为主穴，多采用灸法。

（纪　峰　郝重耀）

八、厥冷

洪迈日照灸治厥冷医案一则

保义郎顿公苦冷疾三年，至于骨立。一日，正灼艾而翁来，询其病源，顿以实告。令撤去。时方盛暑，俾就屋开三天窗，于日光下射，使顿仰卧，揉艾遍铺腹上，约十数斤，乘日光灸之。移时，热透脐腹不可忍。俄，腹中雷鸣，下泄，口鼻间皆脓艾气，乃止。明日，复为之。如是一月，疾良已。仍令满百二十日，自是宿疴如洗，壮健如少年时。翁曰：此孙真人秘诀也。世人但知灼艾而不知点穴，又不审虚实楚痛，耗损气力。日者，太阳真火。艾既遍腹且久，徐徐照射，入腹之功极大。但五、六、七月为上，若秋冬间，当以厚艾铺腹，蒙以绵衣，熨斗盛灰火慢熨之，以闻浓艾气为度，亦其次也。其术甚奇，而中理皆类此。

1. 注释

保义郎：官名。

骨立：形容瘦弱，像骨一样直立着。

翁：指赵三翁。

移时：过了一会儿。

宿疴如洗：旧病像洗去了一样彻底治愈了。

中理：内部的道理。

2. 出处 本医案出自南宋·洪迈《夷坚志》（洪迈. 夷坚志. 北京：中华书局，1981：1027.）。

3. 学术思想及主要著作 洪迈（1123—1202年），字景卢，号容斋，又号野处，南宋饶州乐平（今江西省乐平市）人。洪皓第三子，著名文学家。官至翰林院学士、资政大夫、端明殿学士、宰执（副相）、封魏郡开国公、光禄大夫。卒年八十，后人尊称文敏公，在史学、文学、民俗学等方面都作出过重要的贡献。

学术思想：洪氏推崇道教养生，《夷坚志》中记载了精神修养、道德修养、呼吸修炼、辟谷服饵等养生方法。

主要著作：洪氏学识渊博，博览经史百家及医卜星算之书，尤熟悉宋代掌故。著有《容斋随笔》、《夷坚志》、文集《野处类稿》、《万首唐人绝句》。

《夷坚志》为宋代志怪小说集，其取材繁杂，凡梦幻杂艺，冤对报应，仙鬼神怪，医卜妖巫，忠臣孝子，释道淫祀，贪谋诈骗，诗词杂著，风俗习尚等，无不收录，大多神奇诡异，虚诞荒幻。但该书也有不少故事反映了当时的现实生活，或属于轶闻、掌故、民俗、医药，提供了不少可资考证的材料。此书原有420卷，作者生前即按完成时间先后，有多种刻本、抄本行于世。另外《容斋随笔》是一部涉及领域极为广泛的著作，与沈括的《梦溪笔谈》、王应麟的《困学纪闻》，是宋代三大最有学术价值的笔记。

本书中洪迈医案多出自洪氏著作《夷坚志》。书名出自《列子·汤问》：《山海经》"为大禹行而见之，伯益知而名之，夷坚闻而志之。"《夷坚志》是洪迈所经历的宋代社会生活、宗教文化、伦理道德、民情风俗的一面镜子，为后世提供了宋代社会丰富的历史资料。从小说发展史上看，《夷坚志》又是宋代志怪小说发展到顶峰的产物，是自《搜神记》以来中国小说发展史上的又一座高峰，对后世产生了极大的影响。

4. 辨证思路及方法 保义郎患感觉冰冷的病痛三年，寒邪入里伤脾致身体瘦弱。以热疗冷疾为正确之法。本案借助日照进行灸治，以太阳真火补命门之火，太阳真火具有行气活血，温经散寒，回阳通脉，夏季烈日炎炎，照之使痼寒冷疾开冰解冻。厚艾铺腹，烈日晒，熨斗熨，实乃借助逼热入内，驱寒外出。

5. 用穴及操作分析 腹部有任脉、肾经、胃经、脾经，医案中揉艾遍铺腹上，腹部关元、气海穴为强壮穴，关元穴为阴中阳穴，神阙为任脉腧穴，用日光照射，可温经散寒，祛邪外出。

薛己灸治厥冷医案一则

大雅云：家母，年四十有二，嘉靖壬寅七月，患脾虚中满，痰嗽发热，又因湿面冷茶，吞酸呕吐，绝食，误服芩、连、青皮等药，益加寒热，口干，流涎不收，且作渴，闻食则呕数日矣。迎先生，视之曰：脾主涎，此脾虚不能约制，故涎自出也，欲用人参安胃散。惑于众论，以为胃经实火宿食，治之，病日增剧，忽思冬瓜，食如指甲一块，顿发呕吐酸水不止，仍服前药，愈剧。复邀先生视之，则神脱脉绝濒死矣，惟目睛尚动。先生曰：寒淫于内，治以辛热，然药不能下矣，急用盐、艾、附子炒热熨脐腹，以散寒回阳；又以口气补接母口之气；又以附子作饼，热贴脐间，时许神气少苏，以参、术、附子为末，仍以是药加陈皮，煎膏为丸，如粟米大，入五七粒于口，随津液咽下，即不呕，二日后加至十余粒，诸病少退，甘涎不止，五日后渐服煎剂一二匙，胃气少复，乃思粥饮，后投以参、术等药温补脾胃，五十余剂而愈。大雅敢述病状之奇，用药之神，求附卷末。一以见感恩之意，一以示后之患者，当取法于此云尔。府学晚生长洲镬潭沈大雅顿首拜书。

1. **注释**

迎先生：邀请医生。

食如指甲一块：吃了如指甲大小一块（冬瓜）。

以口气补接母口之气：类似于今天的口对口人工呼吸。

2. **出处** 本医案出自明·薛己《内科摘要·卷上·脾肾虚寒阳气脱陷等症》（薛己.内科摘要.北京：中国医药科技出版社，2011：10-11.）。

3. **学术思想及主要著作** 薛己（约1487—1559年），字新甫，号立斋，明代著名医家，吴县（今江苏苏州市）人。初为疡医，后以内科闻名，通内、外、妇、儿、五官各科，是温补学派的鼻祖。正德（1506—1521年）年间，为太医，后擢南京太医院判，嘉靖年间进院使，不久致仕归里，以岐黄为世业，旁通诸家微词颐旨，靡不究竟，以"挟困起废"为己任，以"庶光济人"为目的。

学术思想：

（1）治病求本：薛己治病"不问大小，必以治本为第一要义"。他治病求本的思想主要反映在两个方面：其一，强调运用辨证论治的方法，以求疾病之本。其在《明医杂著》注中有言："凡医生治病，治标不治本，是不明正理也。"其二，强调人以胃气为本。薛氏认为："《内经》千言万语，旨在说明人有胃气则生，以及四时皆以胃气为本。"

（2）滋其化源：薛氏滋其化源，是指疾病的治疗要滋养人身气血精液化生之源。薛氏认为人体后天生化之源，当属脾胃元气，土为万物之母，故自然界非土不能长养万物，人体脾胃五行属土，中土以灌四傍，只有脾胃昌盛，人身之脏腑四肢百骸才能得到滋养，指出："当补脾土，滋化源，使金水自能相生。"薛氏用此法治因脾胃亏损之咳嗽，即后世的"培土生金"之意。

（3）温补脾胃：薛氏十分强调从脾胃之虚分析，认为不论内伤外感引起的疾病，都与脾胃虚损有关。他曾说："人之胃气受伤，则虚证蜂起。"对人体不论阳气不足，还是内有虚火燥热，均主张以温补之法升发脾胃之阳气，使阳生阴长，人体气血阴阳得以恢复，形成温补脾胃的治疗特点。当然，对于火衰土弱的虚寒证，又指出可以补火生土，强调了肾命对脾胃的温养作用，发东垣所未发。

（4）温补肾命：薛氏对肾命的认识，较前人亦有较大的发挥，形成了自己的学术特点。他对命门的认识，尚未能脱离《难经》左肾右命门之说，且其对肾命的认识，受到王冰"壮水之主，以镇阳光；益火之源，以消阴翳"的启发。正如他说："故无火者当用八味丸，益火之源，以消阴翳；无水者用六味丸，壮水之主，以镇阳光。然其所以治病者，皆由气血方长，而劳心亏损，或精血未满，而纵情恣欲，根本不固，火不归经，以致见证难名。"薛氏将《金匮要略》的八味丸与钱乙《小儿药证直诀》的六味丸，用于治疗各种虚损病证，使补肾的治法广泛运用于治疗杂病，对后世有很大影响。

（5）外科善用灸托针砭之法：薛己外科治病善用隔物灸，其灸法既可治虚，亦可治实，通过对施灸材料及隔物材料的调整，达到或补或泻的目的。薛氏敢于大胆提出疮疡"用针为贵"的见解。针砭之法，主要用于疮疡脓成之后，为切排之用。主张疮疡脓成之后，应该及时切开排脓，急泄其毒，必要时加以药引，使之引流畅通，务使脓液排尽。

主要著作：薛己肆力于著书立说，所成颇丰，先后著有《内科摘要》、《外科发挥》、《外科枢要》、《外科心法》、《外科经验方》、《疬疡机要》、《口齿类要》、《女科撮要》、《保婴粹要》、《正体类要》、《过庭新录》、《本草约言》等。并对其父薛铠的著作《保婴摄要》、钱乙的《小儿药证直诀》，王纶的《明医杂著》、陈文中的《小儿痘疹方论》等加以注评。

师承：薛己世医出身，"幼承家学，长而好学不倦"。父薛铠，字良武，精医术，尤以儿科及外科见长，官太医院院士。其医术主要来自于家学。

4. 辨证思路及方法 本案患者脾虚中满痰嗽发热，误服芩、连、青皮等，口干流涎不收，作渴，闻食则呕数日，流涎乃脾虚所致。又因误治，导致阴寒内盛，神脱脉绝濒死，需给予回阳救逆之法。用盐、艾绒、附子炒热熨脐腹，可散寒回阳，又以附子作饼，热贴脐间，再辅以温阳、温补脾胃药物治之。

5. 用穴及操作分析 根据病案表述，所用穴位应为神阙、关元。神阙穴归属于任脉，位于肚脐中。《厘正按摩要术》："脐通五脏，真气往来之门也，故曰神阙。"神阙具有温补元阳，健运脾胃，复苏固脱功效。关元居脐下，小肠募穴，为任脉与肝、脾、肾经之交会穴，为阴中阳穴，为保健、强壮、补虚要穴，能培补先、后天之气，补益脾肾之功最强。

按语：

（1）对应现代疾病：厥冷以肢体但冷不温为主要临床表现，对应西医学中的周围血管病变等疾病。

（2）现代教材或临床如何辨证、取穴、治疗：中医理论以阳气不足，失于温煦，或气机郁结不畅为厥冷病机。临床根据辨证，虚者以扶助阳气为治则；实者以调顺气机为治则。具体辨证如下：

阳气亏虚型：见身冷恶寒，面色青白，纳差神疲，大便溏薄，小便清长，舌淡，脉弱，宜温补阳气，以灸大椎、气海、足三里为主。

气机郁结型：见胸闷不舒，心烦急躁，手心冷汗，精神紧张，寐差，脉弦，宜行气调达，针泻太冲、行间、合谷、内关为主。

如存在血络横阻的情况，则亦要考虑有形瘀血阻滞，可进行局部点刺放血治疗。

（纪　峰　郝重耀）

九、上热下寒

罗天益灸、药、刺血并用治上热下寒医案一则

中书右丞姚公茂，六旬有七，宿有时毒。至元戊辰春，因酒病发，头面赤肿而痛，耳前后肿尤甚，胸中烦闷，咽嗌不利，身半以下皆寒，足胫尤甚。由是以床相接作炕，身半以上卧于床，身半以下卧于炕，饮食减少，精神困倦而体弱，命予治之。诊得脉浮数，按之弦细，上热下寒明矣。《内经》云：热胜则肿。又曰：春气者病在头。《难经》云：蓄则

肿热，砭射之也。盖取其易散故也，遂于肿上约五十余刺，其血紫黑如露珠之状，顷时肿痛消散。又于气海中火艾炷灸百壮，乃助下焦阳虚，退其阴寒。次于三里二穴，各灸三七壮，治足胻冷，亦引导热气下行故也。遂处一方，名曰既济解毒汤，以热者寒之。然病有高下，治有远近，无越其制度。以黄芩、黄连苦寒酒制炒，亦为因用，以泻其上热，以为君。桔梗、甘草辛甘温上升，佐诸苦药以治其热。柴胡、升麻苦平，味之薄者阳中之阳，散发上热以为臣。连翘苦辛平，以散结消肿；当归辛温和血止痛；酒煨大黄苦寒，引苦性上行至巅，驱热而下以为使。投剂之后，肿消痛减，大便利，再服减大黄。慎言语，节饮食，不旬日良愈。

1. **注释**

中书右丞：官名。

至元戊辰：元至元五年。

足胻冷：指小腿连及足背凉。

既济解毒汤：药由大黄（酒蒸）、黄连（酒制炒）、黄芩（酒制炒）、甘草炙、桔梗各二钱。柴胡、升麻、连翘、当归身各一钱组成。

不旬日：不到 10 天。

2. **出处** 本医案出自元·罗天益《卫生宝鉴·卷二十三·上热下寒治验》（罗天益. 卫生宝鉴. 北京：中国医药科技出版社，2011：274.）；另可见于《古今医案按·卷二大头瘟》、《医学纲目·卷至六·阴阳脏腑部·上寒下热上热下寒》、《证治准绳·杂病·第一册·寒热门上寒下热上热下寒》、《杂病广要·内因类·痼冷积热》、《普济方·卷四十四·头门·导引法》及《奇效良方·卷之二十四·头痛头风大头风门·清上泻火汤》。

3. **学术思想及主要著作** 同上。

4. **辨证思路及方法** 本医案姚公茂头面赤肿而痛，耳前后肿尤甚，胸中烦闷，咽嗌不利，身半以下皆寒，足胫尤甚，是上热下寒。《黄帝内经》云："热则疾之"、"血实宜决之"、"热者寒之"、"寒者温之"，治当寒温同用以各纠其偏。上焦热毒炽盛，经络闭塞，经气不通，遂致下寒，下寒实由于上热导致。清其热、热清气机通利，自无下寒之患，针对邪毒入络，以针砭刺络放血，可泄热祛邪排毒。灸后，再服治上热头目赤肿而痛，身半以下皆寒、足尤甚的既济解毒汤。

5. **用穴及操作分析** 肿处刺血，当属"阿是穴"局部点刺出血，刺血可泻热。罗氏温补中焦，也多取中脘、气海、足三里三穴。气海归属于任脉，为强壮穴，灸气海"乃生发元气，滋养百脉，长养肌肉"，气海虽有助下焦阳虚之效，实得力于通调气机，助下焦阳虚，退其阴寒；足三里为胃经下合穴，"合治内腑"，足三里其性通降，灸足三里引导热气下行，"撤上热使下于阴分"，两穴配合可调合阴阳。

按语：

（1）对应现代疾病：上热下寒以身体上部的火热症候及下部的寒冷症候共同出现为主要临床表现。西医学没有对应的疾病。

（2）现代教材或临床如何辨证、取穴、治疗：中医理论以阴阳失和，气机失调为上热下寒的病机，主要可由疾病因素干扰所致的阴阳不相交感，气机失调诱发。结合具体辨证情况，本病临床用穴总以调顺气机为治则，辅以清热温寒。治以针泻大椎、合谷、曲池、外关以泻热，针补或灸肾俞、命门以温阳散寒。临床上宜根据寒热的具体表现，选择适宜的腧穴。

（纪　峰　郝重耀）

十、霍乱

心禅针刺、刺血结合服药治霍乱医案二则

（一）

丙戌秋，定海霍乱盛行。有用雷公散纳脐灸者，百无一活。鲍姓妇，年三十许，亦患是症。泻五六次，即目眶陷而大肉脱，大渴索饮，频饮频吐，烦躁反复，肢厥脉伏，舌苔微白而燥，舌尖有小红点。余曰："此暑秽之邪，伏于募原，乃霍乱之热者，勿误作寒治而灸以雷公散等药也。盖暑秽之邪，从口鼻吸受，直趋中道，伏于募原，脏腑、经络皆为壅塞。故上下格拒而上吐下泻，如分两截。此即吴又可所云疫毒伏于募原也。夫募原乃人身之脂募，内近胃腑，外通经脉，热毒之邪，壅塞于里，则外之经络、血脉皆为凝塞，故肢冷脉伏，内真热而外假寒也。"当先用针，按八法流注之刺法，以开其外之关窍，其头面之印堂、人中，手弯之曲池，腿弯之委中，及十指少商、商阳、中冲、少冲，皆刺出血，以宣泄其毒。服以芳香通神、利窍之汤丸，方用黄连、黄芩、藿香、郁金、石菖蒲、花粉、竹茹、陈皮、枳实、木瓜、木香汁、蚕矢等，调服紫雪丹，一剂而吐泻止，肢和脉起，诸恙皆安。

1. 注释

霍乱：本病以发病突然，剧烈吐泻，烦闷不舒，腹痛，转筋为特征。以其"挥霍之间，便致撩乱"，临床上有寒霍乱、热霍乱、湿霍乱、干霍乱之分。

2. 出处 本医案出自清·心禅《一得集·卷中·霍乱症治验八条》（木刻本：心禅·一得集·光绪庚寅（1890年）永禅室藏板·）。

3. 学术思想及主要著作 同上。

4. 辨证思路及方法 本医案鲍姓妇泻五、六次，目眶陷而大肉脱，大渴索饮，频饮频吐，烦躁反复，肢厥脉伏，舌苔微白而燥，舌尖有小红点，属暑秽之邪，伏于募原。霍乱之热者，暑秽之邪，从口鼻吸受，直趋中道，伏于募原，脏腑、经络皆为壅塞，故上下格拒而上吐下泻，内真热而外假寒。治疗应以泄热为主。

5. 用穴及操作分析 外关为手少阳之络，八脉交会穴之一，通阳维脉，可清热解毒、解痉止痛。放血疗法具有开窍泻热作用。人中穴位于鼻柱下，属于督脉，具有醒神开窍、调和阴阳作用，为临床急救要穴。督脉为阳脉之海，放血可泻热。曲池穴为手阳明大肠经合穴，"合主逆气而泄"放血可清泻胃肠之热。委中穴为足太阳膀胱经下合穴，擅治急性吐泻，井穴（少商、商阳、中冲、少冲）可开窍、泻热、醒神。多穴共用可宣泄其毒。再辅服芳香、通神、利窍之汤丸，疾病迅速痊愈。

（二）

一妇转筋，四肢厥冷，筋抽则足肚坚硬，痛苦欲绝。诊之浮中二部无脉，重按至骨，细如蛛丝，然其往来之势坚劲搏指。先以三棱针刺委中出血，血黑不流，用力挤之，血出甚少。再针昆仑、承山，针刺毕，腿筋觉松。再用食盐、艾绒炒热，用布包裹，熨摩委中及足肚上下。方用三棱、莪术、归须、红花、桃仁、僵蚕、山甲、地龙、牛膝、薏苡、木

瓜，服下一时许，筋乃不抽，而吐泻亦止。次日，改用丝瓜络、莱菔子、桃仁、竹茹、薏苡、滑石、蚕沙、木瓜、刺蒺藜、山栀皮等，清暑湿而宣通脉络，后以西洋参、麦冬、石斛、橘皮、竹茹、薏苡、丝瓜络、茯苓等出入加减，调理旬余始痊。

1. 注释

转筋：俗名抽筋。指四肢筋脉牵掣，拘挛疼痛，多见于小腿腓肠肌，其则连及腹部。

足肚：小腿腓肠肌处。

2. 出处 本医案出自清·心禅《一得集·卷中·霍乱症治验八条》（心禅．一得集．光绪庚寅（1890年）永禅室藏板．）。

3. 学术思想及主要著作 同上。

4. 辨证思路及方法 患者转筋，四肢厥冷，筋抽则足肚坚硬，痛苦欲绝，此当霍乱之转筋表现。当首先以治标，解转筋疼痛之急。

5. 用穴及操作分析 委中为足太阳膀胱经合穴，位于腘窝正中，有腘筋膜，在腓肠肌内、外头之间布有腘动、静脉，具有舒筋通络、散瘀活血、清热作用，擅治下肢疾患，点刺放血可祛瘀止痛。昆仑、承山均为足太阳膀胱经腧穴，膀胱经行于下肢后侧，承山是治疗小腿痉挛，腿部转筋的常用效穴。二穴相配可缓急止痛。艾绒有通经活络、散寒止痛功效，食盐、艾绒炒热置于委中及足肚上下，借助热力可温经散寒止痛。

按语：

（1）对应现代疾病：霍乱是由霍乱弧菌所引起的，以水样泻为突出症状的烈性肠道传染病。相当于西医学霍乱、副霍乱、急性肠胃炎、急性食物中毒。其发病急、传播快。

（2）现代教材或临床如何辨证、取穴、治疗：中医理论以气机紊乱，升降出入失常为霍乱病机。临床上针灸仅作为本病一种辅助治疗的手段，应在严格隔离，及时补液，辅以抗菌和对症治疗基础上，以益气回阳，顺气固脱为治则。可配合灸中脘、足三里、公孙、上脘、神阙、关元等穴。

（纪　峰　郝重耀）

十一、虚损

窦材灸药结合治虚损医案三则

（一）

一人病咳嗽，证脉与上条同，但病患怕灸，只服延寿丹五十粒，金液丹百粒，钟乳粉二两，五日减可，十日脉沉缓，乃真气复也。仍服前药，一月全安。盖此病早治，不灸亦可，迟必加灸，否则难治。

（二）

一人病咳嗽，盗汗，发热，困倦，减食，四肢逆冷，六脉弦紧，乃肾气虚也。先灸关元五百壮，服保命延寿丹二十丸，钟乳粉二钱。间日，服金液丹百丸，一月全安。

（三）

一幼女病咳嗽，发热，咯血，减食。先灸脐下百壮，服延寿丹、黄芪建中汤而愈。戒其不可出嫁，犯房事必死。过四年而适人，前病复作。余曰：此女胎禀素弱，只宜固守终老。不信余言，破损天真，元气将脱，不可救矣。强余丹药服之，竟死。

1. **注释**

全安：痊愈。

适人：出嫁。

2. **出处** 二则医案出自南宋·窦材《扁鹊心书·卷中·虚劳》（窦材.扁鹊心书.北京：中国医药科技出版社，2011：26.）；另可见于《续名医类案·卷三十·虚损》。

3. **学术思想及主要著作** 同上。

4. **辨证思路及方法** 三则医案均属于虚劳范畴，有属肾气虚者，有肺虚及脾者，有冷药损其元气者。张仲景《金匮要略》始立虚劳一门，以行阳、固阴为二大治法。刘守真云："感寒则损阳"，病自下传上不过脾，自上传下不过胃。频下冷药，脾胃必先受之，阳气被损而虚火上泛。灸关元，服药物，旨在温补治虚。

5. **用穴及操作分析** 关元居脐下，为任脉与肝、脾、肾经之交会穴，与下焦肝肾关系密切。为人体保健、补虚要穴，能培补先、后天之气，补益脾肾之功最强。三个医案患者均属虚损病症，灸关元能补先后天，则阴阳平衡。

罗天益灸治虚损医案二则

（一）

建康道按察副使奥屯周卿子，年二十有三，至元戊寅三月间病发热，肌肉消瘦，四肢困倦，嗜卧盗汗，大便溏多，肠鸣不思饮食，舌不知味，懒言语，时来时去，约半载余。请予治之，诊其脉浮数，按之无力，正应王叔和浮脉歌云：脏中积冷荣中热，欲得生精要补虚。先灸中脘，乃胃之经穴也，使引清气上行，肥腠理；又灸气海，乃生发元气，滋荣百脉，长养肌肉；又灸三里，为胃之合穴，亦助胃气，撤上热，使下于阴分；以甘寒之剂泻热，其佐以甘温，养其中气；又食粳米羊肉之类，固其胃气。戒于慎言语，节饮食，惩忿窒欲，病气日减。数月，气得平复。逮二年，肥盛倍常，或曰：世医治虚劳病，多用苦寒之剂。君用甘寒之药，羊肉助发热，人皆忌之。令食羊肉粳米之类，请详析之。予曰：《内经》云：火位之主，其泻以甘。《脏气法时论》云：心苦缓，急食酸以收之。以甘泻之，泻热补气，非甘寒不可。若以苦寒以泻其土，使脾土愈虚，火邪愈盛。又曰：形不足者温之以气，精不足者补之以味。劳者温之，损者益之。《十剂》云：补可去弱，人参、羊肉之属是也。先师亦曰：人参能补气虚，羊肉能补血虚。虚损之病，食羊肉之类，何不可有之？或者叹曰：洁古之学，有自来矣！

1. **注释**

时来时去：时好时坏。

惩忿窒欲：克制愤怒，抑制嗜欲。出自《周易·损》："君子以惩忿窒欲。"

2. **出处** 本医案均出自元·罗天益《卫生宝鉴·卷五·虚中有热治验》（罗天益.卫生宝鉴.北京：中国医药科技出版社，2011：46-47.）；另可见于《名医类案·卷五·虚损》。

3. **学术思想及主要著作** 同上。

4. **辨证思路及方法** 医案中虽有发热，但肌肉消瘦，四肢困倦，嗜卧盗汗，大便溏多，肠鸣，不思饮食，舌不知味，懒言语，脉浮数，按之无力，实为脾气虚。治当补虚，灸法最为合宜。

5. **用穴及操作分析** 中脘、气海、足三里为治疗消化系统疾病主要处方。中脘为胃之募穴，六腑之会，灸中脘能温补脾胃。足三里为胃经合穴，四总穴歌载："肚腹三里留"，灸足三里可助胃气。气海穴居脐下，为元气之海，灸之大补元气，化生气血，灸气海可生化元气，充实肌肉。

（二）

至元已亥，廉台王千户年四十有五，领兵镇涟水。此地卑湿，因劳役过度，饮食失节，至秋深，疟痢并作，月余不愈，饮食全减，形容羸瘦，乘马轿以归。时已仲冬，求予治之，具陈其由。诊得脉弦细而微如蛛丝，身体沉重，手足寒逆，时复麻痹，皮肤痂疥，如疠风之状，无力以动，心腹痞满，呕逆不止，此皆寒湿为病。久淹，真气衰弱，形气不足，病气亦不足，阴阳皆不足。《针经》云：阴阳皆虚，针所不为，灸之所宜。《内经》云：损者益之，劳者温之。《十剂》云：补可去弱，先以理中汤加附子，温养脾胃，散寒湿；涩可去脱，养脏汤加附子，固肠胃，止泻痢，仍灸诸穴以并除之。《经》云：府会太仓，即中脘也，先灸五七壮，以温脾胃之气，进美饮食；次灸气海百壮，生发元气，滋荣百脉，充实肌肉；复灸足三里，胃之合也，三七壮，引阳气下交阴分，亦助胃气；后灸阳辅二七壮，接续阳气，令足胫温暖，散清湿之邪。追月余，病气去，渐平复。今累迁侍卫亲军都指挥使，精神不减壮年。

1. **注释**

千户：官名，为世袭军职。

仲冬：农历十一月。

疠风：麻风病。

久淹：迁延日久。

2. **出处** 本医案均出自元·罗天益《卫生宝鉴·卷十六·阴阳皆虚灸之所宜》（罗天益. 卫生宝鉴. 北京：中国医药科技出版社，2011：184-185.）；另可见于《古今医案按·卷三·疟痢》及《医学纲目·卷二十三·脾胃部滞下》。

3. **学术思想及主要著作** 同上。

4. **辨证思路及方法** 本医案患者久居湿地，劳役过度，饮食失节；又疟痢并作，月余不愈，饮食全减，形容羸瘦，脉弦细而微如蛛丝，身体沉重，手足寒逆，皮肤无力以动，心腹痞满，呕逆不止，属脾虚导致湿邪为患。久淹，真气衰弱，形气不足，病气亦不足，阴阳皆不足。劳累过度，饮食失节，导致脾气虚，脾虚则运化失常，气血化生乏源，脾主肌肉四肢，脾虚日久形容羸瘦，脉弦细而微。脾虚日久，加之居湿地，寒湿内生，脾阳受困，导致身体沉重，手足寒逆。治疗当健脾利湿。

5. **用穴及操作分析** 中脘、足三里是健脾和胃之主穴。中脘为胃之募穴，六腑之会，灸中脘能温补脾胃，开胃进食。气海穴居脐下，为元气之海，灸之大补元气，化生气血，"灸气海生化元气，滋养百脉，充实肌肉"。足三里为胃经合穴、胃腑下合穴，"合治内腑"，四总穴歌载："肚腹三里留"，灸足三里"引阳气下交阴分，亦助胃气"。中脘在上主升，而脾胃学说强调"升"的一面，气海居中，足三里在下主降，三穴共奏温补脾胃、调和阴阳之效。阳辅为足少阳胆经穴，灸之可接续阳气，令足胫温暖，散清湿之邪。

按语：

（1）对应现代疾病：虚损以五脏的虚弱性表现为主要临床表现，相当于虚劳，对应西医学中的众多慢性消耗性疾病以及功能衰退性疾病等疾病。

（2）现代教材或临床如何辨证、取穴、治疗：中医理论以脏腑气血阴阳亏损为虚损病机，主要可由先天禀赋不足，后天调护失当，病久体虚，积劳内伤，久虚不复等导致。临床根据辨证，以益气、养血、滋阴、温阳为治则。具体辨证如下：

气虚：见神疲肢倦，乏力少神，少气懒言，舌淡，脉弱无力，宜益气，针补膻中、中脘、气海，可加灸法；

血虚：见寐差心悸，烦躁不宁，目涩唇白，爪脆发枯，脉细无力，宜养血，针补膈俞、肝俞、足三里、三阴交，可加灸法；

阴虚：五心烦热、烘热汗出、口咽干涩，舌少苔，脉细数，宜滋阴，针补肾俞、太溪、三阴交；

阳虚：见四肢不温，大便溏薄，小便清长，纳差无力，舌淡，脉沉细，宜温阳，灸关元、命门、肾俞。

（纪　峰　郝重耀）

十二、心痛

王执中火针治心痛医案二则

（一）

荆妇旧侍亲疾，累日不食，因得心脾疼，发则攻心腹，后心痛亦应之，至不可忍，则与儿女别。以药饮之，疼反甚。若灸，则遍身不胜灸矣。不免令儿女各以火针微刺之，不拘心腹，须臾痛定，即欲起矣。神哉。

1. 注释

累日：引申为多日。累：重叠，堆积。

至不可忍：疼痛到极点，不能忍受。

2. 出处　本医案出自南宋·王执中《针灸资生经·卷四·心痛》（王执中．针灸资生经．北京：人民卫生出版社，2007：157．）；另可见于《续名医类案·卷十八·心胃痛》。

3. 学术思想及主要著作　同上。

4. 辨证思路及方法　本案采用以治寒痹在骨之法治寒在心脾之症，是火针变通之用，说明寒邪入内，寒性收引而痛不可忍，火针具有祛寒止痛、通经络作用，火针微刺局部，可散寒通络，痛减。

（二）

予旧患心痹，发则疼不可忍，急用瓦片置炭火中，烧令通红，取出投米醋中，漉出，以纸三二重裹之，置疼处，稍止，冷即再易，耆旧所传也。后阅《千金方》有云：凡心腹冷痛，熬盐。一半熨，或熬蚕沙、烧砖石蒸熨，取其里温暖止，或蒸土亦大佳。始知予家所用，盖出《千金方》也。它日心疼甚，急灸中管数壮，觉小腹两边有冷气自下而上，至灸处即散，此灸之功也。

1. 注释

漉：过滤，在此引申为浸后捞出。

中管：即中脘穴。

2. **出处** 本医案出自南宋·王执中《针灸资生经·卷四·心痛》（王执中．针灸资生经．北京：人民卫生出版社，2007：158.）；另可见于《续名医类案·卷十八·心胃痛》。

3. **学术思想及主要著作** 同上。

4. **辨证思路及方法** 本案瓦片置炭火中烧红，投米醋中漉出，以纸重裹置疼处，痛稍止，说明寒邪所客为患，寒者温之，当用温热之法，灸法、瓦片温熨之均能温经散寒，寒得温则散，故痛减。

5. **用穴及操作分析** 中管穴即是中脘穴，归属于任脉，特定穴属性为腑会穴，胃募穴。其解剖上内应胃体，其络通心，为手太阳小肠经、手少阳三焦经、足阳明胃经、任脉四经交会穴。心痹治法甚多，总以通脉为宗，寒凝则经络不通，不通则痛。灸中脘能温经散寒，寒得温则散，气血得温则行，使气血调和。

罗天益灸治心痛医案一则

两浙江淮都漕运使崔君长男云卿，年二十有五，体本丰肥，奉养膏粱，时有热证。友人劝食寒凉物，及服寒凉药，于至元庚辰秋，病疟久不除。医以砒霜等药治之，新汲水送下，禁食热物。疟病不除，反添吐泻，脾胃复伤，中气愈虚，腹痛肠鸣。时复胃脘当心而痛，不任其苦，屡易医药，未尝有效。至冬还家，百般治疗而不瘥。延至四月间，因劳役烦恼过度，前证大作，请予治之，具说其由。诊得脉弦细而微，手足稍冷，面色青黄而不泽，情思不乐，恶人烦冗，饮食减少，微饱则心下痞闷，呕吐酸水，发作疼痛，冷汗时出，气促闷乱不安，须人额相抵而坐，少时易之。予思《内经》云：中气不足，溲便为之变，肠为之苦鸣；下气不足，则为痿厥心冤。又曰寒气客于肠胃之间，则卒然而痛，得炅则已。炅者，热也。非甘辛大热之剂，则不能愈，遂制此方。

扶阳助胃汤：干姜（炮）一钱半，拣参、草豆蔻仁、甘草（炙）、官桂、白芍药各一钱，陈皮、白术、吴茱萸各五分，黑附子（炮，去皮）二钱，益智仁五分，一方一钱。

右㕮咀，都作一服，水三盏，生姜三片，枣子两个，煎至一盏，去渣，温服，食前。三服大势皆去，痛减过半。至秋先灸中脘三七壮，以助胃气。次灸气海百余壮，生发元气，滋荣百脉，以还少丹服之，则喜饮食，添肌肉，润皮肤。明年春，灸三里二七壮，乃胃之合穴也，亦助胃气，又引气下行。春以芳香助脾，复以育气汤加白檀香平治之。戒以惩忿窒欲，慎言语，节饮食，一年而平复。《内经》曰：寒淫于内，治以辛热，佐以苦温。附子、干姜大辛热，温中散寒，故以为君。草豆蔻仁、益智仁，辛甘大热，治客寒犯胃为佐。脾不足者以甘补之，炙甘草甘温，白术、橘皮苦温，补脾养气。水挟木势，亦来侮土，故作急痛。桂辛热以退寒水，芍药味酸以泻木克土，吴茱萸苦热，泄厥气上逆于胸中，以为使也。

1. **注释**

瘥：病愈。

右：在这里即代表上方。

2. **出处** 本医案出自元·罗天益《卫生宝鉴·卷十三·胃脘当心而痛治验》（罗天益．卫生宝鉴．北京：中国中医药出版社，2007：162-163.）；另可见于《古今医案按·卷七·心脾痛》、《金匮翼·卷六·心痛统论·心寒痛》、《证治准绳·类方·第四册·心痛胃脘痛》及《杂病广要·身体类·胸痹心痛》。

3. **学术思想及主要著作** 同上。

4. 辨证思路及方法　本案患者为治疟疾。用新汲水服砒霜，禁热食，导致脾胃复伤，中气愈虚，诊得脉弦细而微，手足稍冷，面色青黄不泽，饮食减少，微饱则心下痞闷，呕吐酸水，发作疼痛，冷汗时出。说明脾胃虚寒，根据《黄帝内经》载："需甘辛大热之剂。"故予以扶阳助胃汤。附子、干姜、官桂、吴茱萸、草豆蔻、益智仁，辛热之品也，用之扶阳；邪之所凑，其气必虚，故用人参、白术、甘草甘温之品以助胃；用芍药者，取其味酸，能泻土中之木；用陈皮者，取其辛香，能利腹中之气。至秋先灸中脘以助胃气，次灸气海生发元气，再灸足三里。盖中脘为八脉交会穴之腑会，胃之募穴，为胃脏之气集聚于腹部的穴位，专治胃腑病。足三里为胃经下合穴，"合治内腑"，专擅治胃腑之疾患，且其为胃经下合穴，为土经土穴，一者与胃五行相合，二者合主降，符合"顺其性为补"的特点，能补益胃脏。本案针药相合。

5. 用穴及操作分析　中脘归属于任脉，擅调中焦之气，既是八会穴之腑会，又是胃的募穴，擅治胃疾，施以灸法能助胃气；气海为强壮穴，擅调下焦之气，施以灸法能生发元气，滋荣百脉。足三里为足阳明胃经下合穴，四总穴歌载："肚腹三里留"，擅治一切胃肠疾患，且是保健穴，施灸能助胃气。

按语：

（1）对应现代疾病：本类医案虽称心痛，根据症状应属胃痛，以上腹胃脘部疼痛不适，伴胃脘部胀满、呃逆嗳气、食欲不振、呕吐吞酸为主要临床表现，对应西医学中的急慢性胃炎、消化性溃疡、胃肠神经官能症、胃黏膜脱垂、胃痉挛、胃扭转、胃下垂等。

（2）现代教材或临床如何辨证、取穴、治疗：中医理论以胃气失和、胃络不通、胃失温养为胃痛病机，主要可由寒邪客胃、饮食伤胃、情志不畅、脾胃虚弱等诱发。临床根据辨证，实证以温中散寒，解郁泻热，理气活血止痛为治则，取中脘、足三里、内关、公孙为主穴；虚证以补脾健胃为治则，取脾俞、胃俞、中脘、章门、足三里、三阴交为主穴。具体辨证如下：

寒邪犯胃型：见胃痛暴作，遇寒加重，得热痛减，口不渴或喜热饮，舌淡，苔薄白，脉弦紧，宜温胃散寒，行气止痛。加针梁丘、灸神阙。

饮食伤胃型：见脘腹疼痛，胀满拒按，嗳腐吞酸，或呕吐宿食，纳差，舌苔厚腻，脉滑，宜消食导滞，和胃止痛。加针璇玑、梁门、建里，针用泻法。

肝气犯胃型：见胃脘胀痛或窜痛，痛及两胁，精神抑郁，善太息，纳差，舌苔薄白，脉弦滑，宜疏肝解郁，理气止痛。加针期门、太冲，针用泻法。

湿热中阻型：见胃脘灼痛，渴不欲饮，口甘口臭，大便黏腻不爽，舌红，苔黄少津，脉滑数，宜清热化湿，理气和胃。加针阴陵泉、内庭（泻）。

瘀血停胃型：见胃痛固定如针刺，夜间尤甚，面唇色黯，舌质紫黯或有瘀斑，脉涩，宜理气活血，化瘀止痛。加针膈俞、阿是穴，针用泻法。

胃阴亏耗型：见胃痛隐隐，喜按，嘈杂吞酸，饥渴不欲饮食，便干，舌瘦少苔，色嫩红，脉细数，宜滋阴益胃，和中止痛。加针胃俞、足三里、三阴交、太溪，针用补法。

脾胃虚寒型：见胃脘隐痛，喜温喜按，遇寒加重，食后痛减，面色无华，四肢倦怠，食少便溏，舌淡胖有齿痕，苔薄白，脉沉细而弱，宜健脾益气，温中止痛。加针气海、脾俞、胃俞、足三里，针用补法，灸神阙。

指针疗法：当胃疼发作之时，以双手拇指或中指点压、按揉中脘、至阳、足三里等穴，力量以患者可以忍耐且较舒适为度，同时嘱患者型深度腹式呼吸。

（纪　峰　郝重耀）

十三、邪祟

窦材治邪祟医案三则

（一）

一妇人病虚劳，真气将脱，为鬼所着。余用大艾火灸关元，彼难忍痛，乃令服睡圣散三钱，复灸至一百五十壮而醒。又服又灸，至三百壮，鬼邪去，劳病亦瘥。

1. 注释

邪祟：又名鬼祟，属于中医学"神志病"范畴。多因情志所伤为病，而临床病象多以错综复杂，多样症状，变幻无常为特点，如幻视、幻听、妄言，时作时止，或惊恐不安、心悸、哭泣、颜面色黄、体瘦、乏力、喜卧、纳呆或欲死感之症。纵观历史和中医学文献，古人遇到无法解释病因的疾病，尤其是表现出神志异常的精神系统疾病，大都会归因于鬼神做祟所引起，统称为邪祟病或祟病。

着：依附，附着。

睡圣散：出自《扁鹊心书·神方》，药物由山茄花（八月收）和火麻花（八月收）组成。山茄花又名曼陀罗花，曼陀罗又叫洋金花，火麻花即大麻花。两药等份为末，每服3钱，小儿1钱，以酒服下。当人难忍艾火灸痛，服此方即昏睡不知痛，亦不伤人。

2. 出处　本医案出自南宋·窦材《扁鹊心书·卷中·邪祟》（窦材. 扁鹊心书. 北京：中国中医药出版社，2015：50.）；另可见于《续名医类案·卷二十二·飞尸》。

3. 学术思想及主要著作　同上。

4. 辨证思路及方法　本案为以大艾炷直接灸关元穴治疗虚劳而致邪祟的验案，实为一例真气将脱，阴阳离绝的危、急重病案。患者既往患有虚劳，脏腑功能衰退，气血阴阳亏损，经久不复，后病情进一步加重，以致真气将脱表现出神志异常。虽似为鬼所依附，实为元气虚极，精神不守，患者神昏谵语表现出的临床症状。正如《格致余论》曰："血气两亏，痰客中焦，妨碍升降，不得运用，以致十二官各失其职，视听言动皆有虚妄"。如不能固元补气回阳，患者可能元气耗竭而死亡。窦材抓住此病的病机为阳气不足，真气欲脱，治疗以"回阳救逆"为总的原则，用大艾炷灸关元穴三百壮，以培元固本，补虚回阳。患者真气得到固摄，阳气得到恢复，虚劳之疾亦得到缓解，故疾病得愈。

邪祟之病从病因而言，总以阳气不足为主。《扁鹊心书·上卷·时医三错》篇有言："鬼邪着人者，皆由阴盛阳虚，鬼能根据附阴气，故易而成病，若阳光盛者焉敢近之。"指出邪祟为患，阳盛则安。《扁鹊心书·邪祟》篇将邪祟的病因病机概括为此证皆由元气虚弱，或下元虚惫，忧恐太过，损伤心气，致鬼邪乘虚而入，令人昏迷，与鬼交通。患者先天禀赋不足，或年老久病素体肾阳亏虚，不能温煦心阳；或忧恐思虑太过，久则伤肾，肾阴肾阳亏虚，不能温养心脉，致心气生成不足。鬼邪为阴类，据阴而附，今心气心阳俱不足则鬼邪乘虚而入，令人昏迷则发为邪祟。窦氏《扁鹊心书》通篇强调"扶阳补元"为祛病延年之第一要务，认为邪祟病同样当以扶阳为本，治法大补元气，加以育神，则鬼邪自然离体。邪祟的具体治疗，《扁鹊心书》多重用灸法或灸药结合。

5. 用穴及操作分析 关元居脐下三寸，又名下丹田，小肠腑募穴，为男子藏精，女子蓄血之处，是人生之关要，真元之所存，即元阴元阳交关之所。也是任脉与肝、脾、肾经之交会穴，与下焦肝肾关系密切。其作为人体补益要穴，能培肾固本、补气回阳。本案患者真气欲绝，急当培元固本，益气回阳，故取关元穴艾灸，取大艾炷灸三百壮，以收温补脾肾、补益气血、助阳安神之功。

（二）

一妇人因心气不足，夜夜有少年人附着其体，诊六脉皆无病。余令灸上脘穴五十壮，至夜鬼来，离床五尺，不能近。服姜附汤、镇心丹，五日而愈。

1. 注释

姜附汤：《重订严氏济生方》载组成为干姜（炮）、附子（炮，去皮、脐）、甘草（炙）各等份，主治五脏中寒，口噤，四肢僵直，失音不语，或卒然晕闷，手足厥冷，功效擅补肾助阳。

镇心丹：出自《三因极一病证方论》卷九狂证论，治心气不足，病苦惊悸，自汗，心烦闷，短气，喜怒悲忧，悉不自知，亡魂失魄，状若神灵所凭。及治男子遗泄，女子带下。药物组成：光明辰砂（研），白矾（汁尽，各等分），上为末，水丸，如鸡头大。每服一丸，煎人参汤下，食后服。镇心丹即用治心气不足，为风邪鬼气所乘，狂言多悲，梦中惊跳之邪祟专方。

2. 出处 本医案出自南宋·窦材《扁鹊心书·卷中·邪祟》（窦材. 扁鹊心书. 北京：中国中医药出版社，2015：49-50.）；另可见于《续名医类案·卷二十二·飞尸》。

3. 学术思想及主要著作 同上。

4. 辨证思路及方法 本案为以直接灸上脘穴治疗心气不足而发邪祟的验案。本案患者就诊时六脉皆无病，可见脏腑功能没有严重受损。而仅于每夜似有鬼附体，窦材辨证考虑为心气不足之证。心主神志，为五脏六腑之大主。《素问》曰"心藏神"，人体的精神、意识、思维活动，虽然与五脏都有关系，但主要还是归属于心的生理功能。心气不足，神失潜藏，故神不守舍。因而《症因脉治》说："心气虚则心主无威，心神失守。"故本证是以血运迟缓，心神不宁为病机特点。艾灸上脘穴补气助阳，宁心安神，心气充盛，神志安宁，故病愈。此病案另一特点为采用灸药结合，以姜附汤温肾助阳，镇心丹补气养心、镇惊安神以巩固疗效，疾病得愈。

5. 用穴及操作分析 上脘居上腹部，中脘上1寸，巨阙下1寸。功擅和胃降逆，化痰宁神，适合艾灸。《针灸大成》记载："主腹中雷鸣相逐，食不化，腹刺痛，霍乱吐利，腹痛，身热，汗不出，翻胃呕吐食不下，腹胀气满，心忪惊悸，时呕血，痰多吐涎，贲豚，伏梁，二虫，卒心痛，风痫，热病，马黄黄胆，积聚坚大如盘，虚劳吐血，五毒疰不能食。"另外，穴位近神阙，灸上脘也可兼灸及巨阙，巨阙为心之募穴，功擅安神宁心。故灸上脘可化痰和胃降逆，亦可补心之阳气不足。

（三）

一贵人妻为鬼所着，百法不效。有一法师书天医符奏玉帝，亦不效。余令服睡圣散三钱，灸巨阙穴五十壮，又灸石门穴三百壮，至二百壮，病人开眼如故。服姜附汤、镇心丹，五日而愈。

1. 出处 本医案出自南宋·窦材《扁鹊心书·卷中·邪祟》（窦材. 扁鹊心书. 北京：

中国中医药出版社，2015：50.）；另可见于《续名医类案·卷二十二·飞尸》。

2. **学术思想及主要著作**　同上。

3. **辨证思路及方法**　本案为以直接灸巨阙、石门穴治疗精神疾病的验案。古医案中称为"邪祟"。邪祟一证临床表现不一，但病人均有如鬼神所作、言行不能自知、自控等共同特征。《杂病源流犀烛》曰："内外因俱有病也"。《医学正传》曰"病有心虚惊惕，如醉如痴，如为邪鬼所附"。但窦材在《扁鹊心书·上卷·时医三错》篇有言："鬼邪着人者，皆由阴盛阳虚，鬼能根据附阴气，故易而成病，若阳光盛者焉敢近之。"指出邪祟为患，阳盛则安。治则以重用灸法温补心肾之阳，或灸后佐以内服丹、药以补养，皆是应用温补思想治愈"邪祟"病。本案重灸巨阙和石门穴，亦是温补心气和心阳以治邪祟之法。

4. **用穴及操作分析**　巨阙为心之募穴，位于上腹部，脐上 6 寸处。功擅安神宁心，宽胸止痛。石门别名丹田、命门，为三焦之募穴。艾灸巨阙、石门可温补心气心阳、补肾助阳，重灸石门更可助一身之阳气，患者阳气得复，邪祟自安。

周密载他医针治邪疾医案一则

《脞说》载李行简外甥女，适葛氏而寡，次嫁朱训，忽得疾如中风状。山人曹居白视之，曰："此邪疾也。"乃出针刺其足外踝上二寸许，至一茶久，妇人醒，曰："疾平矣。"始言每疾作时，梦故夫引行山林中。今早梦如前，而故夫为棘刺刺其足胫间，不可脱，惶惧宛转，乘间乃得归。曹笑曰："适所刺者八邪穴也。"此事尤涉神怪。余按《千金翼》有刺百邪所病十三穴：一曰"鬼宫"，二曰"鬼信"，三曰"鬼垒"，四曰"鬼心"，五曰"鬼路"，六曰"鬼枕"，七曰"鬼床"，八曰"鬼市"，九曰"鬼病"，十曰"鬼堂"，十一曰"鬼藏"，十二曰"鬼臣"，十三曰"鬼封"，然则居白所施正此耳。

1. **注释**

适：文中第一个"适"指女子出嫁，第二个"适"指适才，刚才。

曹居白：宋代医生。善针法，取穴、治疗异于时医。

2. **出处**　本医案出自南宋·周密《齐东野语·卷十四·针砭》（周密. 齐东野语. 北京：北京燕山出版社，1998：157.）；另可见于《续名医类案·卷二十二·飞尸》及《古今图书集成医部综录医术名流列传·宋·曹居白》。

3. **学术思想及主要著作**　周密（1232—1298 年），字公谨，号草窗，又号霄斋、蘋洲、萧斋，晚年号弁阳老人、四水潜夫、华不注山人，南宋词人、文学家。祖籍济南，先人因随高宗南渡，落籍吴兴（今浙江湖州），置业于弁山南。一说其祖后自吴兴迁杭州，周密出生于杭州。宋宝祐（1253—1258 年）间任义乌令（今年内属浙江）。宋亡，入元不仕。

学术思想：

（1）擅用民间验方，治学严谨：在《齐东野语·经验方》中记载以胆矾治疗喉闭。周密和父亲自福建还家，沿途见此症传染，有老医告之以鸭嘴、胆矾研细，以酽醋调灌，家人果然无恙。后一老兵妻子患喉闭，绝饮食三日，垂垂待毙，其父授以此方，次日，老兵告知曰："药甫下咽，即大吐，去胶痰数升，即瘥。"此验方治疗数人喉闭，莫不应验。在《志雅堂杂钞》中，还记载了治疗喉痹和喉蛾的单验方，如用油纸卷巴豆，点燃后以烟熏喉间，吐恶血而消；以熊胆外用治疗自家老婢的目疾，极有效验。

周密的著书中，部分条目来自作者或亲身经历，或亲耳听闻，抑或文本摘录，并在条目后备注来源出处，足见作者实事求是的治学态度。

（2）重视性科学史料的考释：周氏书中所载录的性科学史料，涉及性生理、性心理、性医学、性养生、性行为、性民俗等方面的内容。《齐东野语·黄门》曰："世有男子，虽娶妇而终身无嗣育者，谓之'天阉'，世俗命之曰'黄门'"。书中引用《黄帝针经》注释："有具伤于阴，阴气绝而不起，阴不能用。"同时，还引用《大般若经》中所载的五种黄门作注脚。《人妖》中两性人的记载；《偏僻无子》中的房中术"非惟致疾，然不能有子"；《禁男娼》记载：宋徽宗政和年间，无赖男子"傅脂粉以为娼"，以图衣食，败坏风俗。朝廷"始立法告捕，男子为娼者杖一百"，都是当时性文化的实录。

（3）注重验案和史料的集萃：周密在《齐东野语·针砭》中，历数前代针灸学验案和宋代针灸史料。如文中记载精于针术的张总管，其徒为侍姬治疗脾血证时，针滞在足踝部而不出，急召总管至，于患者的手腕处刺一针，"外踝之针跃而出"；《癸辛杂识·宋彦举针法》记载宋彦举"针法通神，又能运气"，"病愈而气血流通"；邱经历精于针刺之法，"与针刺委中及女膝穴，是夕脓血即止，旬日后额骨蜕去，别；生新者"。

主要著作：周密的著作大多是文学方面的，擅长诗词，作品典雅浓丽、格律严谨，亦有时感之作。能诗，擅书画。与吴文英（号梦窗）齐名，时人称为"二窗"。与邓牧、谢翱等往还。著述繁富，留传诗词有《草窗旧事》、《萍洲渔笛谱》、《云烟过眼录》、《浩然斋雅谈》等。编有《绝妙好词》。笔记体史学著作有《武林旧事》、《齐东野语》、《癸辛杂识》等，对保存宋代杭州京师风情及文艺、社会等史料，贡献很大。曾在吴兴家中设"书种"、"志雅"两座藏书楼，藏书 42000 余卷，及祖上三代以来金石之刻 1500 余种。但生前已散去不少。

医学思想也多包含其中。如《武林旧事·卷八》中记载的产科制度；《齐东野语·黄门》记载的男科；《癸辛杂识·秘固》中记载的房事养生与颐养精神的关系；《志雅堂杂钞》中记载的喉痹和喉蛾单验方；《癸辛杂识·宋彦举针法》中记载的针灸医案。

师承：周密的医学验方多出自流行的验方和好友之口传，如"李仲宾谈鬼"等三则皆出自李仲宾之口；再如"宋彦举针法"中详尽的针灸疗法出自朋友赵子昂之口；其养生思想受苏东坡的影响，如在《癸辛杂识前集·胎息》中曰："精神便自不同，觉脐下实热，腰脚轻快，面目有光。"

杨继洲针治邪祟医案一则

乙亥岁，通州李户侯夫人患怪疾，予用孙真人治邪十三针之法，问病者是何邪为害？对曰：乃某日至某处，鸡精之为害也。令其速去，病者对曰：吾疾愈矣。怪邪已去，言语复正，精神复旧。以见十三针之有验也。

1. **出处**　本医案出自明·杨继洲《针灸大成·卷九·医案》（杨继洲. 针灸大成. 北京：中医古籍出版社，1998：504.）。

2. **学术思想及主要著作**　同上。

3. **辨证思路及方法**　上述两个医案均为应用"十三鬼穴"治疗邪祟的验案。第一个医案患者丧夫后情志不畅，出现神志异常致邪祟，每发病时均可梦到已经过世的前夫领着她在山林中行走。曹居白认为属"邪疾"，按照孙思邈《千金翼方》所载"十三鬼穴"施治，针刺"八邪"而愈。第二个医案杨继洲并没有详述患者的症状，只是描述了治疗的过程，指出"十三鬼穴"治疗祟病疗效确切。"十三鬼穴"是古代治疗邪祟等神志疾患的十三个经验效穴，出自孙思邈《备急千金要方》。限于古人所处之时代，对邪祟等精神疾病表现出变幻莫测之症状，是难以理解的，只能用"鬼怪妖魅"来认识，并将此治疗组穴称之为"十三鬼穴"，治疗穴位均冠"鬼"字为名，又以其数为十三，故称"十三鬼穴"。《孙真人十三鬼穴歌》曰："百邪癫狂所为病。针有十三穴须认。凡针之体先鬼宫。次针鬼信无不应。一一从头逐一求。"指出针刺十三鬼穴需要按照顺序依次取之。

4. **用穴及操作分析** "十三鬼穴"历代文献记载略有差异，今多指人中（鬼宫）、少商（鬼信）、隐白（鬼垒）、大陵（鬼心）、申脉（鬼路）、风府（鬼枕）、颊车（鬼床）、承浆（鬼市）、劳宫（鬼窟）、上星（鬼堂）、男会阴女玉门头（鬼藏）、曲池（鬼腿）、海泉（鬼封）等十三穴。十三鬼穴中的少商、隐白，为手足太阴经之井穴，能醒神开窍，泄热定惊；水沟、承浆、颊车、舌下中缝（海泉）、会阴等除醒神开窍之功外，又有通利舌咽之效；大陵、劳宫为手厥阴心包经的荥穴和输穴，心包为心之外卫，代心受邪，故针刺心包经的特定穴可调神醒志；风府、上星均在头部，用以祛风醒神开窍；曲池为手阳明经的合穴，功擅清热祛风，通利阳明经；申脉为足太阳经经穴，别名"鬼路"，八脉交会穴通于阳跷脉，可补阳益气、疏导水湿。第一个医案中所载曹居白所刺足踵上2寸许处当为"鬼路"之申脉穴。

"十三鬼穴"具体的用针方法，大体上是由明代医学家杨继洲的《针灸大成》发展而来，杨继洲在书中详细列举出各穴的穴名，并对各穴的位置和针刺的先后顺序以及针刺的深度做了具体介绍。《针灸大成》曰："百邪颠狂所为病，针有十三穴须认，凡针之体先鬼宫，次针鬼信无不应，一一从头逐一求，男从左起女从右。一针人中鬼宫停，左边下针右出针；第二手大指甲下，名鬼信刺三分深；三针足大趾甲下，名曰鬼垒入二分；四针掌上大陵穴，入针五分为鬼心；五针申脉为鬼路，火针三分七锃锃；第六却寻大椎上，入发一寸名鬼枕；七刺耳垂分，名曰鬼床针要温；八针承浆名鬼市，从左出右君须记；九针劳宫为鬼窟；十针上星名鬼堂；十一阴下缝三壮，女玉门头为鬼藏；十二曲池名鬼腿，火针仍要七锃锃；十三舌头当舌中，此穴须名是鬼封。手足两边相对刺，若逢孤穴只单通，此是先师真妙诀，狂猖恶鬼走无踪。"

十三鬼穴针灸并用，有深刺、浅刺、透刺以及火针、温针，施术取穴有先后次序且双穴者对针、孤穴者单针，但不一定尽刺其穴，收效即止。纵观现代临床各大医家对鬼穴的用法各不相同，有的遵从古法，有的按照人体从上到下的顺序针刺，有的采用子午流注纳支法针刺，而大部分则是立足于疾病的病因病机，围绕气血、阴阳、脑神、心神的病机特点，选择其中几穴，或与他穴配伍使用，均取得良好疗效。故对鬼穴的应用可不拘泥于原文，根据病情，选用单个鬼穴，数个鬼穴，单个、数个鬼穴为主穴，或全套鬼穴。凡神志病，如精神分裂病、抑郁症、癫痫、癔症、睡眠障碍、神经官能症、脑病后遗症、痴呆、智力低下、老年性精神病、各种失语、暴喑等用十三鬼穴治疗，多有疗效。

附：《针灸大成》十三鬼穴操作法

针刺顺序	穴名	现代腧穴穴名	针刺深度	针法	备　注
1	鬼宫	水沟	三分	毫针，透刺	左下针右出针
2	鬼信	少商	三分	毫针	
3	鬼垒	隐白	二分	毫针	
4	鬼心	大陵	五分	毫针	
5	鬼路	申脉	三分	火针	
6	鬼枕	风府	二分	毫针	
7	鬼床	颊车	五分	温针	
8	鬼市	承浆	三分	毫针	从左进右出针
9	鬼窟	劳宫	二分	毫针	
10	鬼堂	上星	二分	毫针	
11	鬼藏	男会阴女玉门头	三分	毫针	
12	鬼腿	曲池	五分	火针	
13	鬼封	海泉		毫针	刺出血并横安一针令舌不动

李中梓灸治邪祟医案一则

章仲舆令爱在阁时，昏晕不知人。苏合香丸灌醒后，狂言妄语，喃喃不休。余诊其左脉七至，大而无伦，右脉三至，微而难见，正所谓两手如出两人，此祟恁之脉也。线带系定二大拇指，以艾炷灸两介甲至七壮，鬼即哀词求去。服调气平胃散加桃奴，数日而祟绝。此名恶中。

1. 注释

调气平胃散：出自《证治准绳·类方》卷一。药物组成：木香、乌药、白豆蔻仁、檀香、砂仁各3g，藿香3.6g，苍术4.5g，厚朴（姜汁炒）、陈皮各3g，甘草1.5g。用法：水400ml，加生姜3片，煎至320ml，空腹时服。功以芳香辟秽，调气和中。主治冒犯不正之气，胃气不和，腹痛胀满之症。

桃奴：为蔷薇科植物桃自落的幼果。性味苦平，止痛，止汗。用于胃痛，疝痛，盗汗。

恶中：因受不正之气侵袭所致类中风病。见《万病回春》。又名中恶。证见手足逆冷，肌肤粟起，头面青黑，精神不守，或错言妄语，牙闭口紧，昏晕不知人。治用苏合香丸灌服。俟少醒，服调气平胃散（《医宗必读·类中风》）。《医学心悟·类中风》："恶中，登冢入庙，冷屋栖迟，以致邪气相侵，卒然昏语妄言，或头面青黯，昏不知人。急用葱姜汤灌之，次以神术散调之。"

2. 出处　本医案出自明·李中梓《医宗必读·卷六·类中风》（李中梓. 医宗必读. 北京：人民卫生出版社，2006：242.）。

3. 学术思想及主要著作　李中梓（1588—1655年）明末清初著名医学家，字士材，号念莪，又号尽凡居士，江苏云间（又名华亭、松江府）南汇（今属上海市南汇县）人。李氏学术特点是博采众家之长，受薛己、张景岳及金元四大家影响较大，而对于前人不科学的论述，则尽己所能加以摒弃，提出了"先后天根本论"、"水火阴阳论"、"化源论"、"辨疑似论"等重要学术思想。李氏十分重视研究医学理论，对医学深有造诣，生平著作很多，既能淹通前贤精华，又有新的创新，先后共撰写论著 20 余种，因屡次兵燹，散佚过半，现仅存 9 种：《内经知要》2 卷、《医宗必读》10 卷、《伤寒括要》2 卷、《诊家正眼》2 卷、《病机沙篆》2 卷、《本草通玄》2 卷、《删补颐生微论》4 卷、《里中医案》1 卷、《雷公炮制药性解》6 卷。这些著作极大地丰富了中医学的知识宝库，对中医基础理论的发展和临床经验的丰富作出了卓越的贡献。

学术思想：

（1）先后天根本论：李中梓认为人身之有本，如同木之有根，水之有源。治病若能抓住根本，则诸症迎刃而解。故李氏在继承《黄帝内经》及前贤对脾肾问题研究的基础上明确提出了"肾为先天之本，脾为后天之本论"。论中详述了脾肾二脏的生成及其功能机理的重要性。从理论上高度概括了脾肾在人体生命活动中的重要地位。

（2）水火阴阳论：水火阴阳，互为升降不已，水火阴阳的升降与平衡是自然界的基本规律之一。李氏认为，这是天地能造化万物的根本原因。由于水升火降，阴阳相交，推动了万物的生长和发展。唯水性本就下，火性本上炎，怎么会使之一反其性而升降呢？盖水之所以上升，实有赖于火气的蒸腾；火之所以下降，亦有赖于水湿的润泽。故水火二气在人体的作用，分之虽为二，实有统一的方面。火下水上，是谓相交，交则古人谓之既济，既济则能生物；火上水下谓之不交，不交谓之未济，未济则能死物。李氏云："人身之水火，即阴阳也，即气血也。无阳则阴无以生，无阴则阳无以化。"

（3）化源论：化源，即生化之源。出自《黄帝内经》的"资化源"、"取化源"之说。李氏将此加以阐发，认为"资取化源"与经义中的"治病必求于本"、"求其属"等同义。并在《颐生微论》中专列《化源论》，提出"不取化源而逐病求疗，譬犹草木将萎，枝叶蜷挛，不知固其根蒂，灌其本源，而仅仅润其枝叶。虽欲不槁，焉可得也"，"苟舍本从标，不惟胜治，终亦不可治，故曰识得标，只取本，治千人，无一损"及"得其本则生生之本不瘀而化，化之源无穷，谨道如法，万举万全，气血正平，长有天命"。均强调得治病求源的重要性。

（4）辨疑似论：李氏非常重视辨疑似之症，其在《医宗必读》中专列"疑似之症须辨论"，文章中强调："一旦临疑似之症，若处云雾，不辨东西，几微之间，瞬眼生杀矣。"因此强调辨疑似症对疾病的治疗和预后至关重要。如若在辨疑似之症时出现差错，不仅不会治愈疾病，病情反而会加重。如李氏所说："至实有赢状，误补益疾；至虚有盛候，反泻含冤。阴症似乎阳，清之必毙；阳症似乎阴，温之转伤。"人体发生疾病，气血阴阳失调，脏腑功能紊乱，会通过一些临床症状表现出来，医生往往根据外部症状对疾病进行诊治。然而，有时临床表现并非真是反映疾病的本质，而是有时会出现与疾病相反的一些假象。如李氏云："积聚在胸，实也。甚则嘿嘿不欲语，肢体不欲动，或眩运昏花，或泄泻不实，皆大实有赢状也。正如食而过饱，反倦怠嗜卧也。脾胃损伤，虚也。甚则胀满而食不得入，气不得舒，便不得利，皆至虚者有盛候也。正如饥而过时，反不思食也。脾肾虚寒，真阴症也。阴盛之极，往往格阳，面目红赤，口舌裂破，手扬足掷，语言错妄，有似乎阳也……阳盛之极，往往发厥，厥则口鼻无气，手足逆冷，有似乎阴也。"这些假象往往见于邪正相争最尖锐的时刻，患者生死存亡的严重关头，如果不细察，往往易误诊，导致无法挽回的后果。所以在诊治患者时不要为外部现象所迷惑。要透过现象看清本质。

主要著作：《内经知要》、《药性解》、《医宗必读》、《伤寒括要》、《士材三书》、《删补颐生微论》等，诸书虽卷帙不多，但概括面较广，文字精简，深入浅出，简括易读，便于初学，"方便时师之不及"，故流传颇广，在医学普及上起有重要作用。其中尤以《内经知要》、《医宗必读》最为有名。

（1）《士材三书》：本书计六卷。计《本草通玄》二卷，分论药性，末附用药机法，论述处方用药之法；《病机沙篆》二卷，分论各种病症；《诊家正眼》二卷，论脉诊，就脉经二十四脉，补长、短、革、疾四脉为二十八脉，详细说明脉的形象，解释各脉的意义。

（2）《内经知要》：书凡二卷，分道生、阴阳、色诊、脉诊、脏象、经络、治则、病能等九篇。是《黄帝内经》的节录本，按类编撰，并加注释，通俗明了，为初学者之良好读本。

（3）《医宗必读》：撰于崇祯十年（1637年）。是李氏"究心三十年"始成，在学术上也较以往成熟，可以说是他的代表作。书计十卷，分医论、图说、脉诀、色诊和本草、病机等。卷一，为医论及图说，其中医论十四篇，详述医学源流及李氏学术思想，图说论述脏腑经络的生理病理。卷二，为脉诊、色诊。卷三、卷四，论述常用药物三百五十余种，分草、木、果、谷等十类。卷五，论伤寒。卷六至卷十，论内科杂病三十五种，对病因、病机、症状、治法、方药均详细论述，均先取《黄帝内经》，次采各家名论，并参以己见和医案举例。立论中肯，辨析精详，为习医之门径书。

4. **辨证思路及方法**　该医案为以直接灸两拇指介甲（鬼哭穴之鬼信，即少商穴），配合调气平胃散治疗邪祟的验案。本医案在《里中医案》和《脉诀汇辨》也可见到相关记载，从其病症描述和治疗过程来看应为同一则医案。但根据《里中医案》和《脉诀汇辨》记载患者的脉象"六脉忽大忽小、忽沉忽浮，确为祟"，与本案所记载的"左脉七至，大而无伦，右脉三至，微而难见，正所谓两手如出两人，此祟凭之脉也"略有出入。然而，该患者初病昏晕不知人，已有神志改变，后灌服芳香开窍的苏合香丸后苏醒，表现为胡言乱语，自言自语，喋喋不休，其脉象变化多端，乍大乍小，辨证当为心胆虚怯、神魂失守之证。遂李中梓以绳固定住患者两拇指，以艾炷灸其两指甲根角处，即相当于少商穴的位置，补肺宁心，安神定志，开窍启闭，再辅以调气平胃散加桃奴，数日后祟病得愈。

5. **用穴及操作分析**　鬼哭穴属经外奇穴，又名鬼眼，四鬼眼，现今临床罕有应用。最早见于孙思邈《千金翼方》记载："治卒中邪魅恍惚镇噤法"，予"鼻下人中及两手足大指爪甲，令艾炷半在爪上，半在肉上，七炷不止，十四炷，如雀矢大作之"，治"野狐魅"予"合手大指急缚大指灸合间二七壮，当狐鸣而愈"。虽已经记载了腧穴的定位及主治，却并未指出腧穴名称。《扁鹊神应玉龙经注》最早提及"鬼哭"穴名。至明代，杨继洲在《针灸大成》中指出该穴又称"鬼眼"，并详细描述了其定位与主治。"鬼眼四穴，在大拇指去爪甲角如韭叶，两指并起，用帛缚之，当两指歧缝中是穴。又二穴在足大趾，取穴亦如在手者同。"该腧穴位置相当于隐白和少商所在处，二穴亦均属"十三鬼穴"。隐白为足太阴脾经井穴，别名鬼垒、鬼眼。主治腹胀、便血、尿血、月经过多和崩漏等出血证，亦治癫狂、多梦、惊风等神志病。少商为手太阴肺经井穴，别名鬼信，功擅清肺利咽，善调气血阴阳之逆乱，开窍启闭，醒脑宁神。主治肺系疾病及中风昏迷癫狂、小儿惊风等神志病。多用于放血疗法，亦可灸。以艾炷灸鬼哭穴，主治鬼魅狐惑，恍惚振噤等证。古代取穴方法为将两手大指相并缚定，用艾炷于两甲角反甲后肉四处骑缝，着火灸之。《刺灸心法要诀》记载："中恶振噤鬼魅病，急灸鬼哭神可定，两手大指相并缚，穴在四处之骑缝。"本案仅用鬼哭穴之少商穴治之得愈。

过铸灸治邪祟医案一则

坟丁谈宝生，随余至杭，遇祟，作种种拳势，又作骑马势，鼻息全无。诊其脉，细数不伦，时或全伏，众人骇，莫能措。余令数人抱住，以绳缚其两大指，以艾火灸鬼哭穴（在两甲角及反甲后肉四虎骑缝中）。即拱手曰：我去，我去。欲以紫金锭灌之，适用完。时已夜深，无处可购，遂用朱砂少许，水调灌下，乃醒。按：《洄溪医案》言：至宝丹、紫金锭、朱砂、鬼箭羽治客忤祟病甚效。又云：鬼以朱砂为火，以鬼箭羽为失，用之果验。

1. 注释

伦：条理、顺序之意。这里指脉象细数，不规律。

措：挫伤，挫败。此处指没有办法治疗此病，束手无策。

紫金锭：功擅辟瘟解毒，消肿止痛。用于中暑，脘腹胀痛，恶心呕吐，痢疾泄泻，小儿痰厥；外治疗疮疖肿，痄腮，丹毒，喉风。主要成分为山慈菇、红大戟、千金子霜、五倍子、人工麝香、朱砂、雄黄。

客忤：邪祟病名之一，即中恶之类，旧俗以婴儿见生客而患病为客忤。另有言多于道路得之，亦可由感触邪恶之气，故可见实时昏晕，心腹绞痛胀满，气冲心胸，不速治亦能杀人。

失：通"矢"，指飞向目标的箭。

2. 出处 本医案出自清·过铸《过氏近诊医案》。

3. 学术思想及主要著作 过铸（1839—? 年），字玉书，金匮（今江苏无锡）人，清代医家。研习医学多年，颇有心得，与外科名医马培之过往甚密，推崇明陈实功治外证之思想，不忌针刺。因其本人早年尝患疗疮而损一指，更发奋攻研外证，并治好另一指之疗疮。著有《治疗汇要》（一名《治疗大全》）。另有《外科一得录》、《喉痧至论》及《过氏医案》，均有多种刊本行世。

4. 辨证思路及方法 本医案也是以艾炷灸鬼哭穴治疗邪祟的验案。本案患者病发邪祟，未述及病因，表现为神志恍惚，做出各种异常动作，如打拳、作骑马势等，其脉亦表现为乍大乍小、虚数不定，考虑当为痰瘀扰神之证，治疗以化痰开窍、安神定志为主。仍选用鬼哭穴（十三鬼穴之鬼信，即少商穴）治之得愈。

5. 用穴及操作分析 同上。

郑重光灸治邪祟医案一则

镇江巡江营王守戎之媳，抱子登署后高楼，楼逼山脚，若有所见，抱子急下，即昏仆者一日夜。姜汤灌醒，如醉如痴，默默不语，不梳不洗，与食则食，弗与亦弗索也，或坐或卧，见人则避。如此半月，越江相招。入其室即避门后，开门即避于床，面壁不欲见人。令人抱持，握手片刻，而两手脉或大或小，或迟或数，全无一定。此中恶也，与苏合香丸。拒不入口，灌之亦不咽。明系鬼祟所凭，意惟秦承祖灸鬼法，或可治也。遂授以灸法，用人抱持，将病人两手抱柱捆紧，扎两大指相连，用大艾团一炷，灸两大指甲角，灸至四壮，作鬼语求食求冥资。灸至七壮，方号呼叫痛，识人求解，继进安神煎剂，熟睡数日而愈。

1. 注释

秦承祖：秦承祖，南北朝时刘宋医家。精通针灸及医药，术高，被誉为"上手"。治病不分贫富，多效。著有《脉经》六卷、《偃侧杂针灸经》三卷、《偃侧人经》二卷、《明堂图》三卷、《本草》六卷、《药方》四十卷，均佚。

2. 出处　本医案出自清·郑重光《素圃医案·卷三·诸中证治效》。

3. 学术思想及主要著作　郑重光清代医家。字在辛，号素圃，晚号完夫。安徽歙县人。康熙元年（1662年）父病重，久侍汤药，后亦患病。叹时医之术不精，遂博览《黄帝内经》以下诸医书，彻悟医理，治病有奇效。临证详慎周密，于伤寒、温病尤多发明。尝取方有执《伤寒论条辨》，删其繁复，增入喻昌、张璐、程郊倩诸家之说，附以己见，撰《伤寒论条辨续注》十二卷（1705年）以补方氏之未备。复撰《伤寒论证辨》三卷（1711年），就证分经，病情详于各证之中。又参校柯琴《伤寒论翼》两卷。注释《温疫论》，撰成《温疫论补注》两卷（1710年）。另著《素圃医案》四卷（1707年）。后世将以上五书合刊为《郑素圃医书五种》行世。尝重刊先世之作《集验简便诸方》。卒后乡里私谥"贞悫先生"。子钟蔚，承父业。

4. 辨证思路及方法　本案亦为以直接灸鬼哭穴治疗祟病的验案。如醉如痴，默默不语，不梳不洗，与食则食，弗与亦弗索也，或坐或卧，见人则避。上述症状类似中医学癫证。两手脉或大或小，或迟或数，全无一定，考虑为心胆气虚，神魂失守之象。此症多由情志所伤引起，如思虑太过、肝气郁滞、脾气不运、津聚痰结，痰邪上扰神明而发。郑重光考虑为邪祟之中恶，故用艾炷灸鬼哭穴，鬼哭穴即少商所在处，少商属肺经井穴，肺藏魄，艾灸少商穴可醒神开窍，敛魄安神。

5. 用穴及操作分析　同上。

按语：

（1）对应现代疾病：邪祟又名鬼祟，属于中医学神志疾病范畴，以精神欠佳、情志抑郁，沉默痴呆，抑或突然狂奔、喧扰不宁、呼号打骂、不避亲疏为主要临床表现。对应西医学中的精神分裂症、抑郁症、癔症等精神心理疾病。旧时民间所言"见鬼"、"撞邪"等可部分归入此证。

（2）现代教材或临床如何辨证、取穴、治疗：中医理论以心窍闭塞，神机逆乱为邪祟病机，主要可由肝气郁结、失于条达，气郁生痰；或心脾气结，郁而生痰，痰气互结，神机失用；或气郁化火，痰火交阻，扰乱神志所致。临床用穴总以扶正安神为治则，取百会、四神聪、心俞、神阙、神门为主穴。具体辨证如下：

痰气郁结型：见精神抑郁，表情淡漠，善太息，或喃喃自语，喜怒无常，纳差，舌红苔白腻，脉弦滑，宜理气解郁，化痰醒神，加针中脘、太冲、丰隆，太冲针用泻法，余穴平补平泻。

心脾两虚型：见神思恍惚，魂梦颠倒，心悸易惊，善悲欲哭，体虚乏力，纳差，舌淡，苔薄白，脉沉细无力，宜健脾益气，养心安神，加针足三里、三阴交。针用补法。

痰火扰神型：见急躁易怒，面红目赤，突然神智错乱，骂詈号叫，不避亲疏，伤人毁物，不食不眠，舌质红绛，苔黄燥或黄腻，脉弦大滑数，宜清心泻火，涤痰安神。加针刺水沟、大椎、风池、劳宫、大陵、中脘、丰隆，针用泻法。

火盛伤阴型：见神志错乱日久，病势已缓，呼之可止，心烦易怒，形瘦神疲，舌红少苔，或见镜面舌，脉细数，宜滋阴降火，安神定志，加针水沟、大椎、风池、劳宫、大陵、神门、太溪、三阴交，针用泻法。

痰热瘀结型：见邪祟日久，面色晦黯多垢，躁然不安，语无伦次，甚至登高而歌，弃衣而走，妄见妄闻，头痛，舌质紫黯，有瘀斑，少苔或苔薄黄而干，脉细涩，宜豁痰化瘀，调畅气血，加针水沟、大椎、风池、劳宫、大陵、合谷、膈俞、丰隆、太冲。合谷、膈俞、丰隆、太冲针用泻法，余穴平补平泻。

三棱针刺血法：以三棱针点刺大椎、水沟、十宣、十二井穴，使每穴少量出血。

（王 珑 张庆萍）

十四、郁证

窦材灸治郁证医案二则

（一）

一人年十五，因大忧大恼，却转脾虚，庸医用五苓散及青皮、枳壳等药，遂致饮食不进，胸中作闷。余令灸命关二百壮，饮食渐进。灸关元五百壮，服姜附汤一二剂，金液丹二斤，方愈。方书混作劳损，用温平小药，误人不少，悲夫。

1. **出处** 本医案出自南宋·窦材《扁鹊心书·卷中·着恼病》（窦材．扁鹊心书．北京：中国中医药出版社，2015：44．）；另可见于《续名医类案·卷十·郁症》。

2. **学术思想及主要著作** 同上。

3. **辨证思路及方法** 本案为以直接灸命关、关元，配合服用姜附汤和金液丹治疗肝郁脾虚之痞满的验案。患者年老体弱，复因情志所伤怒伤肝，肝气克脾日久致脾虚证，后因庸医误治，用五苓散及青皮、枳壳等破气消积的药物，使脾气更伤，中气更虚，脾失健运、胃失和降而致饮食不进、胸中作闷之症。此时急当温运中焦，振奋脾阳，大补元气，以健运脾胃，恢复脾胃运化功能。故艾炷灸命关二百壮，脾胃之气得以渐复，可稍进食物。再灸关元五百壮以培元固本，补肾助阳。配合服用姜附汤和金液丹，健运脾胃阳气以助运化，调补肝肾以恢复元气疾病得愈。

4. **用穴及操作分析** 命关意指本穴的气血物质的正常与否重关人命。本穴与脾相通，它内泻脾脏之热，外降脾土之湿，是脾脏与体表气血物质沟通的重要渠道，故名命关。关元居脐下，为任脉与肝、脾、肾经之交会穴，与下焦肝肾关系密切。其作为人体补益要穴，能培补先、后天之气，补益脾肾之功最强。本案患者因失治误治脾胃阳虚更甚，气虚运化失职，灸关元则补益肝脾肾三脏，元阳得复，脾胃运化功能得以恢复则病愈。

（二）

一人功名不遂，神思不乐，饮食渐少，日夜昏默已半年矣。诸医不效。此病药不能治。令灸巨阙百壮，关元二百壮，病减半。令服醇酒，一日三度，一月全安。盖醲醋忘其所幕也。

1. 注释

幕：通"慕"，此处指一心向往之事。

2. 出处　本医案出自南宋·窦材《扁鹊心书·卷中·神疑病》（窦材. 扁鹊心书. 北京：中国中医药出版社，2015：51.）；另可见于《续名医类案·卷十·郁症》。

3. 学术思想及主要著作　同上。

4. 辨证思路及方法　本案为以直接灸巨阙、关元治疗郁证的验案。郁证病名首见于《医学正传》，是以性情抑郁、胸闷胁胀，或易怒欲哭，多愁善感、心疑恐惧，或咽中如有物梗、失眠等表现为特征的一类疾病，常因情志所伤气机郁滞而成。本案患者因情志不遂，肝失疏泄，故忧郁不畅，纳呆食少，意志消沉，寡言少语半年。郁证日久，心脾两伤，气血不足。治宜养心健脾，培元益气。故取巨阙艾灸百壮，以补养心气、健运脾胃。艾炷灸关元二百壮，使元气恢复，固本回阳，使病情得以好转。

5. 用穴及操作分析　巨阙为心之募穴，位于上腹部，脐上 6 寸处。功擅安神宁心，宽胸止痛。关元居脐下，为任脉与肝、脾、肾经之交会穴，与下焦肝肾关系密切。其作为人体补益要穴，能培补先、后天之气，补益脾肾之功最强。

王执中治郁证医案二则

（一）

予旧患心气，凡思虑过多，心下怔忪，或至自悲感慨，必灸百会，则以百会有治无心力，忘前失后证故也，兼服镇心丹。

1. 注释

怔忪：同"怔忡"，即惊恐不安。如唐·黄滔《代陈蠲谢崔侍郎书》："某又名碍龙头，迹乖豹变，都由薄命，翻负至公，以此怔忪莫宁，惶惑无已。"

2. 出处　本医案出自南宋·王执中《针灸资生经·卷四·心气》（王执中. 针灸资生经. 北京：人民卫生出版社，2007：163.）；另可见于《普济方·针灸·卷十二·心气》。

（二）

执中母氏久病，忽泣涕不可禁，知是心病也，灸百会而愈。执中凡遇忧愁凄怆，亦必灸此。有此疾者，不可不之信也。

1. 出处　本医案出自南宋·王执中《针灸资生经·第四卷·心气》（王执中. 针灸资生经. 北京：人民卫生出版社，2007：164.）。

2. 辨证思路及方法　上述两个医案为以直接灸百会治疗郁证的验案。郁证多表现为精神抑郁，情绪多变，胸胁不舒，其特点是证候常因情志刺激而多变，或悲伤欲哭，或沉默不语，或焦虑不安，或急躁易怒，难以自禁。医案中患者见思虑过多，心下怔忡，忧伤悲切，甚至突然痛哭流涕，从证候特点分析当属心脾两虚、忧郁伤神。思虑忧愁不解，日久心脾两虚，气血双亏，可见头晕神疲、面色无华，心失所养，则心悸胆怯，少寐健忘。肝气郁结，心气血耗伤，以致心神失养，神不守舍，可见神志恍惚，喜怒无常，手舞足蹈等忧郁伤神之象。治以养心健脾补益气血，甘润缓急养心安神。王执中皆用百会灸治，取其可补中益气、调神解郁，安神定志之故也。

3. 用穴及操作分析　百会，又名三阳五会、泥丸宫、鬼门，是"手足三阳，督脉之会"(《针灸大成》)。百会是主治督脉为病、神志病，以及肝火、肝阳、肝风上扰和邪热上攻、外感风邪引起的头部疾患的常用穴，也是治疗气虚下陷的常用穴。该两则医案中采用艾灸百会治疗郁证，既取其可以治疗督脉病及神志病，又因督脉并脊入脑，与足厥阴肝经交会于巅顶，艾灸百会穴亦可调肝经为病故也。但需要注意的是，对于虚中夹实，本虚标实，虚气上逆的头脑疾患以及肝火、肝阳、肝风等阳实或标实证不可艾灸此穴。

按语：

（1）对应现代疾病：郁证以情志抑郁，心绪不宁，两胁胀痛，或易怒喜哭，或咽中如有物阻为主要临床表现，对应西医学中的神经衰弱、癔症、焦虑症及反应性精神病等。

（2）现代教材或临床如何辨证、取穴、治疗：中医理论以气机郁滞为郁证病机，主要可由情志不舒诱发，临床用穴总以疏肝解郁，健脾化痰，宁心安神为治则，取内关、太冲、三阴交为主穴。具体辨证如下：

肝气郁结型：见精神抑郁，两胁胀痛，善太息，嗳气呕恶；或咽中如有物阻，女子月经不调，舌红苔白，脉弦，宜疏肝解郁，理气调中。加针期门、心俞、肝俞、合谷、太冲，针用泻法。

气郁化火型：见性情急躁易怒，头两侧痛，口苦目赤，大便干结，小便短赤，舌红、苔黄，脉弦细，宜疏肝解郁，清肝泻火。加针大陵、支沟、期门、心俞、合谷、太冲、行间、内庭，针用泻法。

心脾两虚型：见多思善虑，失眠健忘，胸闷心悸，神疲乏力，面色萎黄，纳差，舌淡、苔白，脉弦细，宜健脾益气，补血养心。加针大陵、心俞、脾俞、神门，针用补法，或加灸法。

阴虚火旺型：病程日久，见虚烦不寐，烦躁易怒，哭笑无常，咽干口燥，潮热盗汗，腰膝酸软，便秘溲赤，舌红少苔或无苔，脉细数，宜滋阴降火，解郁安神。加针大陵、期门、心俞、合谷、太溪。太溪、三阴交针用补法，余穴平补平泻。

电针疗法：取足三里、内关、太冲、三阴交之中的2～3穴，电针10～20分钟。

耳针疗法：取心、枕、脑点、肝、内分泌、神门。每次选择3～5穴，毫针强刺激手法，或用王不留行籽贴压。

（王 珑 张庆萍）

十五、狂证

窦材灸药结合治狂证医案二则

（一）

一人得风狂已五年，时发时止，百法不效。余为灌睡圣散三钱，先灸巨阙五十壮，醒时再服；又灸心俞五十壮，服镇心丹一料。余曰：病患已久，须大发一回方愈。后果大发一日，全好。

（二）

一妇人产后得此证，亦如前灸，服姜附汤而愈。

1. **注释**

大发：发，发病，发作。大发，严重的发作。

2. **出处**   本医案出自南宋·窦材《扁鹊心书·卷中·风狂》（窦材.扁鹊心书.北京：中国中医药出版社，2015：32.）；另可见于《续名医类案·卷二十一·颠狂》。

3. **学术思想及主要著作**   同上。

4. **辨证思路及方法**   本处窦材记录了两则以艾灸为主，配合服药，治愈的狂证验案。第一则医案中，从患病史看，患者"得风狂已五年"，病程已久，"时发时止"，经多种方法治疗而无效。窦材辨证当从心论治，故选用了心募巨阙和心俞两穴进行灸疗，并后续配合口服镇心丹。反映了窦材"大病宜灸"、"灼艾第一"，将灼艾作为首选的救治措施的学术思想。

窦材临证注重判断预后，并与患方交流，因"病患已久"，作出"须大发一回方愈"的判断，并充分告知患者，后得到验证"后果大发一日，全好"，充分显示了窦材丰富的临证经验。

第二则医案中，所治仍为狂证，但患者情况发生了变化，为"妇人产后"，故紧扣狂证病机，仍从心论治选用心募巨阙和心俞两穴进行灸疗的同时，后续配合口服的药物改为姜附汤，而非镇心丹，其治疗效果亦为"而愈"，可见起效快，效果好。两案的主要治疗方法相同，均从心论治而取灸巨阙、心俞。辅助治疗方法则异，实乃镇心丹、姜附汤之异。镇心丹有益气养血，镇心安神之用，姜附汤可用于内外俱虚，邪气未解，表证不见。两则狂证的验案，治法有同有异，反映了窦材临证辨证施治、法随证出、灸药结合的高超医术。

5. **用穴及操作分析**   窦材两案均抓住了病机关键，从心论治，选取了巨阙、心俞两穴进行施灸。为保障灸疗的顺利进行，选用睡圣散一服，进行灸前麻醉。巨阙，出自《针灸甲乙经》，属任脉穴，心之募穴。《针灸甲乙经》言其主治狂、妄言、怒、恶火、善骂詈等；《针灸大成》言其主治胸中痰饮、霍乱不识人、恍惚不止、烦热、尸厥、喜呕发狂等，是调心治疗神志病的腧穴，故可用于本案狂证。心俞，出自《灵枢·背俞》篇，属足太阳膀胱经，心之背俞穴。主治心与神志病变，如心痛、惊悸、失眠、健忘、癫狂痫及咳嗽、吐血等。《类经图翼》言其"主泻五脏之热。"两穴同用，切中病机，是从心治疗神志病狂证的较好腧穴。《灵枢·大惑论》篇指出："心者，神之舍也"，《灵枢·本神》篇又指出"所以任物者为之心"。可见，心主神明，心神通过统率这些分属于五脏的神、魂、魄、意、志，以维持人体的精神和思维活动。《灵枢·卫气》篇云："气在胸者，止之膺与背俞。"胸气街横向沟通处在前胸的募穴与处于后背的背俞穴，而背俞穴正是各个脏腑神志游行出入之处。因此，此案中巨阙、心俞相伍，属俞募配穴法，也是气街理论指导情志病治疗的范例。窦材《扁鹊心书》中常见记载每次灸百壮以上至五百壮者，百壮以下已属少，本案两穴均施灸五十壮，可见在窦材的临床施灸剂量中，属于小剂量施灸，非"烈灸"，重点在调心，而非大补阳气。

王执中灸治狂证医案一则

有士人妄语异常，且欲打人，病数月矣。予意其是心疾，为灸百会，百会治心疾故也。又疑是鬼邪，用秦承祖灸鬼邪法，并两手大拇指，用软帛绳急缚定，当肉甲相接处灸七壮，四处皆着火而后愈。灸法见癫邪门。更有二贵人子，亦有此患，有医僧亦为灸此穴愈。

1. 注释

士人：读书人。

秦承祖：南北朝时刘宋医家，精通针灸及医药，被誉为"上手"。著有《脉经》六卷、《偃侧杂针灸经》三卷、《偃侧人经》二卷、《明堂图》三卷、《本草》六卷、《药方》四十卷，均佚。于元嘉二十年（443年）奏置医学，以广教授。唐代孙思邈受其针灸学术影响并曾校其著作。

贵人：古时对公卿大夫或显贵之人的尊称。

医僧：对修行佛法并以医术救死扶伤的出家人之敬称。

2. 出处

本医案出自南宋·王执中《针灸资生经卷四·癫狂》（王执中．针灸资生经．北京：人民卫生出版社，2007：171．）；另可见于《续名医类案·卷二十一·癫狂》及《普济方·针灸·卷九·癫狂》。

3. 学术思想及主要著作

同上。

4. 辨证思路及方法

本案王执中记载了自己治疗的一例神志病。患者为一个读书人，但"妄语异常"，出现了言语错乱；"欲打人"，病程持续"数月"。从症状描述上看，符合中医学狂证诊断。王执中诊断为神志病变，且认为病位在心，属"心疾"，心疾泛指心脏所发生的多种疾病，多由气血不足、气滞血瘀、心阴虚、心阳虚、心火炽盛、痰蒙心窍、水气凌心等因素，使心脏功能失调所致，也包含了劳思、忧愤、心存嫉妒等所致神志病、精神病等。

心主神志，心脑神通，脑为元神之府、髓海，而"灸百会"。此处，"百会治心疾"当指百会穴是治疗神志病的要穴。王执中临证以辨证为基础，重视理法，故进行病机辨证施治外，还从病因角度，提出"疑是鬼邪"而施治，故采用秦承祖灸鬼邪法，取奇穴鬼哭施以直接灸七壮，患者病愈。为进一步证实灸鬼哭穴治疗本病的疗效，王执中还列举医僧应用相同方法治愈两例贵族子弟的例子。

5. 用穴及操作分析

本案中，用到了百会、鬼哭两个腧穴。百会，督脉经穴，出自《针灸甲乙经》，是手足三阳经、督脉、足厥阴的交会穴。百会位居颠顶，深处为脑（髓海）所在，是多条经脉与脑产生密切关联的重要部位，故百会穴是治疗脑病、神志病的要穴，可填精益髓、醒脑开窍。本案王执中灸治百会，恰可切中病机。

鬼哭穴为奇穴，较早的现存记载见于孙思邈《千金方》，如"治卒中邪魅恍惚振噤法"中："鼻下人中及两手足爪甲，令艾炷半在爪上，半在肉上，七炷不止，十四壮，如雀失大作之"等。《扁鹊神应玉龙经》最早提及"鬼哭"穴名，主治癫狂、胎痫、惊痫等。鬼哭位于阴阳交会衔接之处，用艾炷直接灸刺激量大，有开窍醒脑、调节阴阳之效。本案百会、鬼哭同用，尚有标本同治之意，亦属上下配穴法，可共奏奇效。

凌云针治狂证医案一则

金华富家妇，少寡，得狂疾，至裸形野立。凌视曰："是谓丧心。吾针其心，心正必知耻。蔽之帐中，慰以好言释其愧，可不发。"乃令二人坚持，用凉水喷面，针之果愈。

1. 注释

少寡：年轻寡居。

丧心：丧心，指心理反常、丧失理智。见《左传·昭公二十五年》："哀乐而乐哀，皆丧心也。"

蔽：遮蔽。

2. **出处**　本医案出自清·张廷玉等《明史·卷二百九十九·列传第一百八十七·方伎·凌云传》（张廷玉.明史.北京：中华书局，1959：7652.）；另可见录于《续名医类案·卷二十一·癫狂》。

3. **学术思想及主要著作**　凌云（1443—1519年），明代针灸家，字汉章，号卧岩，归安双林（属今浙江省湖州市）人。明孝宗（弘治）召至京，授为御医，"针术神灵，擅名吴浙"，名噪一时。

学术思想： 从凌云著作、医案、凌氏后人学术传承等，可知凌云针灸学术思想主要体现于精于针法、善用灸法、配穴有度、重视得气、养护针具、重视医患沟通、重视医德等。

（1）精于针法：凌云倡直刺宜浅，横刺可深，开皮部刺法先河。直刺宜浅，横针可深的刺法，是凌氏针刺浅深之总要，与常见针灸论证中直刺为深刺，斜刺、横刺为浅刺的强调施针部位解剖层次深浅的概念不同。凌云强调进针的长短，进针长者为"深"。《针灸内篇》提出针刺应深浅有度，可根据腧穴部位、病症等不同情况正确运用透穴刺、沿皮刺、平针刺、横针刺等深刺方法。其中平针刺指沿经脉方向刺入，可激发经气，使针感直达病所，开皮部刺法先河。凌云临证重视据病证选用相应的补泻针法，以针感为要，宗左转为补右转为泻，善用烧山火、透天凉。凌云重视针感，不拘于肢体左右，把握针施补泻的精髓，主张进针宜缓，"用三度停针入穴"的分层施行补泻的方法，"补者三飞一退，慢提紧按，留针以待针下微暖而退针，急扪其穴。泻者一飞三退，慢按紧提，留针以待针下微凉而退针，摇大其孔，不闭其穴。"凌云针刺手法丰富，重视左右手并用，常用指切押手法进针，补泻兼施时用"龙虎交战"。补时，用"苍龟探穴"、"饿马摇铃"、"烧山火"等。泻时用"赤凤展翅"、"白虎摇头"、"透天凉"等。凌云重视行针操作刺激量，指出"转针千遭疾自消"、"重搓十把针扶，战提摇起向上使，气自流行疾自无"等。

（2）善用灸法：凌氏灸法，以直接灸、化脓灸为主，所用艾炷选材精良，采用陈年细艾绒，常据病情，加入独特药物，如丁香、桂皮、砂仁、豆蔻、茴香、郁金、枳壳、麝香、肉桂等。施灸时先以墨点穴，当艾炷燃至产生烧灼痛感时，可击拍周围以分散痛感。灸后，重视灸处防护，给患者《灸家须知宜忌》，告知饮食宜忌、灸处保养之外以及避免劳力、远离房帷等饮食起居等注意事项。

（3）配穴有度：凌云针灸临证配穴有度，其效应穴、"担截法"对后世影响深远。凌云就窦汉卿《流注通玄指要赋》的用穴，而加注配穴，称"应穴"。赋中45组腧穴配伍，是在窦汉卿用穴基础上进行组合和扩展，如上下相应而适用于腰脊急性扭伤的人中配委中；远近相应而适用于腰腿痛的肾俞配委中；前后相应而适用于颈项落枕的风府配承浆；远近相应而适用于头目疾患的风池配合谷等。腧穴相配，提高了临床疗效，对后世针灸临床配穴处方有重要指导意义。高武《针灸聚英》录《拦江赋》，高武在按语中补充说明"《拦江赋》不知谁氏所作，今自凌氏所编集写本针书表录于此"。从凌云的临证针灸思想及后世凌氏针灸的发展看，此赋可能为凌云所编，或深受凌云推崇。赋中是以八脉八穴为例说明"担"与"截"的应用，"担"注重双穴协同，"截"注重单穴阻截而指循经远取。

（4）重视得气：凌云开从受针者角度描述针感之先河，对患者感受进行具体的描述，并由此辨别病情、确定治法、判断预后。凌氏后人凌建宽曾撰《凌氏针灸撮要》一文，述据凌声臣所传《针灸内篇》载："凡针入穴，宜渐次从容而进。攻病者知酸、知麻、知痛，或似酸、似麻、似痛而不可忍者即止。此乃病源已在于此"、"病者宜知酸、麻、痛则病浅，易治；针入不觉者病深，难疗"、"观人体气，察人颜色，或宜何法，先后而用"等，对此进行了说明。

主要著作：据史料记载，凌云著有《经学会宗》、《子午流注图说》、《针灸内篇》、《流注辨惑》等针灸学著作，惜均亡佚。现存《经学会宗·图歌》篇残卷、后世据他书整理之《卧岩凌先生得效应穴针法赋》、抄本《凌云汉章针灸全书》（又称《集英撮要针砭全书》）。

4. 辨证思路及方法　本案记载了凌云治疗一位年少寡居的富家少妇所患之狂证。患者一般情况是"富家妇"、"少寡"，主要症状是"裸形野立"，由"至"字可知，患者之狂证非新发，病程已经有所持续。凌云的诊断是"丧心"。丧心，指心理反常、丧失理智。故采用综合治疗方案，"针其心"为主，并辅助"蔽之帐中"的护理、"慰以好言"的心理治疗。因实施"针其心"操作时，狂证患者往往难以主动配合，故"令二人坚持"，请两位辅助人员将患者抓紧、固定好，以便顺利实施操作并防止出现意外。在针刺治疗过程中配合"凉水喷面"。

狂证的病位在心，与肝胆脾胃关系密切，发作时多辨为痰火扰神，治疗以清心泻火、豁痰宁神为大法，凉水喷面，取其清凉而猝然，不失为清心泻火醒神的较好辅助方法，为民间所常用。在拟定治疗方案并与患者家属沟通时，凌云分析预后当"可不发"，经治后"果愈"。由此可见，凌云临证的特点有：辨证精妙，取穴精炼，施针果断而有效，善于多种方法综合使用，重视施针过程的细节，重视对神志病治疗过程中的护理和心理治疗，在订立综合治疗方案时能对治疗效果进行客观准确的预评估、长于医患沟通以取得充分患方信任和配合。

5. 用穴及操作分析　本案中，凌云的诊断为"丧心"，核心治疗方法为"针其心"。由病机、操作方法描述、腧穴分布部位、腧穴特性等综合来看，凌云所刺，当为巨阙穴。巨阙，出自《针灸甲乙经》，载曰："在鸠尾下一寸"。属任脉，为心之募穴，在上腹部，前正中线上，当脐中上6寸。募穴是脏腑之气输注于胸腹部的腧穴，十二募穴在胸腹部的位置，与相关脏腑在体内的位置大致对应，能够反映本脏腑功能状态、诊断和治疗本脏腑病证，故心募巨阙可治疗多种心病及神志病等，施以补泻手法，可振奋心阳或清泻心火，临床常用于治疗心痛、胸痛、心烦、惊悸、尸厥、癫狂、痫证、健忘、胸满气短、咳逆上气、腹胀暴痛、呕吐、呃逆等病证。本案虽未言明具体的针刺方法，然凌云临证精于针法，多用长针透刺，故此处由巨阙穴处，斜向上方长针深刺，亦属可能。

韩贻丰针治狂证医案二则

（一）

韩贻丰治永和一少年，患风狂，百治不效。其父兄缚送求治，为针百会二十针，升堂公坐，呼少年前来，命去其缚，予杖者再，杖毕而醒，问及前事，茫然不知也。

（二）

一妇因夫病垂危，心患之，乃夫病愈，妇即病疯狂，尽夜不思眠食，白日裸身狂走，或登高阜，或上窑房，末能禁也。乞韩治，将至其家，其妇正在祖裼狂跳中，忽自觅衣覆体，敛容屏息，若有所俟者，邻媪讶之，初不解其何意，俄而韩至，令之跪则跪，因跪而受针。为针其百会一穴，鬼眼二穴，各二十一针。针毕即叩头谢曰：吾今不敢为祟矣，愿乞饶命，吾去矣。言毕而醒。

1. 注释

永和：地名，即今永和县，隶属于山西省临汾市。

高阜：土丘。

末：通"莫"，不。

袒裼（tǎn xī）：脱去上衣，裸露肢体。

俟（sì）：等待。

鬼眼：经外奇穴，出自《备急千金要方》，在手、足大指（趾）桡（胫）侧指甲根角处，两指（趾）相并取穴，左右共 4 穴，主治癫狂痫、晕厥等。另一作经外奇穴腰眼的别名、一作经外奇穴膝眼的别名。

祟（suì）：古时迷信说法，指鬼怪或鬼怪害人。借指不正当的行动。

2. 出处　本医案出自清·韩贻丰《太乙神针心法·针案纪略》（韩贻丰．太乙神针心法．清康熙五十六年丁酉（1717 年本衙藏版）．卷下：3-5.）；另可见录于《续名医类案·卷二十一·癫狂》。

3. 学术思想及主要著作　同上。

4. 辨证思路及方法　此处两则医案记述了韩贻丰在山西担任行政长官时，所治疗的风狂证获效案例。风狂，又做疯狂，即狂证。其一，患者为男性，少年，病程较久而"百治不效"，韩贻丰的治疗手段有："针百会二十针"、"升堂公坐"而"呼"、"杖"。此案中，韩贻丰应当深谙"狂证"乃心疾，属精神神志疾患，故除常规采用针刺治疗手法外，还采用了中医学情志疗法、行为疗法、创设"公堂"情境等。韩贻丰本案，反映出中医学治疗神志病的身心兼治思想。由于治疗得当，故虽他医"百治不效"，而此次患者经治后"醒"，即神志清醒。至于"问及前事，茫然不知"。神志病患者治愈后，对于发病时具体情况的记忆，因人而异，一般来说，患病较轻，治愈后完全可忆起，患病较重，治愈后部分忆起或不忆。

其二，患者为女性，发病诱因是"夫病垂危，心患之"，即疾病由忧思、悲恐所致。本案具体症状记述比较详细，"尽夜不思眠食，白日裸身狂走，或登高阜，或上窑房，末能禁也"。症状较为严重，韩贻丰依然沿用"身心兼治"之法，有针刺疗法"针其百会一穴，鬼眼二穴，各二十一针"，亦有情志疗法，"令之跪"、"跪而受针"。本案患者经治后，亦"醒"。两则医案中，韩贻丰治疗神志病狂证，因人而异，有同有异。相同之处在于，其一，均采用综合治疗方案，身心兼治；其二，均用到治疗神志病之要穴百会。不同之处在于，其一，第二则医案症状严重，故治疗量较大、选穴也较多，加用鬼眼穴；其二，情志疗法、情境疗法的具体实施不同，这恰恰反映出韩贻丰临证的灵活性。

古代医案的记述并无固定范例，必然深受时代文化影响。以鬼神观为基础的巫术医学理论体系，曾长时间影响着中国社会及中国医学，如疾病的命名"尸厥、卒魇、鬼神交通"等。其中，对于神志病的解释，时有一定程度的迷信色彩。但亦有较多医家能避其迷信而以医理论病，分析此类病证原因病机，认识到并非真有自然界鬼神作祟，而是患者情欲异常所生之邪。因此，学习古代医案时，应认识到可能存在的历史局限性，不受其夸大或不实记述干扰，明辨病证，审识医理。此处第二则韩贻丰治验医案中有关的情节可据此而处。

　　5. **用穴及操作分析**　韩贻丰治疗狂证，两则医案均用到百会穴，采用的操作方法为"针"。

　　案一为男性少年患者，案二为已婚女性患者，均属精神神志疾患，故均选用了治疗脑病、神志病的要穴百会，可起醒脑开窍之效（百会治疗神志病相关具体内容尚可参看本节王执中医案）。韩贻丰本人虽更擅常施用太乙神针，进行药艾条悬灸，以创用太乙神针而闻名，但针偏泻而灸偏补，此处患病的青年男女，从年龄、病程、病史、病症上看，所患疾病当多实少虚，故韩贻丰辨证施针，采用了针刺疗法。所刺"二十针"、"二十一针"，非进针针数，乃针刺次数，属一穴多刺，为治疗实证的古典针刺手法。

　　案二另因症状严重，故加用鬼眼穴施针"二十一针"。鬼眼，其义有四：一指经外奇穴膝眼；一指经外奇穴腰眼；一指经外奇穴鬼哭；一指足太阳脾经井穴隐白，从腧穴部位上看，隐白即足部二鬼眼穴，可主治癫狂、多梦、惊风等神志病。此处所用当为鬼哭（鬼眼）或隐白。

　　按语：

　　(1) 对应现代疾病：狂证以精神躁狂，喧扰不宁，动而多怒、毁物打骂为主要临床表现，对应西医学中的精神分裂症、心境障碍（情感障碍）中的躁狂症等疾病。

　　(2) 现代教材或临床如何辨证、取穴、治疗：中医理论以脏气不平，阴阳失调，闭塞心窍，神机逆乱为狂证病机，主要由七情内伤、饮食失节、禀赋不足所致的痰火暴亢诱发。临床用穴总以清泻肝火，清心豁痰为治则，取水沟、劳宫、少府、行间、丰隆为主穴。具体辨证如下：

　　痰火扰神型：见急躁易怒，神智错乱，两目怒视，面红目赤，骂詈号叫，打人毁物，力超常人，登高而歌，弃衣而走，便干溲赤，舌质红绛，苔黄燥，脉弦大滑数，宜涤痰泻火，清心安神。加针大椎、风池，针用泻法。

　　火盛伤阴型：见狂躁日久，病势已缓，时静时动，烦躁善惊，神疲乏力，形瘦颧红，潮热盗汗，舌红少苔，或见镜面舌，脉细数，宜滋阴降火，安神定志。加针神门、大钟、三阴交，针用补法，泻大椎，风池。

　　痰热瘀结型：见躁扰不安，面色黧滞多垢，头痛心悸，胸胁满闷，语无伦次，妄见妄闻，舌质紫黯，有瘀斑，少苔或苔薄黄而干，脉细涩，宜豁痰化瘀，调畅气血。加针大椎、风池、合谷、膈俞、血海、太冲，针用泻法。

　　耳针疗法：取心、皮质下、肾、枕、神门。选取3～4穴针刺并施以强刺激，留针30分钟。

　　三棱针刺血疗法：取大椎、水沟、百会、中冲，三棱针点刺使其出少量血。

（马巧琳　张庆萍）

十六、痫证

窦材灸治痫证医案二则

（一）

一人病痫三年余，灸中脘五十壮，即愈。

（二）

一妇人病痫已十年，亦灸中脘五十壮愈。凡人有此疾，惟灸法取效最速，药不及也。

1. 注释

病痫：患痫证。

2. 出处　本医案出自南宋·窦材《扁鹊心书·卷下·痫证》（窦材. 扁鹊心书. 北京：中国中医药出版社，2015：66.）；另可见录于《续名医类案·卷二十一·痫》。

3. 学术思想及主要著作　同上。

4. 辨证思路及方法　本处两则医案，记载了窦材艾灸中脘穴治疗痫证。第一则，患者当为男性，病程"三年余"，治疗效果不仅好，且取效迅速，为"即愈"。第二则，患者为"妇人"，病程"已十年"，治疗效果为"愈"。两例患者，虽性别、病程有所不同，但窦材所施治法则一，"灸中脘五十壮"，可见窦材对两者的辨证当相同，而疗效的"即愈"与"愈"的差别，可能与患者病程时间长短有关。病程长者，已属痼疾，取效则缓。

在医案后，窦材补充说明对于痫证的治疗，与药物相比，"灸法取效最速"，强调了灸治痫证的重要价值。此处两则治验医案，集中体现了窦材的临证学术思想。历代医家多重视"痰"在癫痫发病中的重要作用，认为发病主要由于痰浊蒙蔽脑窍，导致脑主神明的功能失调，出现神志异常。对于大病、久病、重病的治疗，窦材强调用灸法，灼艾作为首选的救治措施，如"保命之法，灼艾第一，丹药第二，附子第三"、"大病宜灸"等。痫证大多久病难愈，发作时又症属危急，故窦材认为"灸法取效最速"，重视用灸。《景岳全书·杂证谟》载："五脏之病，虽俱能生痰，然无不由乎脾肾，盖脾主湿，湿动则为痰；肾主水，水泛亦有痰。故痰之化，无不在脾；而痰之本，无不在肾。所以凡是痰证，非此即彼，必与二脏有涉。"窦材临证在辨证论治基础上，重视脾肾两脏之阳气，于中脘穴处施灸"五十壮"，即温补脾气、和胃健脾、扶阳化痰的一举中的之法，故疗效迅捷显著，对现代临床治疗痫证，也有重要的指导意义。

5. 用穴及操作分析　中脘，出《针灸甲乙经》："在上脘下一寸，居心蔽骨与脐之中。"属任脉，是任脉、足阳明的交会穴，胃之募穴，八会穴之腑会。可和胃健脾、化痰降逆，是治痰证的要穴，临床主治胃脘痛、腹胀、呕吐、呃逆、纳呆、泄利、便秘、失眠、惊悸、怔忡、脏躁、癫狂、痫证、尸厥、惊风、产后血晕等。灸法，具有温经通络、升阳举陷、行气活血、祛寒逐湿、消肿散结、回阳救逆等作用，对慢性虚弱性疾病和风、寒、湿邪为患的疾病尤为适宜。痰浊蒙蔽脑窍，导致脑主神明的功能失调，出现神志异常是痫证的重要病机，而痰浊的产生，由湿聚所致。故艾灸中脘穴，举腧穴主治与疗法效应二者之功，切中痫证之要害，可取得理想治疗效果。

王执中灸治痫证医案一则

有人患痫疾，发则僵仆在地，久之方苏。予意其用心所致，为灸百会。又疑是痰厥致僵仆，为灸中管，其疾稍减，未除根也。后阅《脉诀》后，通真子有爱养小儿谨护风池之说，人来觅灸痫疾，必为之按风池穴，皆应手酸疼，使灸之而愈。小儿痫，恐亦可灸此。

1. 注释

僵仆：不自主地身体直挺倒地。如《素问·六元正纪大论》篇："目不识人，善暴僵仆。"王冰注："筋骨强直而不用，卒倒而无所知也。"

用心：使用心力。

中管：中脘穴别名。

《脉诀》：此处当指《通真子补注王叔和脉诀》一书。

通真子：宋代刘元宾，字子仪，号通真子。曾撰《通真子补注王叔和脉诀》。

2. **出处** 本医案出自南宋·王执中所著《针灸资生经·卷四·癫疾》（王执中·针灸资生经·北京：人民卫生出版社，2007：174.）；另可见于《普济方·针灸·卷九·癫疾》及《杂病广要·脏腑类·癫狂》。

3. **学术思想及主要著作** 同上。

4. **辨证思路及方法** 此处记载了王执中用艾灸的方法治疗痫证未能治愈和治愈的案例，并附有其宝贵反思。在未能治愈的案例中，患者每次发作的主要症状是"僵仆在地"，类似于现代癫痫病的强直发作或失张力发作。其中失张力发作是由于双侧部分或者全身肌肉张力突然丧失，导致不能维持原有的姿势，出现猝倒、肢体下坠等表现，发作时间相对短，持续数秒至 10 余秒多见，肢体并不"僵"，故可排除。强直发作虽肌肉僵直，但典型还表现为发作性全身或者双侧肌肉强烈持续的收缩，使肢体和躯体固定在一定的紧张姿势，如轴性的躯体伸展背屈或者前屈，一般常持续数秒至数十秒，不超过 1 分钟，持续时间不长，而患者每次发作都是"久之方苏"。因此，王执中最初的判断是"用心所致"，治疗方法是"灸百会"，应当是未见效，故又做他图。而值得注意的是在现代癫痫的诊断中，癫痫需要和假性癫痫发作（又称癔症样发作）相鉴别，假性癫痫发作虽症状与癫痫类似，但持续时间可较长，甚至可长达数小时。故王执中"用心所致"的判断并非毫无道理。而现代流行病学显示，10％假性癫痫发作患者可同时存在真正的癫痫，10％～20％的癫痫患者中伴有假性发作。故王执中后续从"痰"论治，施以"灸中管"的艾灸中脘穴治疗，取得了效果。但由于"未除根也"，王执中始终未能释怀。后阅读通真子刘元宾所著之《通真子补注王叔和脉诀》时，受"爱养小儿谨护风池"观点的启发，认识到风池穴可治疗本证，指出按风池，如阳性反应明显，就加以施灸，疗效显著的临证经验。王执中进一步思考，大胆提出假说，认为小儿患痫证，若症、理与此相同，灸风池也应获效。此处医案虽短小，但有效与不效的对比分析，尤为难能可贵。

5. **用穴及操作分析** 本案中先后使用到百会、中脘、风池三穴。

百会，督脉经穴，出自《针灸甲乙经》，是手足三阳经、督脉、足厥阴的交会穴。位居颠顶，深处为脑（髓海）所在，是多条经脉与脑产生密切关联的重要部位，是治疗脑病、神志病的要穴，可填精益髓、醒脑开窍。中脘，任脉经穴，出自《针灸甲乙经》，是任脉、足阳明的交会穴，胃之募穴，八会穴之腑会。可和胃健脾、化痰降逆，是治痰证的要穴，临床主治胃脘痛、腹胀、呕吐、呃逆、纳呆、泄利、便秘、失眠、惊悸、怔忡、脏躁、癫狂、痫证、尸厥、惊风、产后血晕等。风池，足少阳胆经穴，出自《灵枢·热病》篇，足少阳、阳维脉之交会穴。可祛风解表，开窍醒脑。临床主治病症范围较广，如头面病及五官病之头痛、眩晕、耳鸣、耳聋、感冒、鼻塞、衄衊、目赤肿痛、口眼㖞斜等，神志病之中风、癫痫、失眠等，经脉病之颈项强痛等，但疗效突出者，多属其中内、外风邪所致的病证。灸法，可通经络、行气血、救逆乱。

本案中，由疗效看，百会未曾显效，中脘未曾根治，而风池更切中病机，为重视理法的王执中所推崇。痫证，多由风、火、痰、瘀、惊、虚所致，其中风为百病之由，痰为百病之根，虚为百病之终，因虽复杂，但在不同的阶段、不同的患者，主要矛盾各有区别，治疗也当有别。从诊断看，既然风池穴处"应手酸疼"，那么谨守病机，以祛风为主进行治疗就更有针对性，疗效就更好。王执中在《针灸资生经》中也对各穴主治区别曾进行总结，认为百会、中脘、风池均是治疗癫狂痫神志病的要穴，其中，狂癫、癫痫可取中脘，寒热癫仆可取风池，癫疾呕可取百会。

朱震亨灸药结合治痫证医案一则

（朱丹溪）治一妇人，四十五岁，生子多，触胎时有腹痛，每夜喜饮酒三盏即睡，其夫性暴而谐谑，所以借酒解怒。忽九月望后，痫病大作，目上视，扬手掷足，甚强健，举体大筋皆动，喉向如锯，涎沫流口两角。如此一时辰许，诸症皆静，状如熟寝，全不知人。半时，小腹渐痛，上至心，痛大作，汗如雨，自头至乳而止。如此半时，痛渐减，汗亦收，痛作时，却自言其痛。其余言语皆谬误，问亦不答，亦不知人。痛定又熟寝如前。痫与痛间作，昼夜不息。经两宿，方召予脉之。痛作时脉四至半，似弦非弦，左弱于右。予未敢与药，候痫作时，再看形脉。后作时，六脉皆隐，但有大筋转于指下，眼白青而面不青，手之动三倍于足。予问之，痛作时必欲重按。比痛作时，汗必不出。其夫言果然。予曰：此非死证，若尚能咽药，则易治。试以调香附子末灌之。适痫势稍定，却咽得半盏，令急烧竹沥未就，时痛大作，余以肝有怒邪，因血少而气独行，所以脾受病。肺胃之间，旧有酒痰，为肝气所抑郁而为痛。然酒喜动，可以出入升降，入内则痛，出外则痫。当乘其入内之时，急为点大敦、行间、中脘三处穴，令分头同时下火灸之。足上艾火少，灸先了，腹上痛渐下至腰而止。熟寝少时，痫作如前，症减半。又以竹沥入少姜汁灌下大半盏。灌时适值痫定，但熟寐如前，自是不省人事，一昼二夜，皆已弃之。余晓之曰：身不发热，因痛则汗出，大便不通者五六日。自予来，亦未见其小水。非死症，当是血少无神而昏耳。尔为痛掐人中，俄而呻吟，急以人参汤同竹沥灌之，又昏睡如前。余教以作人参白术膏，入竹沥调下。如此二昼夜，凡用人参一斤，白术二斤，眼忽能开，手能举，自言胸膈满而举身皆痛，耳目仍未有闻见，忽自溺床甚多。余闻之甚喜，且得痫与痛皆不作。但教令用陈皮芍药甘草川芎汤调参术膏，又加竹沥饮之。余欲往他处，且与脉之，闻其作声，余自知谬拙，不教以粥与药间服，急令作稀粥与之，止咽得三四匙，牙禁不受。余遂以木楔斡开，以稀粥入药汤，又与竹沥同灌一大盏，盖是粥多而药居三之一。予遂出门，教令粥药相间与之。予在二十里外，未申间，天大风作。予料此妇痫必作，特往视之，痫不作而痛作，脉去来急无次，急为灸然谷、太冲、巨阙。灸罢痛定，问其要粥否？答曰：我正饥。其夫饮之以粥，咽两盏。予乃往他处，仍教以药汤调参术膏、竹沥，与粥间与之如前。第二夜半时，召予甚急。往视之，痫病大作，夺手不能诊脉，令人扶定两肘，予捉其中指，强而脉之，四至半，粗大有力，左右同，而右少缓。口妄言而无次，又怒骂人，眼上视，不瞬而呕。又欲起走，其状若有所凭。然予捉定两手，为灸两大指背半甲半肉际，各三壮。怒壮稍杀，求免。索烛视之，耳目仍未有闻见。昏寐至夜半，狂怒大作，且言鬼怪之事。而师巫至，大骂巫者。予静思之，气因血虚，亦从而虚邪因入，理或有之，且与补药，血气若充，邪当自退。仍与前药，又恐痰顽，佐以荆沥，又以秦承祖灸鬼法灸之，哀告我自去。昏睡一昼夜，忽自起坐索粥。其夫与之，方问夫，你面垢如许，怪床上有香气。继又无所知识，惟开眼不睡，手足虽能运动，却作寻摸态。如此又二昼夜，粥食稍加，又溺床多如前。予益喜，仍守前药。予又往他处，次日晚，忽来召予。急往视之，病人自言浑身皆痛，脉之皆五至，左右均而和，曰参术膏俱尽，遂教令就与前药中加参术煎，去荆沥，加香附末。与一服，觉甚快。余且令守此药，至次夜半，又来告急曰：前痛大作。往视之，坐桶上。叫声甚高。予思之，此虚病亦多汗，肠燥而粪难耳。痛当在小腹与腰，急烘琥珀膏大者贴小腹，仍教以热手摩腰肾间，连得下气而痛减，就睡少时，又起，如是者五六次。一医者劝令用通利药，予曰：痛与死，孰为轻重，且坚忍至夜半，后当自通。又往他处，至四更，来告急，往视之，痛大作。予令坐以温汤中，当自下。换汤痛定，觉甚快，第二桶汤，下结粪二块，就睡。天明予又往他处，至晚又告急。予视痛大作，连及两胁，手不可近。予思之，此痛无因，若结粪未尽，痛当在下；今痛在上，必因食多，问之果然。医者欲用感应丸，予教勿与粥药。病者力索药，遂以香附末，令舐之。至夜半痛渐减，天明觉略饥索粥。予曰：非饥也，乃嘈耳。勿与，而自安。其家又自与粥，至辰巳间，予往他处，至晚痛又作，而病者索香附末不已，遂以汤调半碗与之，探令吐，犹有宿食，痛遂止。予又往他处，至夜半，又告痛复作，询之，以醋拌萝卜苗吃粥。又以香附末探吐之，痛定，教令一昼夜勿与食。至次日，少与淡粥，觉饥时以陈皮汤下白术丸，如此调理自安。

1. **注释**

触胎：怀孕期间。

谐谑：取笑作乐。

九月望后：望，月圆。阴历九月十五后。

小水：排小便。

溺（niào）：排小便。

牙禁：牙关紧闭。

不瞬：不眨眼。

舐（shì）：舔。

2. **出处** 本医案出自明·楼英《医学纲目·卷之十一·肝胆部·眩·癫痫》（楼英．医学纲目．北京：中国医药科技出版社，2011：188-190．），另可见于《针灸聚英·卷二·秦承祖灸鬼法》、《名医类案·卷八·痫》及《续名医类案·卷二十二·邪祟》。

3. **学术思想及主要著作** 同上。

4. **辨证思路及方法** 本案记述的是朱丹溪治愈的一例复杂痫证合并腹痛验案。其中详尽介绍了患者的一般情况、病史、发病情况、治疗情况、治疗转归等，以及朱丹溪的辨证、施治、诊治机理分析等。其中，痫证的急性发作期持续约半个月，在急性发作期与稳定期的长期治疗中，既有因患者延时而失治、又有家属护理不当而使病情向恶，更有极易触发疾病的恶劣天气，再兼疾病本身的复杂性，因此治疗之难可想而知。

本例治疗可分为五个阶段。第一阶段：从发病第1天到发病第4天。患者于"九月望后"突发痫证，其主症是"痫与痛间作，昼夜不息"。由发病情况和具体症状看，这是一个典型的癫痫全面性发作，在此阶段，病家未曾进行有效处理。所以，患者主要症状反复发作。朱丹溪临证格外谨慎，务求全面掌握病程信息，故虽即时诊得"痛作时脉四至半，似弦非弦，左弱于右"，但并不武断用药，而是"候痫作时，再看形脉"。后痫证再次发作时，诊得"六脉皆隐，但有大筋转于指下"，并详细望诊观察到症状特点是"眼白青而面不青，手之动三倍于足"，再行问诊，得知"痛作时必欲重按"，并发现"痛作时，汗必不出"。结合患者的一般情况，即"妇人"、"四十五岁"，且有长期的饮酒史，辨证为"肝有怒邪，因血少而气独行，所以脾受病。肺胃之间，旧有酒痰，为肝气所抑郁而为痛。然酒喜动，可以出入升降，入内则痛，出外则痛"。因此，朱丹溪以证施法，针灸药结合，综合救治。其中所用针灸方法为"大敦、行间、中脘三处穴，令分头同时下火灸之"，主要针对患病的脏腑脾、肝、胃，病理因素怒、痰、气郁而治。第二阶段：从发病第4天到发病第8天。朱丹溪根据症状"身不发热，因痛则汗出，大便不通者五六日。自予来，亦未见其小水"，指出"非死症，当是血少无神而昏耳"，实辨为虚证神昏。一来用以告慰患者家属，使其安心，二来用以指导施治方法。仍以穴、药结合。但急则治其标，先用穴醒神，再用药调理。所用针灸方法为"痛掐人中"。人中即水沟穴，有开窍醒神之功效，故效果立显。第三阶段：从发病第8天到发病第12天。在此阶段，由于外因"风"与患者内因"痰气之郁、血少"相合，病情发生重大反复，症状表现也多种多样。故朱丹溪证症结合，针对性给予最优疗法。因"痛作，脉去来急无次"，故紧急施治，以"熄风定痛"为法，"急为灸然谷、太冲、巨阙"，见效快。"灸罢痛定"，并出现了饥饿感，是邪去正回，胃气来复的佳象。后又因"痫病大作"，且又兼狂证表现如不配合治疗"夺手不能诊脉"、痰热扰神见精神障碍"口妄言而无次，又怒骂人，眼上视，不瞬而呕。又欲起走，其状若有所凭……昏寐至夜半，狂怒大作……大骂巫者"、出现一系列幻觉等。除采用药物治疗外，还用了"秦承祖灸鬼法灸之"（可参考狂证章节），标本兼治，攻补兼施，药物、针灸治疗相结合，使疾病进一步好转。第四阶段：从发病第13天到发病第15天。在患者病情已然稳定，逐渐痊愈的过程中，出现了反复"痛大作"，朱丹溪根据病史、症状特点进行了审慎的诊断和鉴别诊断，认定已非酒痰入内经络不通所致，而分别是由津液不足腑气不通的虚秘、胃气虚弱宿食积滞所致的积食所致。故同病异治，除使用药物外，还采用"热手摩腰肾间"、"坐以温汤中"，用补益调理的按摩、热浴之法，使腑气得通，虚秘得除。第五阶段：从发病第15天后至病愈。属疾病的善后期，随着患者胃气渐复，可适量给予"淡粥"，若发生脾胃嘈杂症状时，服用"陈皮汤下白术丸"，以理气健脾化痰。最终"调理自安"，疾病得以痊愈。

5. **用穴及操作分析**　从本篇医案综合看，朱丹溪精于针灸，充分了解针灸的优势。在本案中治疗的五个阶段共有四个阶段主要或辅助性地运用了针灸疗法，且均获佳效。

第一阶段治疗中，辨证为"肝有怒邪，因血少而气独行，所以脾受病。肺胃之间，旧有酒痰，为肝气所抑郁而为痛。然酒喜动，可以出入升降，入内则痛，出外则痛"。因此，可知主要患病的脏腑是脾、肝、肺、胃，病理因素主要涉及怒、痰、气郁。因此抓住最佳治疗时机，先用灸法，"当乘其入内之时，急为点大敦、行间、中脘三处穴，令分头同时下火灸之"。大敦，经穴名，出自《灵枢》，属足厥阴肝经，井穴。可开窍醒脑、疏肝理气，常用于肝肾、少腹、前阴及神志病如月经不调、崩漏、阴中痛、疝气、癃闭、癫狂、尸厥、嗜睡、痫证、癥瘕、中风不省人事、小儿惊风、腹痛、卒心痛、大便不通等。《千金翼方》载："狂走癫厥如死人，灸足大敦九壮。"行间，经穴名，出自《灵枢》，属足厥阴肝经，荥穴。可清肝泄热、疏肝理气、熄风活络，常用于头目、肝肾、前阴、神志病如头痛、眩晕，青盲、癫狂痫、瘈疭、小儿惊风、胁痛等。中脘，经穴名，出自《脉经》，属任脉，胃募、腑会，手太阳、少阳、足阳明、任脉交会穴。可和胃健脾、化痰降逆，常用于脾胃疾患以及相关的其他疾患，如腹痛、腹胀、便秘、胃脘痛、呕逆、反胃、食不化、脏躁、癫痫、尸厥等。《针灸聚英》载："灸七壮……胃虚而致太阴无所禀者，于足阳明募穴中导引之"。《循经考穴编》载："一切脾胃之疾，无所不疗"。三穴并用，可疏肝理气、健脾化痰。

第二阶段中急则治其标，"痛掐人中"以醒神。人中即水沟穴，出自《针灸甲乙经》，属督脉，为督脉、手阳明、足阳明之交会穴。可开窍醒神、苏厥熄风，常用于头面、神志及腰脊病证如口歪、中风昏迷、癫狂痫、癔症等。《类经图翼》载："千金云：此穴为鬼市，治百邪癫狂，此当在第一次下针。凡人中恶，先掐鼻下是也。鬼击卒死者，须即灸之。"

第三阶段中针对"风、血气虚、虚邪因入"，又兼顾"痰热"，标本兼治，攻补兼施，主要用到的针灸方法是"急为灸然谷、太冲、巨阙"、"秦承祖灸鬼法灸之"。然谷，经穴名，出自《灵枢》，属足少阴肾经，荥穴。可益气清热，常用于肾病、前阴病、神志病等等，此处有攻补兼施之意。太冲，经穴名，出自《灵枢》，属足厥阴肝经，输穴、原穴。可平肝熄风、舒肝养血，常用于肝肾、少腹、前阴及神志病证如月经不调、痛经、乳痈、癃闭、绕脐腹痛、头痛、厥心痛、神昏、中风、癫痫、惊风等。《医宗金鉴》载其："主治急慢惊风，羊痫风证"。巨阙，经穴名，出自《针灸甲乙经》，属任脉经，心之募穴。《针灸甲乙经》言其主治狂、妄言、怒、恶火、善骂詈等，《针灸大成》言其主治胸中痰饮、霍乱不识人、恍惚不止、烦热、尸厥、喜呕发狂等，是调心治疗神志病的腧穴。三穴共用，可养血祛风、通络止痛、化痰定惊。"秦承祖灸鬼法"所用当为奇穴鬼哭。主治癫狂、胎痫、惊痫等。第四阶段采用"热手摩腰肾间"、"坐以温汤中"的按摩、热浴外治方法使腑气得通，虚秘得除，这些方法涉及腰部、小腹部、会阴部的经络和腧穴。

杨继洲治痫证医案二则

（一）

丁丑夏，锦衣张少泉公夫人患痫症二十余载，曾经医数十，俱未验。来告予，诊其脉，知病入经络，故手足牵引，眼目黑瞀，入心则搐叫，须依理取穴，方保得痊。张公善书而知医，非常人也。悉听予言，取鸠尾、中脘，快其脾胃，取肩髃、曲池等穴，理其经络，疏其痰气，使气血流通，而痫自定矣。次日即平妥，然后依法制化痰健脾之药，每日与服。

1. 注释

锦衣：指锦衣卫的官员。

瞀（mào）：视物昏花。

2. 出处 本医案出自明·杨继洲《针灸大成·卷九·医案》（杨继洲. 针灸大成. 北京：中医古籍出版社，1998：500.）。

3. 学术思想及主要著作 同上。

4. 辨证思路及方法 患者女性，发病时令为"夏"，病程"二十余载"，曾"数十"次就诊，均疗效不佳。杨继洲"诊其（患者）脉"，辨为"痰气"所致。痰邪作祟，蒙蔽心窍，病久入经络而致"手足牵引，眼目黑瞀"、"搐叫"。杨继洲的治疗分两步。第一步为发作期治标，先控制痫证的发作，取"鸠尾、中脘"以治脾胃为标中之本，取"肩髃、曲池"以理经络、疏痰气、通气血，为标中之标，因切中病机时机得当，故效果较好"痫自定"。第二步为缓解期治本。证为"痰气"所致，《素问·经脉别论》篇载："饮入于胃，游溢精气，上输于脾，脾气散精，上归于肺"。脾胃在津液生成代谢输布方面作用重要。《景岳全书》载："盖痰涎之化，本由水谷，使果脾强胃健，如少壮者流，则随食随化，旨成血气，焉得留而为痰。惟其不能尽化，而十留一二，则一二为痰矣；十留三四，则三四为痰矣；甚至流其七八，则但见血气日削，而痰涎日多矣"。故有脾为生痰之源说，杨继洲临证治痰重视对脾胃的调理。除发作期"取鸠尾、中脘，快其脾胃"外，缓解期"制化痰健脾之药，每日于服"。此案中，也反映出杨继洲兼收并蓄针药并重的学术特点。

5. **用穴及操作分析**　控制痫证的发作，取鸠尾、中脘以治脾胃，取肩髃、曲池以理经络、疏痰气、通气血。鸠尾出自《黄帝内经灵枢·九针十二原》，属任脉，任脉络穴，膏之原穴，可宁心安神、宽胸利气、化痰定喘、和胃降逆，症治范围广，用于胸肺、心神及脾胃疾患等，如胸满咳逆、心悸、心烦、心胸痛、癫痫、脏躁、惊狂、癔症、呕吐、胃痛等。中脘出自《脉经》，属任脉，胃之募穴、八会穴之腑会、足阳明经与任脉之交会穴，可和胃健脾、理气降逆、利水化湿，常用于脾胃及与脾胃相关的疾患如腹痛、腹胀、胃痛、呕逆、反胃、食不化、肠鸣、泄利、便秘、不寐、脏躁、癫狂痫、尸厥、惊风、产后血晕等。肩髃出自《针灸甲乙经》，属手阳明大肠经，手阳明、阳跷脉之交会穴，可活血散风、通经活络、通利关节，常用于肩臂疾患如手臂挛急、上肢不遂、肩凝证、瘰疬、风热瘾疹等。曲池出自《黄帝内经》，属手阳明大肠经，手阳明之合穴，可祛风清热、利湿通络，常用于发热、目赤、齿痛、胸中烦闷、痢疾、便秘、肠痈、消渴、水肿、手臂肿痛、丹毒、麻疹、瘰疬、癫狂痫等。鸠尾、中脘相配，共奏宁心安神、和胃健脾、利气化痰之功。肩髃、曲池相配，共奏活血散风、通经活络、通利关节之功。两组腧穴既对因、又对症，取刺法，能快速治愈痫证的发作，为后续治疗创造条件。

（二）

戊辰岁，户部王缙庵公乃弟，患心痫疾数载矣。徐堂翁招予视之，须行八法开阖方可，公如其言，而刺照海、列缺，灸心俞等穴，其针待气至，乃行生成之数而愈。凡治此症，须分五痫，此卷前载之详矣，兹不悉录。

1. **注释**

八法：指八脉八穴的用法。

开阖：此处指代补泻手法。

生成之数：《河图》将一、二、三、四、五称作"生数"，六、七、八、九、十称作"成数"，并将生成数配合五行。古代针灸学将其结合刺法，即成"补生泻成"，属针刺补泻法之一。

五痫：古代中医学对各种痫证的统称，因按五脏分属命名，即肝痫、心痫、脾痫、肺痫、肾痫，又名五脏痫。

2. **出处**　本医案出自明·杨继洲《针灸大成·卷九·医案》（杨继洲. 针灸大成. 北京：中医古籍出版社，1998：501.）。

3. **学术思想及主要著作**　同上。

4. **辨证思路及方法**　患者为男性，病程"数载"，病证较明确，为"心痫"。古代中医学依据发病症状按五脏分属对各种痫证进行命名。心痫多见发病时面赤口张，摇头马嘶。如《医学入门·痫》所载："心痫，面赤，口张，摇头，马嘶"。痫证的发生，乃因各种原因致使脏气失调，痰浊内聚，气机逆乱，阳升风动，痰瘀上壅，蒙蔽清窍，走窜经络而发病。病位主要在脑窍，与心、肝、脾、肾有关。此案既为心痫，故"刺照海、列缺，灸心俞"，即案中所言"八法开阖"，属八脉八穴的配穴方法。具体治疗过程，杨继洲强调"针待气至"，之后才行补泻针法。杨继洲临证长于选穴处方、辨证选穴，善用特定穴，重视得气，善用刺法，承继百家之长，精于补泻手法，在本案中均有所体现。本案最后，杨继洲言"凡治此症，须分五痫"，强调了治疗取效的基础是辨证准确。

由两案综合来看，杨继洲临证施治，均是在诊断明确、辨证清晰后，据具体病证的标本缓急和主症，分别选用适当的方法予以针对性治疗，各种治法灵活变通，配合运用，对后学不无启发。

5. 用穴及操作分析 针灸结合，针刺依据八脉八穴配穴法，选用照海、列缺相配，强调得气后施以恰当的补泻手法；艾灸选用心俞。照海出自《针灸甲乙经》，属足少阴肾经，八脉交会穴之一，通阴跷脉，别名阴跷，可滋阴清热、调经止痛，症治范围广，用于五官病、妇科病、神志病等。如咽干咽痛、阴挺、月经不调、癔症、癫痫、不寐等。《针灸大成》曾引张洁古而载："痫病夜发灸阴跷，照海穴也。"列缺出自《灵枢·经脉》篇，属手太阴肺经，为其络穴，八脉交会穴之一，通任脉，可宣肺祛风、止咳平喘、疏经活络，症治范围广，用于肺脏及肺系病证、神志病、经脉病等。如热病烦心、咽喉肿痛、落枕、头项强痛、咳嗽、气喘、手腕无力、偏正头痛，面瘫、面痛等。八脉八穴配穴法指十二经脉位于四肢部与奇经八脉相通的八个腧穴相互配伍应用的方法。列缺配照海主治咽喉、胸膈部疾病，直接针对心痫主症，得气后行六阴数泻法以泻痰实。心俞出自《灵枢·背腧》篇，属足太阳膀胱经，心之背俞穴。主治局部病证和心病，以及与心相关的其他病证。如心痛、惊悸、健忘、心烦、癫、狂、痫、失眠、咳嗽、吐血等。艾灸心俞则是在针刺基础上，进一步针对心痫之"本"以调节脏气，温经散邪。

周汉卿刺血治痫证医案一则

长山徐妪痫疾，手足颤掉，裸而走，或歌或笑。汉卿刺其十指端，出血而痊。

1. 注释

长山：地名，在今浙江境内。

颤掉：抖动，摇动。

2. 出处 本医案出自清·张廷玉等《明史·卷二百九十九·列传第一百八十七·方伎·周汉卿传》(张廷玉.明史.北京：中华书局，1959：7652.)。

3. 学术思想及主要著作 周汉卿，元、明时期医家（生卒年不详），生于元代，逝于明初。松阳人（今浙江省境内），精通医学，尤善针灸。《明史·方伎传·周汉卿》载："松阳人。医兼内外科，针尤神。"

学术思想： 相传周汉卿自幼勤奋好学，秉承岐黄古训，深得医理精微，精通内科、外科，尤其擅长针灸按摩，常以针速愈疑难病症。从《明史》中所载的周汉卿医案来看，周汉卿临证学术思想和诊疗特点主要在于：主治病症范围广，广泛涉及内科、外科、妇科等多种疾病，如目疾、外伤、虫证、妇科病、癫痫、淋巴结核、颈疽、肠痈等；治疗方法丰富多样，长于根据不同病情需要使用"神膏封贴"的穴位贴敷法、针刺、刺血、火针、割治排脓、针拨翳障、按摩、针药并用、"灌药于鼻"的鼻饲法等多种治疗方法。治疗取效迅捷，效果好。如治疗眼部外伤"睛突出如桃"，已然"络已损不可治"者，"三日复故"；治疗"胃痛，奋掷乞死"者，"痛旋止"；治疗瘰疬"将死"者，数日而愈等。

主要著作：未见周汉卿本人传世之作，但其医案在《明史》及《宋濂集》中均有所记载。

师承：不详。

4. **辨证思路及方法**　本案记载了周汉卿用刺血疗法治疗痫证。患者为老年女性，发病时的主要症状比较复杂。"手足颤掉"，属部分运动性发作。这种发作多表现为身体某一局部发生的不知主抽动。多见于一侧眼睑、口角、手指或足趾。"裸而走，或歌或笑"，属自动症，指在癫痫发作过程中或发作后意识模糊状态下出现的具有一定协调性和适应性的无意识活动。在痫证发作的当时，多辨证为实证，故周汉卿采用了刺血法，所用腧穴为十宣，起到了实则泻之的效果，故疗效突出。

5. **用穴及操作分析**　十宣，经外奇穴，出自《奇效良方》，具有救急的功效，可清热开窍醒神，主治昏迷、休克、中暑、癫狂痫证、癔症、惊厥，以及急性咽喉炎、急性胃肠炎、高血压、手指麻木等。在十宣施以三棱针点刺放血的刺血法，是临床常用的手法。

刺血法，又称"刺血络"或"刺络"、"放血疗法"，指用三棱针刺破人体一定部位的血络或腧穴，放出适量血液，达到治疗疾病目的的方法。本法源远流长，在《黄帝内经》中多有记述，符合"菀陈则除之，去血脉也"的治疗大法，"主泻热出血"。现代临床又可见点刺法、散刺法、刺络法、挑刺法等多种操作手法，用于治疗各种实证、热证、瘀血、疼痛等。本案中周汉卿选十宣，进行放血治疗，有急则治其标，实者泻之之意，恰能切中痫证发作时的病机，故可收效"而痊"。

按语：

（1）对应现代疾病：痫证以突然意识丧失，甚则昏仆，不省人事，强直抽搐，口吐涎沫，两目上视或口中怪叫，移时苏醒，醒后如常人为主要临床表现，对应西医学中的癫痫。

（2）现代教材或临床如何辨证、取穴、治疗：中医理论以神机受阻为痫证病机，主要可由先天禀赋不足，七情内伤，脑部外伤，饮食不节，或患他病之后造成的脏腑功能失调，痰浊内阻，气机逆乱，引动肝风所致。临床根据辨证，实证以熄风定痫，宁心安神为治则，取风府、鸠尾、大椎、后溪、内关、太冲、三阴交、丰隆为主穴。虚实证以固本扶正，健脾化痰，补益肝肾，养心熄风为治则，取神门、三阴交、太冲、丰隆、四神聪、筋缩、阳陵泉为主穴。具体辨证如下：

痰火扰神型：见急躁易怒，心烦失眠，口苦咽干，头痛胁胀，发作时猝然仆倒，不省人事，吼叫声高，口吐白沫，角弓反张，四肢拘急抽搐，口臭便干，舌红，苔黄腻，脉弦滑数，宜清热泻火，涤痰开窍。加针水沟、合谷、行间，针用泻法。

风痰闭阻型：见平素多有头昏眩晕，胸闷，痰多，乏力等症状，发作时突然昏倒，神志不清，抽搐吐涎，喉中痰鸣，两目上视，舌淡胖，苔白腻水滑，脉弦滑，宜涤痰熄风，开窍定痫。加针水沟、合谷、本神，针用泻法。

瘀阻脑络型：既往或可有脑部外伤史，平素头痛，痛有定处，见一侧躯体或面部抽动，颜面或口角青紫。发作时猝然神昏仆倒，抽搐，或仅见眼角、口角、肢体抽搐，颜面口唇青紫，舌质紫黯或有瘀点，苔薄白，脉弦涩，宜活血化瘀，熄风通络。加针水沟、长强、阳陵泉、百会、太阳、膈俞，针用泻法。

心脾两虚型：见痫病反复不愈，神疲乏力，面唇无华，身体消瘦，神情倦怠，发作时叫声低微，抽搐无力，二便自遗，舌淡，苔白，脉弱，宜补益气血，健脾宁心。加针百会、大椎、心俞、脾俞、足三里，针用补法，可加灸法。

肝肾阴虚型：见痫证频作，神思恍惚，头晕耳鸣，腰膝酸软，失眠健忘，发作时猝然昏仆，或手足蠕动，五心潮热，言语謇涩，舌红、少苔或无苔，脉弦细数，宜滋养肝肾，平肝熄风。加针百会、肝俞、肾俞、太溪，针用补法。

耳穴疗法：在胃、皮质下、神门、心、脑点、枕等几个穴位中选取 2～3 个，毫针强刺激，动留针，30 分钟。

（马巧琳 张庆萍）

十七、昏睡

张舜民载他医针治昏睡医案一则

嘉祐初，仁宗寝疾，药未验。间召草泽医，始用针自脑后刺入，针方出，开眼曰：好惺惺。翼日圣体良已。自尔以穴目为惺惺穴，经初无此名，或曰：即风府也。

1. 注释

嘉祐初：宋代嘉祐初年，即 1056 年。

仁宗：宋仁宗赵祯，1022 年至 1063 年在位。

间召：偶尔召见。

草泽医：草泽，指低洼积水野草丛生之处，引申为乡野、民间。草泽医即走方医生。

惺惺：神志清醒的样子。

2. 出处 本医案出自北宋·张舜民《画墁录》；另可见录于《续名医类案·卷十六·头》（魏之琇．续名医类案．北京：人民卫生出版社，1982：405．）。

3. 学术思想及主要著作 本案张舜民记载了某位民间医生偶尔奉召为宋仁宗针刺治疗昏睡证，因无医者姓名，故学术思想及主要著作不详。

《画墁录》是宋代张舜民撰写的笔记小说。张舜民，生卒年不详，北宋文学家、画家，字芸叟，自号浮休居士，又号矼斋。邠州（今陕西彬县）人。英宗治平二年（1065 年）进士，为襄乐令。曾任监察御史、右谏议大夫、集贤殿修撰等。

4. 辨证思路及方法 嘉佑初年，仁宗患"寝疾"卧床而不能"惺惺"，为使仁宗神志清醒，经过用药物治疗，未获效。后经一位"草泽医"针刺风府穴而开眼神清痊愈。可知仁宗当时所患之"寝疾"，非"神昏"，而应是原发性病证"嗜睡"。"神昏"是神志异常，是神志不清、昏不知人的危、急、重症，而"嗜睡"是指不论昼夜、时时欲睡、呼之可醒、继之又睡为特征的一种睡眠异常的病证。历代文献称呼较多，又称"多眠"、"嗜眠"、"多卧"、"瞑目"等。《黄帝内经》对嗜睡的描述，其一为生理上的嗜睡现象，即《灵枢·大惑论》篇所言"人之多卧者，此人肠胃大而皮肤湿，而分肉不解焉。肠胃大则卫气留久，皮肤湿则分肉不解，其行迟。夫卫气者，昼日常行于阳，夜行于阴，故阳气尽则卧，阴气尽则寤。故肠胃大，则卫气行留久；皮肤湿，分肉不解，则行迟。留于阴也久，其气不清，则欲瞑，故多卧矣。"其二为外感热性病所致，如《素问·六元正纪大论》篇所言"凡此阳明司天之正……其病中热胀，面目浮肿，善眠……"。其三为内伤疾病所致，如《灵枢·口问》篇所言："阳气尽，阴气盛，则目瞑；阴气尽，而阳气盛，则寤矣"；《灵枢·口问》篇所言："阴气盛则瞑目"；《灵枢·海论》篇所言："髓海不足，则脑转耳鸣，胫酸眩冒，目无所见，懈怠安卧"等。历代医家在此基础上多有阐发。总的来说，认识到嗜睡，既有生理现象者，也有病理变化者，病机多属外感或内伤导致阴阳失调、心气所伤、髓海不足、元神失养等。嘉祐（1056 年 9 月—1063 年）是宋仁宗的第九个和最后一个年号。初年，仁宗 46 岁，渐近中老年。宋仁宗天性仁孝，对人宽厚和善而"无定志"，喜怒不表现于外表。当时，仁宗所用范仲淹开展的庆历十大新政，因反对势力庞大，难以推动，一年四个月后便宣布中止，最终失败，又连年与西夏、辽有军事冲突，且立嗣大事不定，可谓内忧外患。因此从年龄、性格、心理、外部环境等各方面看，宋仁宗均属于睡眠障碍的高危人群，长期的过劳消耗，极易导致阴阳失调、心气所伤、髓海不足、元神失养等，病发"嗜睡"并不意外。"草泽医"仅针刺治疗"脑后"某穴，立验，医案记述者根据当时情况，猜测针刺腧穴为"风府"，可见病症当属虚证，主要与髓海不足、元神失养有关。

5. **用穴及操作分析** 仁宗的病证以困倦、昏睡而无法睁眼为主症，故当以醒神开窍为治疗原则。风府出自《灵枢·本输》篇，属督脉经，是督脉、足太阳经、阳维脉之交会穴，是治疗神志病的要穴，主治癫狂，痫证，癔症，中风不语，悲恐惊悸，半身不遂，眩晕，颈项强痛，咽喉肿痛，目痛，鼻衄等。阳维脉主一身之表，督脉循行经项部至风府穴，进入脑内，膀胱经"络脑"，风府上通髓海，善于散外风、熄内风，并通关开窍醒神，故能一针即醒。

窦材灸药结合治昏睡医案一则

余治一伤寒，亦昏睡妄语，六脉弦大。余曰：脉大而昏睡，定非实热，乃脉随气奔也，强为之治。用烈灸关元穴，初灸病人觉痛，至七十壮，遂昏睡不疼，灸至三鼓，病人开眼，思饮食，令服姜附汤。至三日后，方得元气来复，大汗而解。

1. **注释**

亦：本案为篇章节选，窦材记述先前有近似病例，故言"亦"。

六脉：左右两侧的寸、关、尺脉。

强：音 qiǎng，勉力、尽力。

烈灸：烈，火猛也。此处所施烈灸即大剂量的直接灸。

三鼓：鼓，此处用作量词，古代夜间计时单位。三鼓，即三个时辰。

2. **出处** 本医案出自南宋·窦材《扁鹊心书·卷上·要知缓急》（窦材.扁鹊心书.北京：中国中医药出版社，2015：9.）；另可见录于《续名医类案·卷十六·头》。

3. **学术思想及主要著作** 同上。

4. **辨证思路及方法** 本案是窦材以大剂量直接灸关元治疗的以"昏睡妄语，六脉弦大"为主症的伤寒昏睡验案。患者"妄语，六脉弦大"，似为阳明腑热证，但"昏睡"一症，与之不符。窦材提出"脉大而昏睡，定非实热"的论断，而是"脉随气奔"，是阳气将脱的危象。此时六脉虽大，但并非洪脉，应当引起医者警惕。因病已属危，故"强为之治";因阳气将脱,故"烈灸关元穴"且大剂量施灸而达"三鼓"即三个时辰之久,直至"病人开眼思饮食"。此处也反映了窦材重灸的治疗理念;且窦材以患者的受治反应作为施灸的量,而不拘泥于固定的施灸量。待危急已除,后续治"服姜附汤",进一步治疗。姜附汤可治伤寒已经转下,内外俱虚,邪气未解,表证不见,身无大热者等,切合本案病机,具"异病同治"之妙,故三日后,患者"元气来复,大汗而解"。本案窦材的辨证、施灸、用药,均切合病机而独出心裁。

5. **用穴及操作分析** 关元,出自《灵枢·寒热病》篇,属任脉,小肠募穴,任脉与肝、脾、肾经之交会穴,是培元固本、温肾壮阳、调理冲任、补益下焦的强壮要穴,作为人体补益要穴,能培补先、后天之气,补益脾肾之功最强。本案患者阳气本虚复感伤寒,寒邪入里内盛,格阳外出,故阳气奔腾于外而脉大,阴气据守于里而昏睡,故烈灸关元。病属伤寒重证,急宜用灸,故先灸后药。本案集中体现了窦材注重养阳、善补脾肾、强调重灸的学术思想。

按语:

(1)对应的现代疾病:昏睡以昏睡不能自动醒转,但对言语的反应能力尚未完全丧失,高声呼唤、强烈疼痛刺激可使患者睁眼、呻吟、躲避,但无法回答问题和进行有目的动作为主要临床表现,对应西医学中的意识障碍。

(2)现代教材或临床如何辨证、取穴、治疗:中医理论以心脑受损,窍络不通,神明被蒙为昏睡病机,主要见于多种急慢性病证的危重阶段。临床用穴总以开窍醒脑为治则,实证取水沟、内关为主穴;虚证取水沟、百会、神阙、关元、足三里为主穴。具体辨证如下:

热毒内陷型:见壮热神昏,心烦谵语,或见抽搐、角弓反张,面红目赤,呼吸声高气促,鼻翼煽动,肌肤瘀斑,便干溲赤,舌红绛点刺,苔黄燥,脉大洪数,宜清热解毒,开窍醒神。加针刺大椎、曲池、十宣、十二井,针用泻法。十宣、十二井以三棱针点刺出血。

风痰内闭型:见发病迅速,突然昏仆,口噤不开,痰涎壅盛,肢体强痉,苔白厚腻,脉弦滑,宜涤痰熄风,通闭醒神。加针素髎、合谷、太冲、十宣,针用泻法。十宣以三棱针点刺出血。

湿浊内阻型:见神志模糊,昏睡不醒,面目发黄多垢,或身肢肿胀,舌淡胖,苔厚腻、色白或灰黑,脉濡缓,宜健脾利湿,化浊开窍。加针四神聪、印堂、足三里、申脉、中脘、阴陵泉、丰隆,平补平泻,可加灸法。

阴阳俱脱型:见昏睡不醒,意识模糊,目合口张,手撒尿遗,四肢肢冷,淋漓汗出,气弱息微,面色黧紫,舌体瘦小无苔,脉微欲绝,宜回阳救逆。加针气海、素髎、太溪、涌泉,针用补法。重灸关元、神阙。

艾灸可选用膻中、神阙、百会、气海、关元,艾条雀啄灸,用于虚证。

(马巧琳 张庆萍)

十八、疝气

淳于意灸药结合治疝气医案一则

齐北宫司空命妇出于病,众医皆以为风入中,病主在肺,刺其足少阳脉。臣意诊其脉，曰："病气疝，客于膀胱，难于前后溲而溺赤。病见寒气则遗溺，使人腹肿。"出于病，得之欲溺不得，因以接内。所以知出于病者，切其脉大而实，其来难，是厥阴之动也。脉来难者，疝气之客于膀胱也。腹之所以肿者，言厥阴之络结小腹也。厥阴有过则脉结动，动则腹肿。臣意即灸其足厥阴之脉，左右各一所，即不遗溺而溲清，小腹痛止。即更为火齐汤以饮之，三日而疝气散，即愈。

1. 注释

北宫：复姓。

司空：官名。

风入中：风邪侵入人体。

火齐汤：方剂名称。

2. 出处　本医案出自西汉·司马迁《史记·卷百零五·扁鹊仓公列传第四十五》（司马迁．史记．北京：线装书局，2006：437.）；另可见于《名医类案·卷第六·疝癫》。

3. 学术思想及主要著作　同上。

4. 辨证思路及方法　"众医皆以为风入中，病主在肺，刺其足少阳脉"，此为其他医生的诊治经过。"难于前后溲而溺赤，病见寒气则遗溺，使人腹肿"，是淳于意接诊时的情况。"病气疝，客于膀胱"，"欲溺不得，因以接内"及其脉理"切其脉大而实，其来难"是病因病机的阐发。患者大小便不通（主要为小便不通）、尿赤、腹肿，此为患者的主要症状，而《阴阳十一脉灸经》中足厥阴的循行"穿少腹"，"是动病"可见"丈夫溃疝，妇人少腹肿"。本案虽涉及膀胱，然而与脉动相合而看，仍归于厥阴病，故治疗上应取厥阴经的腧穴（大敦），施灸法，结合汤药，病三日而愈，见效迅捷。

5. 用穴及操作分析　"灸其足厥阴之脉，左右各一所"，即艾灸大敦，每侧一壮。大敦为足厥阴肝经的井穴，厥阴经循行到阴器、腹部，取大敦为循经取穴，且施以灸法。灸大敦能起到疏通厥阴经脉，使二便通、肿物（脱出物）回复。《华佗神方》云："意治病，纯用火齐汤……不知此病之愈，得力在灸，以厥阴病，灸厥阴脉，一灸而络舒。"

<h3 style="text-align:center">王执中灸药结合治疝气医案二则</h3>

（一）

治小肠气方甚多，未必皆效。耆域方夺命散，良方苍猝散，皆已试之效者。有一兵患小肠气，依此方灸足第二指下纹五壮，略效而再发，恐壮数未多也。予以镇灵丹十粒与之，令早晚服五粒而愈。灸固捷于药，若灸不得穴，又不如药相当者见效之速。且灸且药，方为当尔。

1. 注释

小肠气：疝气的一种，小肠坠入阴囊。

足第二指下纹：奇穴独阴。

2. 出处　本医案出自南宋·王执中《针灸资生经·卷三·肾虚》（王执中．针灸资生经．北京：人民卫生出版社，2007：114.）；另可见于《普济方·针灸·卷十三·肾虚》。

3. 学术思想及主要著作　同上。

（二）

舍弟少戏举重，得偏坠之疾，有道人为当关元两旁相去各三寸青脉上灸七壮，即愈。

王彦之患小肠气，亦如此灸之愈。

1. 注释

戏：玩耍、打闹。

偏坠：一侧睾丸肿大，疼痛下坠。

关元两旁相去各三寸：奇穴气门。

2. 出处 本医案出自南宋·王执中《针灸资生经·卷三·癞疝》（王执中.针灸资生经.北京：人民卫生出版社，2007：123.）；另可见于《普济方·针灸·卷十四·疝》及《续名医类案·卷二十·疝》。

3. 学术思想及主要著作 同上。

4. 辨证思路及方法 实则有三则医案，为一兵、舍弟和王彦之，三者均患疝气，小肠突入阴囊，以睾丸肿痛、阴囊肿大为主要症状。其发病在腹股沟和阴囊。而足阳明胃经"下挟脐，入气街中"，"起于胃口，下循腹里，下至气街中而合"，胃经循行到腹股沟部，经筋结于前阴，可知疝气的发病与胃经相关。故治疗上可取局部和远道的腧穴。一兵的疝气灸法和药物结合，舍弟和王彦之疝气均应用灸法而愈。

5. 用穴及操作分析 奇穴独阴，位于足第二趾掌面第一横纹中点。胃经"下足跗，入中指内间"，胃经虽止于中趾内侧端，实则止于第二趾的外侧端。独阴与胃经经气相连接，故取独阴有疏通经气、降逆止呕、调理胞宫（精宫）的功能，可以治疗疝气、呕吐、呃逆、胎衣不下、月经不调等疾病。而灸独阴能升提中气，使中气升举如常，故治疗疝气尤效。奇穴气门，位居小腹部，居于关元旁开 3 寸，小腹为肾经、胃经、脾经以及任脉、督脉、冲脉的循行所过之处，针刺、艾灸均可，有培补元气、升提中气之功能，可以治疗月经不调、功能失调性子宫出血、更年期综合征，且也为治疗疝气的效穴。

王璆载他医灸治疝气案一则

郭察院名德麟传与葛丞相云，十余年前尝苦疝气，灸之而愈，其法于左右足第二指下中节横纹中，各灸七壮至三七壮止，艾丸不须大，如麦粒而紧实为上，太大恐疮难将息，旬日半月间不可多步履，仍不妨自服它药。渠灸后至今不发。葛甥子纲尝依此灸之，亦验！

1. 注释

左右足第二指下中节横纹中：奇穴独阴。

渠：代词，他。

2. 出处 本医案出自南宋·王璆《是斋百一选方·卷之十五·第二十三门·治小肠气》（王璆.是斋百一选方.上海：上海科学技术出版社，2003：55-56.）。

3. 学术思想及主要著作 王璆字孟玉，号是斋，南宋时期医家，山阴（今属浙江）人，曾任淮南幕官、汉阳太守。

主要著作：其所著《是斋百一选方》，为医方著作，后经刘承父校正，重新刊刻，内容有增补，名为《新刊续添是斋百一选方》。是宋代较有影响的方书之一，约成书于1196年。与《太平圣惠方》、《太平惠民和剂局方》、《济生方》、《三因方》、《杨氏家藏方》、《本事方》等书共同形成了宋代方书之林。其流传较广，当时影响超过《博济方》、《济生方》。该书共 20 卷，31 门，载方 1142 首，遍涉内、外、妇、儿、五官等临床各科，凡汗、吐、下、和、温、清、消、补诸法兼备。全书以病证分类为主，条理井然。所载之方，精巧得体，简明实用，除出处、证治、组成以外，对药物的炮制、方剂用法、禁忌等内容均有详细的说明。而且不少方剂附有验案，对医方医术的流布、传播与验证极为有益，是中医药教学、研究及临床工作者不可多得的参考资料。现国内首都图书馆存有抄本。

师承：不详。

4. **辨证思路及方法**　实则有两则医案，即郭察院、葛丞相的外甥，均患疝气。本案中的疝气指小肠气，小肠突入阴囊，阴囊肿大、坠胀或兼疼痛。足阳明胃经"下挟脐，入气街中"，"起于胃口，下循腹里，下至气街中而合"，胃经循行到气街即腹股沟部，经筋结于前阴，疝气的发病与胃经密切相关。故治疗上当疏通胃经经气，可循经远道取穴。

5. **用穴及操作分析**　奇穴独阴，位于足第二趾掌面第一横纹中点，胃经"下足跗，入中指内间"，胃经虽止于中趾内侧端，实则止于第二趾的外侧端，独阴与胃经经气相连接，故取独阴有疏通经气、降逆止呕、调理胞宫（精宫）的功能，可以治疗疝气、呕吐、呃逆、胎衣不下、月经不调等疾病。而灸独阴能升提中气，使中气升举如常，故治疗疝气尤效。此外，还对艾丸的制作要求作了具体的说明，这点符合现代的制作规范。即艾丸要"紧而实"，太大则损伤筋肉，导致患者半月间行走不便，切记。除了艾灸独阴治疗疝气外，还可结合药物内服，以提高疗效。

张从正针治疝气医案一则

又项关一男子，病卒疝暴痛不任，倒于街衢，人莫能动，呼予救之。余引经证之，邪气客于足厥阴之络，令人卒疝，故病阴丸痛也。余急泻大敦二穴，大痛立已。夫大敦穴者，乃是厥阴之二穴也。

1. **注释**

卒疝："卒"通"猝"，睾丸突然肿大，疼痛难忍。

不任：不能忍受。

衢：四通八达的大路。

阴丸：睾丸。

2. **出处**　本案出自金·张从正《儒门事亲·卷二·疝气肝经宜通勿塞状十九》（张从正．儒门事亲．北京：中国医药科技出版社，2011：55-56.）；另可见于《续名医类案·卷二十·疝》及《杂病广要·内因类·寒疝》。

3. **学术思想及主要著作**　同上。

4. **辨证思路及方法**　本案的主要症状为睾丸剧痛，为邪气侵于足厥阴之脉而致。《灵枢·经脉》篇云："肝足厥阴之脉，起于大趾丛毛之际，上循足跗上廉……循股阴，入毛中，过阴器，抵小腹"，即肝经循行到前阴，故肝经受邪循经上传则男子见前阴的症状如睾丸疼痛、肿胀、小便不畅、遗尿、疝气等症状。盛则泻之，故治法为泻邪气、通经脉，取肝经的井穴大敦。

5. **用穴及操作分析**　大敦为肝经的井穴，有疏肝利胆、通经止痛之功，操作上可以应用针刺、艾灸。结合本案症状，选择针刺泻法、点刺放血均可，且止痛迅速，故剧痛立即消失。

滑寿灸药结合治寒疝医案一则

一妇人病寒疝，自脐下上至心，皆胀满攻痛，而胁痛尤甚，呕吐烦满，不进饮食，伯仁诊之，其脉两手沉结不调，乃曰：此寒在下焦，宜亟攻其下，无攻其上。为灸章门、气海、中脘，内服延胡、桂、椒，佐以茴木诸香、茯苓、青皮等，十日一服，温利丸药，果得桴鼓效。此岂非所谓聚而散之者耶？

1. 注释

亟：紧迫，急。

攻：灸法。

2. 出处 本医案出自元·滑寿《十四经发挥·寒疝》（汪瓘．名医类案．北京：人民卫生出版社，2005；257.）；另可见于《古今医案按·卷三·疝》、《古今医统大全·卷六十疝气门·治法·治案》、《名医类案·卷第六·疝癥》及《医学入门·卷首·历代医学姓氏》。

3. 学术思想及主要著作 滑寿（约1304—1386年），名寿，字伯仁，号樱宁生，元末明初的医家。原籍许州襄城（今河南许昌），先迁到仪真（今属江苏），后定居到余姚（今属浙江）。滑氏医理、医术高明，活人无数。《明史·方伎传》中云："江浙间无不知有樱宁生者"，近代针灸学家承淡安曰："针灸得盛于元代，此滑寿之功也。"

学术思想：

（1）首次提出"十四经"概念，并称督脉为"阳脉之海"，任脉为"阴脉之海"：在元代以前的经络学说中，十二正经为主，奇经八脉为次。至滑氏始认为督、任二脉既有经有穴，有别于其他奇经，应与十二正经相提并论。《十四经发挥》把督、任二脉与十二经合称为"十四经"。滑氏首次提出"十四经"概念，指出督脉为阳脉之纲，任脉为阴脉之海，两者同起于会阴，共终于龈交，一背一腹，一阳一阴，周流不息，如环无端，起阴阳相济之功。

（2）按经脉气血流注排列腧穴：滑氏首创以穴位释经的方法，巧妙地把经络的体内循行路线更加直观、更加生动地呈现出来。《十四经发挥》叙述了十四经的循行路线及病候，循经考穴，注明每个腧穴的部位，全书载穴657个，其中双穴303个，单穴51个。腧穴主要依据《圣济总录》，而对于腧穴的排列顺序及部分腧穴的定位，滑氏提出了自己的见解。《十四经发挥》依据经脉体表的循行径路将腧穴的排列作了转折性的、划时代的改动，将各经之腧穴排列次序及起、止穴完全按照经脉循行的方向、次序重新加以排列，其中变动较大的有足阳明经在头面部及足太阳经在腰背部的某些穴位，这些变动使同一经腧穴连线出现了逆向折返点，加强了腧穴与经络的密切联系。《十四经发挥》的经穴排列，对以后的经络、腧穴专书有直接影响。《针灸聚英》将经穴排列全按十四经的顺序，《针灸大成》和严振的《循经考穴编》，均以《十四经发挥》为主要依据。这一腧穴排列方式以至于影响到现代。

（3）节略类编《黄帝内经》，详证精辨《难经》，吸收了张仲景、刘完素、李杲三家之长：滑氏的《读素问钞》，开节略类编《素问》之先河。采用"删去繁芜，撮其枢要"的方法，大胆提出分门别类，钞而读之。滑寿认为："夫天下之事，循其故则其道立，浚其源则其流长"。滑氏博览群书，精研《黄帝内经》、《难经》，曾著《读素问钞》、《难经本义》等书，有深厚的理论基础。故治疗疾病，治则论述，皆源于经典，且吸收了张仲景、刘完素、李杲三家之长，贯通古今。

（4）重视脉学研究，以六脉为纲绘《诊家枢要》，揭脉之大旨：滑氏曰："百家者流，莫大于医，医莫先于脉"（《诊家枢要》）。因而他十分重视对脉学的研究。他除在《读素问钞》中专列论述脉象与脏腑疾病关系的"脉候"、"色脉"专篇外，在《难经本义》前二十二难中，还全面继承、系统注解了《黄帝内经》、《难经》的脉学成就。不仅如此，滑氏又于1359年撰写了脉诊，并指出"大率提纲之要，不出浮、沉、迟、数、滑、涩六脉也"。他以六脉为纲，统括三十种脉象。同时强调"察脉须识得上下、来去、至止六字"以探其脉之神态。滑寿首论脉象古旨及辨脉法，继之分析29种脉象的脉形与主病，后述妇人及小儿脉，且精通妇科疾病、儿科及杂病的治疗。

主要著作：滑氏一生不但精于临床亦勤于著述，有记载的就有十几部。其分别为《读伤寒论钞》、《痔瘘篇》、《滑氏脉决》、《本草发挥》、《医韵》、《脉理存真》、《医学引彀》、《樱宁生补泻心要》、《医学蠹子书》、《麻疹全书》，然以上几部均已亡佚，其传世著作仅有四部：《读素问钞》、《难经本义》、《诊家枢要》、《十四经发挥》。其中《十四经发挥》为影响较大的针灸著作。滑寿在医学理论与医学实践方面所取得的成就，达到了元代医学发展的应有的高度，滑寿可谓元代医林之佼佼者。

师承：滑氏幼年，曾师韩说先生学习儒术。后转而学习岐黄之术，潜心医药。据《明史·方技传》，滑氏初学医于京口（今江苏镇江）名医王居中，尽得其传，深研《黄帝内经》、《难经》，深得经旨。后又进一步学习张仲景、刘守真、李明之三家之学。从滑氏临床辨证用药看，其秉承李东垣、刘守真、张从正、朱丹溪各家的学说，尤精于伤寒与妇科。考其又习针法于东平（今山东东平县）高洞阳，开阖流注，方圆补泻，尽得其传。

4. 辨证思路及方法 观本患者之症状颇符合《灵枢·骨空论》篇之冲疝，即"督脉者……其少腹直上者，贯脐中央，上贯心，入喉，上颐，环唇上系两目之下中央。此生病，从少腹上冲心而痛，不得前后，为冲疝"，乃冲脉、任脉、督脉病变。病因为"寒在下焦"，肝肾位居下焦，肝经循胁肋、挟胃，寒邪凝滞于肝肾之脉，引起气滞血瘀之症状如胀满攻痛、胁痛、呕吐、烦满、不进饮食。治法宜疏肝和胃、散寒止痛，局部取穴，施以艾灸。

5. 用穴及操作分析 《灵枢·骨空论》篇云："任脉者，起于中极之下，以上毛际，循腹里，上关元，至咽喉，上颐，循面入目。"故取任脉之气海，灸之有通经散寒、益肾固精、补益回阳之功。任脉之中脘为胃之募穴、腑之会穴，灸之有和胃止痛之功，可用治一切腑病如胃、胆、大小肠之疾，尤以胃的疾患为先。《灵枢·经脉》篇云："肝足厥阴之脉……循股阴，入毛中，过阴器，抵小腹，挟胃，属肝，络胆，上贯膈，布胁肋"，故取肝经的章门，又为脾之募穴、八会穴之脏会，灸之有疏肝理气、活血止痛之功。三穴合用，相得益彰，并结合延胡索、桂枝、辣椒、茴香、木香、茯苓、青皮等药物内服，符合"聚而散之"之法。故本案灸法、中药结合，取效甚捷，诸症消失。

江瓘艾灸结合按摩治疝气医案一则

一人病后饮水，病左丸痛甚。灸大敦，以摩腰膏摩囊上，上抵横骨，灸温帛覆之，痛即止。一宿肿亦消。

1. **注释**

左丸：左侧睾丸。

摩腰膏：来源于《丹溪心法》，由附子、川乌、天南星、朱砂、干姜、吴茱萸各一钱，雄黄、樟脑、丁香、麝香各五分，共为细末，蜂蜜为丸，每次一丸，使用时姜汁化开后烘热，涂于腰部或者患处即可。

温帛：热巾。

覆：覆盖。

宿：整个晚上，一个夜间。

2. **出处** 本医案出自明·江瓘《名医类案·卷六·疝癞》（汪瓘. 名医类案. 北京：人民卫生出版社，2005：257.）；另可见于《证治准绳·杂病·第六册·大小肠门·疝》、《推求师意·卷之下·疝》、《续名医类案·卷二十·疝》、《古今医案按·卷三·疝》、《丹溪治法心要·卷五·疝》及《丹溪治法·卷四·疝痛七十四》。

3. **学术思想及主要著作**

江瓘（1503—1565 年），字明莹，歙县篁南人（今黄山市屯溪区屯光镇南溪南），因得呕血症，学医自治，尽毕生之力搜集历代医家医案。

学术思想：

（1）论病重虚，善用温补：江瓘宗《素问》"邪之所凑，其气必虚"之说，认为江南之地"伤寒属内伤者十居八九"，故于外感之治时力倡"补养兼发散"，以温扶阳气祛邪外出。内伤杂病多责以虚损而用温补收功。不论内伤外感，辨证首重虚损，是江氏父子医案的显著特点。如治黄三辅夜卧当风，头痛发热，自汗盗汗案，诊其六脉浮洪，重按豁然，投以白术、泽泻酒煎饮服而热退，继以归脾汤加麻、桂，十数服而愈；朱秀才母恶寒头痛，恶心呕吐，多汗易感风寒，两尺沉细无力，辨属命门火衰，以四君合八味丸治之痊愈。

（2）为方博达，尤宗东垣：熟谙历代名家之长，博采众方，化裁与之，是江氏父子医案的特色。在历代名方中，江氏父子运用最广的是李杲的补中益气汤。此与江氏承李氏之遗风注重温补的学术经验相契合。如中风之治，反对"概以二陈、芩、连损真之剂专治痰火"，而强调"以补中益气加桂、附，扶虚行气则风从气运而散"。如以张元素当归拈痛汤治程氏体热面赤、遍身疼痛、脚膝肿大，"二三服热退而愈"。

（3）经方局方，择善而从：江氏父子师于经方而不泥于经方，在临证中常根据病情需要，灵活地合诸方于一案。据证立法，勤思变通，巧用经方。如医案中选用的经方有人参白虎汤、竹叶石膏汤、小柴胡汤、理中汤、五苓散和桃仁承气汤；选用的局方有四物、二陈、十全大补、平胃、胃风、凉膈和木通白术散等。如治从叔霍乱吐泻，转筋足冷，多汗囊缩，他医曾以伤寒治之而增剧，江氏细察其脉，"左右寸关皆伏不应，尺部极微，口渴欲饮冷水"，先以五苓散与之，药后稍安犹渴，仍以五苓加麦冬、五味子、滑石投之，更以黄连香薷饮冷进一服。次早脉稍出，但手足厥冷，继以理中汤二三服，"渴犹甚，咽疼热不解，时或昏沉"，乃以竹叶石膏汤投之而愈。

（4）治法独特，各臻其妙：《名医类案》中所载江氏父子医案，许多治法是内病治外，外病治内，内外合治及针刺、艾灸、药膏、药酒、药浴、吹鼻、滴耳、吹喉、漱口、擦牙、催吐、敷脐等独特疗法的适时应用和准确把握，充分显示其丰富娴熟的临床经验。如江氏治一妇人颈瘿,因郁怒痰气所成,乃以海藻、昆布、海带、半夏、小松萝、枯矾、蛤粉、通草、龙胆草等合方为末,食后用酒调下三钱,一月愈。江氏善用药膏、药酒、药浴以治外症。如治程氏脚发,脚腿肿起如瓜瓠赤痛楚难支,以广胶合麝香熔如稠膏,摊油纸贴之,外用好醋煮青棉布三片,乘热贴膏外,轮替更换,即肿消。江氏善由五官给药以治疾患,一妇患喉痹,用喜蛛巢 21 片煅成性,枯矾、灯草灰等分,以鹅管吹喉中,即愈。

主要著作:江瓘及其子应宿所著《名医类案》,全书 12 卷,共分 205 门,辑录明代以前历代名医临床验案 2400 余首。其所集医案,不仅时间跨度大,而且不止于医书案例,凡经、史、子、集所藏,前贤论治卓越、辨证精详,足以示范者,以及江氏本人的家传秘方和个人医案也收罗其中。其内容包括急慢性传染病、内科杂病,以及外科、五官、妇科、儿科、精神疾病等,是对明代以前中医医案的全面整理、系统选编。

师承:不详。

4. 辨证思路及方法　本案的主要症状为左侧睾丸疼痛、肿胀。《灵枢·经脉》篇云:"肝足厥阴之脉,起于大趾丛毛之际……循股阴,入毛中,过阴器"。即肝经循行到前阴,故肝经受邪循经上传则男子见前阴的症状如睾丸疼痛、肿胀、小便不畅、遗尿、疝气等症状。盛则泻之,故治法为泻邪气、通经脉,取肝经的井穴大敦。

5. 用穴及操作分析　大敦为肝经的井穴,灸之有疏肝利胆、通经止痛之功;配合摩腰膏按摩患处的阴囊,并加以热巾外敷阴囊,以提高止痛消肿的功力。艾灸、药物外用、热敷,三者结合,效果较好,一夜之间,肿痛即消。

魏之琇灸治疝气医案一则

赵雪山,因劳后,五更起早感寒,疝气痛不可忍,憎寒战栗,六脉微而无力。以五积散加吴茱萸、小茴香,又与蟠葱散俱不效。后以艾灸之,将患人两脚掌相对,以带子绑住,两中趾合缝处,以艾炷麦粒大灸七壮。灸完痛止,神效。

1. 注释

五积散:《太平惠民和剂局方》中的一个方剂,由白芷、川芎、甘草、茯苓、当归、肉桂、白芍、半夏各三两,橘皮、枳壳、麻黄各六两,苍术二十四两,干姜四两,桔梗十二两,厚朴四两,有散寒解表、温中消积之功。上药共为细末,每次服用三钱,加生姜三片,水煎服。

两中趾合缝处:在此处艾灸,相当于灸奇穴"气端"。

2. 出处　本医案出自清·魏之琇《续名医类案·卷二十·疝》(魏之琇. 续名医类案. 北京:人民卫生出版社,1982:501.);另可见于《万病回春·卷三五·疝》。

3. 学术思想及主要著作　魏之琇(1722—1772 年),字玉横,号柳州,浙江钱塘(今浙江杭州)人,清代医家。世医出身,幼因贫于质肆帮活,夜则灯下苦读,先后达二十年,竟通医术,并以医济世,颇有医名。

学术思想:

(1)临证用药崇尚养阴:在《续名医类案》中近百例魏氏医案中,以养阴取效的占绝大部分。其认为"近因局方之教久行,《素问》之学不讲,抱疾谈医者类皆喜热恶寒",为纠时弊,他从认识与实践两方面作了大量努力,并由此构成了别具特色的养阴风格。对外感病他极力反对过投发散温补之剂,主张养阴增液为治,将喻嘉言"治伤寒以救阴为主"

的观点作为"治传经证之秘旨"，并指出："伤寒初愈，脏腑犹多热毒，时师不察，骤投参芪术附温补，其遗患可胜言哉!"

（2）辨证识病注重肝木：在实践的基础上，总结缪仲醇、高鼓峰学说得出杂病以肝为主的立论。提出："肝木为龙，龙之变化莫测，其于病亦然。明者遇内伤证，但求得其本，则其标可按籍而稽矣。此天地古今未泄之秘。《黄帝内经》微露一言曰肝为百病之贼六字而止，似圣人亦不欲竟其端矣，殆以生杀之柄，不可操之人耳；余临症数十年，乃始获之，实千虑之一得也。"

主要著作：以明·江瓘之《名医类案》尚有未备，遂予以补充，著《续名医类案》，是继《名医类案》之后的一部中医医案巨著。本书集录了清初以前历代名医临证的验案，原书六十卷，是魏氏草创初稿，后经王孟英删定为三十六卷，计三百四十五类病证。另有《柳州医话》等，均行于世。

师承：医学世家子弟，幼年丧父，家道中落，无老师传授，以坚忍的毅力攻读先世遗留医书，刻苦探索，长久自学，豁然贯通。

4. 辨证思路及方法　本案为劳而正虚，复加早起感受外来寒邪，寒凝于阳明之脉而发病。《灵枢·经脉》篇云："胃足阳明之脉，起于鼻……是动则病……循膺乳、气街、股、伏兔、骭外廉、足跗上皆痛……是动则病……气不足则身以前皆寒栗。"《灵枢·经筋》篇云："足阳明之筋，起于中三指，结于跗上……上结于髀，聚于阴器，上腹而布……其病，足中趾支胫转筋，脚跳坚，伏兔转筋，髀前肿，疝，腹筋急。"可见，本病当责之于足阳明。故当以散寒通经止痛为要法，取与足阳明胃经相关的穴位治疗。

5. 用穴及操作分析　本案疝气在内服五积散加吴茱萸、小茴香与蟠葱散治疗的基础上，取两中趾合缝处，以艾炷麦粒灸灸之，疼痛即刻消失。两中趾合缝处相当于奇穴"里内庭"，穴在足底，当足掌面第2与第3趾的夹缝之中，与足背胃经内庭穴相对处。该穴虽非胃经经穴，但位于胃经循行末端，《灵枢·经脉》篇云："胃足阳明之脉，起于鼻……下挟脐，入气街中；其支者，起于胃口，下循腹里，下至气街中而合，以下髀关，抵伏兔，下膝髌中，下循胫外廉，下足跗，入中指内间；其支者，下廉三寸而别下入中趾外间。"故灸里内庭能散寒通经而止痛。

按语：

（1）对应现代疾病：疝气以少腹、睾丸、阴囊等部位肿大、疼痛为主要临床表现，对应西医学中的腹股沟疝、股疝、肠套叠、肠嵌顿、精索扭转等。

（2）现代教材或临床如何辨证、取穴、治疗：中医理论以气血凝滞，经脉受损为疝气病机，主要可由寒湿之邪凝滞肝经、任脉，或肝脾二经湿热下注，或劳累气虚，失于纳摄诱发。临床根据辨证主要分寒疝、湿热疝、狐疝。具体辨证如下：

寒疝：见少腹、睾丸及阴囊肿胀冷痛，拘急牵掣，形寒肢冷，二便清冷，舌淡、苔白，脉沉弦紧，宜温经通络，散寒止痛，以气海、三阴交、大敦为主穴，针用泻法。

湿热疝：见睾丸、阴囊肿大，灼热疼痛，痛处拒按，肢体困重，渴不欲饮，大便黏滞，小便短赤，舌红、苔黄腻，脉滑数，宜清热利湿，散结消肿，以中极、气冲、阴陵泉、三阴交、大敦为主穴，针用泻法。

狐疝：见阴囊坠胀疼痛，向睾丸放射，历时睾丸下坠、阴囊肿大，卧时睾丸入腹，阴囊肿胀消失，神疲乏力，气短，不思饮食，舌淡、苔薄白，脉沉细，宜补气升陷，活络止痛，以关元、归来、足三里、照海、大敦为主穴，针用补法，可灸。

耳穴疗法：取外生殖器、神门、交感、小肠、肾、肝。每次 2～3 穴，毫针针刺或王不留行籽贴压。

（张永臣　郝重耀）

十九、黄疸

窦材治黄疸医案四则

（一）

一人伤寒，至八日，脉大而紧，发黄，生紫斑，噫气，足指冷至脚面，此太阴证也，最重难治。为灸命关五十壮、关元二百壮，服金液丹、钟乳粉，四日，汗出而愈。

1. 注释

噫气：噫气乃口反食气之病。又名嗳气，为胃中之浊气上逆，经食道而由口排出之气体。是脾胃疾病之一。《灵枢·口问》篇曰："寒气客于胃，逆从下上散，复出于胃，故谓噫。"

钟乳粉：钟乳石制作的散剂，临床常用于治疗虚劳咯血，上气不得卧，久咳不止，及喉风、昏障、骨蒸劳热，小儿惊风，胎前产后发昏不省人事等病症。

2. 出处　本医案出自南宋·窦材《扁鹊心书·卷中·伤寒·汗后发噫》（窦材. 扁鹊心书. 北京：中国中医药出版社，2015：23.）。

3. 学术思想及主要著作　同上。

4. 辨证思路及方法　本案为以直接灸命关、关元治疗伤寒太阴证（阴黄）的验案。该患伤寒至七八日，脉大而紧，脉大主邪盛病进，脉紧多见于寒实证，故脉大而紧为寒实偏盛，寒湿郁结而发黄当为阴黄。中焦阳虚，水湿不运，气机阻滞导致脾胃气机不利可见噫气。脾之阳气不达于四末，可见足指冷至脚面。寒湿中阻治疗当用温中扶阳、散寒除湿之法。窦材采用艾灸命关、关元治疗，取其可温中散寒、大补元阳以温化寒湿。后再以金液丹、钟乳粉调理，使中焦寒湿之邪随汗出而解，疾病得愈。

5. 用穴及操作分析　命关意指本穴的气血物质的正常与否重关人命。本穴与体内脾脏相通，内泻脾脏之热，外降脾土之湿，是脾脏与体表气血物质沟通的重要渠道，故名命关。关元居脐下，为任脉与肝、脾、肾经之交会穴，与下焦肝肾关系密切。其作为人体补益要穴，能培补先、后天之气，补益脾肾之功最强。本案患者为寒湿中阻之黄疸太阴证，急当温中散寒，健脾化湿退黄。灸命关、关元则补益肝脾肾三脏，温运中阳，元阳得复，脾胃运化功能能得以恢复则病愈。

（二）

一人患伤寒至六日，脉弦紧，身发黄，自汗，亦太阴证也。先服金液丹，点命关穴。病人不肯灸，伤寒惟太阴、少阴二证死人最速，若不早灸，虽服药无效。不信，至九日，泻血而死。

1. 注释

太阴证：是外感病由阳转阴，机体抗病能力衰减时期，处于三阴病的起始阶段，表现出腹满时痛、呕吐、食不下、自下利等。太阴病以脾阳虚弱、寒湿内盛为主要病理特点。

故太阴病位在里，病性属阴，为里虚寒证。

少阴：为外感病发展过程中的危重阶段。病至少阴，机体抗病功能明显衰退，表现出脉微细、但欲寐等。少阴病以心肾阴阳气血俱虚为主要病理特点，故少阴病位在里，其病性多属阴，属虚，属寒，以全身性虚寒证为主要特点。

2. **出处** 本医案出自南宋·窦材《扁鹊心书·卷中·伤寒·汗后发噎》（窦材. 扁鹊心书. 北京：中国中医药出版社，2015：23.）。

3. **学术思想及主要著作** 同上。

4. **辨证思路及方法** 本案为黄疸太阴证，未肯灸而致死的医案。该患伤寒至六日，脉弦紧，当有实寒之邪，寒湿在里，伴自汗。汗出亦可伤及阳气，使中阳更虚，寒湿郁阻，胆汁反逆，故可见身目发黄，此亦为阴黄，当以祛寒湿为主。只要寒祛湿除，气机通畅，胆汁可循常道而行，黄疸亦可退。但太阴证属重症，宜早灸，然而该患未能及时灸治，至九日泻血而亡，可知太阴发黄证急当灸治，温中化湿，以复脾肾阳气，可回阳救逆，或该患者不致病死。中药可用茵陈四逆汤、茵陈附子汤之类治之。

（三）

一人病伤寒，至六日，微发黄，一医与茵陈汤，次日，更深黄色，遍身如栀子。此太阴证误服凉药而致肝木侮脾。余为灸命关五十壮，服金液丹而愈。

1. **出处** 本医案出自南宋·窦材《扁鹊心书·卷中·伤寒·汗后发噎》（窦材. 扁鹊心书. 北京：中国中医药出版社，2015：24.）。

2. **学术思想及主要著作** 同上。

3. **辨证思路及方法** 案三患者本为阴黄，胃中虚寒，脾失健运，寒湿中阻，气机不畅，当以温中化湿治之，庸医予清利湿热之茵陈汤，一派寒凉之品，致中阳更虚，肝木侮脾，急当温中化湿，回阳救逆。故以艾灸命关温补脾肾助阳，固护阳气，同时服用金液丹，数日而愈。

4. **用穴及操作分析** 略。

（四）

一人遍身皆黄，小便赤色而涩，灸食窦穴五十壮，服姜附汤、全真丹而愈。

1. **注释**

全真丹：《扁鹊心书》有载，此丹补脾肾虚损，和胃，健下元，进饮食，行湿气。药物组成为：高良姜（炒）4 两，干姜（炒）4 两，吴茱萸（炒）3 两，大附子（制）2 两，陈皮 2 两，青皮 2 两。主治心腹刺痛，胸满气逆，胁下痛，心腹胀痛，小便频数，四肢厥冷，时发潮热，吐逆泄泻，暑月食冷物不消，气逆痞闷，面目浮肿，小便赤涩淋沥，一切虚寒之证。

2. **出处** 本医案出自宋·窦材《扁鹊心书·卷中·黄疸》（窦材. 扁鹊心书. 北京：中国中医药出版社，2015：53.）；另可见于《续名医类案·卷九·黄疸》。

3. **学术思想及主要著作** 同上。

4. **辨证思路及方法** 本案为以直接灸命关治疗黄疸的验案。黄疸在中医理论中被归为脾病，盖脾主土，其色黄；脾足太阴之脉所生病中有"水闭，黄疸"。黄疸作为脾经证候，其病机在于脾气耗伤，水湿泛滥。患者损伤脾气，脾虚则无以运化水湿。水湿之邪积聚中焦而成湿热，湿邪泛滥肌肤则一身皆黄，湿热流注下焦则小便赤涩。其治当温补脾胃以复其运化之功；若下以寒凉则有越发损耗脾气之弊。

5. 用穴及操作分析 窦氏提出黄疸的治疗方案为"宜服草神丹，及金液、全真、来复之类，重者灸食窦穴百壮，大忌寒凉。"《扁鹊心书》中，命关、食窦交替出现，如《扁鹊心书·卷上·扁鹊灸法》："命关二穴在胁下宛中，举臂取之，对中脘向乳三角取之。此穴属脾，又名食窦穴，能接脾脏真气，治三十六种脾病。"即两者为同一穴。但考原文，命关取法为以乳头与中脘做一连线，做等边三角形，取三角形外侧端点是穴。这一取穴与食窦相隔甚远。而按解剖部位讲，这种取法所取穴位与脾脏于体表投影接近，非食窦所能比。考窦材其余医案中多直接用"命关"这一穴名，本医案原文中食窦可能为后人所注，或取法非今日食窦穴取法。

葛可久针治黄疸医案一则

沈以潜、葛可久俱神医也。一日，有老妪患黄疸。诣沈求治，曰：吾固未之能，荐于葛。葛延沈饮，以针针其左右乳下，而与沈饮者倾刻时，出启左针，而左半身肉色莹然，启右针，而右半身肉如左。

1. 注释

诣：古代指到，来到之意。这里指找到沈以潜求治。

延：这里是邀请之意。如《三国演义》："饮宴既毕，谦延玄德于上座。"

2. 出处 本医案出自清·魏之琇《续名医类案·卷九·黄疸》（魏之琇.续名医类案.北京：人民卫生出版社，1982：208.）。

3. 学术思想及主要著作 同上。

4. 辨证思路及方法 本案为以针刺日月治疗黄疸的验案。黄疸之证，是因时气疫毒、湿热、寒湿等外邪侵袭，或饮食不节、嗜酒无度、误食毒物，或劳倦内伤，以致疫毒滞留、寒湿阻遏、湿热交蒸、气滞血瘀及肝胆脾胃功能失调，胆失疏泄而胆汁泛滥，出现以目、身发黄，小便黄赤为主要特征的病症。本案未述及患者病候，只记载治疗经过，葛可久针患者左右乳下，根据部位考虑为日月穴，疏肝利胆退黄，则病愈。但如案中所言，顷刻随针出而愈，未免有夸大之嫌，读者应加以鉴别。

5. 用穴及操作分析 日月，位于乳头直下第七肋间隙，胆腑的募穴，又名神光。功擅疏肝利胆，健脾降逆。主治黄疸、胁肋疼痛，胀满，呕吐，吞酸，呃逆，胃脘痛等。泻日月穴可利胆退黄，针刺当斜刺或平刺，不可深刺，以免伤及胸腔重要脏器和发生气胸等意外。配大椎、至阳、肝俞、阴陵泉、胆俞、太冲，治黄疸。

按语：

（1）对应现代疾病：黄疸以目黄、身黄、小便黄，尤以目睛黄染为主要临床表现，对应西医学中的同名疾病。另外，病毒性肝炎、中毒性肝损伤、肝硬化、胆石症、胆囊炎、钩端螺旋体等病均可出现黄疸症状。

（2）现代教材或临床如何辨证、取穴、治疗：中医理论以气机阻滞，肝气疏泄不利，胆汁外溢为黄疸病机，主要可由外感湿热疫毒，饮食不节、体虚劳倦或他病转化诱发。临床根据辨证分为阳黄、阴黄，治则治法不同。具体辨证如下：

湿重于热型：见身目俱黄，其色较鲜明，头身困重，胸闷脘痞，肢体酸楚，不欲饮水，恶心呕吐，大便溏垢，纳差，舌红、苔黄厚腻，脉弦滑，宜利湿化浊，佐以清热。针胆俞、脾俞、中脘、阳陵泉、阴陵泉、足三里、至阳、内关、公孙，平补平泻。

热重于湿型：见身目俱黄，其色鲜明，身热较甚，口渴思饮，心胸烦闷，恶心呕吐，小便短赤，大便秘结，舌红、苔黄腻，脉弦数，宜清热利湿，通腑退黄。针胆俞、阳陵泉、阴陵泉、足三里、至阳、太冲、内庭，针用泻法。

热毒炽盛型：见起病急骤，发病迅速，身目俱黄，高热烦渴，烦躁不安，神昏谵语，或见肌衄、便血，舌绛、苔黄燥，脉弦滑数，宜清热解毒，凉营开窍。针胆俞、阳陵泉、阴陵泉、足三里、至阳、大椎、行间、侠溪，针用泻法。大椎可点刺出血。

寒湿阻滞型：见身目俱黄，其色晦黯，腹胀脘闷，神疲食少，畏寒肢冷，大便稀溏，舌淡、苔厚腻，脉濡缓，宜健脾利胆，温化寒湿。针胆俞、阳陵泉、阴陵泉、足三里、至阳、脾俞、胃俞、中脘、三阴交、气海。脾俞、胃俞、气海针用补法，可加灸法，余穴平补平泻。

瘀血停积型：见身目发黄，面色晦黯，口唇青紫，胁下痞块，胀满疼痛，皮下可见蛛纹丝缕，呕血或黑便，舌紫或有瘀点，脉细涩，宜化瘀消癥。针胆俞、阳陵泉、阴陵泉、足三里、至阳、合谷、膈俞、血海、三阴交，平补平泻。

耳穴疗法：取肝、胆、脾、胃、膈。毫针浅刺或用王不留行籽贴压。

穴位注射疗法：取胆俞、肝俞、期门、阳陵泉，用丹参注射液每穴每次注射 0.5～1ml，每日一次。

（王　珑　张庆萍）

二十、阴臭

张元素针治阴汗阴臭医案一则

一富者前阴臊臭，又因连日饮酒，腹中不和，求先师治之。曰：夫前阴者，足厥阴肝之脉络循阴器，出其挺末。凡臭者，心之所主，散入五方为五臭。如肝为臊，此共一也。当于肝经中泻行间，是治其本，后于心经中泻少冲，乃治其标。如恶针，当用药除之。酒者气味俱阳，能生里之湿热，是风湿热合于下焦为邪。故经云，下焦如渎，又云，在下者引而竭之。酒是湿热之水，亦宜决前阴以去之。

1. **注释**

先师：张元素。

挺末：阴器的末端，此处泛指阴器。

五方：指东、西、南、北、中五个方位，

五臭：臊臭、焦臭、香臭、腥臭和腐臭五种臭味。

如肝为臊：《素问·六节藏象论》篇云："天食人以五气"，张景岳注曰："天食人以五气者，臊气入肝，焦气入心，香气入脾，腥气入肺，腐气入肾。"

2. **出处** 本医案出自金元·李杲《兰室秘藏·卷下·阴痿阴汗门·阴痿阴汗及臊臭论》（李杲．兰室秘藏．北京：中医古籍出版社，1986：89-90.）；另可见于《针灸聚英·卷二·东垣针法》、《普济方·卷三百一·下部疮门·阴汗》及《针灸大成·卷九·东垣针法》。

3. **学术思想及主要著作** 张元素，字洁古，金之易州人，中医易水学派创始人，生卒年不详。史书有传：《金史·卷一百三十一·列传第六十九·宦者》载：张元素，字洁古，易州人。八岁试童子举。二十七试经义进士，犯庙讳下第。乃去学医，无所知名，夜梦有人用大斧长凿凿心开窍，纳书数卷于其中，自是洞彻其术。河间刘完素病伤寒八日，头痛脉紧，呕逆不食，不知所为。元素往候，完素面壁不顾，元素曰："何见待之卑如此哉。"既为诊脉，谓之曰脉病云云，曰："然。""初服某药，用某味乎？"曰："然。"元素曰："子误矣。某味性寒，下降走太阴，阳亡汗不能出。今脉如此，当服某药则效矣。"完素大服，如其言遂愈，元素自此显名。平素治病不用古方，其说曰："运气不齐，古今异轨，古方新病不相能也。"自为家法云。

学术思想：

(1) 注重脾胃：张元素注重脾胃，认为脾"为万物之母，主营卫，主味，主肌肉，主四肢"，因而对其他的脏腑具有濡养的作用；而胃为"人之根本，胃气壮，则五脏六腑皆壮也"，胃气绝则"五日死"，突出了脾胃在脏腑中的作用。这一点思想显然对其继承者李杲产生了深远而重大的影响。对于脾胃疾患，张元素进一步将其分为标本寒热虚实进行辨证。认为"脾：土实泻之，土虚补之；本湿除之；标实渗之；胃实泻之；胃虚补之；本热寒之；标热解之"（《脏腑标本寒热虚实用药式》）。

(2) 伤寒诸病取井穴、荥穴、输穴和原穴：张元素在《黄帝内经》、《难经》治疗伤寒热病取井、原、荥穴和《伤寒论》中治疗太阳病取风府、风池，热入血室取期门的基础上，进一步发展了针刺治疗伤寒热病的内容，形成自己治疗伤寒热病独特的方法。如治疗伤寒汗不出，以"随经辨脉、调其阴阳、和其荣卫"为取穴原则，取手阳明的商阳、合谷，手太阳的腕骨、阳谷，手厥阴的劳宫，足少阳的侠溪，足阳明的厉兑。胸中结痞取足少阴的太溪和涌泉、手厥阴的中冲和大陵；心中结痞取足太阴的隐白和太白、手少阴少冲和神门；胃中结痞取足厥阴的大敦和太冲、手太阴的少商和太渊。治疗热证多用井穴、原穴及荥穴，取井穴有透邪通经之意，可用于治疗急病；荥主身热，可治疗热病初起；原穴对其本经虚实病证有较好的调整作用，张氏在治疗伤寒结胸痞气、伤寒三阳头痛、三阴腹痛时，多取用原穴。同时也可以看出，张氏选穴配伍也与手、足三阴经相结合起来，如足厥阴与手太阴相结合、足少阴与手厥阴相结合、足太阴与手少阴相结合，突出了十二经脉循环流注的规律。

(3) 治疗中风，创刺井之大接经法：大接经刺法由张元素父子提出，后见于罗天益的《卫生宝鉴·中风刺法·卷七》中。该法主要用于治疗中风，通过针刺十二经脉的十二井穴，以通调十二经脉气血，使气血阴阳交注正常运行。分为"从阴引阳"和"从阳引阴"两个方面，目的在于从阴引阳分之邪、从阳引阴分之邪。从阴引阳法：由手太阴井穴少商开始，依次取手阳明商阳穴、足阳明厉兑、足太阴隐白、手少阴少冲、手太阳少泽、足太阳至阴、足少阴涌泉、手厥阴中冲、手少阳关冲、足少阳窍阴、足厥阴大敦；从阳引阴法：从足太阳井穴至阴开始，依次取足少阴涌泉、手厥阴中冲、手少阳关冲、足少阳窍阴、足厥阴大敦、手太阴少商、手阳明商阳、足阳明厉兑、足太阴隐白、手少阴少冲、手太阳少泽。

从以上来看，张氏继承了《黄帝内经》的学术思想。《素问·阴阳离合论》篇提出的三阴三阳的"开、阖、枢"理论即是：三阴经以太阴为开，三阳经以太阳为开。从阴引阳是从太阴开始，治疗阳病在阴证，取太阴之开，致使阴气外出，阳气内入，阴气上升，阳气下降；从阳引阴是从太阳开始，治疗阴病在阳证，取太阳之开，致使阳气外出，阴气内入，阳气上升，阴气下降，以调节阴阳升降出入，沟通十二经脉气血，从而起到疏通经络，平衡阴阳的作用。故张氏据此选定大接经刺法的井穴顺序。该法一直为后世医家所重视，至今仍被应用于中风的治疗，针刺井穴起到醒脑开窍、疏通经络、调整阴阳作用，临床与实验研究均证明了该法的科学性。

（4）拔源法：张氏治疗脏腑病证时善取原穴，即"拔源法"。"经络取原法"中记载"本经原穴者，无经络逆从子母补泻。凡刺原穴，诊见动作来，应手而纳针，吸则得气，无令出针，停而久留，气尽乃出。此拔源之法也"。在"王海藏拔源例"中又云："凡此十二原穴，非泻子补母之法，虚实通用，故五脏六腑有病，皆取其原是也"。五脏六腑之病，均取原穴，得气后久留针。此法在"刺伤寒三阳头痛法"、"刺伤寒三阴腹痛法"、"灸少阴原救脉法"、"辨伤寒药附针灸法"、"洁古刺诸痛法"等章节中均有具体运用。如"洁古刺诸痛法"中"两胁痛，少阳丘墟"、"头痛，手足太阳原穴"等。

主要著作：张元素的著作有《珍珠囊》、《医学启源》、《洁古本草》、《洁古家珍》、《医方》、《药注难经》、《洁古注叔和脉诀》、《洁古云岐针法》、《产育保生方》、《脏腑标本虚实用药式》等，但大部分已佚失，只能见于其弟子或后人的书籍中。张氏著作中涉及针灸内容不多，只在杜思敬的《济生拔萃》中记载了他的针灸理论与学术成就。

师承：张元素在《黄帝内经》脏腑理论的启发下，结合自己数十年的临床实践经验，以研究脏腑病机为切入点，将脾胃病的诊疗方法加以归纳、升华，成为"易水学派"之开山人物。李东垣、王好古闻其造诣深邃，均拜于其门下学医，尽得其传而犹发挥之，遂成名。李东垣弟子为罗天益。张氏之子张璧，继承父业，也擅于针灸，形成了"洁古云岐针法"，著《云岐子论经络迎随补泻法》（又名《洁古云岐针法》）。

4. 辨证思路及方法 阴部臊臭亦称阴臭、阴臊臭，出自隋代巢元方等的《诸病源候论·卷四十·妇人杂病诸候》，指以前阴臊臭为主症的一种病症，多发于女子，亦为前阴多种疾病的一种症状。可因外阴受寒，搏于津液，蕴积之气下冲积于前阴部位；或因于湿热，胶滞不解，搏于前阴，热甚则腐所致。因于寒湿者，症见前阴腥臭，阴中不温，甚或冷麻，畏寒肢冷，溲清便溏，舌淡，脉沉迟。因于湿热者，症见前阴秽臭、脓水淋沥，阴器痒痛并作，口苦，溲赤，便秘或溏，舌红，苔黄腻，脉弦数。本案为因于湿热，治宜清肝泻火、清热利湿，取肝经、心经之穴，针刺施泻法。

5. 用穴及操作分析 行间为肝经的荥穴。《难经·六十八难》云："荥主身热"，故取行间清泻肝胆之湿热；肝经又自足循阴器，针刺行间可疏通肝经之气血，起到清肝泻火的功用。行间五行之中属火，实则泻其子，故取行间施泻法。少冲为心经的井穴，心经为肝之子经，也符合"实则泻其子"之意；二则井穴善于泄热，且心和小肠相表里，小肠经和膀胱经为同名经，经气相同，故取少冲能清热利湿，即使湿热从小便而走，符合"在下者引而竭之"之法。泻行间，治其本；泻少冲，治其标。二穴相合，相得益彰，厥阴少阴并进，一泻子经、一泻子穴，则湿热除，臊臭已。

按语：

（1）对应现代疾病：阴臭以阴部汗出潮湿，气味臊臭为主要临床表现，对应西医学中的精索静脉曲张、前列腺炎等疾病有阴汗阴臭症状者。

（2）现代教材或临床如何辨证、取穴、治疗：中医理论认为肝经湿热、肾阳亏虚、肾阴不足、气滞血瘀都是导致阴臭的原因。具体辨证如下：

肝经湿热型：见阴囊汗出较多，气味臊臭，或有阴痒，心烦易怒，口苦咽干，面红目赤，小便短赤，大便黏腻，舌红、苔黄腻，脉弦滑，宜清泻肝经湿热。针中极，水道、次髎、阴陵泉、曲池、复溜、行间、太冲。阴陵泉、曲池针用泻法，余穴平补平泻。

肾阴不足型：见阴部多汗，每于夜间睡中汗多，汗黏臊臭，性欲亢进，午后潮热，形瘦颧红，五心潮热，大便干结，舌红少苔，脉细数，宜滋阴清热。针水分、中极、归来、关元、肾俞、复溜、太溪。太溪针用补法，余穴平补平泻。

肾阳亏虚型：见阴部冷汗，臭味不甚，性欲淡漠，形寒肢冷，小便清长，大便溏泄，舌淡胖、薄白苔，脉沉迟，两尺尤甚，宜补肾温阳。针肾俞、命门、关元、复溜、太溪、三阴交。针用补法，可加灸法。

气滞血瘀型：见阴部汗出臊臭，局部可见络脉迂曲青紫，或有肿块，刺痛明显，位置固定不移，舌青紫有瘀点，脉弦涩，宜行气活血。针天枢、气海、急脉、次髎、合谷、曲池、血海、太冲、三阴交。针用平补平泻。

（张永臣　郝重耀）

二十一、疝气

张从正针刺治疝气医案一则

王亭村，一童子入门，状如鞠恭而行。戴人曰：疝气也。令解衣揣之，二道如臂。其家求疗于戴人，先刺其左，如刺重纸，剥然有声而断，令按摩之，立软。其右亦然。观者感嗟异之。或问，曰：石关穴也。

1. 注释

疝气：也称"疝"，病名，泛指生于腹腔内弦索状的痞块。后世以疝病为脐旁两侧条索状的块状物；亦有以两胁弦急、胁肋胀痛为疝气者。

二道如臂：有两道像臂一样粗细的条索状物，气结肠道出现的症状。

重纸：多层纸。

感嗟：感叹。

石关：又名石阙，肾经腧穴。

2. 出处
本医案出自金·张从正《儒门事亲·卷八·内积形》（张从正. 儒门事亲. 北京：中国医药科技出版社，2011：172.）；另可见于《续名医类案·卷十·瘕》。

3. 学术思想及主要著作
同上。

4. 辨证思路及方法
《太平圣惠方·治疝癖诸方》云："疝者，在腹内近脐左右，各有一条筋脉急痛，大者如臂，次者如指，因气而成，如弦之状，名曰疝气也。"《杂病源流犀烛·积聚癥瘕疝癖痞源流》云："疝者，悬也，悬于腹内，近脐左右各有一条筋脉杠起，大者如臂如筒，小者如指如笔管如弦。其原皆由阴阳之气不和，常多郁塞，又时忿怒，动气偏胜，或适当饮食，与气缠裹，适受寒冷，与气停留，且忿怒则肝火盛，而血随气结，痰亦缘火相附而升，遂合并而成形质，悬于脐之左右，故名曰疝。"本案为小儿疝气，病由饮食不调，过食生冷，与血气相搏结，痞塞不通、积结于肠道而发病。治宜开郁散结、理气祛瘀，可取腹部穴位治疗。

5. **用穴及操作分析** 石关为肾经之穴，也为肾经和冲脉的交会穴，位于腹部脐上 3 寸，中线旁开 0.5 寸。石关之"石"，犹病之坚硬；"关"，关卡，喻治之通也。石关可以治疗呃逆、呕吐、胃脘痛、腹痛、便秘等胃肠道病证。针刺石关结合按摩局部，可以开郁散结、理气祛瘀，局部之条索状物即变软，逐渐消失而愈，故旁观者甚为惊讶。

按语：

（1）对应现代疾病：疝气以脐两旁各有条状物筋块隆起，状如弓弦，大小不一，或痛或不痛为主要临床表现，对应西医学中的腹部浅表性静脉炎。

（2）现代教材或临床如何辨证、取穴、治疗：中医理论以气滞血瘀为疝气病机，主要可由感受寒热之邪，络脉气机阻滞诱发。临床用穴总以活血通络为治则，取中脘、石关、天枢、气冲、内关、太冲、血海为主穴，根据寒热分型论治。寒者加关元、气海、命门；热者加大椎，曲池、内庭。关元、气海、命门针用补法，可加灸法；大椎、曲池、内庭针用泻法；余穴平补平泻。

（张永臣 郝重耀）

二十二、阴缩

李铎灸药结合治阴缩医案一则

邓坊王某，年三十五。客于津市，归里数月，患缩阳症。初则间常有之，近则频缩，惊恐不置，服大剂回阳固脱及黑锡丹，皆不能愈。闻余在荷岭陈善人家诊病，飞与延治，甫入门闻急极，即入房诊视，见一妇用口咬住阴茎，龌龊殊苦，令出房，无须尔尔，即以艾炷灸气海（在脐下一寸五分）、关元（在脐下两寸），左右各灸七次，进挺生丸五钱。应手而愈，随服回阳法十余剂，自后不复发也。凡缩阳症，多由真阳虚弱，色欲过度而致。然亦有因大吐大泻之后，四肢逆冷，大汗淋漓，元气不足，人事不省，外肾缩入者。或伤寒新瘥，误于女人交接，其症小腹紧痛，阳物缩而上升，面黑气喘，手足厥冷，冷汗自出者，皆为脱阳，须臾不救，倘或医药不便，急用葱熨法，更灸气海、关元二穴，然后可服黑锡丹及加味理中汤、癫阳汤。

1. **注释**

缩阳：即阴缩。

挺生丸：见于《目经大成》，一名硫黄挺生丸。由硫黄十两、补骨脂四两、白术五两、胡巴盐（酒炒）、附子各三两、小茴、肉豆蔻（蒸熟，不可去油）各一两五钱、木香一两、沉香一两五钱、白胡椒五钱（蒸过）、丁香二两，山药打糊为丸。

2. **出处** 本医案出自清·李铎《医案偶存》。

3. **学术思想及主要著作** 李铎（1795—1865 年），清代医家，字省斋，号傲堂，又号小安山房主人，南丰（今属江西）人。

主要著作：清咸丰三年（1853 年），李铎集病案 300 余例，汇编成《医案偶存》，计 12 卷 16 万言，内容以杂病为主，间及妇科、儿科、咽喉、口齿、伤寒、温病诸科，刊于同治四年（1865 年）。

师承：幼年家贫失学，30 岁时伯兄勉堂为庸医误诊而死，加上老母与子体弱多病，难觅良工，遂于而立之年弃贾业医，致力学习岐黄之术。上至《灵枢》、《素问》、《伤寒》，下至东垣、丹溪、景岳之书，以及清代喻嘉言、陈修园、叶桂各家之说，无不深研穷究，游江浙、两湘，与名医交好，医术日精，后定居于金溪浒湾，行医20余年，名噪一时。铎为人诊病，必究其病源，间用一药，故所治之病多能中的，并善治奇疾。

4. 辨证思路及方法 阴缩，为男女前阴内缩之病证。可见男子阴茎、阴囊、睾丸等缩入少腹，或妇女阴道内缩，常伴有四肢厥冷，或手足不温、畏寒等症状，也兼见乳房内缩的症状。《灵枢·邪气脏腑病形》篇曰："肝脉……微大为肝痹阴缩，咳引小腹。"《素问·至真要大论》篇云："诸寒收引，皆属于肾。"足厥阴肝经循行到阴器。阴缩多因寒中厥阴，寒凝收引，导致宗筋失养而发病；也由真阳虚弱，色欲过度而致者；亦有因大吐、大泻之后而发病者。本案因为真阳虚弱、色欲过度复受风寒而致，治宜温经散寒、回阳固本、理气止痛，取任脉之气海、关元，施以灸法，兼服中药，灸药结合方能取效迅速，救治危急。

5. 用穴及操作分析 气海、关元均为任脉之穴位，位居脐下。气海灸之能温经散寒、益气回阳，治疗一切气虚之证；关元为足三阴与任脉之交会穴，灸之能温经散寒、回阳救逆。中药挺生丸能温散寒邪、填补真阳、理气止痛。灸药结合，相得益彰，起到温经散寒、回阳固本、调补冲任、理气止痛，进而起到柔筋的功用，达到阴器内缩掣痛停止，阴器回复原位的效果。

按语：

（1）对应现代疾病：阴缩以男女外生殖器内缩为主要临床表现，见男子阴茎或阴囊内容物缩入少腹，或妇女阴道内缩。西医学中并无完全对应的疾病，西医中的恐缩症可与本医案部分对应，后者是以恐惧生殖器缩入体内致死的恐怖、焦虑发作为特征的一种与文化相关的综合征，常表现为极度焦虑、紧张、恐惧，有濒死感。

（2）现代教材或临床如何辨证、取穴、治疗：中医理论以宗筋失养，寒凝收引为阴缩病机，主要可由寒邪侵袭肝经，或由正气不足、肾阳衰弱，或由阳热亢盛，格阴于外所致。临床用穴总以温经散寒，泄热通阳为治则，取神阙、关元、三阴交为主穴。具体辨证如下：

肝经寒凝型：多见阳虚之体。见阴茎、阴囊或睾丸抽痛缩入，伴掣痛、少腹拘急，牵引两股，伴四肢厥冷，颜面苍白，小便清长。舌淡苔薄白，脉沉迟或沉紧，宜温经散寒。加针肝俞、急脉、太冲。针用补法，可加灸法。

肾阳虚衰型：多见于素禀不足之体，或见于房劳之后。见阴茎、阴囊、睾丸内缩疼痛，外阴及四肢厥冷，大汗淋漓，伴腰酸膝软，神疲身倦。舌淡润苔灰黑，脉沉细欲绝，宜温肾益精。加针肾俞、命门、足三里、肾俞、涌泉，针用补法，可加灸法。

实热蕴结型：多见于阳盛之体。见阴茎内缩，少腹拘急疼痛，烦躁不安，口渴饮冷，舌红苔黄燥，脉沉实或数而有力，宜清热散结，加针归来、曲骨、次髎、曲池、合谷、行间。曲池、行间针用泻法，余穴平补平泻。

温熨法：在小腹、阴器和腰骶部等部位施以温熨法。

坐浴法：小茴香60g，地骨皮30g，川楝子20g，生姜20g。上药水煎后置于便盆内，坐浴。

（张永臣 郝重耀）

二十三、脾胃疾

杨继洲灸治脾胃疾医案一则

甲戌岁，观政田春野公乃翁，患脾胃之疾，养病天坛，至敝宅数里，春野公每请必亲至，竭力尽孝。予感其诚，不惮其远，出朝必趋视。告曰：脾胃乃一身之根蒂，五行之成基，万物之父母，安可不由其至健至顺哉？苟不至健至顺，则沉疴之咎必致矣。然公之疾，非一朝所致，但脾喜甘燥，而恶苦湿，药热则消于肌肉，药寒则减于饮食，医治久不获当，莫若早灸中脘、食仓穴。忻然从之，每穴各灸九壮，更针行九阳之数，疮发渐愈。春野公今任兵科给事中，乃翁、乃弟，俱登科而盛壮。

1. **注释**

趋视：赶快诊视。

食仓：经外奇穴。中脘穴两旁各三寸是穴。

2. **出处** 本医案出自明·杨继洲《针灸大成·卷九·医案》（杨继洲.针灸大成.北京：中医古籍出版社，1998：505.）。

3. **学术思想及主要著作** 同上。

4. **辨证思路及方法** 本案春夜公乃翁患脾胃之疾病，养病天坛，可见患者已经多方就医，并且病情已经深入，并到天坛养病。杨氏交代患者"脾胃乃一身之根蒂，五行之成基，万物之父母，安可不由其至健至顺哉？苟不至健至顺，则沉疴之咎必致矣"实则也是杨氏对脾胃的认识，可见脾胃这一后天之源，运化枢纽在杨氏治疗理论中的重要地位。并明确提出脾胃应健顺为宜，如不健顺则沉疴痼疾则发生。杨氏具体分析说"然公之疾，非一朝所致，但脾喜干燥，而恶苦湿"提出了脾喜干燥恶苦湿，解释辨证的同时也意在提醒患者注意饮食生活习惯，宜食甘趋燥，不宜食苦近湿。且"药热则消其肌肉，药寒则减其饮食，医治久不获当"。提出热药消减肌肉，寒药妨碍饮食，点明此病用药的弊端和久治不愈的原因，在此可以看出杨氏对此患者不用针药唯用艾灸是经过缜密思考的，且提出具体治法"莫若早灸中脘、食仓穴。每穴各灸九壮，更针行九阳之数"，患者欣然从之，疮发渐愈。

5. **用穴及操作分析** 中脘，脘，胃腑也，通管，为任脉腧穴，胃募穴，腑之会，任脉与手太阳小肠经及足阳明胃经的交会穴，穴居上腹部前正中线，脐上四寸。主要功效为和胃健脾，通降腑气，食仓为经外奇穴，注家多认为在中脘旁开三寸，但未言主治，既是奇穴，又是杨氏常用。该穴在杨氏医案中不仅一次用及，如治吏部观政里邃麓公之胃痛，"更灸食仓，中脘穴而愈"。但在《针灸大成》卷七杨氏所写的经外奇穴中并无对此穴的记载说明。然足太阳膀胱经之胃仓穴，穴在胃俞两旁，胃为仓廪之官，故名胃仓，别名食仓，于十二胸椎棘突下，正中线旁开三寸处取穴，有健脾化湿，理气和中之效，可针可灸，此处可作临床参考。案中灸中脘，食仓可调理脾胃，运化中焦，更著燥湿健脾之效，灸此二穴适得其证，且无药寒药热之弊端，故其效非药所能及。"更行九阳之数"关于灸之壮数，杨氏提倡"皆视其病之轻重而用之"。《针灸大成》卷九多有论述，参考其他病案亦可见其通变应用，并不拘泥。杨氏还特意提及"疮发渐愈"。《针灸资生经》云："凡着艾得疮发，所患立瘥，若不发，其病不愈，"灸疮之法杨氏在《针灸大成》中还有详细论述，可作参考。

按语：

（1）对应现代疾病：脾胃疾以恶心、呕吐、腹痛、腹泻、嗳气、泛酸、烧心、胃胀、肠鸣、食欲不振、便秘、流涎为主要临床表现，对应西医学中的整个消化系统及部分免疫、泌尿、运动等系统功能的疾病，其涉及、涵盖的疾病极广，但最常见于慢性胃肠疾病。

（2）现代教材或临床如何辨证、取穴、治疗：中医理论认为人体气血由脾胃所生化，精微物质的输布也依赖于脾胃功能的正常运转。《素问·厥论》篇："脾主为胃行其津液"；《素问·太阴阳明论》篇："四肢皆禀气于胃，而不得至经，必因于脾乃得禀也。"故有"脾胃为后天之本"之说。脾胃疾在中西方医学中的涵盖范围都极广，故没有统一的病机和治则。针灸对本病的治疗主要是通过调节脏腑的功能来发挥作用，主要选穴为足三里、中脘、天枢、梁门、关元、三阴交、内关、上巨虚等穴位。

（王朝辉　郝重耀）

二十四、泄泻

窦材灸治泄泻医案一则

一人患暴注，因忧思伤脾也。服金液丹、霹雳汤不效，盖伤之深耳。灸命关二百壮，小便始长，服草神丹而愈。

1. 注释

霹雳汤：药由川附五两，桂心二两，当归二两，甘草一两组成。

草神丹：药由川附子五两，吴茱萸、肉桂各二两，琥珀、辰砂各五钱，麝香二钱制成。

小便始长：《扁鹊心书》作"大便始长"，《续名医类案》作"小便始长"，从医理讲，后者似更为合理。

2. 出处　本医案出自南宋·窦材《扁鹊心书·卷中·暴注》（窦材. 扁鹊心书. 北京：中国中医药出版社，2015：36.）；另可见于《续名医类案·卷七·泄泻》。

3. 学术思想及主要著作　同上。

4. 辨证思路及方法　本案为以直接灸命关治疗暴注，窦材在《扁鹊心书》说"凡人腹下有水声，当即服丹药，不然变脾泄，害人最速。"案中"服金液丹、霹雳汤不效"，可见患者长期忧思过度，"盖伤之深耳"，在第一阶段没有得到控制，"服金液丹、霹雳汤不效"。窦材还指出"损伤脾气，故暴注下泄，不早治，三五日泻脱元气。方书多作寻常治之，河间又以为火，用凉药，每害人性命"，"若灸迟则肠开洞泄而死"。说明此类病原因在于脾气损伤，如不早治，三五日泻脱元气，肠开洞泄可能会危及生命，故脾泄之病不可轻忽，反对一些医生轻视此病，或用寒凉之药的态度和做法，也并未拘泥于《素问》至真要大论病机十九条中"诸呕吐酸，暴注下迫，皆属于热"的条文。《扁鹊心书》中说论治法为"当服金液丹、草神丹、霹雳汤、姜附汤皆可，若危笃者，灸命关二百壮可保"。在本案中"灸命关二百壮，小便始长，服草神丹而愈。"在治疗中贯穿着窦材的补阳的思想，其主张阳气对于人体的重大作用，认为"阳精若壮千年寿"，"阳气不绝，性命坚牢"，反之阳气耗尽则性命将失。故艾灸命关以激发脾经脉气，促进消食和胃与健脾行水的功能，从而使经脉畅通，后天气血化生有源，水液得以输布。又以金液丹，草神丹温阳益气，大补脾肾。

暴注的针灸治疗，在唐代《备急千金要方·卷三十》中即有记载："阴陵泉、隐白，主胸中热，暴泄"。金元时期，《儒门事亲》也强调灸水分对本证的良好疗效，刘完素则用灸大椎的方法治疗"寒热水泄"。元明时期《卫生宝鉴》、《世医得效方》、《奇效良方》等记录了葱熨、盐熨、艾熨、外敷等方法的民间验方。

5. **用穴及操作分析** 本案灸命关穴以温通脾经脉气，增强脾的功能，使水谷得以化生精微，精微通过脾的升清功能得以输布，化为气血精津，以保元阳。盖窦材自述，该穴能接脾脏真气，治三十六种脾病，凡诸病困重，尚有一毫真气，灸此穴二三百壮，能保固不死。一切大病属脾者，并皆治之。

王执中灸治泄泻医案一则

予尝久患溏利，一夕灸三七壮，则次日不如厕，连数夕灸，则数日不如厕，足见经言主泄利不止之验也。又予年逾壮，觉左手足无力，偶灸此而愈。

1. **注释**

经：原书上文显示为《难经》。

2. **出处** 本医案出自南宋·王执中《针灸资生经·卷三·溏泄》（王执中．针灸资生经．北京：人民卫生出版社，2007：133-134．）；另可见于《古今医案按·卷二·泄泻》。

3. **学术思想及主要著作** 同上。

4. **辨证思路及方法** 本案是医家自身体会艾灸神阙治疗泄泻和中风的验案，可信度较高。此案是王执中听得"旧传有人年老而颜如童子者，盖每岁以鼠粪灸脐中一壮故也"感其神奇。观《难经》"久冷伤惫脏腑，泄利不止，中风不省人事等疾，宜灸神阙"后以身验法，患泄利时则每晚灸三七壮，果然次日不入厕，连续灸则数日不如厕。可见确是艾灸神阙之功效。由此王氏知此穴之重要。年纪大时感到左手足无力，为中风之兆，故再灸此穴得到痊愈。作者这种读经致用的态度值得我们学习。

5. **用穴及操作分析** 神阙，任脉腧穴，在腹部肚脐中央，居人之正中，天地交会之所，成胎之时，脐带先生，为先天之结蒂，系于母体，吸收气血，补蓄精神，婴儿赖以发育，十月胎满，神注于脐中而成人，故名神阙。艾灸此穴可调和阴阳，补益气血，温中和胃，温经散寒。脾胃调和，中焦健运则泄泻可愈；气血充足，经脉通顺则中风可除。

张从正灸药结合治疗泄泻医案一则

昔维阳府判赵显之，病虚羸，泄泻褐色，乃洞泄寒中证也，每闻大黄气味即注泄。余诊之，两手脉沉而软，令灸水分穴一百余壮，次服桂苓甘露散、胃风汤、白术丸等药，不数月而愈。

1. **注释**

桂苓甘露散：药由茯苓、甘草、泽泻、石膏、寒水石、葛根各一两，白术、肉桂、人参、藿香各五钱，滑石二两，木香一分组成。为粗末，每服三钱，水煎服。

胃风汤：白术、川芎、人参、白芍药、当归、肉桂、茯苓各等分。为粗末，每服二钱，加粟米百余粒，水煎服。

白术丸：人参二钱五分，茯苓、白术、藿香叶、葛根各五钱，甘草一钱，木香二钱。上药为细末，制成水丸。

2. 出处　本医案出自金·张从正《儒门事亲·卷二·推原补法利害非轻说十七》（张从正．儒门事亲．北京：中国医药科技出版社，2011：49．）；另可见于《续名医类案·卷七·泄泻》。

3. 学术思想及主要著作　同上。

4. 辨证思路及方法　本案为灸水分百壮治疗泄泻，患者病虚羸（耗伤气血），泄泻褐色（有出血），且闻及大黄气味即加重。大黄性味苦寒，故可见此病已经成倾危之势，嗅闻苦寒即可加重。载诊两脉，沉而软。沉脉主里主寒，多为水邪蓄积，多属阴经。软弱则为阳竭，阳竭则恶寒，故灸水分以散寒温经，分利水湿，从而健脾强中。另服桂苓甘露散、胃风汤、白术丸等药，理气健脾，温补肾阳，运化水湿作善后之治。故不数月而愈。

5. 用穴及操作分析　水分，为任脉与足太阴经之会，穴居上腹部，前正中线上，脐中上一寸，为治疗中焦水谷运化失常所致疾病的要穴，善健脾利水，和胃调肠。本穴正当小肠上口，水谷至此分清秘浊，水液入膀胱为尿，渣滓进大肠成粪，而泄泻恰为水液不分，灸此穴可秘别清浊，分利水湿，和中理气，健脾和胃，故灸此穴百壮，则经气温，清浊分，脾胃健。续服其药，缓缓而愈。

江瓘载虞恒德治泄泻医案一则

虞恒德治一人泄泻，日夜无度，诸药不效，偶得一方，用针沙、地龙、猪苓三味，共为细末，生葱捣汁，调方匕贴脐上，小便长而泻止。

1. 注释

方匕：古代量取药末的器其名。其形状如刀匕，大小为古代一寸正方，故名方寸匕。若盛水剂，一方寸匕约等于 2.74ml，盛金石药末约为 2g，盛草木药末约为 1g。

2. 出处　本医案出自明·虞抟《医学正传·卷之二·泄泻》（虞抟．医学正传．北京：中医古籍出版社，2002：132．）；另可见于《名医类案·卷四·泻》中。

3. 学术思想及主要著作　虞抟（1438—1517 年），字天民，自号华溪恒德老人。今义乌市廿三里镇华溪村人，明代中期著名医学家。《金华府志》中载："义乌以医名者，代不乏人，丹溪之后，唯抟为最。"与现代名医陈无咎（号黄溪），合称义乌医家"三溪"。

学术思想：

（1）承丹溪不泥：由于虞抟与朱震亨同乡，受其影响很大。所以虞抟的医学理论和学术思想主要继承了朱震亨学派。虽然虞抟对朱氏的医学思想和经验很是推崇，但他并不唯朱氏之说为是，指出"丹溪之书，不过发前人所未发，补前人所未备耳！若不参以诸贤所著而互合为一，岂医道之大成哉"。他对朱震亨的"阳常有余，阴常不足"论点进行了发挥，认为此处非直指气为阳而血为阴也。经曰：'阳中有阴，阴中亦有阳'。正所谓独阳不生，独阴不长是也。"

（2）批判迷信：虞抟治学态度严谨，认为医生不可固执古方以售今病。虞抟还对前人的某些错误观点进行了批判。对所谓"鬼胎"，虞抟说'所谓鬼胎者，伪胎也，非实有鬼神交接而成胎也……有道之士，勿信乎邪说之惑焉！"对于古代咒法和巫师巫婆治病，虞抟抨击道："古有龙树咒法之书行于世，今流而为师巫为降童，为师婆，而为扇惑人民、哄吓取对之术。噫！邪术惟邪人用之，知理者勿用也"。对主张"以病者所生年月日时，合得病之日期，推算五运六气……谓某日当得某经，某经当用某药……不须问证察脉，但推算此病，在此经，即用此经之药"的理论，虞抟认为这是无稽之术，是"以世之生灵为戏玩耳"。说明了虞抟对迷信的批判态度，这在当时是难能可贵的。

主要著作：虞抟一生著述甚丰，有《医学正传》8 卷、《方脉发蒙》6 卷，还有《苍生司命》、《证治真诠》、《古今诸贤医案》、《域外奇观》、《苍生司命真复方》、《百字吟》、《半斋稿》等医学著作。虞抟 78 岁时立志"采历代名医治验，总成一书"，其书名为《古今诸贤医案》，但未能完成全书而仙逝。

《医学正传》是一部中医综合性著作。系摘取《黄帝内经》、《脉经》之要旨，旁采历代医学之宏论效方，秉承家传，傍通己意而成。全书共八卷，内、外、妇、儿、口齿各科俱备。收载近百种病证，每病为一个门类，病下设论、脉法、方法几个项目，有理，有法，有方，有药，有按，有案。其论治伤寒宗仲景，内伤宗东垣，杂病尊丹，旁征博引，参以己见，为一部具有实用价值的中医古籍。

师承：其曾叔祖虞诚斋"与丹溪生同世，居同乡，于是获沾亲炙之化，亦以其术鸣于世"。遂世代相传，皆以丹溪为宗，其亦"承祖父之家学，私淑丹溪之遗风"（《医学正传·序》）。对丹溪杂病心法理解较深，在所著《医学正传》的各个病证里，都列有"丹溪要语"、"丹溪心法"、"丹溪活套"等内容。此外，对丹溪的"阳有余阴不足论"，亦独具心得。

4. **辨证思路及方法** 本案为江瓘记载虞抟（恒德）的医案，文字较为简略，仅言"一人泄泻，日夜无度，诸药不效，偶得一方"可知这一患者已久经多方诊治，诸药不效，偶得一方，调方贴脐，结果泄止，而虞恒德对此方不可能不作深入分析才予以应用。药中针砂即为制针时磨下的细末，酸辛而性平，利水消肿，兼济心肾。地龙活血通络，利尿消肿。猪苓利水渗湿，可治泄泻。且以葱汁调之，以助通阳之效，皆对其症。更重要的是选取神阙穴，此穴位于脐中，成胎之时，系于母体，吸收气血，以成先天。选此穴并敷之以药，治疗泄泻，其法远胜于口服，故得其效。当今敷脐疗法亦在不断发展，日趋完善。"利小便所以实大便"，是故"小便长而泻止"。

5. **用穴及操作分析** 神阙，为任脉腧穴，位于腹部，脐之中央，附近有腹壁下动脉静脉和肋间神经分布，内部为小肠，用以温阳健脾，渗湿止泻药敷之，可通过附近血管小肠吸收而不经过胃液消化吸收和肝脏代谢，加快作用速度并提高药效，所以效果较好。

俞震载黄子浓灸治泄泻医案一则

《白云集》曰：黄子浓者，江西人也。精医术。邻郡一富翁，病泄泻弥年，礼致子浓诊疗，旬莫效。子浓曰：予未得其说，求归。一日读易，至乾卦天行健，朱子有曰：天之气运转不息，故阁得地在中间，如人弄碗珠，只运动不住，故在空中不坠，少有息则坠矣。因悟向者，富翁之病，乃气不能举，为下脱也。又作字持水滴吸水，初以大指按滴上窍，则水满筒，放其按，则水下溜无余，乃豁悟曰：吾可治翁证矣。即治装往，以艾灸百会穴三四十壮，泄泻止矣。《医说会编》注曰：百会，属督脉，居顶巅，为天之中，是主一身之气者。元气下脱，脾胃无凭，所以泄泻，是谓阁不得地。经云：下者上之。所以灸百会愈者，使天之气复健行，而脾土得以凭之耳。《铜人经》谓百会灸脱肛，其义一也。

1. 注释

黄子浓：元代医家，江西人，与滑寿同时。治病多验。

弥年：经年，满一年。《后汉书》戴良传："举孝廉，不就。再辟司空府，弥年不到。"

旬：十天。旬，汉《卫尉衡方碑》："受任浃旬，庵离寝疾。"

易：即《周易》。

朱子：即朱熹。

下者上之：病位在下的疾病，取病位之上的俞穴。

2. 出处　本医案出自清·俞震《古今医案按·卷二·泄泻》（俞震. 古今医案按. 北京：中国中医药出版社，2008：72.）。

3. 学术思想及主要著作　俞震，字东扶，号惺斋，浙江嘉善人。清医学家、诗人。俞念祖父，俞需弟。性敏慧，自幼博览群书，擅长吟咏。后因体弱多病，从金钧习医，得其秘奥，遂为乾隆间著名医学家。与同邑沈尧封善。与兄弟等结同雅社。

学术思想：

（1）临证求实：《名医类案·卷一》载有吴球治疗富翁中寒阴症案，其夸张已近乎荒诞，俞震在《古今医案按·卷一》载录吴球一则医案后，以按语形式对其进行了批评说："又载吴御医（即吴球）治富翁中寒，用生附子三枚，重三两作一剂，他医减半进之，病遂已。吴复诊，已知之曰：'何减吾成药也？吾投三枚，将使活三年，今止活年半耳。'后年余，复发而卒。此等邪说，殊不可信。夫药以治病，中病即止，太过则变生他病矣。是人服附子枚半病已愈，则不宜多至三枚也。若必须三枚，则枚半未能愈其病也。乃云吾投三枚，使活三年，是以之延年，非以之治病。何不投三十枚，俾活三十年乎？"不仅直中要害，而且语言犀利。这种求实求真的精神是应予肯定的。

（2）强调脉诊：《古今医案按·凡例》曰："治病所凭在脉。故叙证而兼叙脉者始选之。若不载脉象，但侈治验，人选奚益？盖治病之难，难于识病，识病之难，难于识脉也。"因此屡屡以原案不载脉象为憾。如："丹溪治肥人中风口喎，手足麻废，左右俱作痰治……皆不载脉象若何，何以效法？故不并录。""读此案，不禁拍案叫绝，只恨不载脉象若何，难以摩仿。"

俞震强调脉诊，一方面由于明清时代是中医脉学大发展的时期，是当时医学实际情况的反映，也说明脉诊是中医诊断不可或缺的依据。

（3）临证变通：俞震善于将经典理论与临床实际相结合，如对清代医家怀抱奇治疗一积劳感寒发热案的按语云："天地人为三才，医者咸知讲究。天道幽微，而司天运气逐岁变迁，人病应之，推测殊难。然夏宜于凉，冬宜于热，到处皆然，人亦共晓，惟地之水土不同，怀氏只就松江地方所见而言，推之嘉苏，亦复如是。若南京人患伤寒，用麻黄者十有二三；若江北人，不用麻黄全然无效。况直隶陕西乎？"

主要著作：著有《古今医案按》10 卷、《古今经验方按》。

师承：俞震从医，得于同邑名医金钧。金钧，字上陶，号沙南。祖籍云间，今上海松江，后迁于嘉善，以医术擅名。据载金钧所撰有《素灵广注》、《汤头歌括》、《医按日抄》等。其所教授不止俞震一人，而唯俞震能继其术医名终过其师。

4. 辨证思路及方法　本案患泄泻将满一年，先前黄氏治疗十天没有效果，后读朱子对《易》阐述联想到富翁之病乃是气虚不举，气脱之证。遂前往治疗，以升提元气为主，单灸百会三四十壮而泄泻止。而泄泻一般两个主要方面，一则湿盛而至脾虚，多为急性泄泻，表现为暴泄。另则因脾虚而后湿邪阻滞，多为慢性泄泻，表现为长期久泻。从泄泻弥年可知富翁所患为久泄，久泄原因较为复杂，可由脾胃气虚，肾阳虚，肝气乘脾都可以引起，此病案应属脾气虚一类，故治应升提元气。

5. 用穴及操作分析　百会穴，巅顶正中，头正中线上，距前发际5寸处，约为两耳尖连线与正中线交点处。为督脉之极，人身最高处，能贯通诸阳经，是回阳九针之一，因而能升提阳气，益气固脱，治疗气虚泄泻。此穴可补气升阳，亦可平肝潜阳，有些医家认为此穴应少用补法灸法，因其有引邪向上的弊端。如张介宾言："百会穴百病皆治，宜刺此二分，得气即泻。若灸至百壮，停之，五日后绕四畔用三棱针出血，以井花水淋之，令气宣通，否则恐火气上雍，令人目暗。"临床可以参考。

按语：

(1) 对应现代疾病：泄泻以大便次数的增多、便质变清稀甚大便如水样或完谷不化为主要临床表现，对应西医学中的急、慢性肠炎、肠结核、胃肠功能紊乱、慢性非特异性溃疡性结肠炎、肠易激综合征等疾病。

(2) 现代教材或临床如何辨证、取穴、治疗：中医理论以脾胃失常为泄泻病机，主要可由脾虚湿盛诱发。临床用穴总以调理肠胃，温肾健脾，疏调气机为治则，取中脘、天枢、大肠俞、足三里、上巨虚为主穴。具体辨证如下：

寒湿困脾型：感受寒湿而突发病，大便清稀或如水样，腹痛肠鸣，腹痛在泻后减轻，遇寒加重，得热则舒，纳少，苔白滑，脉濡缓，宜健脾化湿，加针脾俞、阴陵泉、神阙。针用补法，可用灸法。

肠腑湿热型：腹痛即泻，泻下急迫，腹痛拒按，大便黄褐臭秽，肛门有灼热感，身体发热，舌红、苔黄腻，脉濡数，宜清利湿热，加针合谷、下巨虚，针用泻法。

食滞胃肠型：症见暴饮暴食之后出现腹满胀痛、疼痛拒按，食少，嗳腐吞酸，泻后可痛减，大便臭如败卵，苔垢或厚腻，脉滑，宜消食导滞，加针建里，平补平泻。

肝郁气滞型：症见腹泻、腹痛、肠鸣，每因情志不畅而发病，舌红、苔薄白，脉弦，宜疏肝理气，加针期门、太冲，针用泻法。

脾气虚弱型：症见大便溏薄，多夹不消化食物，稍进油腻则便次增多，神疲乏力，腹部隐痛喜按，舌淡、苔薄白，脉细。若病久不愈，脾虚下陷，可致脱肛，宜健脾益气、升阳举陷，加针脾俞、百会，针用补法，可灸神阙。

肾阳亏虚（五更泻）型：见晨起泄泻，夹有不消化食物，腹部冷痛喜温喜按，面色㿠白，形寒肢冷，舌胖而淡、苔白，脉沉细，宜温肾固本，加针肾俞、命门，针用补法，可灸关元、神阙。

其他疗法，如艾灸，可灸关元、神阙、天枢等穴；耳针，可选神门、脾、胃、内分泌、大肠等穴，毫针浅刺或王不留行籽贴压。

（王朝辉　郝重耀）

二十五、痢疾

窦材灸、药结合治休息痢医案二则

（一）

一人病休息痢已半年，元气将脱，六脉将绝，十分危笃。余为灸命关三百壮，关元三百壮，六脉已平，痢已止。两胁刺痛，再服草神丹、霹雳汤方愈，一月后大便二日一次矣。

1. 注释

休息痢：痢疾时止时发，久久不愈者。因治疗失宜，或气血虚弱，脾肾不足，以致正虚邪恋，湿热积滞伏于肠胃而成。

2. 出处　本医案出自南宋·窦材《扁鹊心书·卷中·休息痢》（窦材．扁鹊心书．北京：中国中医药出版社，2015：36．）；另可见于《续名医类案·卷八·痢》。

3. 学术思想及主要著作　同上。

4. 辨证思路及方法　本案为以灸命关，关元治疗休息痢。既已言明休息痢则可知此病迁延日久，中气虚弱，继而及肾，脾肾亏虚，正虚邪恋，时发时止。本案患者病休息痢已经半年，元气将脱，六脉将绝，究其原因则为脾肾亏虚，故取脾经之命关。《扁鹊心书》言此穴"能接脾脏真气，灸此穴二三百壮，能保固不死，一切大病属脾者，并皆治之"。取任脉，冲脉，足三阴之会，小肠经之募穴关元，以壮元气之根，灸后六脉平，痢疾止。而后两肋刺痛，以临床经验分析多为肝经气滞血瘀，分析肝木为肾水之子，且赖以脾之升清。而此患中气匮乏，殃及于肾，故肝气损伤，经脉受阻，案中续服之草神丹、霹雳汤以桂、附、归、麝、吴茱萸等助火补阳，行气活血，温经通络，则渐而得痊。

5. 用穴及操作分析　命关功善健脾行水，消食和胃。灸命关可温补脾经经气，提高脾脏功能，通此后天水谷化生之路，则命可保全。再配以关元穴，关元者，任脉、冲脉、足三阴之会，小肠经之募，穴居脐下三寸，此处为元气所藏，五脏六腑之本，灸此处可温肾壮阳，培元固本，恢复脏腑精气。二穴一先天一后天，二法一治标一治本，标本兼治，缓急同施，自然脉平而痢止，再以丹汤善后，其病自愈。

（二）

一人病休息痢，余令灸命关二百壮，病愈。二日，变注下，一时五七次。令服霹雳汤二服，立止。后四肢浮肿，乃脾虚欲成水肿也，又灸关元二百壮，服金液丹十两，一月而愈。

1. 注释

霹雳汤：主要由川附（炮去皮脐）5两，桂心（去皮尽）2两，当归2两，甘草1两等成分配制而成。处方来源于《扁鹊心书·神方》。

2. 出处　本医案出自南宋·窦材《扁鹊心书·卷中·休息痢》（窦材．扁鹊心书．北京：中国中医药出版社，2015：37．）；另可见于《续名医类案·卷八·痢》。

3. 学术思想及主要著作　同上。

4. 辨证思路及方法　本案病患之休息痢较为顽固，灸而复发且兼变他证。然从灸药施用其痢皆止可见，并非是方法不对，而是此病过于顽固。窦氏在《扁鹊心书》中对这种情况也有所交代"痢至休息无已者，非处治之差，调理之课，或饮食之过，所以止作频仍，延绵不已，然欲使其竟止亦颇费手。"言明此病根本缘由，需要仔细认知，辨证施治。并列举了相关证型："有肺气虚陷者，有肾阴不足者，有脾肾两亏者，有经脉内陷者，有肝木乘脾者，有腐秽不清者，有固涩太早者，有三焦失运者，有湿热伤脾者，有生阳不足者，有孤阴注下者，有暑毒未清者，有阴积肠蛊者，有风邪陷入者，一一体察，得其病情，审治的当，自能应手取效"。如能审证知因，则止痢并非难事。本案中先是只灸命关，服霹雳汤，痢疾得以暂止，而后竟发浮肿，究其原因仍乃脾虚之故。缘何命关补脾益气脾气仍虚，是因为元阳不足，先天不固，肾水虚寒，肝脾升化无根，木郁土败，故四肢浮肿。

5. 用穴及操作分析　同上。

按语：

（1）对应现代疾病：痢疾以剧烈的腹痛、腹泻、下痢赤白脓血黏液、里急后重为主要临床表现，严重者可有壮热、难以进食、神昏谵语、烦躁不安，对应西医学中的细菌性痢疾，阿米巴痢疾。

（2）现代教材或临床如何辨证、取穴、治疗：中医理论认为该病多因感受时疫邪毒、内伤饮食，使寒湿、湿热、积滞、疫毒等病理产物壅在肠中，与气血搏结凝滞，致肠道传化失司，脉络受伤，化为脓血所致。临床用穴总以清热利湿，调气和血，补益脾胃为治则，取合谷、天枢、上巨虚为主穴。具体辨证如下：

寒湿痢：见下痢赤白黏冻，白多赤少或仅为白冻，腹部胀满，身体困重，苔白腻，脉濡缓，宜温化寒湿，加针阴陵泉、关元、三阴交，针用补法。

湿热痢：见下痢赤白脓血，赤多白少，肛门灼热疼痛，小便短少而黄，苔黄腻，脉滑数，宜清利湿热，加针曲池、内庭，针用泻法。

疫毒痢：见发病较急，腹痛较剧烈，痢下鲜紫色脓血，头痛，壮热，口渴喜饮，甚至神昏痉厥，舌质红绛、苔黄燥，脉滑数，宜泻火解毒、镇痉醒神，加针阴陵泉、大椎、中冲、水沟，针用泻法。

噤口痢：见下痢赤白脓血，恶心，呕吐，难以进食，舌苔腻，脉滑，宜止呕进食，加针足三里、阴陵泉、内关、中脘，针用平补平泻。

休息痢：见下痢时发时止，日久难愈，常因饮食不慎、受凉、劳累等而发作，大便次数增多，便中带赤白黏冻，或伴脱肛，舌淡、苔腻，脉细，宜调理脾肾，加针脾俞、神阙、气海、百会、足三里，可用灸法。

其他疗法，如耳针，可取神门、交感、大肠穴、腹、脾等，毫针浅刺或王不留行籽贴压。

（王朝辉　郝重耀）

二十六、腹胀

窦材灸药结合治腹胀医案一则

一人因饮冷酒、吃生菜，成泄泻，服寒凉药，反伤脾气，致腹胀。命灸关元三百壮，当日小便长，有下气，又服保元丹半斤，十日即愈。再服全真丹，永不发矣。

1. 注释

下气：排气。

2. 出处 本医案出自南宋·窦材《扁鹊心书·卷中·臌胀》（窦材. 扁鹊心书. 北京：中国中医药出版社，2015：35.）。

3. 学术思想及主要著作 同上。

4. 辨证思路及方法 本案为单纯灸关元治疗腹胀。案中言明是饮冷食生，伤及脾阳，致使脾胃虚寒，发生腹胀。此案通过艾灸关元，补益元阳之根，兼服保元丹之参、草、芪、桂、全真丹之姜、附、陈皮、吴茱萸等以健脾益气，补火助阳，理气温经，则中焦脾阳可振。脾阳一振犹如雨过天晴，胸中滞塞之阴气，不留纤翳，运化精微，上布气津，下施精血，腹胀得愈。

5. 用穴及操作分析 关元，任脉、冲脉、足三阴之会，小肠经之募，穴居脐下三寸，此处为元阴元阳交会之所，人身元气之根，男子之精阁，女子之胞所，灸此处可培元固本，大补元气，恢复脏腑精气，尤其可补命门之火，益脾肾之阳。该穴效果明显，为补阳第一要穴，可治疗各种脏腑虚寒疾病。命门火足，脾肾得温，则上可得以运化水谷，生成气血，下可温阳化气，运化水湿，开合膀胱，故"当日小便下，有下气"，续服缓养之药，永不复发。

按语：

（1）对应的现代疾病：腹胀以腹部的胀大或胀满不适为主要临床表现，常伴有腹泻、呕吐等相关症状，对应西医学中的胃部下垂、急性的胃扩张、肠麻痹及肠梗阻、胃肠神经官能症等病。

（2）现代教材如何辨证、取穴、治疗：中医理论认以中焦气机不利，脾胃升降失宜为腹胀病机。临床用穴总以梳理气机为治则，取中脘、天枢、气海、足三里、内关为主穴。具体辨证如下：

饮食内停型：见腹部胀满，进食尤甚，拒按，恶食呕吐，嗳腐吞酸，或大便不调，矢气频作，味臭败卵，舌苔厚腻，脉滑，宜消积理气，加针合谷、上巨虚，针用泻法。

肝胃不和型：见脘腹胀满，可连胸胁，心烦易怒，善太息，呕恶嗳气，或吐苦水，大便不爽，舌质淡红，苔薄白，脉弦，宜理气消胀，加针上巨虚、太冲、期门，针用泻法。

脾胃虚弱型：见脘腹胀闷，时轻时重，喜温喜按，纳呆便溏，神疲乏力，语声低微，少气懒言，舌质淡，苔薄白，脉细弱，宜补中健脾、理气消胀，加针关元、脾俞、胃俞，针用补法。

本病也可用艾灸足三里、神阙、天枢、中脘等穴治疗。

附：胀

罗天益灸药结合治胀医案一则

范郎中夫人，中统五年八月二十日，先因劳役饮食失节，加之忧思气结，病心腹胀满，且食则呕，暮不能食，两胁刺痛。诊其脉弦而细，《黄帝针经·五乱》篇云：清气在阴，浊气在阳，乱于胸中，是以大悗。《内经》云：清气在下，则生飧泄；浊气在上，则生䐜胀。此阴阳返作病之逆从也。至夜，浊阴之气，当降不降，䐜胀尤甚。又云：脏寒生满病。大抵阳主运化精微，聚而不散，故为胀满。先灸中脘穴，乃胃之募，引胃中生发之气上行，次以此方助之。

木香顺气汤：苍术、吴茱萸各五分（汤洗），木香、厚朴（姜制）、陈皮、姜屑各三分，当归、益智仁、白茯苓（去皮）、泽泻、柴胡、青皮、半夏（汤泡）、升麻、草豆蔻（各二分，面裹煨）。

上十五味，㕮咀，作一服。水二盏。煎至一盏，去渣，稍热服，食前，忌生冷硬物及怒气，数日良愈。

1. 注释

大悗：十分烦闷。悗，烦闷。

2. 出处　本医案出自元·罗天益《卫生宝鉴·卷十八·膜胀治验》（罗天益．卫生宝鉴．北京：中国医药科技出版社，2011：224．）。

3. 学术思想及主要著作　同上。

4. 辨证思路及方法　本案是以艾灸中脘治疗心腹胀满的验案。分析病因患者劳役过度，饮食失节，忧思气郁，可知患者必肝郁气滞，脾胃失和。且从"两肋刺痛，脉弦而细"，更知肝经气血瘀滞。还言"旦食则呕，暮不能食"，是因人身之气，源于水谷化生，清者复升于上，浊者沉降归下，且旦气清而暮色浊，患者心腹胀满，乃浊气在上，夜幕之下，浊阴不降，胀满更甚，故暮不能食。且胃中水谷全赖脾胃消磨，化生精微，脾土升清，胃土降浊，中焦不运，则水谷难磨，清浊难分，则生胀满。灸中脘一穴，可健运脾胃，运动枢纽，再以吴茱萸、青皮、柴胡梳理肝经；木香、厚朴、豆蔻、姜屑、陈皮、半夏，降气和胃；泽泻、茯苓、苍术运化水湿等，其病可愈。

5. 用穴及操作分析　中脘，在上腹部，前正中线上，脐中上四寸，为足阳明经之募穴，八会穴之腑会，任脉与手太阳、少阳，足阳明经之交会穴，脘者，胃腑也，通管。善于健脾和胃，升清降浊，调理中焦。本病因中焦不运，清浊难分，水谷不化，导致胀满。此穴可以健脾和胃，管理中焦，助脾气升清，胃气降浊，清浊分之，胀满可除，加服上方，可以痊愈。

张介宾灸治胀医案一则

余尝治一姻家子，年力正壮，素日饮酒，亦多失饥饱。一日，偶因饭后胁肋大痛，自服行气化滞等药，复用吐法，尽出饮食。吐后逆气上升，胁痛虽止，而上壅胸膈，胀痛更甚，且加呕吐，余用行滞破气等药，呕痛渐止，而左乳胸肋之下结聚一块，胀实拒按，脐腹膈闭，不能下达。每于戊、亥、子、丑之时，则胀不可当，因其呕吐即止，已可用下，凡大黄、芒硝、棱、莪、巴豆等药，及莱菔子、朴硝、大蒜、橘叶捣罨等法，尤所不尽，毫不能效，而愈攻愈胀。因疑为脾气受伤，用补尤觉不便，汤水不入者，凡二十余日，无计可施，窘剧待毙，只得手揉按其处，彼云肋下一点，按着则痛连胸腹，及细为揣摸，则正在章门穴也。章门为脾之募，为脏之会。且乳下肋间，正属虚里大络。乃胃气所出之道路，而气实通于章门。余因悟其日轻夜重，本非有形之积，而按此连彼，则病在气分无疑也，但用汤药，以治气病，本非不善，然经火则气散，而力有不及矣。乃制神香散，使日服三四次，兼用艾火灸章门十四壮，以逐散其结滞之胃气，不三日胀果渐平，食乃渐进，始得保全。

1. 注释

素日：平日。

2. 出处

本医案出自明·张介宾《景岳全书·卷之二十二心集·杂证谟·肿胀》（张介宾.景岳全书.北京：中国医药科技出版社，2011：260.）；另可见于《古今医案按·卷五·痞满》。

3. 学术思想及主要著作

张介宾（1563—1640年）明代医学家，会稽（今浙江绍兴）人，汉族，字会卿，号景岳，别号通一子。

学术思想：张氏学说的产生出于时代纠偏补弊的需要，对后世产生了较大影响。

明代医学界，河间、丹溪的火热论相火论占统治地位，滥用寒凉，多致滋腻伤脾苦寒败胃，成为医学界的时弊。张氏私淑温补学派前辈人物薛己。特别针对朱丹溪之"阳有余阴不足"创立"阳非有余，真阴不足"的学说，创制了许多著名的补肾方剂。其主要思想有：

（1）"阳非有余"：这是他为批判丹溪的"阳常有余"而立的一条理论，张氏认为丹溪的"阳常有余"与自己的"阳非有余"之间有本质上的区别。朱氏所指的是在病理状态下情欲妄动，相火炽盛之阳有余，并非指人体真阳而言。而景岳所指的是真阳，生理功能的阴平阳秘，是代表人体体质盛衰的一个标志，真阳不是有余。

（2）"真阴不足"：认为真阴是阳气的根本，是阳气赖以存在的物质基础。张氏说："命门之火，谓之元气，命门之水，谓之元（真）精。五液充则形体赖而强壮，五气治则营卫赖以和调，此命门之水火，即十二脏之化源……而实皆真阴之用。"从而强调了"真阴"在人体中的作用。并指出真阴之气本无余，所以真阴之病都是不足。阴胜于下者，原非阴盛，而是命门之火衰。阳胜于下者，原非阳盛，而是命门之水亏。

（3）自成体系的命门学说：《难经》初步论述了命门与精、气、神以及生殖功能的关系。后世医家论述命门，多宗《难经》之说。景岳在前人论述的基础上，将阴阳、五行、精气等命门理论有机紧密地结合，形成了自成体系的命门学说。

（4）精于辨证，善用温补：景岳行医，正值明代医界"寒凉"时弊盛行之时。张氏撰文极力针砭"寒凉"时弊，同时强调辨证论治的重要性。在诊法和辨证方面另辟新径，形成了自己的特色。如临证创"十问歌诀"；诊脉贵在"察神"、"察胃"；辨证重阴阳二刚，详辨虚实；议病重虚证，善用温补等。

主要著作：张介宾一生著作颇丰，对后世医家影响深远。主要著作有《景岳全书》、《类经》、《类经图翼》、《质疑录》等。《类经》就是张氏的代表作之一，是继隋代杨上善《黄帝内经太素》之后，对《黄帝内经》进行全面分类研究的又一部巨著。全书共32卷，分为摄生、阴阳、脏象、脉色、经络、标本、气味、论治、疾病、针刺、运气、会通等12大类；各类之下又分360节，分别摘引了《黄帝内经》原文，按节归类；然后详加注解，不仅征引、解释并评论了前人的说法，而且也提出了自己的见解。该书多从易理、五运六气、脏腑阴阳气血理论等角度阐发经文蕴义，颇能启迪后学。

此外，张氏所著《景岳全书》是张氏学术理论和临床经验的代表作，是在广收博采诸家之论的基础上，结合作者个人的学术见解及临床经验汇编而成。对从事中医临床工作者以及学习研究人员都有重要的参考价值。

《质疑录》是张氏晚年所著的一部医学论文集。景岳认为，古代一家之论不能毫无错误，如一言之谬每遗祸于后人，因此将前贤所论之可疑者，逐一搜剔，依据《黄帝内经》、《伤寒论》等经典论述，详加辩论考订。内容涉及中医基础理论和临床诊断治疗的诸多问题。每论虽仅数百字，但所论精当，颇多卓见，对于指正谬误、辩论是非、阐发经义、指导运用临床均有很大裨益。

师承：张景岳自幼酷爱读书，广泛涉猎诸子百家经典著作。其父张寿峰是定西侯门客，素晓医理。景岳幼时即从父学医，十三岁随父至京师，拜畿辅名家金梦石为师学习医学，得其心传。青年时广游于豪门，结交贵族。当时上层社会盛行理学和道家思想。张景岳闲余博览群书，思想受其影响较大，通晓易理、天文、道学、音律、兵法之学，对医学领悟尤多。

4. **辨证思路及方法** 本案为艾灸章门而治胀，患者平日饮酒，饥饱不定，肝脾损伤，一日食后胁肋疼痛，未细辨证，则一顿乱治。先以行滞消积之药伤其正气，后用吐泻之法再乱其脏腑，愈治愈重，以致"无计可施，窘剧待毙"。后经张介宾仔细辨证，从章门穴压痛入手，知其为气分病，灸之则愈。分析来看，章门穴为五脏之精汇聚之所，五脏之气出入之门，"正属虚里大络，乃胃气所出之道路，而气实通与章门"。且按压此穴其痛连及胸腹，不是有行积滞的征象，所以断其乃气分之病。气积于此，故下之不去，吐之不快，补之更甚。其不同于癖积，所以行气破滞之药亦难及于此。命灸章门，以壮火食气，气须经火而散，再少佐理气消食之药则渐渐痊愈。

5. **用穴及操作分析** 章门穴，为足厥阴肝经腧穴，为足太阴脾经募穴，足太阴脾经精气在此汇聚，也是八会穴之脏会，足厥阴、足少阳与带脉之会，可疏肝和胃，调和气血，治疗五脏虚衰，中焦失和的要穴。以此穴治疗胸肋痞满在古典医籍多有记载。如《百症赋》："胸肋支满何疗，章门不容细寻"；《玉龙歌》"经年或变劳怯者，痞满脐胖章门决"；《医学入门》治病要穴："章门，主痞块，多灸左边，肾积，灸两边。"案中患者之胀，脏腑不调，胃气结于章门，在此处施灸，可逐散结滞之气，再兼以丁香，豆蔻，温胃理气之药，则可痊愈。

（王朝辉 郝重耀）

二十七、痞证

杨继洲针治痞证医案二则

（一）

戊辰岁，吏部观政李邃麓公，胃旁一痞块如覆杯，形体羸瘦，药勿愈。予视之曰：既有形于内，岂药力所能除，必针灸可消，详取块中。用以盘针之法，更灸食仓、中脘穴而愈。邃麓公问曰：人之生痞，与疝癖、积聚、癥瘕是如何？曰：痞者，否也，如《易》所谓天地不交之否，内柔外刚，万物不通之义也。物不可以终否，故痞久则成胀满，而莫能疗焉。疝癖者，悬绝隐僻，又玄妙莫测之名也。积者迹也，挟痰血以成形迹，亦郁积至久之谓尔。聚者绪也，依元气为端绪，亦聚散不常之意云。癥者徵也，又精也，以其有所徵验，及久而成精萃也。瘕者假也。又退也，以其假借气血成形，及历年退远之谓也。大抵痞与疝癖，乃胸膈之候，积与聚，为腹内之疾，其为上、中二焦之病，故多见于男子。其徴与瘕，独见于脐下，是为下焦之候，故常见于妇人。大凡腹中有块，不问男妇、积聚、癥瘕，俱为恶症，切勿视为寻常。初起而不求早治，若待痞疾胀满已成，胸腹鼓急，虽扁鹊复生，亦莫能救其万一，有斯疾者，不可俱乎！李公甚以为然。

（二）

己卯岁，因磁州一同乡欠俸资往取，道经临洛关，会旧知宋宪副公，云：昨得一梦，有一真人至舍相谈而别，今辱故人相顾，举家甚喜。昨年长子得一痞疾，近因下抑郁，疾转加增，诸药不效，如之奈何？予答曰：即刻可愈。公愕然曰：非惟吾子得安，而老母也安矣。此公至孝，自奉至薄，神明感召。予即针章门等穴，饮食渐进，形体清爽，而腹块即消矣。欢治数日，偕亲友送至吕洞宾度卢生祠，不忍分袂而别。

1. **注释**

覆杯：倒置的杯子，在此形容病块的形状。

盘针之法：《金针赋》中下针十四法之一。明·汪机曰："其盘法如循环之状，每次盘时，各须运转五次，左盘按针为补，右盘提针为写。"

食仓：胃仓的别名，第十二胸椎棘突下旁开 3 寸（首见于《针灸大成》），具健脾理气和胃之功效，是治疗胃腑病症的常用穴。

疝癖：病名，指脐腹偏侧或胁肋部时有筋脉攻撑急痛的病证。

2. **出处**　本二则医案均出自明·杨继洲《针灸大成·九卷·医案》（杨继洲. 针灸大成. 北京：中医古籍出版社，1998：497-503.）。

3. **学术思想及主要著作**　同上。

4. **辨证思路及方法**　本二则医案均为治疗痞证。痞证发病多因误下，表邪入里，邪气闭塞于心下，阻于中焦，气机升降失常所致。《伤寒论》131 条："……病发于阴，而反下之，因作痞也。"痞证有：气痞、热痞、寒热错杂痞、痰气痞及水痞证。本案第一则痞证未交待过多临床症状，但指出"胃旁一痞块如覆杯，形体羸瘦"。此处胃旁当指心下，患者素体不足，胃气虚弱，误下失治后形成痞证。虽痞如复杯，看似有形，然实则脾胃气机升降失调阻于中焦也，内柔而外刚。故治宜调中补虚，和胃消痞，以盘针之法取阿是穴，更灸食仓、中脘二穴，针灸并用，补泻兼施，似中药之"半夏泻心汤"，岂有不愈之理。医案中作者又将痞证、疝癖、积聚、癥瘕等病症加以鉴别，并指出痞证日久必然生变，故治疗宜早。

第二则病例痞证日久，已一年有余，加之落榜情志抑郁，疾转加重，形成痞块，故杨继洲以章门为主穴针刺，章门为足太阴脾经的募穴，具有消积散痞的功效，临床可针可灸。

5. **用穴及操作分析**

（1）"六腑以通为顺"：痞证病在胃腑，以盘针法取阿是穴，重在理气降浊。中脘为胃的募穴，又为腑会；食仓乃胃仓的别名，位于第十二胸椎棘突下旁开 3 寸（首见于《针灸大成》），具健脾理气和胃之功效，是治疗胃腑病证的要穴。章门乃足太阴脾的募穴，具有消积散痞的功效，是临床针灸治疗腹部痞块的经验穴。二则痞证均为虚实夹杂之证，故针刺手法攻补兼施，针灸并用。

（2）本案为针灸大家杨继洲之临床病案，治疗选穴精少，疗效显著。正如其在《针灸大成·策》中云："不得其要，虽取穴之多，亦无以济人；苟得其要，则虽会通之简，亦足以成功。"可见杨氏强调临床诊病辨证的重要性。

韩贻丰针治痞证医案一则

韩贻丰治昝中翰如颖,病数日,二旬不食矣,已治木。韩视之,病色如灰,声低喉涩,瞳神黯然无光。私语其子曰:此甚难治。病者觉之,乃哀恳曰:我今年六十七矣,即死不为夭,但遇神针而不一用而死,死且不瞑目。我生平好酒,而不好色,幸为我下一针。于是乃勉为用针,令卧床坦腹,扪其脐下有一痞,周围径七寸,坚硬如石。乃以梅花针法,重重针之。又针其三脘,又针其百劳、百会,皆二十一针。针毕,令饮醇酒一杯,乃摇手曰:恶闻酒气已两月矣。强之,初攒眉,既而满饮如初。

1. 注释

梅花针法:一种局部叩刺法,用梅花针叩刺痞满之处。起源于《灵枢·官针》篇九刺论中的"毛刺者,刺浮痹皮肤者也"。

2. 出处 本则医案出自清·魏之琇《续名医类案·卷十·痞》(魏之琇.续名医类案.北京:人民卫生出版社,1982:221-222.)。

3. 学术思想及主要著作 同上。

4. 辨证思路及方法 本案患者年老体弱脾气不足,形瘦胃虚加之平素嗜酒,致饮食、痰气不化结于中焦,中焦气机不利,脾之清阳不升,胃之浊阴不降,终成痞实之证。本案痞证为虚实夹杂,治疗当补泻兼施,针灸取穴局部以梅花针法,更取上脘、中脘、下脘三穴,理气调中和胃消痞,又取百会、百劳补虚治羸。

5. 用穴及操作分析 本案取痞满局部予梅花针叩刺,取胃之募穴中脘及上脘、下脘健脾和胃,升清降浊,以化痞消积;又取百会、百劳健脾益气,补虚治羸,针后予少量醇酒引之,以加强温通脾胃,理气和中之功。

按语:

(1)对应现代疾病:痞证或痞满以患者自觉心下痞塞感,胸膈胀满,触之无形,按之柔软,压之无痛为主要临床表现。对应西医学中的慢性胃炎、功能性的消化不良、胃下垂等病症。

(2)现代教材或临床如何辨证、取穴、治疗:中医理论以中焦气机不利,脾胃升降失职为痞证病机,主要可由外邪、饮食、情志等因素诱发。临床用穴总以补益脾胃,斡旋气机为治则,取中脘、天枢、足三里、气海为主穴。具体辨证如下:

饮食内停型:见脘腹部痞胀,拒按,进食后更甚,嗳腐吞酸,呕吐,不欲食,或大便不调,频作矢气,味臭如败卵,舌苔厚腻,脉滑,宜消食和胃,行气消痞,加针上巨虚,针用泻法。

痰湿中阻型:见脘腹痞胀不舒,胸膈满闷,呕恶,食少,头晕目眩,身体困重,口不渴,小便不利,舌苔白厚腻,脉沉滑,宜除湿化痰,理气和中,加针刺阴陵泉、丰隆,针用平补平泻。

湿热阻胃型:见脘腹部痞闷不舒,或嘈杂,恶心呕吐,口干不欲饮水,口苦,纳少,舌红苔黄腻,脉滑数,宜祛湿清热,加针内庭、阴陵泉、三阴交,针用泻法。

肝胃不和型:见脘腹部痞闷,胸胁胀满,恶心,呕吐,嗳气,或吐苦水,心烦易怒,大便不爽,舌淡红,苔薄白,脉弦,宜理气消胀,加针合谷、太冲、期门,针用泻法。

脾胃虚弱型：见脘腹胀闷，时轻时重，喜暖喜按，食少，大便溏，神疲乏力，语声低弱，舌质淡，苔薄白，脉细弱，宜补中健脾、理气消胀，加针关元、脾俞、胃俞，针用补法，可用灸法。

胃阴不足型：见脘腹痞闷，嘈杂，饥而不欲食，口咽干燥，便秘，舌质红少苔，脉细数，宜养阴益胃、调中消痞，加针三阴交、脾俞、胃俞，针用补法。

其他疗法，如艾灸，可灸中脘、梁门、足三里等穴。

（张庆萍）

二十八、呃逆

魏之琇载他医灸治呃逆医案一则

娄东，吴大令梅顿先生弟也。因设酬劳之宴，劳倦惫甚。其夕神昏肢倦，俄而发呃。沈曰：劳复发呃，当施温补无疑，虚气上逆，其势方张，恐汤药未能即降，须艾熳佐之为妙。一友于期门穴一壮即缓，三壮全除，调补而瘥。

1. 注释

俄：短时间、突然。

熳：据《名医类案正续编》作“焫”，本义是火的延烧，在这里指“艾灸”。

2. 出处 本则医案出自清·魏之琇《续名医类案·卷十四·呃逆》（魏之琇．续名医类案．北京：人民卫生出版社，1982：365.）。

3. 学术思想及主要著作 同上。

4. 辨证思路及方法 “脾气清宜升，胃气浊宜降”。呃逆一证常由饮食不当、情志不遂或正气亏虚等病因所致，其病位在膈，胃失和降、气逆动膈是其病机。本案患者因劳过度，脾气受损，肝失疏泄，突发呃逆，逆气上冲动膈，医家认为此乃虚气上逆，治当用灸补虚，穴取肝之募穴期门。本案作者强调呃逆虽多实证，然也有因虚致呃者，治疗当用灸法，以引上逆之气下行。

5. 用穴及操作分析 较之针与灸二者之间，针多偏泻，灸多偏补。本案灸肝之募穴期门以疏肝柔肝，理气降逆止呃，再配以汤药温补调理。

李用粹灸药结治呃逆医案一则

素君，素多劳动，因乘暑远行，遂胸臆不宽，呃忒连发，八日以来声彻邻里，自汗津津，语言断落，汤药遍尝毫无效果，举家惶恐，特干余治。现症虽脉尚有根，况准头年寿温润，不晦法令，人中光泽不枯，若论色脉生机犹存，但徒藉汤丸，恐泄越之阳不返，潜伏之阴难消。当先用艾火灸期门三壮并关元、气海诸穴，再煎大剂四君子汤加炮姜、肉桂为佐，丁香、柿蒂为使，内外夹攻。譬之釜底加薪，则蒸气上腾，而中焦自暖，四大皆春，何虑阴翳之不散，真阳之不复耶。果一艾而呃止，再进而全愈。共骇为神奇。

1. 注释

语言断落：语言：言语；断落：本意截断而落下，此处指言语不流利。

阴翳：阴霾，阴云。

2. 出处　本医案出自清·李用粹《证治汇补·旧德堂医案·正文》（李用粹．证治汇补·旧德堂医案．北京：学苑出版社，2013；482．）。

3. 学术思想及主要著作　李用粹，清初医学家。字修之，号惺庵。原籍浙江鄞县，后移居上海。为康熙（1662—1722 年）年间上海四医家（李用粹、徐子瞻、刘道深、沈元裕）之一。

李氏幼得家传，博览医书，精研《灵枢》、《素问》，审其异同，穷其辩论，深得奥秘，擅内、妇科诸证，精于诊脉、用方。李氏考古人立说皆相济而非相悖，遂取名家之长汇而集之，删繁存要，补缺纠偏，编为《证治汇补》十卷。全书首述《灵枢》、《素问》，下注诸书，冠以提要，附以己见，尤详于辨证审治，以脉法为投治之本，后世重之。门人唐廷翊等将李氏父子临证治案辑成《归德堂医案》。

学术思想：

（1）注重舌脉：李用粹认为"脉法为投治之本"。《证治汇补》中每篇均列"脉法"一项。《证治汇补·旧德堂医案》中也都每每记录脉象，临证中讲究四诊合参。如徽商朱圣修内人案，患者呃逆吐食，出多入少，吐出皆为痰涎白沫，眩晕气急，大肉尽消。治者均认为反胃脾败，无法挽救。李氏细诊其脉，少阴动甚，两尺滑利，即据以断为妊娠恶阻，调治即愈，顺产一女。

（2）顾护脾胃：李用粹认为："土为生化之母……又营出中焦"，"气因于中"。中者，脾胃也。因此李氏强调平素要顾护脾胃，对当时动辄禁食、忌口等做法提出异议。指出"胃喜温而恶寒，多食寒凉，则生气绝灭"，宗《黄帝内经》中"得谷者昌、胃气为本"的思想。临床诊病中他最常用的是四君子汤、六君子丸、补中益气汤、二陈汤、枳术丸等方，砂仁、豆蔻、半夏之类也是他常用之药。

主要著作：　著有《证治汇补》，全书八卷。每卷一门，分为提纲门、内因门、外体门、上窍门、胸膈门、腹胁门、腰膝门、下窍门等八类，每门罗列相应若干病证。每病证之下按大意、内外因、外候、脉法、治法、用药、选方排列，分别述论。书中撷采前人之经验，补入作者自己的见解及经验体会，去芜存菁，条分缕析。全书首述《灵枢》、《素问》，下注诸书，冠以提要，附以己见，尤详于辨证审治，后世重之。门人唐廷翊等将李氏父子临证治案辑成《旧德堂医案》。

4. 辨证思路及方法　本案为灸药结合治疗呃逆之验案。患者素多劳动，又乘暑远行劳累，致气耗过多而胸臆不宽，气机升降失调而呃忒连发。暑为阳邪，阳性升发。暑邪侵犯人体，直入气分，致腠理开泄而"自汗津津"，阳气随汗散失致元气亏损而阴翳潜伏。李氏诊脉尚有根，且准头年寿，温润不晦，人中光泽，认为此时仅投汤丸而无以奏效，反恐外越之阳不返，潜伏之阴难消，故先施艾火灸期门、关元、气海诸穴，以培补疏肝耗伤之元阳，使外越之阳归位，以消阴翳，三焦气机得以条畅，再予补气健脾之四君子汤，加炮姜、肉桂佐温补元阳之力，以丁香、柿蒂助气机升降之功。灸药结合，内外兼治，异曲而同工，共奏温胃散寒，降逆止呕，培补阳气，消散阴翳之功，则呃逆自止。

5. 用穴及操作分析　期门为足厥阴肝的募穴，为疏肝理气的要穴，呃逆本为气机升降失调，艾火灸之可助气机调畅，清升浊降。关元居脐下 3 寸，又称下丹田，与冲、任、督脉及足少阴肾经关系密切，故乃元阴元阳所出之处。艾火灸之则可壮肾阳引火归元，助脾阳补益后天。气海与关元同灸，增强补益之力，使下焦之火蒸气上腾以暖中焦，阴翳渐消，气机升降得司，呃逆自止。

按语：

（1）对应现代疾病：呃逆以喉间呃呃有声，声短而频发，不能自控为主要临床表现，对应西医学中的膈肌痉挛。

（2）现代教材或临床如何辨证、取穴、治疗：中医理论以气逆动膈为呃逆病机，可由上、中、下三焦的脏腑气机上逆或冲气上逆诱发。临床用穴总以斡旋气机，调胃止呃为治则，取内关、中脘为主穴。具体辨证如下：

胃寒积滞型：见感寒而发，声沉有力，苔薄白，脉迟缓，宜温胃止呃，加针膈俞、膻中、神阙、胃俞、足三里，针用平补平泻。

胃火上逆型：见呃声洪亮，口臭，烦渴而喜冷饮，尿少便秘，苔黄燥，脉滑数，宜清胃止呃，加针膈俞、胃俞、内庭，针用泻法。

肝郁气滞型：每因情志不遂诱发或加重呃逆，呃声连连，胸胁部胀满，苔薄白，脉弦，宜疏肝理气，加针膈俞、天突、膻中、期门、太冲，针用泻法。

脾胃阳虚型：见呃声低沉无力，气不得续，脘腹不适，食少体倦，喜温喜按，舌淡、苔薄，脉细弱，宜温补脾胃，加针膈俞、天突、膻中、足三里、脾俞、胃俞，针用补法。

胃阴不足型：见呃声低弱，短促而不得续，口咽干燥，饥而不欲食，舌红，少苔，脉细数，宜和胃止呃，加针膈俞、天突、膻中、胃俞、足三里，针用平补平泻。

其他疗法，如耳针，可选神门、膈、胃等穴，毫针浅刺或王不留行籽贴压。

（张庆萍）

二十九、膈气

杨继洲针灸治膈气医案一则

壬申岁，行人虞绍东翁，患膈气之疾，形体羸瘦，药饵难愈。召予视之，六脉沉涩，须取膻中，以调和其膈，再取气海，以保养其源，而元气充实，脉息自盛矣。后择时针上穴，行六阴之数，下穴行九阳之数，各灸七壮，遂全愈。今任扬州府太守。庚辰过扬，复睹形体丰厚。

1. **注释**

六阴之数：古代"河图"中将一、二、三、四、五称为"生数"，将六、七、八、九、十称为"成数"；又，古人将一、三、五、七、九等奇数称作"阳数"，将二、四、六、八、十等偶数称为"阴数"。《针灸大成》中补用九阳数或"生数"，泻用六阴数或"成数"。

2. **出处**　本医案出自明·杨继洲《针灸大成·卷九·医案》（杨继洲．针灸大成．北京：中医古籍出版社，1998：502．）。

3. **学术思想及主要著作**　同上。

4. **辨证思路及方法**　膈气一证早在《黄帝内经》中就有记载。《素问·阴阳别论》篇曰："三阳结谓之膈。"并认为本病的发生与津液及情志失调有关。《素问·通评虚实论》篇："膈塞闭绝，上下不通，则暴忧之病也。"膈气病在胃，《灵枢·四时气》篇曰："食饮不下，膈塞不通，邪在胃脘。"《肘后备急方·卷四》指出："膈气有五，忧膈、恚膈、气膈、寒膈、热膈。"而膈气的病因病机如《太平圣惠方·第五十卷》所言:"寒温失宜,食饮乖度,或恚怒气逆,思虑伤心致使阴阳不和,胸膈否塞,故名膈气也。"著名的膈气散就是主治寒气痞塞胸脯,胁肋刺痛,短气烦闷,或呕恶,饮食不下的寒膈。

本案患者形体羸瘦,药饵难愈,六脉沉涩,皆病重之象也。膈气日久水饮纳谷渐少,气血生化匮源,正气不支,阴阳格拒。然膈气多虚实夹杂,杨继洲针膻中行六阴之数以泻胸中之寒气;针气海,行九阳之数以补下元之阳气,使格拒之阴阳得以调和,元气充实,阴平阳秘,则脉息自盛矣。

5. **用穴及操作分析** 膻中位于胸中,为八会穴之气会,功能宣上焦之气,解胸中肺膈之结,更行六阴之数可泻胸中之寒气,行气导闭;气海为一身阳气之海,《黄帝内经》称之为肓之原,可理气、行气,治气滞之证,又可补阳益气培元,临床可针可灸。本案两穴皆从气入手,膻中行六阴之数,意在泻,气海行九阳之数,意在补。一补一泻,则气通膈消。

按语:

(1) 对应现代疾病:膈气或噎膈以吞咽食物哽噎不顺,饮食难下,或入而复出为主要临床表现,对应西医学中的贲门痉挛、食道憩室、食道贲门失迟缓症、食道狭窄、食道炎、食道癌、贲门癌、胃神经症等。

(2) 现代教材或临床如何辨证、取穴、治疗:中医理论以食道受阻,传导不通为膈气病机,主要可由气、痰、瘀交结,阻隔食道、胃脘诱发。临床用穴总以理气开郁,化痰消瘀为治则,取膻中、气海为主穴。具体辨证如下:

痰气交阻型:见吞咽梗阻感,胸膈痞闷,甚则疼痛,嗳气,呃逆,呕吐痰涎,口咽干燥,大便坚涩,舌质红,苔薄腻,脉弦滑,宜开郁化痰、降气润燥,加针足三里、丰隆、太冲,日月,针用泻法。

瘀血内结型:见饮食难入,或虽下复吐,甚或呕吐物红色,胸膈疼痛,部位固定,肌肤干枯,形体消瘦,舌质紫黯,脉细涩,宜活血行瘀、滋阴养血,加针膈俞、血海、内关,针用泻法。

津亏热结型:见食入格而不下,入而又出,甚至饮水难入,口干心烦,胃脘灼热感,大便干结如羊便,形体消瘦,皮肤干枯,小便短赤,舌质光红,干裂少津,脉细数,宜滋阴养血、润燥生津,加针太溪、中脘、天枢,针用平补平泻。

气虚阳微,见水饮不下,泛吐大量白沫,腹胀,面浮足肿,面色㿠白,精神疲惫,舌质淡,苔白,脉细弱,宜温补脾肾、益气降逆,加针足三里、脾俞、肾俞、百劳,针用补法,可用灸法。

其他疗法,如耳针,可选神门、脾、胃、膈、食管等穴,毫针浅刺或王不留行籽贴压。

(张庆萍)

三十、宿食

窦材灸药结合治宿食医案一则

一人慵懒,饮食即卧,致宿食结于中焦,不能饮食,四肢倦怠,灸中脘五十壮,服分气丸、丁香丸即愈。

1. 出处　本医案出自南宋·窦材《扁鹊心书·卷中·痞闷》（窦材．扁鹊心书．北京：中国医药科技出版社，2011：38.）；另可见于《续名医类案·卷九·饮食伤》。

2. 学术思想及主要著作　同上。

3. 辨证思路及方法　本案患者因慵惰少动，饮食即卧，脾胃不运，致宿食结于中焦，阻塞气机；食滞中焦，脾失运化，故而不能饮食；脾主四肢，则四肢倦怠。窦材重灸中脘，以化中焦宿食，健脾导滞，再服分气丸、丁香丸理气消食导滞助针灸之力，病安不愈？

4. 用穴及操作分析　"六腑以通为顺"，本案病在胃腑，取胃之募穴中脘，又为腑会，腑病治当在"腑"。《黄帝内经》云："胃喜温而恶寒。"重用灸法意在温煦中焦之火腐熟积滞之食，行消食导滞之功，更用分气丸、丁香丸助之。针药结合，良医也。

按语：

（1）对应现代疾病：宿食或食积以饮食停留，难以消化为主要临床表现，对应西医学中的消化不良、慢性胃炎、胃潴留及急性胃扩张等消化道疾病。

（2）现代教材或临床如何辨证、取穴、治疗：中医理论以食滞胃脘为食停病机，临床用穴总以消食化滞、健脾和胃为治则，取中脘、足三里、天枢、梁门为主穴，随症加减配穴内庭、里内庭、下脘、建里等穴，针灸并用。

其他疗法，如耳针，可选脾、胃、大肠等穴，毫针浅刺或王不留行籽贴压。

（张庆萍）

三十一、翻胃

王执中灸治翻胃医案一则

有老妇人患反胃，饮食至晚即吐出，见其气绕脐而转。予为点水分、气海并夹脐边两穴。既归，只灸水分、气海即愈，神效。

1. 注释

反胃：又称"胃反、翻胃"，指饮食入胃，宿谷不化，经过良久，由胃返出之病。首载于东汉·张仲景《金匮要略》："胃气无余，朝食暮吐，变为胃反。"

予：读予（yú）时，同"余"，即我，本文指"我"；读予（yǔ）时，意为给。

脐边两穴：当指天枢穴。

既归：返转，回归。这里指反胃好转。

2. 出处　本医案出自南宋·王执中《针灸资生经·卷三·反胃》（王执中．针灸资生经．北京：人民卫生出版社，2007：148.）；另可见于《续名医类案·卷六·反胃》及《普济方·针灸·反胃》。

3. 学术思想及主要著作　同上。

4. 辨证思路及方法　反胃，胃虚病也。《黄帝内经》云："三阳结谓之膈。三阳者，大肠、小肠、膀胱也。结者热结也。小肠结则血脉燥，大肠结则后不便，膀胱结则津液涸，三阳俱结，前后秘涩，下既不通，必反而上行。所以噎食不下，即下而复出，乃阳火上行而不下降。"据此，则噎塞、反胃，下焦吐者，皆从于寒，朝食暮吐，暮食朝吐，此即反胃病也。本医案为王执中治疗反胃验案之一。患者为一老妇，素体脾胃当属不足，又妇人多喜忧思肝郁，生成反胃，"朝食暮吐，气绕脐而转"。王氏取用水分、气海、天枢穴，症状好转后再灸水分、气海而愈。

5. 用穴及操作分析 水分任脉经穴，穴当小肠下口，分清泌浊，善治腹中之病，故《备急千金要方》又称本穴为"中守"。中守者，守中之意也；脐旁二穴天枢也，为大肠经之募穴，水分、天枢二穴相伍，可理气降浊通腑；更用气海培补元气，攻中有补。气海、水分二穴用灸可补益元阳，振奋中阳，腐熟水谷，行气化水利浊，腑气通，水谷化，则病自愈。

按语：

（1）对应现代疾病：翻胃或反胃以饮食入胃，经久不化，由胃返出为主要临床表现，对应西医学中的溃疡病并发幽门部痉挛、幽门完全或不完全梗阻及胃神经官能症等病症。

（2）现代教材或临床如何辨证、取穴、治疗：中医理论认为本病多由饮食不当，饥饱无常，或嗜食生冷，损伤脾阳，或忧愁思虑，损伤脾胃，中焦阳气不振，寒从中生，致脾胃虚寒，腐熟水谷无力，饮食入胃，久停不化，逆而向上，终至尽吐而出。临床用穴总以温中健脾，降气和胃为治则，取中脘、足三里、公孙、内关、天枢、梁门为主穴。

其他疗法，如艾灸，可灸关元、神阙、中脘、足三里等穴；耳针，可选脾、胃、交感、腹等穴，毫针浅刺或王不留行籽贴压。

（张庆萍）

三十二、腹痛

薛己灸药结合治腹痛医案一则

薛立斋治一产妇，患虚极生风。或用诸补剂，四肢逆冷，自汗泄泻，肠鸣腹痛。薛以阳气虚寒，用六君子，姜、附各加至五钱不应，以参、附各一两始应。良久不应，仍肠鸣腹痛，后灸关元百余壮，及服十全大补汤方效。

1. 注释

良久：很久。《战国策》："秦国目眩良久，而论功赏群臣及当坐者各有差。"良：文言副词。很，甚。

2. 出处 本医案出自清·魏之琇《续名医类案·卷二十五·类风》（魏之琇.续名医类案.北京：人民卫生出版社，1997：807.）。

3. 学术思想及主要著作 同上。

4. 辨证思路及方法 妇人生产耗气失血，本案患者产后虚极生风。气者，阳气也，气虚则自汗，气血皆虚，阳气不能温煦四肢，故四肢逆冷。阳气亏虚寒自内生，中焦虚寒则肠鸣、泄泻。腹痛，损及元阳则腹痛尤甚，故投以温中焦阳气为主的六君子加姜附汤则不应，改投大剂量参附以大补元气，温煦肾阳始效，然良久腹痛又作，此乃气血俱虚，阳气内陷，下元极寒也。患者虚不受补，大量人参、附子急补则不受用。薛氏予灸关元百余壮，使内陷之阳气回升，之所谓"益火之源，以消阴翳"，再予十全大补汤气血双补则病自愈。

5. 用穴及操作分析 清·陈念祖《医学实在易》云："医者，若遇元气虚脱之证，或速灸关元、气海，或速投肉桂、附子，以为起死回生之计。"关元穴位于下腹部，为任脉与足三阴经之交会穴，又任脉、督脉、冲脉皆起于"关元"之下，之所谓"一源三岐"，任脉为人体阴脉之海，督脉为阳脉之海，冲脉又为"血海"，故灸关元不但可大补元阳之气，还具有培补真阴真阳之功。

江瓘载罗谦甫艾熨治腹痛医案一则

罗谦甫治真定一士人，年三十余，肌体本弱，右胁下有积气，不敢食冷物，觉寒则痛，或呕吐清水，眩晕欲倒，目不敢开，恶人烦冗，静卧一二日，及服辛热之剂，则病退，延至初秋，因劳役及食冷物，其病大作，腹痛不止，冷汗自出，四肢厥冷，口鼻气亦冷，面色青黄不泽，全不得卧，扶几而坐，又兼咳嗽，咽膈不利，与药则吐，不得入口，无如奈何，遂以熟艾半斤，白纸一张，铺于腹上，纸上摊艾令匀，又以预葱数枝，批作两片，置艾上，数重，再以白纸覆之，以慢火熨斗熨之，冷则易之，觉腹中热，腹皮暖不禁，以绵三袒多缝带系之，待冷方解。初熨时，得暖则痛减，大暖则痛止，至夜得睡。翌日，再与对症药服之，良愈。

1. 注释

恶人烦冗：意为见人则心烦意乱。

劳役：旧时统治阶级强迫人民出劳力以供役使。

熟艾：将陈艾经过反复捣碎（粉碎）、筛选而得到的棉絮状的艾绒。

预葱：藜芦的别名。明·李时珍《本草纲目·草六·藜芦》："黑色曰黎，其芦有黑皮裹之，故名。根际似葱，俗名葱管藜芦是矣。北人谓之憨葱，南人谓之鹿葱。"重：层。

绵三袒多缝带：绵，同棉。多层丝绵缝制的绷带。

2. 出处

本医案出自元·罗天益《卫生宝鉴·卷十三·葱熨法治验》（罗天益. 卫生宝鉴. 北京：中国医药科技出版社，2011：186.）；另可见于《名医类案·卷六·腹痛》及《医学纲目·卷之二十二·脾胃部·腹痛》。

3. 学术思想及主要著作 同上。

4. 辨证思路及方法

本案用艾熨腹部治疗腹痛医案的验案。罗天益思《黄帝内经》云："寒气客于小肠膜原之间，络血之中，血滞不得注于大经，血气稽留不得行，故宿昔而成积矣。"又寒气客于肠胃，厥逆上出，故痛而呕也。诸寒在内作痛，得热则痛立止。罗谦甫欲予药服之，药不得入，见药则呕。遂以熟艾约半斤，白纸一张，铺于腹上，纸上摊艾令匀。又以憨葱数枝，削成两半，铺于熟艾上数重。再用白纸一张覆之，以慢火熨斗熨之，冷则易之。初熨时得暖则痛减，大暖则痛止。至夜得睡，翌日再予对证药服之，良愈。外治法奏效甚速。熟艾温阳之力峻而通经之力稍逊，故少以憨葱佐之，味辛以助宣通。所云对症之药，当为理中辈也。

5. 用穴及操作分析

神阙穴所在，即肚脐，又名脐中，是人体任脉上的要穴。神阙穴是人体生命最隐秘最关键的要害穴窍，是人体的长寿大穴。艾熨是指将艾绒（亦可据病情加入某些药物）铺于穴区，用熨斗等工具在其上热熨，从而达到灸疗作用的一种铺灸法。本法与传统的隔物熨法颇为相似。

按语：

（1）对应现代疾病：腹痛以胃脘以下至耻骨联合以上的部位所发生的疼痛为主要临床

表现，对应西医学中的急、慢性肠炎、胃肠痉挛、肠易激综合征等疾病引起的腹痛。

（2）现代教材或临床如何辨证、取穴、治疗：中医理论以不通则痛为腹痛病机，主要可由外邪、饮食、情志等因素诱发。临床用穴总以疏调气机，理气止痛为治则，取中脘、天枢、足三里为主穴。具体辨证如下：

饮食停滞型：见暴饮暴食后出现脘腹胀痛、疼痛拒按，嗳腐吞酸，不欲食，得吐泻后痛可减，舌苔厚腻，脉滑，宜消食导滞，加针内庭，针用泻法。

肝郁气滞型：见偏侧腹部胀痛，痛时欲便，便后则痛缓，喜叹息，得嗳气或矢气则痛减，遇恼怒加剧，苔薄白，脉弦，宜疏肝理气，加针太冲、期门，针用泻法。

寒邪内阻型：见感寒饮冷后突发腹部拘急剧痛，得温则痛减，遇寒更重，舌苔白，脉沉紧，宜温中散寒，加针关元、气海，针用补法，可用灸法。

脾阳不振型：见腹痛隐隐，时发时止，喜暖喜按，因食生冷或饥饿、劳累后加重，在进食及休息后可痛减，舌淡、苔薄，脉沉细，宜健脾温中，加针关元、脾俞，针用补法，可用灸法。

其他疗法，如耳针，可选神门、交感、胃等穴，毫针浅刺或王不留行籽贴压。

（张庆萍）

三十三、便血

王执中灸治便血医案一则

《陆氏续集验方》：治下血不止：量脐心与脊骨，平于脊骨上灸七壮即止。如再发，即再灸七壮，永除根本。目睹数人有效。予尝用此灸人肠风，皆除根本，神效无比。然亦须按其骨突处酸疼方灸之，不疼则不灸也。

1. 注释

肠风：病名，是以便血为主证的疾病，血色鲜泽清稀，其下如溅，属风热为患。

2. 出处 本医案出自南宋·王执中《针灸资生经·卷三·便血》（王执中. 针灸资生经. 北京：人民卫生出版社，2007：136.）；另可见于《续名医类案·卷十二·下血》及《普济方·针灸·便血》。

3. 学术思想及主要著作 同上。

4. 辨证思路及方法 《太平圣惠方》卷六十："大肠中久积风冷，中焦有虚热……风冷热毒，搏于大肠，大肠既虚，时时下血，故名肠风也"。又《证治汇补》："或外风从肠胃经络而入害，或内风因肝木过旺而下乘，故曰肠风。"其症便前出血如注，颜色鲜红，肛门不肿痛，或见腹痛、肠鸣。在本案中肠风便血当属《太平圣惠方》卷六十中所指"风冷久积，中焦有虚热……"之肠风也。陆氏通过灸命门穴上脊骨压痛处而效，此穴当属"阿是穴"。本案中不分证型，凡见肠风便血者灸之皆有效，且王氏强调"须按其骨突处酸疼方灸之，不疼则不灸也"更说明此为阿是穴也，是治疗肠风便血的经验效方。

5. 用穴及操作分析 命门位于第2腰椎棘突下，在水平方向上与脐平。穴在两肾之间，当肾间动气处，能温阳益肾，治疗肾阳、元气亏虚。本医案穴虽在命门附近，但仍需"按其骨突处酸疼方灸之"，为阿是穴。

阿是穴又称天应穴、不定穴。《千金方》曰："言人有病痛，即令捏其上，若里当其处，不问孔穴，即得便快或痛，即云阿是，灸刺皆验。"可疏通经络，激发气血运行，起到抗御病邪、治疗疾病的作用；命门者，生命之门也，蕴藏先天之精，与肾的功能关系密切，其内含有真阳、真阴，灸命门可温肾阳助脾阳，益气摄血则便血自愈。

罗天益灸药结合治便血医案一则

真定总管史候男十哥，年四十有二，肢体本瘦弱，于至元辛巳，因收秋租，佃人致酒，味酸不欲饮，勉饮三两杯，少时腹痛，次传泄泻无度，日十余行。越十日，便后见血，红紫之类，肠鸣腹痛，求医治之。曰：诸见血皆以为热，用芍药柏皮丸治之，不愈。仍不欲食，食则呕酸，形体愈瘦，面色青黄不泽，心下痞，恶冷物，口干，时有烦躁，不得安卧，请予治之，具说其由。诊得脉弦细而微迟，手足稍冷。《内经》云：结阴者便血一升，再结二升，三结三升。《经》云：邪在五脏，则阴脉不和；阴脉不和，则血留之。结阴之病，阴气内结，不得外行，无所禀，渗入肠间，故便血也。宜以平胃地榆汤治之。

平胃地榆汤：苍术一钱，升麻一钱，黑附子（炮）一钱，地榆七分，陈皮、厚朴、白术、干姜、白茯苓、葛根各半钱，甘草（炙）、益智仁、人参、当归、曲（炒）、白芍药各三分。上十六味，作一服，水二盏，生姜三片，枣子二个，煎至一盏，去渣，温服，食前。此药温中散寒，除湿和胃，服之数服，病减大半。仍灸中脘三七壮，乃胃募穴，引胃上升，滋荣百脉。次灸气海百余壮，生发元气，灸则强食生肉，又以还少丹服之，则喜饮食，添肌肉。至春再灸三里二七壮，壮脾温胃，生发元气，此穴乃胃之合穴也。改服芳香之剂，戒以慎言语，节饮食，良愈。

1. 注释

芍药柏皮丸：源于《宜明论方》；组成：芍药、黄柏各 30g，当归、黄连各 15g；主治湿热痢疾，腹痛，里急后重。

结阴：阴邪结聚于内而成。

禀（bǐng）：①承受，生成的：～性。～赋。②指下对上报告：～报。～复。回～。这里指脾胃不能承受。

2. 出处 本医案出自元·罗天益《卫生宝鉴·卷十六·结阴便血治验》（罗天益．卫生宝鉴．北京：中国医药科技出版社，2011：185.）；另可见于《古今医案按·卷四·下血》、《古今医统大全·卷四十二·下血》、《医学纲目·卷之十七·心小肠部·诸见血门·下血》及《名医类案·卷八·下血》。

3. 学术思想及主要著作 同上。

4. 辨证思路及方法 本病案患者肢体本瘦弱，勉饮味酸之酒而腹痛，后泄泻无度，逾十日后便后见红紫之血，肠鸣腹痛。医以为热，予清泻湿热止痢之芍药柏皮丸无效，形体愈瘦，面色青黄无泽，心下痞，恶冷物，口干，烦躁，不得安卧。罗氏诊其脉弦细而微迟，手足稍冷，实乃寒象，秉《黄帝内经》之说，辨患者素体不足，腹痛泄泻后正气益衰，日久阴气内结，不得外行，脏腑阳不足气不能承受，无以化解，渗入肠间而便血，为结阴之病，又医者多下芍药柏皮丸清泻湿热而致胃肠更加寒凉，湿蕴邪留。罗氏以平胃地榆汤温中散寒，除湿和胃，病减大半。另灸中脘、气海、足三里以强健胃气，生发元气，以还少丹温肾补脾，助饮食，添肌肉。后改服芳香之剂，化湿和胃，慎言语、节饮食乃养身之法，治养有序，患者病愈。

5. 用穴及操作分析　中脘乃胃之募穴，灸三七壮，可引胃上升，滋荣百脉。气海，穴居脐下任脉，为人体先天元气聚会之处，男子生气之海，主一身气疾，重灸百壮以生发元气。至春天再灸足三里二七壮，能壮脾温胃，生发元气。可见罗氏将护脾胃，养元气的思想贯彻在其临床之中。

按语：

（1）对应现代疾病：便血以大便时便中带血，或先便后血，或先血后便为主要临床表现，对应西医学中的痔疮、直肠息肉、溃疡性结肠炎等疾病。

（2）现代教材或临床如何辨证、取穴、治疗：中医理论认为便血有虚实之分，属虚者多因脾胃虚弱，脾不统血；属实者多因肠道湿热，灼伤血络。临床时根据辨证选取不同治则治法。具体辨证如下：

脾不统血型：见便中带血，多为先便后血，血色黯淡，伴腹痛隐隐，神疲懒言，面色不华，食少纳呆，舌淡，脉弱，宜健脾摄血，针关元、太白、足三里、承山，针用补法，可用灸法。

肠道湿热型：见便中带血，多为先血后便，血色鲜红，伴肛门灼热疼痛，苔黄腻，脉数，宜清热利湿，针刺大肠俞、长强、次髎、二白，针用泻法。

（张庆萍）

三十四、痰

罗天益刺血结合服药治痰医案一则

参政杨公七旬有二，宿有风疾。于至元戊辰春，忽病头旋眼黑，目不见物，心神烦乱，兀兀欲吐，复不吐，心中如懊忱之状，头偏痛，微肿而赤色，腮颊亦赤色，足胻冷，命予治之。予料之，此少壮之时，喜饮酒，久积湿热于内，风痰内作，上热下寒，是阳不得交通，否之象也。经云：治热以寒。虽良工不敢废其绳墨，而更其道也。然而病有远近，治有轻重。参政今年高气弱，上焦虽盛，岂敢用寒凉之剂，损其脾胃。《经》云：热则疾之。又云：高巅之上，射而取之。予以三棱针约二十余处刺之，其血紫黑，如露珠之状，少顷，头目便觉清利，诸证悉减。遂处方云，眼黑头旋，虚风内作，非天麻不能除。天麻苗谓之定风草，此草独不为风所摇，故以为君。头偏痛者，乃少阳也，非柴胡、黄芩酒制不能治。黄连苦寒酒炒，以治上热，又为因用，故以为臣。橘皮苦辛温，炙甘草甘温补中益气为佐。生姜、半夏辛温，能治风痰，茯苓甘平利小便，导湿热引而下行，故以为使。服之数服，邪气平，生气复而安矣。

1. 注释

兀兀欲吐：自觉胸中不舒，恶心欲呕吐。

懊忱之状：在此指心中烦热，闷乱不宁之状。

足胻冷：胻，一作骱，与胫同。指小腿连及足背浮肿。

因用：即热因寒用，指以寒凉药物治疗热证。

2. 出处　本医案出自元·罗天益《卫生宝鉴·卷二十二·风痰治验》（罗天益．卫生宝鉴．北京：中国医药科技出版社，2011：272.）；另可见于《医学纲目·卷至十一·肝胆部·眩》。

3. 学术思想及主要著作　同上。

4. 辨证思路及方法　此案为痰证。朱丹溪谓："痰之为物，随气升降，无处不到……凡痰之为患，为喘为咳，为呕为利，为眩为晕，心嘈杂、怔忡、惊悸，为寒热肿痛，为痞膈，为壅塞；或胸胁间漉漉有声；或背心一片常为冰冷；或四肢麻痹不仁"（见《丹溪心法》）。患者少壮之时，喜饮酒，久积湿热于内，风痰内作，瘀阻脑络压迫于眼，故有头旋眼黑，目不见物，心神烦乱；痰郁胸膈，故有兀兀欲吐，复不吐，心中如懊侬之状；此痰证来源于酒醪过甚，湿热久郁，热炼津为痰，故湿热亦瘀于体内故亦有头偏痛，微肿而赤色，腮颊亦赤色；足胻冷是因上热下寒，阳气不得交通所致。

5. 用穴及操作分析　医者采用三棱针刺络放血，挑选约二十余处刺之，其血紫黑，如露珠之状。刺络放其瘀血，热随血泄，使得郁热有所出路故头目便觉清利。再加以中药，以二陈汤（橘皮、炙甘草、半夏、茯苓）为底方祛痰化湿，再加天麻定弦，柴胡、黄芩酒制除偏头痛，黄连治上热，生姜温中祛痰。针药并用，药到病除。

杨继洲治痰证医案三则

（一）

壬申岁，四川陈相公长孙，患胸前突起，此异疾也。人皆曰：此非药力所能愈。钱诚翁堂尊，推予治之，予曰：此乃痰结肺经，而不能疏散，久而愈高，必早针俞府、膻中，后择日针，行六阴之数，更灸五壮，令贴膏，痰出而平。乃翁编修公甚悦之。

1. 注释

壬申岁：即明隆庆六年（1572年）。

2. 出处　本医案出自明·杨继洲《针灸大成·卷九·医案》（杨继洲．针灸大成．北京：人民卫生出版社，1973：373．）。

3. 学术思想及主要著作　同上。

4. 辨证思路及方法　本案所言异疾即为痰结。痰结之作，必因元气亏乏及阴盛阳衰而起以致津液凝滞，不能输布，留于胸中，郁结日久，不能疏散，久而愈高。明代著名医家李中梓的《医宗必读·痰饮》便有"脾为生痰之源，肺为贮痰之器"的论述。脾为后天之本，有运化水液的生理功能，脾失运化，津液不输故郁结在胸；肺为华盖，宣发肃降功能失司，水液向上向外输布失常，亦郁结胸中，日久而高突于外。

5. 用穴及操作分析　俞府。俞，输也；府，体内脏腑也，为脾经末穴。脾为生痰之本，脾经气血由此回归体内。膻中位于胸中，为八会穴之气会，功能宣通上焦气机，理胸中肺膈之气，气行则痰消。两穴皆从气入手，重在理气行气，脾气行则津液自化，而痰湿自消。后择日针，行六阴之数，更灸五壮，消肿散结，解毒排脓；而后令帖膏，加强治疗强度，痰出而平。

（二）

壬申夏，户部尚书王疏翁，患痰火炽盛，手臂难伸，予见形体强壮，多是湿痰流注经络之中，针肩髃，疏通手太阴经与手阳明经之湿痰，复灸肺俞穴，以理其本，则痰气可清，而手臂能举矣。至吏部尚书，形体益壮。

1. 出处　本医案出自明·杨继洲《针灸大成·卷九·医案》（杨继洲．针灸大成．北京：人民卫生出版社，1973：377．）。

2. **学术思想及主要著作**　同上。

3. **辨证思路及方法**　本案属痰证，无形之痰阻滞经络，脉气不通，不通则痛，故手臂难以屈伸。因王公身强体壮，故辨证为痰火炽盛。本案病位在手太阴、阳明经循行之处，此处湿痰当为肺失通调，水液聚停所生，随精气行于手臂，故其本在肺，正如《景岳全书·杂证谟·痰饮》所言"无处不到而化为痰者，凡五脏伤皆能致之。故治此当值所辨，而不可不查其本也。"

4. **用穴及操作分析**　肩髃位于肩部，手阳明经与阳跷脉交会穴，自古便是治疗上肢痿痹不用、活动受限的要穴，属局部取穴，目的在于疏通手臂之经络；灸以肺俞，温通肺气，以助肺输布津液，温化已凝聚之痰。

（三）

己巳岁，蔡都尉长子碧川公，患痰火，药饵不愈。辱钱诚斋堂翁，荐予治之。予针肺俞等穴愈。后其女患风痫甚危，其乃郎秀山，乃婿张少泉，邀予治之，乃针内关而苏，以礼厚赠予，固辞不受。遂以女许聘豚儿杨承祯焉。

1. **注释**

风痫：病证名。出《脉经》。痫的一种。《圣济总录·卷十五》："风痫病者，由心气不足，胸中蓄热，而又风邪乘之。病间作也。气候多惊，目瞳子大，手足颤掉，梦中呼叫，身热瘛疭，摇头噤，多叶涎沫，无所觉是也。"

2. **出处**　本医案出自明·杨继洲《针灸大成》（杨继洲．针灸大成．北京：人民卫生出版社，1973：379.）。

3. **学术思想及主要著作**　同上。

4. **辨证思路及方法**　本案之蔡都尉长子碧川公患痰火，针肺俞，因痰火上渍于肺，影响肺的气机出入，失于肃降，发为病证。

其女患有严重的风痫，癫痫病证多因脾胃受伤，水谷运化失常，体内聚有痰涎，加之肝气失于调和，阳升风动，触及积痰，风痰上扰，阻闭清窍，发生癫痫。正如《临证指南》云："癫痫或由惊恐，或由饮食不节，以致脏气不平，经久失调，一触积痰，厥气内风，卒焉暴逆，莫能禁止，待其气反然后已。"可知本病的发病主要由于风痰气逆所致。两病均与痰有关，但痰的产生与脾有密切关系，如古人所言："脾为生痰之器，肺为贮痰之器。"

5. **用穴及操作分析**　肺俞穴为足太阳经背部的腧穴，其内应肺脏，是肺气流转、输注之处，为治疗肺脏疾病的重要腧穴。《针灸甲乙经》说："肺气热，呼吸不得卧，上气呕沫，喘气相追逐，胸满胁膺急，息难……，肺俞主之"，《针灸资生经》云肺俞治疗"喘与哮"。近人指出，肺俞穴主治肺脏病变，对改善肺脏功能，消除肺脏功能失常所产生的病证具有一定功效，故有解表宣肺、肃降肺气的作用。临床上用于治疗咳嗽、哮喘等相当于西医学中的某些呼吸系统疾病。

风痫病者，由内有伏痰，胸中蓄热，而又风邪乘之，故针刺内关，内关为手厥阴经穴，为八脉交会八穴通于阴维脉。故内关穴可宁心安神，又可调理中焦，宽胸化痰，刺之心气得复则风痰可解。《针灸大成》："主手中风热，失志，心痛，目赤，支满肘挛。实则心暴痛泻之，虚则头强补之。"

凌云针治痰证医案一则

里人病嗽，绝食五日，众投以补剂，益甚。云曰：此寒湿积也，穴在顶，针之必晕厥，逾时始苏。命四人分牵其发，使勿倾侧，乃针，果晕绝。家人皆哭，云言笑自如。顷之，气渐苏，复加补，始出针，呕积痰斗许，病即除。

1. **注释**

里人：同里的人，同乡。

逾时：过了一会儿，不久。逾，越过。

2. **出处**　本医案出自清·张廷玉等《明史·卷二百九十九·列传第一百八十七·方伎·凌云传》（张廷玉.明史.北京：中华书局，1974：7651.）；另可见于《续名医类案·卷十五·咳嗽》。

3. **学术思想及主要著作**　同上。

4. **辨证思路及方法**　此案为痰证所致的咳嗽。嗽即为内蕴痰湿所致，而并非体虚而嗽，虽绝食五日亦不受补，岂能因多日未进水谷，不细辨证而投之补剂？此乃因痰而嗽，痰出则嗽平。此人应有咳嗽反复发作，咳声重浊，痰多，胸闷脘痞，呕恶食少，体倦，大便时溏等症状。遇见病症应仔细辨证，不能犯经验主义错误，读者当以此为戒。

5. **用穴及操作分析**　凌曰："此寒湿积也。穴在顶，针之必晕厥，逾时始苏。"穴在顶，应为百会，头为诸阳之会，百脉之宗，而百会穴则为各经脉气会聚之处。穴性属阳，又于阳中寓阴，故能通达阴阳脉络，连贯周身经穴，对于调节机体的阴阳平衡起者重要的作用。寒湿积于胸膈，故人嗽，凌云针百会，升举阳气，痰随气动，达巅顶，痰蒙心窍，故晕厥；针百会亦能通行各经脉气，痰湿即散，开窍醒神，人复苏。待人复苏，再行补法于百会，激发人体阳气，流动全身，加强津液输布，呕积痰数升，病遂除。

吴瑭载他医针药结合治痰证医案一则

汪室女，十七岁，伏暑夹痰饮，与三仁汤，重加半夏、广皮、屡效而热不退，痰不除，右脉微结，中有块痰堵塞隧道。因延郏芷谷兄针中泉穴，紫血出后，继咳老痰二口。以后用药无不见效，半月后，伏暑痰饮皆愈矣。

1. **注释**

室女：宋·齐仲甫《女科百问》第十三问："室女者，乃未出闺门之女也。"

隧道：经隧之道，即经络。

2. **出处**　本医案出自清·吴瑭《吴鞠通医案·卷四·痰饮》（吴瑭.吴鞠通医案.北京：中国医药科技出版社，2012：186.）。

3. **学术思想及主要著作**　同上。

4. **辨证思路及方法**　本案为针药结合治疗伏暑夹痰的验案。王兆凯先生在《吴鞠通医案评析》中析曰："伏暑为深秋以后至冬月之伏气温病"。《温病条辨》："长夏受暑，过夏而发者，名曰伏暑。"可见本案应为秋末至冬时诊案。本案伏暑痰饮予三仁汤合二陈汤（痰饮主方也在情理之中），必因伏暑症重。诸如胸闷不饥，午后身热，头痛身重等症，药后热未退。"故加针同治，伏暑散后诸药皆效。

5. **用穴及操作分析**　中泉，经外穴名。出《奇效良方》。在腕背侧横纹中当指总伸肌棱侧的凹陷处。此案中，采用中泉穴刺血之法有理气宽胸，消除体内郁积日久的顽痰之效，具有"宛陈则除之"之意。

按语：

（1）对应现代疾病：痰证泛指痰浊之邪滞留于体内的病证，含义较广。西医学中无完全对应的病名。根据不同的症状表现，可部分归入肺炎、急性支气管炎、慢性支气管炎、关节炎等病。

（2）现代教材或临床如何辨证、取穴、治疗：中医理论以阳虚阴盛，输化失调，水饮停积为痰证病机。痰证的诱因众多，外感寒湿、湿热郁久、饮食不当、劳欲体虚均可导致痰证的发生。具体辨证如下：

痰饮壅肺型：见胸胁饱满，咳唾引痛，喘促不能平卧，苔白，脉滑，宜泻肺祛饮，针肺俞、合谷、丰隆、定喘，平补平泻。

痰饮凌心型：见咳逆倚息不得平卧，心悸，气短，胸闷，舌体胖大，苔白或腻，脉滑，宜温化水饮，针刺内关、少府、足三里、间使，平补平泻。

饮停胃肠型：见心下坚满或痛，呕吐清水痰涎，水走肠间，沥沥有声，苔腻，色白或黄，脉沉弦，宜攻下逐饮，针刺中脘、内关、脾俞、胃俞。针用补法。

（尚秀葵　张庆萍）

三十五、虫积

魏之琇载李明甫砭针治诸虫医案一则

李明甫东阳人，善医，尤妙针法。义乌令病心痛垂死，明甫视之曰：有虫在肺下，药所不及，惟砭乃可，然非易也。谬谓于背上点穴，密取水以噀之，令方惊而针已入。曰：虫已死矣。即而腹大痛，下黑水数升，虫亦去，遂愈。

1. 注释

义乌：县名，属浙江省，汉为乌伤县。以传说有孝子颜乌负土成坟，群乌为之衔土，其吻皆伤为名。唐代改名为义乌。明清皆属浙江金华府。

心痛：病证名，是胸脘部疼痛的统称，出自《灵枢·经脉》篇。古人将胃脘痛也称之心痛。《丹溪心法·心脾痛》："心痛即胃脘痛。"

谬谓：假称。

噀（xùn）：喷。

2. 出处　本医案出自清·魏之琇《续名医类案·卷二十二·诸虫》（魏之琇．续名医类案．北京：人民卫生出版社，1997：667．）。

3. 学术思想及主要著作　不详。

4. 辨证思路及方法　本案为李明甫用针灸治疗义乌县令心痛有虫在肺下之例。李明甫认为药物不可以治愈，唯有针灸可以治疗。患者患心痛，李明甫将病因归结于"虫在肺下"，为了使患者相信，并假称为背上点穴，且针刺前密取水喷于背上并突然进针，针刺胆俞穴。患者惊而针已入，此穴针刺可促进胆道的痉挛，胆中蛔虫受惊而蠕动，故腹大痛，蛔虫从胆道蠕出进入消化道而排出体外，故下黑水数升，蛔虫尽出，疼痛即止，从而获得了满意的疗效。此案也是一个通过转移注意力后针刺胆俞穴促进胆道痉挛促使蛔虫排出体外而愈的病案。

5. 用穴及操作分析 本例取穴为背部胆俞穴，胆俞穴具有清热利湿、疏肝利胆的功效，主要用于治疗胆经疾病。针刺、按揉等刺激本穴，可对胆腑起到良好的调节作用。术者通过针刺前密取水喷于背上，转移患者注意力，并突然进针针刺胆俞穴而取效。

按语：

（1）对应现代疾病：虫积以剑突下突发强烈的阵发性绞痛或钻顶痛，可向肩胛间区或右肩放射，部分患者伴有恶心呕吐，继发感染时有发烧、白细胞计数增高等为临床表现，对应西医学中的胆道蛔虫病。

（2）现代教材如何辨证，取穴，治疗：中医理论以蛔虫堵塞胆道为虫积病机。临床用穴总以疏肝利胆，行气止痛为治则，取迎香、四白、足三里、阳陵泉、百虫窝为主穴，针用泻法。

（郝重耀）

三十六、咳嗽

沈括灸治咳嗽医案一则

予族中有病霍乱吐痢，垂困，忽发咳逆，半日之间，遂至危殆。有一客云：有灸咳逆法，凡伤寒，及久疾得咳逆，皆为恶候，投药不效者，灸之必愈。予遂令灸之。火至肌，咳逆已定。元丰间，予为鄜延经略使，有幕官张平序，病伤寒已困，一日官属会饮，通判延州陈平裕忽言："张平序已属纩，求往见之。"予问何遽于此，云："咳逆甚，气已不属。"予忽记灸法，诚令灸之。未食顷，平裕复来，笑曰："一灸即瘥。"其法乳下一指许，正与乳相直，骨间陷中，妇人即屈乳头度之，乳头齐处是穴。艾炷如小豆许，灸三壮。男灸左，女灸右，只一处，火到肌即瘥。若不瘥，则多不救矣。

1. 注释

垂：邻近。

元丰间：宋代元丰年间（公元1078—1085年）。

经略使：官名，边防军政长官。

通判：辅佐知州或知府处理政务的官职。

属纩（zhǔ kuàng）：用新的丝绵放于临死者口鼻前，以观察其有无呼吸。也指临终。

遽：急，急速，突然，匆忙。

属：继续，连接。

食顷：一顿饭的功夫。

2. 出处 本医案出自宋·苏轼和沈括《苏沈良方·卷第五·灸咳逆法》（苏轼，沈括. 苏沈良方. 北京：中国医药科技出版社，2012：57-58.）；另可见于《普济方·针灸·伤寒》及《针灸资生经·第四·咳逆》。

3. 学术思想及主要著作 苏轼（1037—1101年），北宋文学家、书画家。字子瞻，号东坡居士。汉族，四川眉山人，葬于颍昌（今河南省平顶山市郏县）。一生仕途坎坷，学识渊博，天资极高，诗文书画皆精，且精通医药。这从他的文章、信札和别人的笔记以及《苏沈良方》一书中，可以找到不少材料。《四库全书简明目录·卷十·子部五·医学类》：

"二人（苏轼、沈括）皆不医名，而皆能通医理。"

学术思想：

（1）以大医精诚为行医准则：《论圣散子》一文，充分展现苏轼大医精诚的行医精神。圣散子原为巢谷的世传秘方，治疗伤寒病"百不失一"。按巢谷的规矩"世宝之"决不传外人。巢谷去黄州探访苏轼时将此药方赠之，让苏轼"指松江水为誓盟，不得传人"。苏轼劝阻巢谷，并在得到此药方后，亲自写序详细介绍此方的药物组成、炼制方法和主治病证等，更将之传授于名医庞安常，希望能使此药方流传于世，造福更多的百姓。

（2）注重未病养生以祛病：苏轼曰"余问养生于吴子，得二言焉，曰和曰安"。所谓"安"，就是"物之感我者轻"，所谓"和"，就是"我之应物者顺"。在《上张安道养生诀》中也提到练气功养生术的心得，"外轻内顺，而生理备矣"。苏轼倡导通过"练心"，以一戒急躁，二戒阴险，三戒贪欲的安适和顺的心态；"练气"以强健的体魄，调动人体的自我调节功能，达到祛病养生的目的。

沈括（1031—1095年），字存中，号梦溪丈人，浙江杭州钱塘县人，北宋著名科学家。宋仁宗嘉祐八年（1063年），进士及第，授扬州司理参军。神宗时参与熙宁变法，受王安石器重，历任太子中允、检正中书刑房、提举司天监、史馆检讨、三司使等职。元丰三年（1080年），任延州知州，驻守边境，抵御西夏，后因永乐城之战牵连被贬。晚年移居润州，隐居梦溪园，绍圣二年（1095年）去世，享年六十五岁。沈括一生著作多达几十种，以笔记体裁写成的名作《梦溪笔谈》，内容丰富，集前代科学成就之大成，被誉为"中国科学史上的坐标"，在世界文化史上也有重要的地位。

学术思想：

（1）注重辨证论治：沈括在《苏沈良方》序中提出："治病有五难，辨疾，治疾，饮药，处方，别药此五也。"强调在疾病诊治的思考过程中，医者当"察其声音、颜色、举动、肤理、情性、嗜好，问其所为，考其所行"。特别注重在诊病中，合理应用望闻问切；在治病中，考虑三因制宜的治疗原则；在组方配伍上，注意药物的畏恶君臣佐使关系；在药物方面，《苏沈良方》（十卷本）的第一卷中就有25篇沈括对药材进行专门的论辩和考证。尤其是在药物的煎服及药物剂型方面，注意火候、服法、禁忌、调护，药物的炮制方法；不能以"以一二药，书其服饵之节，授之而已"，体现了沈氏在疾病诊治过程中注重中医辨证论证的整体观。

（2）以"必睹其验"指导临床：沈括曰"予所谓'良方'者，必目睹其验，始著于篇，闻不预也。"沈括在收集医方的同时，"详著其状于方尾"，把药方的来源、具体的应用方法、见效的实例等均加以详细记录。记录药方不求名贵复杂，但重视方便实用；应对的病症不求疑难杂症，但重视日常生活中的常见病症，以治疗的实效指导临床。

主要著作：

苏轼与沈括合编《苏沈良方》。现流行本为十卷。本书近似医学随笔的体裁，广泛论述医学各方面问题，卷一为脉说、脏腑、本草及灸法；卷二至五介绍内科杂病及治疗方药；卷六为养生及炼丹；卷七至十论述五官科、外科、儿科、妇科疾病及治疗方药。各种疾病多附以验案，对本草性味、采集、配伍、剂型的论述也很精辟。在苏轼的医籍中，记载的良方大多数必亲验其效；再次，必为亲睹药后实效方记载，崇尚"目睹其验"，方才录入。故其药方均具较强的实用性，治疗方药多经作者耳闻目睹后所辑，简便易行而较为可靠，有一定的临床参考价值。其卷六所载秋石一药的"阳炼法"、"阴炼法"，是人工提取较纯净的性激素的方法，是制药化学的一大成就，被收录于《生理学年鉴》。

师承：

苏轼推崇《难经》，视《难经》为医生必修课。对"天有六气，淫生六疾"的病因说大为推崇，受春秋时秦国医家医和提倡"阴、阳、风、雨、晦、明"的影响；其伤寒论、针灸、仁术思想受当时名医庞安常的影响；其修身养性的理论受儒家和华佗的影响，推崇华佗"人体欲得劳动……动摇则谷气得消，血脉流通，病不得生"；尽可能多地收集民间验方，在《苏沈良方》中多有体现。沈括学医受名医王琪的影响，皆因其治好了自己的眼疾；沈括积极收集当时民间的医药经验，但又有所发挥。

4. **辨证思路及方法**　本案为灸乳根穴治伤寒后咳嗽的验案。因患霍乱吐利或伤寒后脏腑虚弱，气血极虚，胃气将绝，牵连肺脏致肺气上逆，而发为咳逆，且病情危重。然《素问·咳论》篇指出咳嗽系由"皮毛先受邪气，邪气以从其合也"，"五脏六腑，皆令人咳，非独肺也"。五脏六腑之咳"皆聚于肺，关于胃"。此时灸患者乳根穴，用小豆大的艾炷灸三壮，男灸左，女灸右，则可平气降逆而咳逆止，补益虚损而元气复，病情好转。

5. **用穴及操作分析**　乳根穴为足阳明胃经经穴。《玉龙赋》云："乳根、俞府疗气嗽痰哮。"可知乳根穴有止咳降逆之力。然愚思：一则"遂至危殆"，一则"气已不属"，元气当已困顿。何以"火到肌即瘥"？然《席弘赋》曰："但向乳根二肋间，又治妇女生产难"，若非乳根穴大补元气，且力专下行，何以断治斯证耶？而补中有降，正咳逆所宜者也。

窦材灸药结合治咳嗽医案一则

一人暑月饮食冷物，伤肺气，致咳嗽胸膈不利，先服金液丹百粒，泄去一行，痛减三分，又服五膈散而安。但觉常发，后五年复大发，灸中府穴五百壮，方有极臭下气难闻，自后永不再发。

1. **注释**
金液丹：《扁鹊心书·神方·金液丹》即上等硫黄炮制而成的丸药。
五膈散：《扁鹊心书·神方·五膈散》人参、黄芪（炙）、白术、麦冬、官桂、附子（炮）、干姜（炒）、远志（去心）、台椒、北细辛、百部（去芦）、杏仁（各等分）共为末。水煎服四钱。

2. **出处**　本医案出自南宋·窦材《扁鹊心书·卷下·膏肓病》（窦材.扁鹊心书.北京：中国医药科技出版社，2011：55.）；另见于《续名医类案·卷九·饮食伤》。

3. **学术思想及主要著作**　同上。

4. **辨证思路及方法**　本案为灸药结合治疗咳嗽的验案。本案患者因暑月饮食冷物，耗伤脾肺阳气，阳虚水湿内停则咳嗽、胸膈不利。先用金液丹（温肾助阳通便）百粒，"泄去一行"，仅"痛减三分"；又服五膈散（补气健脾温肾）而向愈。然而，病根未除，咳嗽时常发作，五年后大发作，艾灸中府穴五百壮，才不再发作。

5. **用穴及操作分析**　中府为肺经的首穴，又为肺经之募穴。艾灸本穴能够温肺化饮，舒达肺气、使体内积气下泄。恢复肺气肃降之职，方使咳嗽痊愈。

王执中灸治咳嗽医案三则

（一）

若暴嗽，则不必灸也。有一男子，忽气出不绝声，病数日矣。以手按其膻中穴而应，微以冷针频频刺之而愈。初不之灸，何其神也。

1. **注释**

冷针：不加艾火的毫针，与温针相对而言。微以冷针，即用毫针浅刺。

2. **出处**　本医案出自南宋·王执中《针灸资生经·卷四·咳嗽》（王执中．针灸资生经．北京：人民卫生出版社，2007：195.）；另可见于《续名医类案·卷十四·呃逆》及《普济方·针灸》。

（二）

灸咳逆法：乳下一指许，正与乳相直骨间陷中，妇人即屈乳头度之，乳头齐处是穴，炷如小豆许，灸二壮，男左女右，只一处火到肌，即瘥。《良方》云：族中有霍乱吐痢垂困，忽发咳逆，遂至危殆。与鄜延陈中裕病伤寒，咳逆甚，气已不属，皆一灸而愈云。凡伤寒及久病，得咳逆，皆为恶候，投药不效者，灸之必瘥，若不瘥，则多不救。《必用方》云：哕者克逆也，见呕哕。

（三）

施秘监尊人患伤寒咳甚，医告技穷，施检《灸经》，于结喉下灸三壮，即瘥。盖天突穴也，神哉神哉。

1. **注释**

《良方》：根据下文内容，指《苏沈良方》。

《灸经》：盖指《黄帝明堂灸经》。

2. **出处**　本医案出自南宋·王执中《针灸资生经·卷四·咳逆》（王执中．针灸资生经．北京：人民卫生出版社，2007：196.）；另可见于《续名医类案·卷十四·呃逆》及《普济方·针灸》。

3. **学术思想及主要著作**　同上。

4. **辨证思路及方法**　咳嗽不外乎肺气上逆，治以宽胸理气，降逆止咳为主，加之辨其外感与内伤，急性与慢性之分。新病则针刺，久病则艾灸。

5. **用穴及操作分析**　膻中穴亦名上气海（《类经》），八会穴之气会，可治一切气分之病。《黄帝明堂灸经》曰："天突，主胸胁支满，咳逆上气，喘不能言也。"《玉龙赋》云："乳根、俞府疗气嗽痰哮。"三穴均具有止咳之功。刺之宽胸理气以降逆止咳，灸之散胸膈寒邪以肃降肺气止咳。

陈自明灸治痢后咳逆医案一则

又尝治许主簿，痢疾愈后，咳逆不止，服诸药无效。遂灸期门穴，不三壮而愈。

1. **注释**

咳逆：咳嗽而气逆上者。

2. **出处**　本医案出自南宋·陈自明《妇人大全良方·卷八·妇人痢后呕哕方论第十一》（陈自明．妇人大全良方．北京：人民卫生出版社，1985：268.）；另可见于《续名医类案·卷十四》及《证治准绳·女科·痢后呕哕》。

3. **学术思想及主要著作** 陈自明（1190—1270 年），字良甫，一作良父，晚年自号药隐老人。南宋医学家，抚州临川（今属江西）人，汉族江右民系。

学术思想：陈氏通晓内、外、妇、儿各科，尤其精通妇产科和外科。

（1）诊断：陈自明在诊断中，主张望、闻、问、切四诊合参，全面考虑。

（2）病因病机：提出虚损和风寒是妇人病之首要病因，如在《妇人大全良方·调经门》的二十条中，有十条论及虚损致病，五条论及风寒致病。论及病机则重视血气、脏腑、冲任之失调，其曰"夫人之生，以气血为本，人之病，未有不先伤其气血者"，"妇人病有三十六种，皆由冲任劳损而致，盖冲任之脉，为十二经之会海"。

（3）治疗：在具体施治中，主张"当施以活法，使无太过不及之患"，反对一成不变的诊治，根据辨证论治原则，运用各种治疗法则。对妇人病，主张以汗、吐、下、温、补、散、凉、燥、针灸等多样化治疗，而外科诸症则需内外合治。陈氏在用药上反对滥用贵重药品，并高度重视社会因素对治病效果的影响。通过穷富患者服药对比，指出患者的精神状态在疗效上的重要性。在《妇人大全良方》自序中，陈氏指出"世无难治之病，有不善治之医；药无难代之品，有不善代之人"，显示出对患者极端负责的精神。

主要著作：陈氏著有《管见大全良方》（已佚，仅在《医方类聚》一书中存有散在内容）、《妇人大全良方》、《外科精要》。

《妇人大全良方》集南宋前妇产医学之大成，亦为我国妇产学科的发展奠定了基础。该书成于 1237 年，共二十四卷，分为调经、众疾、广嗣、胎教、妊娠、坐月、产难、产后等 8 门，共计 269 论，对妇女的生理特点、妇科疾病的病因、病机以及治疗均进行了总结。

《外科精要》是陈氏在《集验背疽方》、《外科新书》等基础上整理而成。该书成于公元 1263 年，共三卷，55 篇。对痈疽的病因、病机、诊断、治疗都作了全面而精要的论述。尤其是对痈疽的浅深、寒热、虚实、缓急、吉凶等辨析多有独到之处。

师承：祖上三世学医，代代相传。陈自明从小随父学医，医术最为精湛，为江西历史上十大名医之一。

4. **辨证思路及方法** 本案为灸期门穴治痢疾愈后咳逆不止的验案。因痢疾愈后，气血耗伤，肝脾俱虚，牵连肺脏致肺气上逆，而发为咳逆。艾灸期门穴非独本穴降逆（疏肝行气）之功，更赖艾火温阳散寒之力。

5. **用穴及操作分析** 期门穴为肝之募穴。《千金方》曰："主喘逆卧不安，咳胁下积聚"。《铜人》曰："治胸中烦热，贲豚上下，目青而呕，霍乱泄痢，腹坚硬，大喘不得安卧，胁下积气"。灸期门可理气活血，健脾疏肝，故逆上之气得降而病愈。

按语：

（1）对应现代疾病：咳嗽以肺失宣降，肺气上逆作声，咯吐痰液为主要临床表现。有声无痰为咳，有痰无声为嗽，一般多为痰声并见，难以截然分开，故以咳嗽并称。对应西医学中的急、慢性支气管炎、部分支气管扩张症、慢性咽炎、肺结核等疾病。

（2）现代教材如何辨证，取穴，治疗：咳嗽为呼吸系统疾患的主要症状，其病因有外感、内伤两大类。外感咳嗽为六淫外邪侵袭所致；内伤咳嗽则为脏腑功能失调。临床根据辨证采取不同的治则治法。具体辨证如下：

外感咳嗽型：风寒者症见咳嗽咽痒，咯痰稀薄色白，常伴鼻塞，流清涕，或见恶寒发热，头痛无汗，苔薄白，脉浮或浮紧；风热者症见咳嗽，咽痛，咯痰色黄，苔薄黄，脉浮数，宜散风祛邪，宣肺止咳，针刺肺俞、列缺、合谷。风寒者配风门、大杼，针用泻法加灸；风热者配曲池、大椎，针用泻法。

内伤咳嗽型：痰湿蕴肺证：见咳嗽痰多，黏稠易咯，进食甜腻食物加重，胸闷脘痞，呕恶纳少，苔白腻，脉濡滑，宜燥湿化痰，理肺止咳，针刺肺俞、太渊、太白、丰隆、合谷，针用补法。

肝火犯肺型：见咳嗽，咳时面赤，咽干口苦，胸胁引痛，症状可随情绪波动而增减，苔黄少津，脉弦数，宜清肺泻肝，顺气降火，针刺肺俞、鱼际、行间、阳陵泉，针用泻法。

肺阴亏耗型：见干咳少痰，或痰中带血，或伴潮热盗汗，五心烦热，形销神疲，舌红少苔，脉细数，宜滋阴润肺止咳，针刺肺俞、膏肓、尺泽、太溪，针用补法。

耳针取穴肺、气管、神门、肝；或穴位注射，取穴肺俞、膻中、足三里、丰隆、定喘，每次选2~3穴。

（杜艳军　张庆萍）

三十七、气短

王执中灸治气短医案一则

予旧多病，常苦气短。医者教灸气海，气遂不促。自是每岁须一二次灸之，则以气怯故也。

1. 注释

气怯：病症名，指胆气虚出现惊慌诸症。

2. 出处　本医案出自南宋·王执中《针灸资生经·卷一·腹部中行十五穴》（王执中.针灸资生经.北京：人民卫生出版社，2007：64.）；另可见于《古今医案按·卷四》、《续名医类案·卷十一》、《类经图翼·卷六》及《普济方·卷七·针灸》。

3. 学术思想及主要著作　同上。

4. 辨证思路及方法　本案以灸气海治疗由久病气虚造成的气短。病者为肺气虚肺气不降，肾不纳气引起的气短，治疗时主要补肾纳气，大补元气为主。

5. 用穴操作分析　气海穴居脐下，为先天元气聚会之处，主一身之疾，且兼任与冲脉同起胞宫。向后与督脉、足少阴之脉相并，同时任脉与足三阴、手三阴经相联系，故称"诸阴之海"，有补益元气的功效。灸气海能生发和培补元气，滋荣百脉，益肾固精等。

按语：

（1）对应现代疾病：气短以呼吸急促为主要临床表现，临床常见伴有咳嗽、咳痰、胸闷、喘息、心悸。对应西医学中的慢性肺心病早期症状。

（2）现代教材或临床如何辨证、取穴、治疗：中医理论以心肺气虚为气短病机，临床用穴总以补肺益气为治则，取肺俞、心俞、膏肓、太渊、太溪、气海为主穴，针用补法。

（郝重耀）

三十八、哮喘

王执中论灸治哮喘医案二则

（一）

有贵人久患喘，夜卧不得而起行，夏月亦衣夹背心。予知是膏肓病也，令灸膏肓而愈。

1. **注释**
膏肓病：此处指病位而言（膏肓：位于心之下膈之上），非指病情危重难治。
膏肓：膏肓俞。

2. **出处**　本医案出自南宋·王执中《针灸资生经·卷四·喘》（王执中．针灸资生经．北京：人民卫生出版社，2007：193.）；另可见于《普济方·针灸》、《续名医类案·卷十·喘》及《杂病广要·喘》。

3. **学术思想及主要著作**　同上。

4. **辨证思路及方法**　从喘证日久，夜不得卧及夏月亦衣夹背心的临床表现，可知此例当属胸阳不振。由于其阳气亏虚日久，病情较重。《肘后方》曰膏肓为膈中之病，故王氏认为，此例病位在膏肓。膏肓根于脾肾，灸之能振奋脾肾之阳，阳振则阴寒自散，痰无以生，气无从逆，喘即平矣。

5. **用穴及操作分析**　膏肓为足太阳膀胱经腧穴，位于第四胸椎棘突下旁开 3 寸。《千金方》曰："膏肓主治上气咳逆，斯言诚然。"肺俞为背俞穴，归于足太阳膀胱经，位于第三胸椎棘突下旁开 1.5 寸，穴下布有第三或第四胸神经后支的皮支，深层为第三胸神经后支外侧支。《针灸甲乙经》说："肺气热，呼吸不得卧……喘气相追逐……息难……肺俞主之"，《素问·长刺节论》篇云："迫脏刺背，背俞也"，背俞穴可以治疗相应脏腑的病症。哮喘是肺脏的主要病变，与肺有直接内外相应的关系，腧穴具有近治作用，膏肓、肺俞针刺能调节肺脏经气。

（二）

若不因痰而喘者，当灸肺俞。凡有喘与哮者，为按肺俞无不酸疼，皆为谬刺肺俞，令灸而愈。亦有只谬刺不灸而愈，此病有浅深也。舍弟登山，为雨所搏，一夕气闷几不救，见昆季必泣，有欲别之意。予疑其心悲，为刺百会，不效，按其肺俞，云其疼如锥刺。以火针微刺之即愈。因此与人治哮喘，只谬肺俞，不谬他穴。惟按肺俞不疼酸者，然后点其他穴云。

1. **注释**
为雨所搏：受到雨淋。
昆季：兄弟。

2. **出处**　本医案出自南宋·王执中《针灸资生经·卷四·喘》（王执中．针灸资生经．北京：人民卫生出版社，2007：193.）；另可见于《续名医类案·卷十四·喘》、《杂病广要·脏腑类·喘》及《普济方·针灸·喘》。

3. **学术思想及主要著作**　同上。

4. **辨证思路及方法**　按诊法应用于辨别哮喘病变深浅，肺俞穴局部压痛的有无，是辨治哮喘病的关键。哮喘，其病在肺，肺俞为肺气输注于背部的腧穴，不通则痛，灸法具有温经散寒、疏通经络的作用，有痛则灸肺俞穴，无痛则他求。《备急千金要方》云："人有病痛，即令捏其上，若果当其处，不问孔穴，即得便快或痛，即云阿是，灸刺皆验，故曰阿是穴也。"

5. **用穴及操作分析** 略。

心禅灸药结合治哮喘医案一则

郭姓，年四十许。素有痰饮，每值严寒，病必举发，喘咳不卧，十余年来大为所苦。甲申冬，因感寒而病复作，背上觉冷者如掌大，喉间作水鸡声，寸口脉浮而紧，与小青龙汤，二剂即安。至春乃灸肺俞、大椎、中脘等穴，以后不复发矣。凡饮邪深伏脏腑之俞，逢寒病发，非用灸法不能除根。惜人多不信，致延终身之疾，可慨也！

1. **注释**
值：遇到。
如掌大：如巴掌大。
2. **出处** 本医案出自清·心禅《一得集·寒邪挟饮喘咳治验》（心禅.一得集.光绪庚寅（1890 年）永禅室藏板.）。
3. **学术思想及主要著作** 同上。
4. **辨证思路及方法** 本案郭氏素有痰饮，遇寒必发，且背上觉冷者如掌大，脉浮而紧，说明属寒痰阻肺所致。寒邪郁痰客肺，肺失宣降，痰气搏结，壅塞气道，时发哮喘。感寒后，风寒外束，卫阳被遏，故见背冷。
5. **用穴及操作分析** 肺俞为肺之背俞穴，位于足太阳膀胱经第一侧线上，背俞穴适用于治疗相应的脏腑病证及有关的组织器官病证。"寒者热之"，大椎归属督脉，是督脉中与阳经交会最多的穴位。"督脉为阳脉之海"灸之可振奋阳气，祛邪外出。中脘为胃之募，腑之会，又是手太阳、手少阳、足阳明、任脉交会穴，脾运化失常，聚湿为痰，脾、胃相表里，中脘具有和胃健脾功效，灸之可促进水谷精微化生，增强机体免疫力。

薛雪灸治哮喘医案一则

幼年哮喘，是寒暄失时，食味不调，致饮邪聚络。凡有内外感触，必喘逆气填胸臆，夜坐不得卧息，昼日稍可展舒。浊沫稀涎，必变浓痰。斯病势自缓，发于秋深冬月，盖饮为阴邪，乘天气下降，地中之阳未生，人身藏阳未旺，所伏饮邪与外凉相召，而窃发矣。然伏于络脉之中，任行发散，攻表涤痰，逐里温补，与邪无干，久药不效。谓此治法，宜夏月阴气在内时候，艾灸肺俞等穴，更安静护养百日。一交秋分，暖护背部，勿得懈弛。病发之时，暂用汤药，三四日即止。平昔食物，尤宜谨慎。再经寒暑陶溶，可冀宿患之安。发时背冷气寒，宜用开太阳逐饮。

1. **注释**
相召：相结合。
2. **出处** 本医案出自清·薛雪《扫叶庄医案·卷二·痰饮喘咳水气肿胀》（薛雪.扫叶庄医案.上海：上海科学技术出版社，2010：75-76.）。
3. **学术思想及主要著作** 薛雪（1661—1750 年）：字生白，号一瓢，又号槐云道人、磨剑道人、牧牛老朽。与叶桂同时而齐名，清代著名医家。

学术思想：

（1）侧重舌诊：薛雪重证轻脉，重舌轻脉。他对湿热病的辨治，常以舌苔为主要依据，谓"验舌以投剂，为临证时要诀"。

（2）重视三焦辨证：薛雪把三焦辨治作为常规。认为"湿热之邪，不自表而入，故无表里可分，而未尝无三焦可辨"，"湿多热少，则蒙上流下，当三焦分治"，三焦辨治是湿热病辨治之常法。薛氏还以大量的笔墨讨论湿热病在三焦的每个阶段病机之变局，由此产生了常法中的变法。病在上焦，除了顺传中焦之外，还可以有：湿热由表侵入经络脉隧中而致痉、二是湿热阻遏膜原、三湿热病邪直接阻于中上二焦。病在中焦，有热化、寒化两种。病在下焦，主要有伤阴、伤阳之变。

主要著作： 主要著作有《医经原旨》、《湿热论》（又名《湿热条辨》）。

师承： 薛雪并非专以医为业，其早年游于名儒叶燮之门，工诗文书画，善拳技。后因母患湿热之病，乃肆力于医学，技艺日精。

4. 辨证思路及方法 本医案素有饮邪，外感后，邪伏于络脉，需攻表涤痰，逐里温补。夏月阳气较旺，中医有冬病夏治的治法，夏月阴气在内，灸之可扶助阳气。

5. 用穴及操作分析 哮喘病位主要在肺。《素问·长刺节论》篇云："迫脏刺背，背俞也。"肺俞为肺之背俞穴，适用于治疗相应的脏腑病证及有关的组织器官病证，擅长治疗呼吸系统疾病。"寒者温之"灸法具有温经散寒之功，故可奏效。

按语：

（1）对应现代疾病：哮喘以发作性喉中哮鸣有声、呼吸困难甚则喘息不得平卧为主要临床表现。哮指喉中鸣响，喘为呼吸困难，两者每多并发，其病因病机也大致相似，故合而并述。对应西医学中的支气管哮喘、喘息性支气管炎及阻塞性肺气肿等疾病。

（2）现代教材或临床如何辨证、取穴、治疗：中医理论以邪实或正虚为哮喘病机。实证多为外感六淫邪气，或痰浊阻肺，肝气犯肺所致；虚证则多因肺气不足，肺肾两虚，或脾虚生痰而成。临床用穴总以化痰平喘为治则，取定喘为主穴。具体辨证如下：

寒饮伏肺型：遇寒触发，胸膈满闷，咳嗽喘息，喉中痰鸣，咯吐稀痰，初起多兼恶寒无汗，头痛发热，鼻流清涕，舌淡，苔白滑，脉浮紧，宜宣肺散寒，加针刺风门、太渊、合谷，针用泻法，可加灸。

痰热壅肺型：见咳喘胸闷，喉中哮鸣，痰黏色黄，可伴身热口渴，大便秘结，舌质红，苔黄腻，脉滑数，宜清热化痰平喘，加针大椎、曲池、商阳、膻中、丰隆，针用泻法。

肺脾气虚型：见咳喘动则加剧，气息短促，咳声低怯，咯痰清稀，畏风自汗，神疲乏力，纳少便溏，舌淡，苔薄白，脉濡细，宜补肺健脾定喘，加针肺俞、脾俞、足三里，针用补法。

肺肾阴虚型：见动则气喘，咳嗽痰少，头晕耳鸣，腰膝酸软，潮热盗汗，舌红、少苔，脉细数，宜益气养阴，补肾纳气，加针肺俞、肾俞、太溪、气海，针用补法，可加灸。

正虚喘脱型：见喘促鼻扇，气短息促，张口抬肩，形寒肢厥，昏蒙，甚或伴喘急烦躁，心慌动悸，汗出如油，面青唇紫，舌质紫黯或有瘀点、瘀斑、苔薄白，脉沉细或微弱而结代，或浮大无根，宜扶阳固脱，补肺纳肾，加针肺俞、关元，针用补法，灸膏肓穴。

耳针取穴平喘、肾上腺、气管、皮质下、交感；或三伏灸，取穴肺俞、膏肓、脾俞、肾俞。

附：逆喘咳呕

叶桂灸药结合治逆喘咳呕案一则

吴（二七），壮年下元久虚，收纳气泄，每交秋冬受冷，冷气深入，伏饮夹气上冲，为咳喘呕吐。疏肺降气不效者，病在肾络中也。盖精血少壮不旺，难以搜逐，病根不去谓此。绝欲一年，小暑艾灸，静养一百二十天可愈。附都气加车前。

1. 注释

吴（二七）：吴姓患者，年龄二十七岁。

伏饮：病证名。痰饮之一，指饮邪伏匿体内，或留饮去而未尽，潜伏为患时而发作的病证。

绝欲：禁绝房事。

小暑：是二十四节气之第十一个节气，也是干支历午月的结束以及未月的起始。

2. 出处 本医案出自清·叶桂门人《临证指南医案·卷五·痰饮》（叶桂门人. 临证指南医案. 上海：上海科学技术出版社，1959：387.）。

3. 学术思想及主要著作 叶桂（1667—1746年），字天士，号香岩，别号南阳先生，晚年号上津老人，江苏吴县（今苏州）人，清代著名医学家，温病学派创始人，四大温病学家之一。叶天士精于医术，临证经验丰富，医学理论承古拓新、学术思想精细严谨、治学讲求宏搜博览、谦虚好学，不仅创建了温病学派，提出"卫、气、营、血"辨证体系，且在内科、妇科、儿科等疾病的诊断治疗方面建树良多，提出"肝为刚脏"、"养胃阴"、"阳化内风"、"久病入络"等许多创新观点，均对后世影响深远。

学术思想：

（1）创立温病学派：叶天士是温病学派的奠基者和集大成者，他首次阐明了温病的病因、感受途径和传变规律，明确温病与伤寒的界限。如《温热论》指出"温邪上受，首先犯肺"，温邪是从口鼻传入，首先出现肺经症状，如不及时外解，则可顺传阳明或逆传心包，与伤寒之邪按六经传变有所不同。此外，《温热论》还指出"卫之后方言气，营之后方言血"的卫气营血的病机变化，据此提出治疗大法是"在卫汗之可也，到气才可清气，入营犹可透热转气……入血就恐耗血动血，直须凉血散血"，创建了以卫气营血为层次的辨证纲领。

（2）善用多种诊法，快速准确诊断病证：叶天士在临证实践中发展、丰富了察舌、验齿、辨斑疹、白疹等诊断方法。温热毒邪致病起病急、传变快、易伤阴液，故温病的诊法必须更具特色，以快速准确进行诊断。舌诊的实用价值深得叶天士重视，形成了较为完善的温病舌诊体系，指出察舌而辨舌质、舌苔具有重要意义。察舌苔应当从色泽、润燥、厚薄等多方面入手，辨舌质主要看舌体的色泽、胖瘦，可以帮助辨明病邪性质、病位深浅、病情轻重等。此外验齿也是温病诊断的重要方法，齿为肾之余，龈为胃之络，热邪易耗伤胃津肾液，故验齿查龈可以测知胃津与肾液之存亡，以诊断证候、判断预后。

（3）治分经络，重视奇经：《临证指南医案》提出"初病气结在经，久病血伤入络"的治分经络观点，指出络病的主症特点是疼痛，多为针刺样痛或胀痛，若病史较久，则舌黯红、青紫、瘀斑瘀点、脉涩等。指出辨络病的虚实方法，因邪气痹阻，络脉不通，如风、湿、暑、瘀血、痰饮等所致当属实，因络脉空虚，脉道失营而为病当属虚。络病的治疗，初起在气伤经，当以治气理气为主，久病在血伤络，当以治血活血为先；络病治疗，可用虫类搜剔之品，如蜣螂、地龙、全蝎、蜂房等。《临证指南医案》积聚、癥瘕、久痛、顽痹等病证治疗中，充分体现了叶天士的治分经络思想。叶天士重视奇经，指出奇经在生理上有收摄精气、调节正经气血、维续包举形骸的重要作用，病理上脏腑病证久虚不复，精血亏损，都必然影响奇经。

主要著作：叶天士虽无亲笔著述，但其门人及后人搜集、整理、编撰的著作，比较真实地反映了叶天士的学术思想和诊疗经验。代表性的著作有《温热论》、《临证指南医案》、《未刻本叶氏医案》等。其中《温热论》为温病学说的形成开创了理论和辨证基础，书中许多治法方剂，经吴鞠通整理而广传后世。《临证指南医案》刊于 1764 年，收录叶天士晚年医案，全书共十卷，卷一至卷八以内科杂病医案为主，兼收外科、五官科医案，卷九为妇科医案，卷十为儿科医案，分门别类而集，全面展现了叶天士的诊疗经验和学术特点，是一部影响很大的名医医案专著。

师承：叶氏世医，叶天士祖父叶紫帆（子蕃）、父亲叶阳生（朝采）均医德高尚、医术精湛。叶天士少承家学，昼从师习儒，夜从父学医。并曾先后拜父亲门人朱某、名医周扬俊、王子接、马元仪等十七人为师，后人誉其"师门深广"。此外叶天士博览群书，对《黄帝内经》、《难经》及历代名家之书等也旁搜博采，并受新安医学影响。叶桂的临证经验、医学理论、学术思想、治学精神对后世影响深远，吴鞠通、章虚谷、王孟英等深受其影响。

4. 辨证思路及方法　本案记载了叶天士治疗一位吴姓、时年 27 岁的壮年男子的痰饮证。症见喘、咳、呕。患者虽正值壮年，但素体"下元久虚"，病史已久，发病时间是"每交秋冬"，发病诱因是"受冷"，病机是"冷气深入，伏饮夹气上冲"，主症是"逆喘咳呕"，证属"收纳气泄"。从记述中可推知，患者曾经"疏肺降气"，但"不效"。叶天士诊断为伏饮藏于"肾络中"，而患者精血不旺，正气难以祛邪外出，故"病根不去"，病证反复发作而不愈。叶天士给出的综合治疗方案包括艾灸、药物、调养三方面。艾灸强调小暑日实施，可见此处施灸时机最为重要。小暑是二十四节气之第十一个节气，暑即炎热，小暑意指天气开始炎热。此时人体阳气最为旺盛，也是开始"春夏养阳"，"冬病夏治"的重要时机，可知本案叶天士的核心治疗思路是养患者之阳气。药物选用的是"都气加车前"，都气丸方可补肾敛肺、纳气止遗，主治肾水不固诸证，如肾虚不能纳气之喘促、或久咳而咽干气短、遗精盗汗、小便频数等。车前，有利尿、祛痰、镇咳、平喘的作用。"都气加车前"对于壮年而因伏饮致逆喘咳呕者，可奏纳气镇咳平喘之功。由多处记载可知，叶天士温肾阳化痰饮的善后常用肾气丸或都气丸加减。调养方面，指出要"绝欲一年"和"静养一百二十天"，是针对"下元久虚"常用的养生调摄方法。

5. 用穴及操作分析　本案中重要的操作当属"小暑艾灸"，强调了治疗方法是施灸，治疗时机是小暑，体现了叶天士"养阳"的治疗思路。叶天士治疗痰饮病有明确的思路，指出发生痰饮病的根本原因是阳气不足，而风寒劳伤等仅为诱因。其中阳气主要包括卫阳、脾胃之阳、肾阳三个方面。肾元亏虚而肾阳不足者出现之痰饮证，形寒汗出、痰饮痞聚、饮犯呛咳等，乃下虚无以制上而肾虚不纳气故也。叶天士宗张仲景，以"温药和之"、养阳化痰作为治疗痰饮病的治疗大法。灸法古称"灸焫"，指以艾绒等为主要材料，点燃后直接或间接熏灼体表腧穴或一定部位的一种治疗方法，有温经通络、升阳举陷、行气活血、祛寒逐湿、消肿散结、回阳救逆等作用，并可用于保健。对慢性虚弱性疾病和风、寒、湿邪为患的疾病尤为适宜。"冬病夏治"是由《黄帝内经》"春夏养阳"、"长夏胜冬"的理论发展而来的中医治疗理念。冬为阴，夏为阳。具体是指，由于素体阳气不足，又值冬季外界气候阴盛阳衰，以致正气不能祛邪于外，或重感阴寒之邪，造成一些慢性疾病如慢性咳嗽、哮证、喘证、慢性泄泻、关节冷痛、怕冷、体虚易感等反复发作或加重等，对于一些在秋冬季寒冷季节容易发生或加重的疾病，于夏季给予针对性的治疗，利用夏季自然界阳气最旺盛的时机，增强益气温阳、散寒通络的作用，一方面能增强机体抵抗病邪能力，另一方面又有助于祛除阴寒之病邪，从而使病症减轻或消失，达到防病治病的目的。

（纪　峰　郝重耀）

三十九、瘰疬

庄绰载他医灸治瘰疬医案二则

（一）

石藏用，字用之，京师大医也。其治疗方术一从古法，亦多为人灸此穴。其取穴法：令患人床榻上盘膝正坐，随人之肥瘠大小，置栲栳或垫枕之类，以衾絮冒之，令两臂相交，平伏其上，余亦相同。乃用《千金方》不能久坐伸臂便伏衣袱上之意也。其用坚物云欲大小高下常定，胜于衣袱，但臂之伸屈，与古异耳。其治皆效。盖医者意也，随事增损，初无定方。孙真人笑秦缓之拙，不能求得此穴，但知针药之不及，不知火气之能彻，则求之浸巧，是不为过也。

1. 注释

栲栳：栲栳即由柳条编成的容器，形状像斗，也叫笆斗。

衾：指被子。

秦缓：春秋时秦国良医。《左传·成公十年》："公疾病，求医于秦，秦伯使医缓为之。"

2. 出处　本医案出自南宋·庄绰《灸膏肓腧穴法·石用之取穴别法第八》（庄绰. 西方子明堂灸经·灸膏肓腧穴法. 上海：上海中医药大学出版社，1989：127-128.）；另可见于《普济方·卷四百十五·针灸门》。

3. 学术思想及主要著作　同上。

（二）

绍兴己未岁，余守武昌时，总领邵户部玉云：少时病疬，得泉州僧为灸膏肓，令伏于栲栳上，僧以指节极力按寻其穴，令病者觉中指麻乃是穴。若指不麻，或虽麻而非中指者，皆非也。已而求得之，遂一灸而愈。

1. 出处　本医案出自宋·庄绰《灸膏肓腧穴法·石用之取穴别法第八》；另可见于《普济方·卷四百十五·针灸门》。

2. 学术思想及主要著作 同上。

3. 辨证思路及方法 上述两则医案均为以直接灸膏肓治疗痨瘵的验案。第一则医案提出了膏肓穴的古法取穴法，指出让患者端正身姿盘膝而坐于床上，根据其高矮胖瘦选用合适的器具或被褥等放其面前，两臂相交放在其上，以防胳膊长时间保持一个姿势无法耐受。类似于现代的俯伏坐位，但古法要求患者盘膝而坐。然后，充分暴露背部以取其穴。第二则为一典型医案，选用膏肓穴灸治愈痨瘵之疾。其定穴法值得考究。医者以指极力按寻此穴，另患者中指麻为穴，可供临床参考。

4. 用穴及操作分析 膏肓俞，足太阳膀胱经腧穴，在背部，当第四胸椎棘突下旁开3寸。功擅理肺补虚，养阴调心。主治咳嗽、气喘、肺痨、吐血、盗汗、遗精、健忘，四肢倦怠，完谷不化，肩胛背痛等疾病。《针方六集》卷一："一切痰饮虚损痨瘵，传尸骨蒸，痈疽发背。"配魄户，治痨瘵传尸。

赵道人灸治痨瘵医案一则

女童庄妙真顷缘二姊坐瘵疾不起，余孽亦骎骎见及。偶一赵道人过门，见而言曰：汝有瘵疾，不治何耶？答曰：吃了多少药，弗效。赵笑曰：吾得一法，治此甚易。当以癸亥夜二更，六神皆聚之时，解去下体衣服，于腰上两傍微陷处，针灸家谓之腰眼，直身平立，用笔点定，然后上床合面而卧，每灼小艾炷七壮，劳蛊或吐出或泻下，即时平安，断根不发，更不传染。敬如其教，因此获余生。

1. 注释

坐：罹患。

骎骎（qīn qīn）：本指马跑得很快的样子，此指疾病传染速度之快。

2. 出处 本医案出自南宋·张杲《医说·卷二·针灸·灸瘵疾》（张杲. 医说. 北京：中医古籍出版社，2013：82.）；另可见于《名医类案·卷五·劳瘵》。

3. 学术思想及主要著作 不详。

4. 辨证思路及方法 痨瘵多属肺阴亏损，清肃失职。治当滋阴降火，补肾宣肺。正所谓金水相生，故应滋肾水，补肺阴。赵道人选在癸亥夜，因癸亥皆五行属水故也，二更为三焦经旺时，三焦经属相火，癸亥夜二更时为水火既济之时，灸腰眼穴可收补肾滋阴宣肺之功，则痨瘵得愈。

5. 用穴及操作分析 腰眼，别名鬼眼。俯卧位，在腰部，当第四腰椎棘突下，旁开约3.5寸凹陷中。功擅益肾除瘵。主治痨瘵病，肾虚腰痛，尿频，虚劳羸瘦，消渴病。宜灸。

按语：

（1）对应现代疾病：痨瘵以咳嗽、咯血、潮热、盗汗、胸痛、消瘦为主要临床表现，对应西医学中的肺结核病。

（2）现代教材或临床如何辨证、取穴、治疗：中医理论以外感痨虫，内伤体虚为痨瘵病机，认为两者往往互为因果。主要由正气不足，痨虫侵入人体内直伤肺阴，损伤肺络诱发。临床根据辨证分型论治，肺阴亏虚者滋阴润肺，肺脾气虚者补益脾肺，肺肾亏虚者滋补肺肾，阴损及阳者温阳补气滋阴，取肺俞、膏肓、大椎、足三里、结核穴为主穴。具体辨证如下：

肺阴亏虚型：见干咳，咳声短促，咯痰少而黏或痰中带血丝，胸中隐隐闷痛，午后手足心热，口干舌燥，或见盗汗，神疲乏力，舌红少苔，脉细数，宜滋阴润肺，加针太渊、三阴交、太溪，针用补法。

虚火灼肺型：见咳呛气急，痰少，或痰多色黄而稠，时常咯血，色鲜红，午后五心烦热，骨蒸颧红，舌干而红，苔薄黄而剥，脉细数，宜滋阴降火，加针尺泽、三阴交、太溪，针用平补平泻。

气阴亏耗型：见咳嗽无力，气短声怯，咳痰清稀，色白量多，或可见痰中带血，午后潮热，自汗盗汗并见，食少乏力，舌质淡边有齿痕，苔薄，脉细弱而数，宜益气养阴，脾肺同治，加针太渊、中府、气海、脾俞、中脘，针用补法。

阴阳俱虚型：见咳逆喘息，气短，痰色白带泡沫状或夹血丝，盗汗，自汗，声嘶，大肉尽脱，面浮肢肿，形寒肢冷，舌淡少津，剥苔，脉虚无力，宜滋阴补阳，培元固本，加针大椎、关元、命门，针用补法，可用灸法。

耳针，取穴肺、脾、肾、内分泌、神门；或穴位注射，取中府、肺俞、结核穴、膏肓、脾俞、肾俞、足三里、三阴交，每次选2～3穴；亦有取神阙穴位敷药，用五倍子60g、龙骨10g，研细末，温水调药填穴内。

（王　珑　张庆萍）

四十、水肿

窦材灸药结合治水肿医案一则

尝因路过衢州野店，见一妇人遍身浮肿露地而坐。余曰：何不在门内坐。妇曰：昨日蒙土地告我，明日有扁鹊过此，可求治病，我故于此候之。余曰：汝若听我，我当救汝。妇曰：汝非医人，安能治病？余曰：我虽非医，然得扁鹊真传，有奇方，故神预告汝。遂与保命延寿丹十粒服之，夜间小便约去二升，五更觉饥。二次又服十五粒，点左命关穴，灸二百壮。五日后，大便下白脓五七块，半月全安。妇曰：真扁鹊再生也。

1. **注释**

遍身：半身。

露地：屋外之地，露天之地。

土地：即土地神。

医人：医生。

去：失掉，即小便排出体外。

2. **出处**　本医案出自南宋·窦材《扁鹊心书·卷上·三世扁鹊》（窦材.扁鹊心书.北京：中国医药科技出版社，2011：4.）；另可见于《续名医类案·卷十三·肿胀》。

3. **学术思想及主要著作**　同上。

4. **辨证思路及方法**　水肿之病与肺、脾、肾三脏最为密切，因为肺主通调水道，脾主运化水湿，肾主温煦。《素问·经脉别论》篇云："饮入于胃，游溢精气上输于脾，脾气散精，上归于肺，通调水道，下输膀胱，水精四布，五经并行。"水本至阴，其根在肾，温煦则水行；水化于气，其标在肺，水道通则水可通过呼吸、皮肤玄空排出体外；水唯畏土，其制在脾，运化正常则水不停留凝滞。三脏之中，脾为水之分消之枢纽。故水肿之病，重在治脾，以取脾经穴位为主；本案患者又为久病、难病，宜中药、灸法结合，以提高疗效。

5. **用穴及操作分析** 命关为治脾病的要穴。窦材尤其推崇重灸命关，认为灸之能健脾益气、利湿消肿，脾之气机调畅则上下通达，水不能溢而为肿。故本案内服保命延寿丹，小便增多，水肿一夜顿消；加上艾灸命关，大便亦通效果更好，十五日而愈。

王执中灸治水肿医案一则

有人因入水得水肿，四支皆肿，面亦肿，人为灸水分并气海，翌朝视其面如削矣。恐面肿亦可灸水分云。

1. **注释**

水肿：又名水、水气或水病，指水湿内停的一种病证。《金匮要略》分为风水、皮水、正水、石水等。《丹溪心法》分为阳水、阴水两类，比较明朗易于诊疗。

翌朝：第二天早上。

2. **出处** 本医案出自南宋·王执中《针灸资生经·卷六·面肿》（王执中．针灸资生经．北京：人民卫生出版社，2007：284.）；另可见于《普济方·针灸·卷十一·面肿》及《杂病广要·内因类·水气》。

3. **学术思想及主要著作** 同上。

4. **辨证思路及方法** 水肿多为感受外邪，饮食失调，或劳倦过度等，使肺失宣降通调，脾失健运，肾失开合，膀胱气化失常而致。本案之水肿症见全身浮肿、面肿，病因为入水后感受邪气疫毒、浸淫肌肤而致，治病求本，治法当调畅气机、健脾消肿，取任脉之经穴水分、气海，施以灸法。

5. **用穴及操作分析** 水分位居脐上 1 寸，灸之有健脾利水消肿的功能。脾主运化水湿，脾健则津液四布，各行其道，不至于停留变为水肿；气海位居脐下 1.5 寸，善于治疗气虚之证，灸之能益气，正气足则气血运行畅通，气血调和则水肿自消；灸气海还能培元固本，肾气充足则膀胱气化功能正常，津液贮藏和排泄有序，使多余之水分从小便而解。任脉循行到达面部，环绕口唇，至目下，故面肿者灸水分、气海能疏通面部经络、活血消肿。

江瓘载他医贴脐治水肿医案一则

象山县村民有患水肿者，咸以为祟，讯之卜者，卜者授以此方，良效，用田螺、大蒜、车钱草和研为膏，作大饼，覆于脐上，水从便旋而出，数日顿愈。

1. **注释**

祟：鬼怪。

旋而：不久，很短时间。

2. **出处** 本医案出自明·俞弁《续医说·卷八·水肿》（俞弁．续医说．北京：中医古籍出版社，2013：481.）；另可见于《名医类案·卷四·肿胀》。

3. **学术思想及主要著作** 同上。

4. **辨证思路及方法** 水肿为肺、脾、肾三脏津液代谢障碍而致，但与膀胱的贮藏和排泄功能密切相关。水肿者多有癃闭的症状，或小便不利、尿量减少，或出现尿潴留，小便点滴不下。本案中村民患水肿，当出现癃闭的症状，故当利尿消肿为法。

5. **用穴及操作分析** 脐为先天之本、生命之源。脐既与十二经脉相联系，又与奇经八脉相通，也与脏腑相通，继而联系四肢百骸、五官九窍、皮肉筋膜。肚脐名之为神阙，有调节脏腑、通经和络的功能。水肿而致的癃闭症状，取田螺、大蒜、车钱草三味药物，三者和研为膏，敷于脐部治疗，因田螺性寒，寒则渗下，利于小便排出；车前草性味甘微寒，能利尿通淋、渗湿消肿；大蒜性辛，刺激性较强，利于脐部皮肤吸收药物，可以起到利尿通淋、通经消肿的功用。故取效便捷，敷后不久小便即通，数日水肿消失。脐疗既有药物对穴位的刺激作用，又有药物本身的作用，还有脐部刺灸法、物理疗法的刺激作用，具有经络、穴位、刺灸法、物理疗法与药物的综合调节作用，发挥作用的各个途径之间可产生相须配伍、相互促进、相互激发、叠加的效果，导致了人体在生理上、治疗上的放大效应。可见，脐疗可以疏通十二经脉、奇经八脉的经气，调整十二经脉、奇经八脉的气血，平衡各脏腑的功能，对全身的多种疾病具有较好的疗效。

朱震亨灸药结合治水肿医案一则

一人秋冬患肿，午前上甚，午后下甚，口渴乏力，脉涩弱，食减。此气怯汗不能自出，郁而为瘘。（朱丹溪）遂灸肺俞、大椎、合谷、分水，用葛根、苏叶、白术、木通、海金砂、大腹皮、茯苓皮、厚朴、陈皮、黄芩、甘草，渐愈。

1. **注释**

气怯：指胆虚气怯而出现虚弱而惊慌的症状。由于中气不足，脾虚生痰，痰湿扰胆，阻碍了胆气的疏泄和肝气的生发所致。

2. **出处** 本医案出自清·魏之琇《续名医类案·卷十三·肿胀》（魏之琇. 续名医类案. 北京：人民卫生出版社，1997：406.）。

3. **学术思想及主要著作** 同上。

4. **辨证思路及方法** 本案为朱丹溪灸药结合治疗水肿的验案。案中患者肿胀午前上甚，午后下甚者，乃气虚而水不运也。张景岳曰："凡治此证者，不在气分，则在水分，能辨此二者而知其虚实，无余蕴矣。病在气分，则当以治气为主，病在水分，则当以治水为主。然水气本为同类，故治水者当兼理气，盖气化水自化也；治气者亦当兼水，以水行气亦行也。"因此，凡治肿者，必先治水，治水者，必先治气。人身之气，禀命于肺，肺气虚怯，则气不化精而化水矣。故灸肺俞以补肺气。然肺气无阳则不生，而大椎穴属督脉，回阳最速。二穴合用，正所以温阳益气，治其本也。水分穴，通利水道治其标也。合谷宣肺，为汗不能出而设，又因宣肺而能利水，有"提壶揭盖"之妙也。内服葛根，苏叶，大腹皮，厚朴，陈皮行气散满；木通，海金沙，茯苓皮利水消肿；白术，甘草健脾以固本；黄芩清利湿热，使行气而不破气，利水而不伤正，病乃渐愈矣。

5. **用穴及操作分析** 凡治肿者，必先治水，治水者，必先治气，人身之气，禀命于气，肺气虚怯，则气不化精而化水矣。故灸肺俞以补气。然肺气无阳则不生，而大椎属督脉，回阳最速。二穴合用，正所以温阳益气，治其本也，水分穴，通利水道治其标也。合谷宣肺，为汗不能出而设，又因宣肺而能利水，有"提壶揭盖"之妙。

按语：

（1）对应现代疾病：水肿以体内水液潴留、泛溢肌肤而出现头面、眼睑、四肢、腹背甚至全身浮肿为主要临床表现，对应西医学中的急、慢性肾炎、慢性充血性心力衰竭、肝硬化、贫血、内分泌失调以及营养障碍等疾病。

（2）现代教材或临床如何辨证、取穴、治疗：中医理论以肺、脾、肾三脏功能失调，膀胱气化无权，三焦水道失畅为水肿病机，其病本在肾，其标在肺，其制在脾。临床用穴总以通调三焦，调气利水为治则，取水分、气海、三焦俞、足三里为主穴。具体辨证如下：

阳水：见发病急，肿多由面目开始，自上而下，继则四肢及全身皆肿，肿处皮肤绷紧光亮，按之凹陷即起，宜疏风清热，宣肺行水，加针肺俞、合谷，针用泻法。

阴水：见发病缓慢，肿多由足跗起，自下而上，继而腹、背、面部等渐见浮肿，按之凹陷，小便清利或短涩，舌淡，苔白，脉沉细或迟，宜温阳利水，加针脾俞、肾俞、阴陵泉，针用补法，可加灸。

耳针取肺、脾、肾、膀胱、皮质下等穴；或取腰俞、肾俞、委中、阴陵泉三棱针点刺放血；亦可神阙隔附子灸5～9壮，也可辅以穴位敷贴，用蓖麻籽50粒、薤白3～5个，共捣烂敷涌泉。

（张永臣　郝重耀）

四十一、梦遗

王执中灸治梦遗医案一则

有士人年少，觅灸梦遗。为点肾俞酸痛，其令灸而愈。则不拘老少，肾皆虚也。古人云百病皆生于心。又云：百病皆生于肾。心劳生百病，人皆知之。肾虚亦生百病，人未知也。盖天一生水，地二生火，肾水不上升，则心火不下降，兹病所由生也。人不可不养心、不爱护肾乎。

1. **注释**
梦遗：指睡梦中遗精，多因心肾两虚，相火妄动或肾气不固等致。

2. **出处**　本医案出自南宋·王执中《针灸资生经·卷三·肾虚》（王执中．针灸资生经．北京：人民卫生出版社，2007：115．）；又见于《续名医类案·卷二十·遗精》及《普济方·针灸·肾虚》。

3. **学术思想及主要著作**　同上。

4. **辨证思路及方法**　本案为艾灸肾俞穴治疗梦遗。梦遗是指有梦而遗，多因心肾不交，相火妄动。肾水不上济，心火不敛，妄思淫欲，心火不下降，肾水不温，精关不固，故宜补肾阴，兼温肾阳，阴水上济，心火即敛，肾阳得温，肾气充足，精关可固。穴取肾俞，因其可阴阳双补，且力道平和，相比太溪，关元，是为上善之选。

5. **用穴及操作分析**　肾俞穴，穴居腰部。在第二腰椎棘突下，后背正中线旁开1.5寸处，内应于肾，为肾之精气注于背部并在此转输之处，故名肾俞，属膀胱经。此穴既能滋阴、填精益髓，壮腰健骨，亦能补肾温阳，补气培元，气化水液。故灸此穴可补益肾水，收敛心火，故灸而得愈。然而太溪穴亦有滋补肾阴，消熄心火之效，二者区别在于太溪是以补肾阴为主，关元专事温肾壮阳见长，且其效优于肾俞，然肾俞阴阳同补，其力平和，为补肾之佳穴，老少皆宜，效果令人满意。

按语：

（1）对应现代疾病：梦遗以梦而射精为主要临床表现，是多种疾病的一个症状，对应西医学中的神经衰弱、精囊炎、睾丸炎及前列腺炎等疾病。

（2）现代教材或临床如何辨证、取穴、治疗：中医理论以肾失封藏，精关不固为梦遗病机，主要可由欲念不遂，恣情纵欲，劳倦过度，饮食不节，湿浊内扰等诱发。临床用穴总以固摄精关为治则，取关元、肾俞为主穴。具体辨证如下：

肾虚不固型：见遗精频作，面色㿠白，头晕目眩，耳鸣，腰膝酸软，形寒肢冷，舌淡胖，苔薄白，脉沉细而弱，宜补肾固精，加针志室、太溪，针用补法，阳虚者加灸。

心脾两虚型：见劳则梦遗，心悸怔忡，失眠健忘，面色萎黄，神疲乏力，四肢倦怠，食少便溏，舌淡、苔薄，脉弱，宜调补心脾，益气摄精，加针心俞、脾俞、气海、三阴交，针用补法。

心肾不交型：见梦中遗精，少寐多梦，头昏心悸，腰膝耳鸣，小便短赤，舌尖红，苔少，脉细数，宜交通心肾，加针心俞、神门、三阴交、大陵，针用补泻兼施。

湿热下注型：见梦中遗精频作，尿后有精液外流，小便黄赤，热涩不畅，舌红，苔黄腻，脉滑数，宜清利湿热，安宁精宫，加针刺中极、阴陵泉、三阴交，针用泻法。

耳针取穴精宫、内分泌、神门、心、肾；或皮肤针叩刺头部和腰背部督脉、膀胱经。

（王朝辉　郝重耀）

四十二、内脏下垂

齐秉慧灸药结合治膀胱脱垂医案一则

曾治汪少宰妻，腹中急痛，恶寒厥逆，呕吐下利，脉见微涩。予以四逆汤投之无效，其夫明日来寓告曰：昨夜依然作泄无度，然多空坐，醶胀异常，尤可奇者，前阴醶出一物，大如柚子，想是尿脬，老妇尚可生乎？予即踌躇良久，曰：是证不可温其下，以逼迫其阴，当用灸法温其上，以升其阳，而病自愈。用生姜一片，贴头顶中百会穴上，灸艾三壮，其脬自收。仍服四逆汤加黄芪、白术，二剂而愈。

喻嘉言曰：少阴，水也；跗阳，土也。诸病恶土克水，而少阴见证，惟恐不能制水，其水反得泛溢。

1. 注释

醶：同"榨"，有挤压之意。

尿脬（suī pāo）：膀胱的俗称。

跗阳：《伤寒论》原序中所说的"三部"脉之一，"三部"是指"人迎"（结喉旁颈总动脉），"寸口"（腕部桡动脉）和"跗阳脉"（足背部胫前动脉）。这里指阳明"土"。

2. 出处　本医案出自清·齐秉慧《齐氏医案·卷二》（齐秉慧. 齐氏医案. 北京：中国中医药出版社，1997：69-70.）。

3. 学术思想及主要著作　齐秉慧（1765—？年），字有堂，叙州（今属四川）人。清代医家，初习儒，后因多病，未获良医，遂自行研治。阅《薛氏医案》，选其中补益方自治而见效，服数百剂竟愈。后师黄超凡，历三载，归家悬壶。

学术思想：

（1）继承嘉言，择精去粗：齐氏师从黄超凡，黄超凡为喻嘉言门生，后又师从喻氏大弟子舒驰远，故齐氏乃喻氏二传弟子。在《齐氏医案》中也不难看出，齐氏常常阐述喻氏思想，但不拘泥于此，取其精华去其粗略。如喻氏临证推重人参败毒散，如以此方治疗痢疾，称为逆流挽舟法，颇得齐氏称赞。他还将此方推广运用到其他疾病上，如治咳嗽，认为此方为第一神方，凡咳嗽声重鼻塞、外感风寒、内伤饮食、夹食夹毒，即可用之。并以方中人参昂贵，以黄芪代之，从而扩大和提高此方的使用范围。

（2）六经分治，百病立法：齐有堂推崇伤寒论之《六经辨证》，认为"仲景六经之法，医学之要典也。"但是他也认为六经"不能专治伤寒，一切杂病治法统在其中"，并说"无论何时杂病见证，总不外乎六经，以仲景六经之法治之，无不立应"。为此他专门立"杂病论"一篇以论述其理。

（3）重视脾肾，沿袭赵氏：齐氏受温补学家赵献可影响较大，在书中仿《医贯》作先天图说、八味地黄丸论、水火论、先天水火论、滋阴降火论、相火龙雷论等，并附己见及医案。治疗杂病时，每以重视脾肾著称。他提出："胃为肾之关门，肾病而胃始病，饮食入于胃，必得肾水以相济，而咽喉有水道之通，使上可转输，下易运化。"如反胃，齐氏认为此病全不在胃反在肾，提出了从肾论治反胃，一为肾水不足，一为肾火不足。由此，可窥一斑。

主要著作：著有《齐氏医案》、《家传医秘》、《痢症汇参》、《痘麻医案》等，均有刊本行世。《齐氏医案》：医论著作，共六卷。本书虽名医案，但主要内容却是医论。卷一、二阐述六经辨证，分经治病；卷三论述先天肾和命门学说；卷四、五论述后天脾胃学说及有关疾病的证治；卷六为妇、外、儿科治案。本书充分反映了齐氏在医学理论上独到的学术见解、临床经验和一些效方。现存多种清刻本及上海千顷堂石印本、《齐氏医书四种》本。

师承：齐氏师从黄超凡，黄超凡为喻嘉言门生，后又师从喻氏大弟子舒驰远，故齐氏乃喻氏二传弟子。

4. 辨证思路及方法　患者腹中急痛，恶寒厥逆，呕吐下利，脉微涩，为典型少阴肾阳虚衰寒厥证。但投四逆汤无效，仍泄泻无度，然多空坐，腹胀甚且前阴醉出一物，此乃气虚陷下之象，阳随阴脱，故此时当温举阳气。百会为督脉经穴，督脉统领人体诸阳经，百会又位巅顶之上，灸之可升阳举陷，而非温下逼迫其阴。故脬自收。阳气升，势渐复，再服四逆加黄芪、白术汤益气健脾，温阳救逆，二剂而愈。

5. 用穴及操作分析　头为诸阳之会，百脉之宗。百会为督脉经穴，督脉统领人体诸阳经，百会又位巅顶之上，灸之可升阳举陷，可通达阴阳脉络，调节机体使之阴平阳秘。生姜辛温，有温中散寒止呕之功，隔姜灸百会起到升阳益气举陷温中之功效。

按语：

（1）对应现代疾病：内脏下垂对应西医学中的脱肛、子宫下垂、疝气、胃下垂、肾下垂等疾病。

（2）现代教材或临床如何辨证、取穴、治疗：中医理论以中气下陷，升举无力为内脏下垂病机，主要可由久病体虚所致。临床用穴总以益气升提为治则，取百会、气海、足三里为主穴，针用补法，加灸。

脱肛：见初起仅在大便时感觉肛门坠胀，偶有肠端轻度脱出，便后可自行回纳。经久失治后则稍有劳累即发，垂脱后不能自行回缩，须以手助其回纳。可伴有面色萎黄，神疲肢软，头眩，心悸，舌淡苔白，脉濡细，加针长强、承山、大肠俞。

子宫脱垂：见妇人阴中有物下坠或突出阴道口外。脾虚者，伴神疲乏力，白带增多，舌淡苔薄，脉弱；肾虚者，兼有腰酸腿软，尿频，头晕耳鸣，舌淡红，脉沉弱，加针肾俞、脾俞。

胃下垂：见食后觉胃脘饱胀，嗳气呃逆，纳少神疲，四肢不振，大便稀溏，舌淡苔白，脉细弱，加针中脘、胃俞。

肾下垂：见腰部胀痛，腰膝酸软，小便频数，面色晦黯，肢倦乏力，舌淡苔白，脉沉细而弱，加针命门、肾俞。

（张庆萍）

第三章 外 科

一、疖肿

葛洪论隔蒜灸治肿医案一则

取独颗蒜横截厚一分，安肿头上，炷如梧桐子大，灸蒜上百壮，不觉消，数数灸，唯多为善。勿令大热，但觉痛即擎起蒜，蒜焦，更换用新者，不用灸损皮肉。如有体干，不须灸。余尝小腹下患大肿，灸即瘥。每用之，则可大效也。

1. 注释

炷：专指艾炷。

2. 出处 首载于晋·葛洪《肘后备急方·卷五·治痈疽妬乳诸毒肿方第三十六》（葛洪．肘后备急方．北京：商务印书馆，1955：146.）。

3. 学术思想及主要著作 葛洪（283—363 年），字稚川，东晋丹阳句容人，著名医药学家、炼丹术家、道教理论家。

学术思想：

（1）重视医药，反对消极无为、生死齐一的生命观：葛氏认为人的疾病与天命鬼神没有关系，而是由"劳逸过度"、"当风卧湿"、"饮食失节"等原因造成的，否认鬼神天命的致病作用。

（2）重视病因学和流行病学：既总结前人经验，又不拘古说，对疾病的症状多有精确阐述和记载，特别对一些传染病，如结核、天花、恙虫病、狂犬病等症状、发病经过及传染性等都有一定的认识。

（3）创用临床检验法：如对黄疸病采用"急令溺白纸，纸即如檗然者"的比色验尿法以诊断"热毒入内"。根据唾液与水的比重来诊断"中蛊毒"的验唾法。用小蒜粒加入水中诊断是否"中水毒"的浴身试验法。

（4）总结出较多治疗急症的有效方法：《肘后备急方》主要记述各种急性病症或某些慢性病急性发作的治疗方药、针灸、外治等法，并略记个别病的病因、症状等，为我国第一部临床急救手册。其总结出较多治疗急症的有效方剂和方法如捏脊、食道异物急救、放腹水等治疗技术在临床急症医学方面做出了突出的贡献。

主要著作： 著有《神仙传》、《抱朴子》、《肘后备急方》、《西京杂记》等。

师承： 按葛洪《抱朴子外篇·自叙》和《晋书·葛洪传》等史料载，葛洪出身于道教世家。其师主要是郑隐和岳父鲍靓。郑隐乃洪从祖葛玄之徒。玄好神仙修炼术，兼综医术，隐悉得玄之学，当知医术。鲍靓精内外之学、神仙方术，亦知医术。因此，可以说，葛洪是得师传而勤求，才成为著名道教医药养生学家的。其医药养生学思想的形成与他的师承、人生信仰、治学态度、社会环境密切相关。

4. 辨证思路及方法 本案乃葛氏首创隔蒜灸肿令消法且亲自体验之验案。本案详细记载了葛氏灸肿令消法的过程，并亲自体验。明代汪机《外科理例》灸法总论："治毒者必用隔蒜灸。"大蒜辛温，入脾、肾、胃、肺、大肠经，具有升发宣散、消肿化结、拔毒止痛之功。隔蒜灸发挥了蒜与艾灸两者的协同作用。因此隔蒜灸具有消肿解毒、定痛、散结的功效。现代药理研究证明通过药效以及灸治对穴位的温热刺激，可引起局部皮肤的血管扩张，促进局部和周身的血液循环，加快机体的新陈代谢，改善局部组织营养，提高细胞和机体的免疫功能，增加机体抗病能力，达到疏通经络，调和气血，扶正祛邪，调节脏腑功能，平衡阴阳的作用。

5. 用穴及操作分析 葛氏用"取独颗蒜横截厚一分，安肿头上，炷如梧桐子大，灸蒜上百壮"的隔蒜灸法治疗痈肿；局部隔蒜灸能温阳益气，消瘀散结。

张介宾灸治肿医案一则

一男子胸肿一块，半载不消，令明灸百壮方溃，与大补药不敛，复灸以附子饼而愈。

1. 注释
壮：此为多次灸治壮数的总和。

2. 出处 本医案出自明·张介宾《景岳全书·卷四十六·论灸法》（张介宾. 景岳全书. 上海：第二军医大学出版社，2006：1017.）；另可见于《续名医类案·胸痛》及《证治准绳·疡医·痈疽》。

3. 学术思想及主要著作 同上。

4. 辨证思路及方法 本案为张介宾用附子饼灸治愈胸痈溃后不敛的验案。"半载不消"，总由于元气之虚也。气本属阳，气虚甚则阳亦衰矣。"大补药"能补气而未能峻温回阳，譬犹隔靴搔痒，病重药轻耳。阳衰之症，非附子莫能为之。附子有退阴回阳之力，起死回生之功。大补先天命门之火，且其性走而不守，全身经络血脉，无所不至。又加艾火温通之效，则阳回内温，疮得气血滋润，则生肌收敛可冀。或曰：艾亦能回阳，也能除沉寒痼冷，虽明灸百壮，却溃而不敛，何也？盖艾叶功擅温经通络，虽能祛寒，而补命火之力实逊于附子矣。气血本已不足，溃后益发大虚，将何以敛口生肌耶？但补火，气血自旺，以"火能生气"故也。

5. 用穴及操作分析 此案痈发于胸部，经过明灸，即将艾炷直接放于患处施灸，亦称直接灸法，可用于顽疽痼发之类。经灸后疮溃而口不敛，此气血虚也，复用附子饼灸以回阳益气而疮愈。

按语：
（1）对应现代疾病：疖肿以皮肤出现充满浓汁的红色肿块为主要临床表现，对应西医学中的疖肿。

（2）现代教材或临床如何辨证、针刺选穴、治疗：中医以火毒侵袭，邪热蕴结肌肤为疖肿的病机，主要可由皮肤破损或不洁，或恣食膏粱厚味、饮酒过度导致内脏积热，或热毒外侵诱发。临床用穴总以清热解毒为治则，取身柱、灵台、合谷、委中为主穴，发热重者可加曲池、大椎等穴，或以三棱针点刺委中出血，以清泄血中蕴热。

（王　威　唐　勇）

二、遍身青

马嗣明灸治遍身青医案一则

尝有一家，二奴俱患，身体遍青，渐虚羸不能食。访诸医，无识者。嗣明为灸足跌上各三七壮，便愈。

1. 注释

嗣明：即马嗣明，北朝北齐时针灸家，河内人（今河南沁阳），少明医术，博综经方。为人诊候治病，或灸或药，均获奇效。

足跌：脚背。跌："趺"指胃经原穴冲阳穴。

三七：总计二十一。

2. 出处　本医案出自隋唐·李延寿等《北史·卷九十·列传第七十八·马嗣明列传》（李延寿. 北史. 北京：中华书局，1974：2976.）。

3. 学术思想及主要著作　马嗣明（生卒年不详），北朝河南野王（今河南沁阳）人，北朝北齐时期著名医家。少明医术，博综经方，精研古代《素问》、《黄帝明堂经》等书，为人诊候治病，或灸或药，均获奇效。

学术思想：马嗣明主要学术思想包括切脉可以决生死；道家道术之一炼丹法可用于外科疾病治疗中；针灸孔穴不必拘于先哲遗书所载，重实际情况应用之，且重视灸法及其刺激量在临床的应用。

主要著作：不详。

4. 辨证思路及方法　本案为马嗣明艾灸冲阳穴治疗遍身青验案。案中二奴身体遍青，乃血溢于脉络之外，渗于皮肤之间也。当责之于脾，缘血乃脾之所统也。或曰：脾病当于脾经求之，何以求之于胃？胃和则气自归元矣。盖人以胃气为主，胃气旺则五脏受荫，水精四布，饮食倍增。故李东垣《脾胃论》云：脾为死阴，受胃之阳气，方能上升水谷之气于肺。若脾无所禀，则不能行气于脏腑，故专重以胃气为主。中焦匮乏则症见羸瘦不能食，治当补益脾胃。灸足跌者，指为胃原冲阳，灸之可调补后天，益气健脾，中气得健，血可归脾也。

5. 用穴及操作分析　冲阳，定位在足背最高处，当拇长伸肌腱与趾长伸肌腱之间，足背动脉搏动处。乃足阳明胃经之原穴，胃为五脏六腑之本，其经别"属胃，散之脾，上通于心"。温灸之，本强经通，心脾得调，血脉得运，故体青除而纳食。

按语：

（1）对应现代疾病：遍身青以血液外溢于肌肤之间，皮肤表现青紫斑点或斑块为主要临床表现，对应西医学中的紫斑。

（2）现代教材或临床如何辨证、针刺选穴、治疗：中医理论以血失统摄为遍身青病机，主要可由实热损伤血脉所致，或虚热或脾肾气虚所致。临床用穴总以清热宁络，益气摄血为治则。临床根据辨证选取不同穴位。具体辨证如下：

血热妄行型：见发病急骤，皮肤出现红色或紫色瘀点、瘀斑，大多伴有发热，或伴尿血、便血、崩漏等。舌质红，苔黄而干，脉洪数，宜清热解毒，凉血散瘀。取血海、三阴交、太冲、委中（刺出血），针用泻法。

阴虚火旺型：见皮肤出现红、紫色瘀点或瘀斑，病程反复难愈，伴有心烦口渴，潮热盗汗，舌红苔薄，脉细数，宜滋阴降火，宁络止血，取血海、三阴交、太冲、委中（刺出血）、太溪、照海，补泻兼施。

脾肾阳虚型：见皮肤紫斑，四肢或全身怕冷，纳差，可伴头晕、耳鸣，腰膝酸软，小便频数，大便溏泄，舌淡苔白，脉沉细无力，宜益气摄血，健脾养血，取中脘、气海、关元、足三里、三阴交、脾俞、肾俞、血海，针用补法，可用灸法。

（王 威 唐 勇）

三、痔疮

王焘论灸治痔疮医案二则

（一）

崔氏灸痔法：令疾者平坐，解衣，以绳当脊大椎骨中向下量至尾株骨尖头讫，再折绳，更从尾株尖头向上量，当绳头即下火。高虢州初灸至一百壮，得差，后三年复发，又灸之，便断。

（二）

高虢州初灸至一百壮，得差，后三年复发，又灸之，便断。

1. 注释

尾株骨尖头：即尾骨尖端。

讫：终结，完毕。

断：引申为痊愈。

2. 出处 本医案出自唐·王焘《外台秘要·卷二十六·灸痔法二首》（王焘.外台秘要.北京：中国医药科技出版社，2011：453-454.）；另可见于《普济方·针灸·痔漏》。

3. 学术思想及主要著作 王焘（公元670—755年），陕西郿县（今称眉县）人，唐代医家。王氏出身于大官宦家庭，为当朝宰相王圭之孙。幼多疾病，长喜医术，因母有病，立志攻医，医理渊博。曾于弘文馆（国家图书馆）任职20年，有条件博览群书，并将其多年阅书所集之医方，分门别类，编成《外台秘要》一书。又撰《外台要略》十卷，原书久佚。

学术思想：

博览群书，收集验方：王焘对《千金方》、《肘后备急方》之类的著作仔细研究，还对两晋南北朝隋唐时期影响较大的著作加以收集整理，如陈延之的《小品方》、张文仲的《张文仲方》等医著；对民间单、验方也并不排斥，共收载了6900多首方剂，每一门都是以《诸病源候论》的条目为引，再广引方剂。每一首方，都注明了出处和来源，给后人的研究带来了很大的方便。许多散佚已久的医书，也都是在这部著作中看到大致内容的。

王焘对于方剂的收载，不仅广引博采，而且精挑细选。现在看来，当时收载的许多治疗方法和方剂，都十分切实可用。而书中记载的治疗白内障的金针拔障术，是我国历史上对这种方法的最早记载。这种方法，现今仍被沿用。

主要著作：王焘认为为巢元方的《诸病源候论》有论无方，就历经艰辛，博采各家医书之长，于公元752年编成医学巨著《外台秘要》。凡其所采纳的，均注明其出处、来源、书名和卷数。其中所记载治疗白内障的金针拔障术，是目前所知的该法最早的记载。

《新唐书·艺文志》记载《外台秘要》有四十卷，书中保存很多古医方，并特为妇女和小儿立专章，有很多创建。所记天行病（传染病）多至二十一门。又著有《外台要略》十卷。今《要略》久佚，唯《秘要》尚传。

师承：出身于贵族家庭，其曾祖父王氏为初唐名臣，官至礼部及吏部尚书。其祖父、父亲也均为朝廷官僚。王焘本人曾官至吏部郎中及门下省给事中。并不以医为业。王焘潜心于医学文献的整理与医学的编著，离不开当时的社会文化环境，与当时的皇帝重视医药，"贵而遵之"，文人仕族以治儒而兼能习医为荣并形成风尚有关。

4. **辨证思路及方法** 本案是关于绳量取穴施灸疗痔的验案。系王焘转载"崔氏灸痔法"，描述了绳量取穴施灸疗痔的过程。痔的发病以脏腑本虚，气血亏损为基础。《丹溪心法》曰："痔者，皆因脏腑本虚、外伤风湿、内蕴毒热、醉饱交接、多欲有戕，以至气血下坠，结聚肛门，宿滞不散而冲突为痔者。"

5. **用穴及操作分析** 案中灸痔取督脉穴实有深义。盖痔者，血不得回流也。而督脉总督一身之阳气，令气循环不息，周流于五脏六腑及四肢百骸，如此则浊气不得留，血液不得瘀，故灸督脉穴常获奇效。

杨继洲针灸治痔疮医案一则

辛未岁，浙抚郭黄崖公祖，患大便下血，愈而复作，问其致疾之由？予对曰：心生血，而肝藏之，则脾为之统。《内经》云：饮食自倍，肠胃乃伤，肠癖而下血。是皆前圣之言而可考者。殊不知肠胃本无血，多是痔疾，隐于肛门之内，或因饮食过伤，或因劳欲怒气，触动痔窍，血随大便而出。先贤虽有远血、近血之殊，而实无心、肺、大肠之分。又有所谓气虚肠薄，自荣卫渗入者，所感不同，须求其根。于长强穴针二分，灸七壮，内痔一消而血不出。但时值公冗，不暇于针灸，逾数载，升工部尚书，前疾大作，始知有痔隐于肛门之内，以法调之愈。至己卯复会于汶上云，不发矣。是岁公子箕川公长爱，忽患惊风，势甚危笃，灸中冲、印堂、合谷等穴，各数十壮，方作声。若依古法而止灸三五壮，岂能得愈？是当量其病势之轻重而已。

1. **注释**
肠癖：出自《黄帝内经》，亦称滞下、痢疾。

2. **出处** 本医案出自明·杨继洲《针灸大成·卷九·医案》（杨继洲.针灸大成.北京：人民卫生出版社，1973：377.）。

3. **学术思想及主要著作** 同上。

4. **辨证思路及方法** 患者大便下血，愈而复作，非经云之肠癖下血，实为痔疾。且杨氏以为肠胃本无血，多是痔疾隐于肛门之内，或因饮食过伤，或因劳欲怒气，触动痔窍，血随大便而出。诊断正确故针长强二分，灸七壮而愈。下一医案"小儿急惊风"寥寥几笔作者意在说明灸量（壮数）"是当其病势之轻重"而定。

5. **用穴及操作分析** 长强为督脉经穴，位于肛周，为局部取穴。且此穴为古人治疗痔疮的经验效穴。《扁鹊玉龙经》有"五痔只好灸长强，肠风痔疾尤为良"的记载。此案取长强针二分，灸七壮，疗痔疾，甚妙。

按语：

（1）对应现代疾病：痔疮以便血和疼痛为主要临床表现，对应西医学中的同名疾病。

（2）现代教材或临床如何辨证、针刺选穴、治疗：中医理论以经脉阻滞为痔疮病机，主要可由饮食不节、过食辛辣，或七情内伤，或外感邪气而致的湿热下注或气血失调所致。临床用穴总以调理气血，消瘀祛滞为治则，取次髎、长强、会阳、承山、二白为主穴。具体辨证如下：

湿热瘀滞型：见大便出血，血色鲜红，肛门处灼热、疼痛感明显，腹部胀满不适，纳少，便时肛门内可见肿物脱出，一般可自行还纳，舌红、苔黄腻，脉滑数，宜清热利湿，加刺会阴、大肠俞、配三阴交、阴陵泉，针用泻法。

气滞血瘀型：见肛门内可见肿物脱出，大便夹血，肛门处肛管紧，坠胀、疼痛明显，甚或嵌顿，水肿，舌黯红、苔白或黄，脉弦细涩，宜行气活血化瘀，加泻膈俞。

脾虚下陷型：见便时肛门内有肿物脱出，大便夹血，血色较淡，一般不能自行还纳，肛门处下坠感明显，乏力懒言，面色少华，食少，大便溏泄，舌淡，苔白，脉细弱，宜健脾益气，升阳举陷，加刺气海、脾俞、足三里，针用补法，可用灸法。

另有挑治法治疗此病，在胸7至腰骶椎旁开1～1.5寸范围内寻找痔点（红色丘疹，1个或数个不等），用粗针逐一挑破，并挤出血或黏液。

（王 威 唐 勇）

四、痈疽

许叔微载他医灸治痈疽医案一则

王蘧《发背方》序云：元佑三年夏四月，官京师，疽发于背，召国医治之，逾月，势益甚。得徐州萧县人张生，以艾火加疮上，自旦及暮，凡一百五十壮，知痛乃已。明日镊去黑痂，脓血尽溃，肤理皆红，亦不复痛。始别以药传之，日一易焉，易时旋剪去黑烂恶肉，月许，疮乃平。是岁秋夏间，京师士大夫病疽者七人，余独生。此虽司命事，然固有料理，不知其方，遂至不幸者。以人意论之，可为慨然。于是撰次前后所得方，模版以施，庶几古人济众之意。绍圣三年三月日题。

1. **注释**

王蘧：宋代人，著有《经效痈疽方》。

张生：宋代徐州萧县人。

自旦及暮：从早晨到傍晚。

司命：神名，指传说中掌管人的生命的神。

2. **出处** 本医案出自宋·许叔微《普济本事方·卷第六·金疮痈疽打扑诸疮破伤风》（许叔微.普济本事方.北京：中国中医药出版社，2007：99-100.），《医学纲目·卷之十八·心小肠部·痈疽·肿疡》、《普济方·卷二百八十九·痈疽门·发背》、《医籍考·卷七十·方论》、《续名医类案·卷三十二·外科·发背》及《针灸资生经·发背》。

　　3. 学术思想及主要著作　不详。

　　4. 辨证思路及方法　本案载张生治疗疽发于背之验案。夏四月，湿热盛行，毒热凝聚肌肤筋骨，致营卫不和，气血凝滞，经络阻遏，故见背部有疽。治宜清热泻火，引毒外出。张氏以艾火加疮上灸之，自旦及暮直至脓血尽溃，肤理皆红，疾病得调而终愈。

　　5. 用穴及操作分析　本案中许叔微治疗"以艾火加疮上灸之自旦及暮，凡一百五十壮，知痛乃已。明日镊去黑痂，脓血尽溃，肤理皆红，亦不复痛始别以药敷之，日一易焉。"灸疮上可以疏通气血，宣泄热毒。

洪遵论灸治病疽医案一则

　　先用蜡线，度左手中指头，至手掌下横纹止。其横纹有三两条，当以长而分明者为正。却将所度蜡线，自尾闾骨取中，逆量至脊椎骨，如度之长，以墨记之。次以蜡线取中指中节，量一寸。中指中节两头横纹多，当侧取横纹中，长而分明者为正。却将所量蜡线，横于墨点处，每边各量一寸，朱点记之，此正灸穴处。前以墨处乃用取中，非灸穴也。视背疽发于左则灸右，发于右则灸左，甚则左右皆灸至三十壮而止。妇人则用右手中指取度，其灸法与男子同。妇人奶痈，凡发背、发肋、发脑、发腿之类，不论男女皆可灸。郭云，自得此法，救人不可胜计。有亲戚姓陈者，得此疾，其妻儿告急，而陈苦不之信，迫不得已灸之。才十壮，其红肿处渐消，于是欣然听命，再灸二十壮，觉热毒之气从肿处下，如以手拓，从尾闾骨发散，陈至今无恙。又云，庄妇忽背间痒痛，伛背以行，问知其状，使以法灸，随手即愈。如是非一，不能尽记。

　　1. 注释

　　度：量，计算。《汉书》："度者，分、寸、尺、丈、引也，所以度长短也。"

　　尾闾骨：尾闾，长强穴；尾闾骨为尾骨。

　　奶痈：乳痈。

　　发脑：出《太平圣惠方》。指生于玉枕、风池穴部位的有头疽。

　　苦不之信：即苦不信之，极力不相信这种灸治方法。苦：极力，竭力。《世说新语》："王大将军（敦）始下，杨郎苦谏不从。"

　　2. 出处　本医案出自南宋·洪遵《洪氏集验方·卷第二·发背灸法》（洪遵. 洪氏集验方. 上海：上海科学技术出版社，2003：17.）。

　　3. 学术思想及主要著作　洪遵（1120—1174年），字景严，号小隐，南宋鄱阳（今江西鄱阳）人。后因其父而入仕途。绍兴十二年（1142年）二月，与兄洪适同中博学宏词科，洪遵第一状元，洪适第二榜眼，父亲洪皓，曾任礼部尚书、大金通问使、徽猷阁直学士、提举万寿观兼权直学士院，封魏国忠宣公。与兄洪适、弟洪迈先后中博学鸿词科，有"三洪"之称。洪遵为著名的钱币专家，同时对医学也颇有研究。

　　主要著作：著作今存《泉志》、《翰苑群书》、《翰苑遗事》、《谱双》、《洪氏集验方》、《洪文安公遗集》、《金生指迷方》等。

　　《洪氏集验方》五卷。洪氏临政之暇，熟读医书，关心民瘼，收集医方，并事治疗，多获效验。晚年将其多年搜求有效医方刊刻成书，名《洪氏集验方》。南宋目录学家陈振孙《直斋书录解题》著录之，明文徵明、明末清初季振宜、清中叶黄丕烈、汪士钟迭加收藏，流传有序。清末为瞿镛所得。后归北京国家图书馆收藏。清中叶黄丕烈据初刻本雕版印刷，收入《士礼居丛书》。初刻本仅存一部，是为孤本，今藏于北京国家图书馆。北京中医药大学教授钱超尘教授总结了《洪氏集验方》所收验方来自三途：第一，"予平生用之有著验者"；第二，得之"虽未及用而传闻之审者"；第三，引用医家验方。综览全书，有录自前人名方者。《洪氏集验方》所录验方多有出处及献方人，不作模棱两可语，至今对临床医师仍有启发，可资借鉴。

《洪氏集验方》时引沈括《良方》、王衮《博济方》、史载之《史载之方》等书。洪氏不仅长于收集江南官员及民间验方，亦博览医书，于中医理论颇有修养。全书录方168首，每方之下，皆注明出处或来源，以便查阅，并说明药品、剂量、炮制和用法，或从理论上加以论述，因之药效明显，具有长久的医学价值，其中还有不少药方是我国药库中的精品，至今仍被采用。事实证明，洪氏虽然不是一位职业行医者，但却是关心民生疾苦、精通医术之人。《洪氏集验方》以它的理足方效、朴实无华，为中医学增添了光彩，且无论是在中医理论研究上，还是在临床运用上，它都是一部很有价值的著作，值得我们进一步发掘整理，验证提高。

4. **辨证思路及方法** 本案为洪遵发背灸法之验案。发背，多因脏腑气血失调，或火毒内郁，或阴虚火盛，气血壅塞不通所致。古云：大凡痈疮，多生于膏粱之人。既得斯疾，便以膏药敷贴其外，殊不知毒气方盛之时，外被敷药闭其毫孔，内服温药助其毒气，致令热毒之气，无路发越，内攻脏腑，倾人性命，急如反掌。故一有是证，便以灸法，庶使毒气有路而出，不攻于内。

5. **用穴及操作分析** 发背灸法独特，信乎救人不可胜计。惜乎此法几近失传，今世医家用此者未之闻也。唯取法繁杂，不如灸疮上较为便捷。灸疮上不瘥，可用此法。

王执中载他医灸治痈疽医案二则

（一）

郭护为予言，乡里有善治发背痈疽者，皆于疮上灸之，多至三二百壮，无有不愈。但艾炷小作之，炷小则人不畏灸，灸多则作效矣。盖得此法也，然亦不必泥此。

（二）

近有一医以治外科得名，有人发背疮大如碗，有数孔，医亦无药可治，只以艾遍敷在疮上灸之，久而方疼。则以疮上皆死肉，故初不觉疼也。旋以药调治之愈。盖出于意表也。

1. **出处** 本医案出自南宋·王执中《针灸资生经·卷七·发背》（王执中.针灸资生经.北京：人民卫生出版社，2007：299.）；另可见于《临症针灸医案》、《续名医类案·卷三十二·外科·发背》及《普济方·针灸》。

2. **学术思想及主要著作** 同上。

3. **辨证思路及方法** 本医案二则叙述灸治发背之验案。本案中"发背疮大如碗，有数孔"告示背部疮面之大，属于发背。王氏曾为刘和叔序痈疽方云："必以毒药攻于内，伐其根也。又以火艾灼其外，宣其毒也。法尽于此矣。灸为第一法也。"认为在发背的治疗中灸法为首选。然灸法本无壮数之限必灸至脓出疮敛乃止。孙思邈曰："火灸大有奇功。然非三五壮所能奏效者也。凡灸疮，以知为度，不必拘其壮数。不痛者知痛乃已，知痛者不痛便止。无有灸伤皮肉之虑也。"后世医者应深谙灸法之妙：回阳最速者，灸也；拔引郁毒者，灸也；生肌敛疮者，亦灸也。

4. 用穴及操作分析　本案中采取艾灸背痈局部治疗本病，是以温热作用局部，疏通局部气血，通阳散瘀，祛腐生新，腐肉祛新肉生则痈疽自愈。

张从正刺血治痈疽发背医案一则

一富家女子，十余岁，好食紫樱，每食即二三斤，岁岁如此，至十余年。一日潮热如劳。戴人诊其两手脉，皆洪大而有力。谓之曰：他日必作恶疮肿毒，热上攻目，阳盛阴脱之证。其家大怒，不肯服解毒之药。不一二年，患一背疽如盘，痛不可忍，其女忽思戴人，曾有是言，再三悔过，请戴人。戴人以铍针绕疽晕，刺数百针，去血一斗。如此三次，渐渐痛减肿消，微出脓而敛，将作痂时，使服十补内托散乃痊。终身忌口，然目亦昏，终身无子。

1. 注释
劳：同"痨"，痨病。
戴人：张子和。
疽晕：痈疽周围的红肿变色圈。

2. 出处　本医案出自金·张从正《儒门事亲·卷七·内伤形·背疽一百八》（张子和.儒门事亲.北京：人民卫生出版社，2005：211-212.）；另可见于《续名医类案·卷三十·发背》及《普济方·卷二百八十九·痈疽门·发背》。

3. 学术思想及主要著作　同上。

4. 辨证思路及方法　本案用铍针治疗长期食紫樱所致背痈之验案。樱桃味甘酸，性热微毒；饮食偏嗜，过食不改（长达十年之久）则易致积热蕴结成毒。日久必热耗阴津，毒热外发，作恶疮肿毒，热上攻目，形成阳盛阴脱之证。张氏认为体内恶血本为致病之邪，出血即祛邪，必使其尽出，方能邪去正安。故治以铍针绕刺之法，围其根脚，出其恶血，防毒走散，起痛减肿消之效。继以解毒内脱为法，予十补内托散乃愈。惜乎未灸疮顶，毒未能从疮顶而出，故不能速愈。

5. 用穴及操作分析　樱桃味甘酸，性热微毒，书皆载食则使人发热生痈。积毒日久，毒必外发。以铍针绕刺之法，围其根脚，出其恶血，防毒走散也。《灵枢·九针论》篇曰："铍针，取法于剑峰，长四寸，主大痈脓，两热争者。"《灵枢·刺节真邪》篇："刺痈者用铍针。"铍针主刺寒热相搏，或邪气壅于荣卫，凝滞不通，发为痈疽，其脓已成，用此开之，以取大脓。大脓泻则阴阳和，而痈热愈也。本案用铍针围其根脚，出其恶血，疗效显著。

朱丹溪论治痈疽医案一则

夫外施敷贴，正与发表之意同。经曰：发表不远热。大凡气得热则散，冷则敛。向见郑经历，性嗜酒与煎焯，年五十余，忽春末夏初，在额丝竹空穴涌出一角，长短大小如鸡距稍坚，求予（朱震亨）治。予曰：此非膏粱所致而何？宜断厚味，先解食毒，针灸以开泄壅滞，未易治也。此少阳经所过，气多血少者。郑以憚烦，召他医，以大黄、朴硝、脑子等冷药罨之，一夕豁开如酱蚧，径三寸，一二日后，血自蚧中溅出，高数尺而死。此冷药外逼，热郁不得发，宜其发之暴如此也。

1. 注释

鸡距：指雄鸡的后爪。

惮烦：嫌烦。

罨（yǎn）：覆盖，敷。

2. 出处 本医案出自明·楼英《医学纲目·卷之十八·心小肠部·痈疽·肿疡》（楼英．医学纲目．北京：中国中医药出版社，1996：376.）；另可见于《证治准绳·疡医·卷之一·禁忌》、《续名医类案·卷三十一·外科·痈疽》、《冷庐医话·卷四·杂病》。

3. 学术思想及主要著作 同上。

4. 辨证思路及方法 本案乃朱氏欲用针治鬓疽未遂验案。案中病家之鬓疽，实由膏粱厚味，醇酒炙煿，日久火毒郁积，循经上攻而成，丹溪认为：诸经惟少阳厥阴生痈，理宜予防，以其多气少血，血少肌肉难长，疮久不合，必成死证。故嘱其断厚味，解食毒，再以针灸开泄壅滞之毒邪，然病家不听劝，反以冷药敷之致死。殊不知，热内郁，忌用冷药敷贴，大凡气得热则散，冷则敛。

5. 用穴及操作分析 丹溪曰："按河间灸刺法曰：凡疮疡须分经络部分，血气多少，腧穴远近……从鬓（注：指两侧颞部、耳前上方）出者，当从少阳经五穴选用，窍阴、侠溪、临泣、阳辅、阳陵泉是也。"此则根据痈疽所在循经选取五输穴，少阳胆经五输穴有清热解毒，疏通少阳经热毒的作用，对从鬓角周围发红色疮疡者有效。

薛己灸治痈疽医案一则

（立斋冶）张锦衣，年逾四十，患发背，心脉洪数，势危剧。经云：心脉洪数，乃心火炽甚。诸痛痒疮疡，皆属心火。心主血，心气滞，则血不行，故生痈也。骑竹马灸穴，是心脉所由之地，急灸之，以泻心火，隔蒜灸以拔其毒，再以托里消毒，果愈。

1. 注释

锦衣：明代官署名，锦衣卫的略称。

骑竹马灸穴：最早见于南宋闻人耆年编《备急灸法》。骑竹马灸穴位于第九、十胸椎棘突之间（筋缩穴）左右旁开各一寸处。《针灸大成》："此二穴，专治痈疽恶疮、发背、疔毒、瘰疬诸风一切病证。先从男左女右臂腕中横纹起，用薄篾一条，量至中指齐肉尽处，不量爪甲，截断；次用篾取前同身寸一寸；却令病人脱去衣服，以大竹杠一条跨定，两人随徐扛起，足离地三寸，两旁两人扶定，将前量长篾，贴定竹杠竖起，从尾骶骨贴脊量至篾尽处，以笔点记，后取身寸篾，各开一寸是穴。"

2. 出处 本医案出自明·薛己《薛氏医案·外科心法·卷三之疮疡有余》（薛己．薛氏医案．北京：中国医药科技出版社，2011：180.）；另可见于《续名医类案·卷三十二·外科·发背》及《外科理例·卷五·背疽》。

3. 学术思想及主要著作 同上。

4. 辨证思路及方法 本案张氏之发背缘于其心气滞而血不行，终而心火炽盛所致。《备急灸法》云："凡痈疽只缘心火留滞。"《素问》云：诸痛痒疮，皆属于心。此痈疽之疾，血气流滞，失其常经且心脉洪数，病情危急，急当泻心火，拔其毒。

5. 用穴及操作分析 本案取骑竹马灸穴隔蒜灸治疗，骑竹马灸法最早见于南宋闻人耆年的《备急灸法》，选穴位于第9、10胸椎棘突之间（筋缩穴）左右旁开各1寸处，《针灸大成》曰："此二穴，专治痈疽恶疮，发背、疔毒、瘰疬诸风一切病症"。

张介宾灸治痈疽医案三则

（一）

黄君腿痈，脓清脉弱，一妇臂结一块，已溃，俱不收敛，各灸以豆豉饼，更饮托里药而愈。

（二）

一男子患发背，疮头甚多，肿硬色紫，不甚痛，不腐溃，以艾铺患处灸之，更以大补药，数日，死肉脱去而愈。

（三）

陈工部患发背已四五日，疮头虽小，根畔颇大，以隔蒜灸三十余壮，其根内消，惟疮头作脓，数日而愈。

1. **注释**

死肉：腐肉。

2. **出处**　本医案出自明·张介宾《景岳全书·卷之四十六·论灸法》（张介宾．景岳全书．上海：第二军医大学出版社，2006：1017．）；另可见于《外科理例》。

3. **学术思想及主要著作**　同上。

4. **辨证思路及方法**　三则医案四个病患均罹患痈疽之虚证，黄君患腿痈（股胫疽）见脉弱，《景岳全书·卷之四十六》脉候曰：弱脉主气血俱虚，形精不足。大抵疮家之脉，凡沉迟濡弱者，皆宜托里。妇人之臂痈（疵痈）已溃，俱不收敛。《景岳全书·卷之四十六》脉候曰："凡脓水清稀，疮口不合，聚肿不赤，不甚热痛，肌寒肉冷，自汗色夭者，气血之虚也。"均揭示阴证气血两虚之本，而疮分阴阳，阳证易治，阴证难痊，固然火灸有奇功，亦当大补元气，正气足则能催托毒气，转阴为阳而无变证矣。

5. **用穴及操作分析**　隔豆豉灸，最早见载于晋《范汪方》，详细载于唐代《备急千金要方·发背·卷二十二》："治发背及痈肿已溃未溃方，豆豉三升，少与水和，熟捣成强泥。可肿作饼子，厚三分以上。有孔勿覆孔上，豆豉饼，以艾列其上灸之，使温温而热，勿令破肉。如热痛，即急易之，患当减。快得安稳，一日二度灸之。如先有疮孔，孔中得汁出即瘥。"现代研究认为此法具有散泄疮毒、敛疮生肌之效，对痈肿效果颇佳，但须灸至疮部皮肤湿润汗出。这样，邪毒可随汗外出，使病获愈。隔蒜（泥）灸参见李时珍灸治痈疽医案。

李时珍灸治痈疽医案一则

史源记蒜灸之功云：母氏背胛作痒，有赤晕半寸，白粒如黍。（蒜）灸二七壮，其赤随消。信宿，有赤流下长二寸。举家归咎于灸。外医用膏护之，日增一晕，二十二日，横斜约六七寸，痛楚不胜。或言一尼病此，得灸而愈，予奔问之。尼云：剧时昏不知人，但闻范奉议坐守灸八百余壮方苏，约艾一筛。予亟归，以炷如银杏大，灸十数，殊不胡觉；乃灸四旁赤处，皆痛。每一壮烬则赤随缩入，三十余壮，赤晕收退。盖灸迟则初发处肉已坏，故不痛，直待灸到好肉方痛也。至夜则火焮满背，疮高阜而热，夜得安寝矣。至晓如覆一瓯，高三四寸，上行百数小窍，色正黑，调理而安。

1. 注释

信宿：连宿两夜。信：再宿。《左传》："凡师一宿为舍，再宿为信，过信为次。"

甗：古代一种瓦制煮器。《周礼》："甗实二鬴，厚半寸，唇寸，七穿。"

2. 出处

本医案出自明·李时珍《本草纲目·菜部第二十六卷》（李时珍．本草纲目．北京：人民卫生出版社，2007；1599-1560．）；另可见于《续名医类案》、《雅方新编·卷十一·痈毒杂治》、《普济方·卷二百八十九·痈疽门》及《中国医籍考·卷七十·方论》。

3. 学术思想及主要著作

李时珍（1518—1593 年），字东璧，号濒湖，蕲州（湖北蕲春县）人，明代杰出的医学家、药物学家。

学术思想：

（1）重视发展药性理论：药性包括药物的四气、五味、归经、升降浮沉、功效主治及有毒无毒等内容。李氏十分重视药性理论，以医理阐发药性与功效，紧密结合临床实践，探幽烛微，阐述精辟，在叙述具体药物时，摘录《黄帝内经》、《神农本草经》及历代医家之论述，辨析药性疑误，修订药物气味，增添药物功效，结合药物配伍，说明药性效能，创造性地发展了药性理论。

（2）阐扬火之幽微：《本草纲目·卷五·火部》云："本草医方，皆知辨水，不知辨火，诚缺文焉。"为此，李氏专立火论，言前人所未言，论前人所未论，参悟幽微秘奥。

（3）发挥奇经八脉理论：《奇经八脉考》书中指出奇经与十二正经的关系，"正经犹沟渠，奇经犹湖泽。正经之脉隆盛，则溢于奇经。故秦越人比之天雨降下，沟渠溢满，霶霈妄行，流于河泽，此灵素未发之旨也"。以自然界的沟渠河流比喻气血在经脉中的运行通路，通俗生动形象地指明了两者既有区别，又有联系，进一步发展了《黄帝内经》理论。

主要著作：李时珍历时 27 年，编成《本草纲目》，收载药物 1892 种，新增 374 种。凡 16 部、52 卷，约 190 万字，是我国明代以前药物学的总结性巨著。不仅为中国药物学的发展作出了重大贡献，而且对世界医药学、植物学、动物学、矿物学、化学的发展也产生了深远的影响，相继出现朝、日、拉丁、英、德、法等多种文字译本。《本草纲目》中也有不少针灸学内容。李时珍还撰有《濒湖脉学》、《奇经八脉考》等著作。《奇经八脉考》是考订任、督、冲、带、阳维、阳跷、阴维、阴跷八脉的专著，至今仍受推崇。

师承：李氏历经三次科举落榜，遂决心继承父业，潜心研究医术。在父亲的指导下，经过"读书十年，不出户庭"的刻苦钻研，终有所成。其医学传承属家学。

4. 辨证思路及方法

本案乃用（蒜）灸治疗阴疽之效验。母氏背胛作痒，赤晕半寸，白粒如黍，乃疮无正气冲托，则"白粒如黍"。无荣血相滋，则"赤晕半寸"。此疽为发于阴者。当急以艾火宣其毒，通其疮窍，使内毒有路而外发，当疡科一定之规。至此，疮高阜者，毒外出也。小窍多，毒不聚也。色正黑，皮肉坏也。非艾火出其毒于坏肉之里，则内逼五脏而危矣。先贤孙思邈曰：火灸大有奇功。然非三五壮所能奏效者也。案中艾用筛计，不可拘泥。视前贤于疮上铺艾之法，则知灸疮之要，"知痛"二字而已矣。故凡灸疮，以知痛为度，不必拘其壮数，此灸治阴疮之大法也。

5. 用穴及操作分析

隔蒜灸，首载于晋代的《肘后备急方》。古人主要用于治疗痈疽。宋·张杲《医说》称，江宁府石碑载葛仙翁田蒜灸法："凡人初觉发背，欲结未结，赤热肿痛，先以湿纸伏其上……若背上初发赤肿一片，中间有粟米大头子，使用独蒜头，切去两头，取中间半寸厚薄，正安于疮上。却用艾于蒜上灸三七壮，多至四十九壮。"

　　具体操作：取新鲜独头大蒜，切成厚 0.1～0.3cm 的蒜片，用细针于中间穿刺数孔，放于患处，上置艾炷点燃施艾。每灸 3～4 壮后可换去蒜片，继续灸治。一般施灸处出现湿润红热现象，患者有舒适感觉为宜。对痈、疽、疮等，若不知痛灸知痛为止，知痛者灸至不知痛为度。初发者可消，化脓者亦能使其速溃，促使其早日愈合。

魏之琇载灸治痈疽医案一则

　　京师万胜门生员王超，忽觉背上如有疮隐，倩人看之，已如盏大，其头无数。或教往梁门里外科金龟儿张家买药。张视颦眉曰：此疮甚恶，非药所能治，只有灼艾一法，庶可冀望万分，然恐费力。乃摄艾与之曰：且归试灸疮上，只怕不疼，直待灸疼方可疗耳。灼火十余，殊不知痛。妻守之而哭。至第十三壮始大痛。四旁恶肉捲烂，随手堕地，即以稍愈。再诣张谢，张付药数贴日安。则知疽发于背胁，其捷法莫如灸也。

1. 注释

　　生员：科举时代，在太学等处学习的人统称生员。明清时代，凡经过本省各级考试取入府、州、县学的，都称生员，俗称秀才。

　　倩：借助之意。即请人代替自己做事。《列女传》："邻人女奔随人亡，其家倩吾兄行追之。"

　　再诣张谢：再一次到金龟儿张家去感谢。诣：到，往。《汉书》："仆迫从上祠雍，未得诣前。"

2. 出处　本医案出自南宋·张杲《医说·针灸》（张杲. 医说. 北京：中医古籍出版社，2013：81.）；另可见于《续名医类案·卷三十二·外科·发背》。

3. 学术思想及主要著作　不详。

4. 辨证思路及方法　本案是直接灸治发背验案。其病或缘于外感风温，或缘于湿热邪毒，以致气血运行失常，凝聚肌表而成。因"疮甚恶，非药所能治，只有灼艾一法"；又疮大如盏，其头无数，形势危重，故需艾灸至知痛方。《圣济总录》曰："凡痈疽发背初生……须当灸上一二百壮，如绿豆许大。凡灸后却似燃痛，经一宿乃定，即火气下彻。肿内热气被火夺之，随火而出也。"

5. 用穴及操作分析　灸乃开结破硬之法，三日内灸者，只成灸疮而散，三日外者，其肿减少宜多灸之。或灸火著处，则结热可伸，灸处先溃则毒势分减，庶免展开，不致下陷，及坏筋骨伤气血也。故曰，痈疽发背其捷法莫如灸也。《类经图翼·针灸要览》云："未溃而灸，则能拔散郁毒……务要痛者灸至不痛，不痛者灸至知痛"。可见灸法有拔毒泄热，消肿散结的作用，适用于外科痈疽疮疡尚未化脓者。本案患者由初灸时不痛，灸至第十三壮时始大痛，痈疽随之而愈，亦验证了灸法的拔毒疗痈作用。

按语：

　　（1）对应现代疾病：痈疽指发于皮肤或皮肉之间的一种急性化脓性疾患，以局部肿胀，燃热，疼痛及成脓为主要临床表现，对应西医学中的疔疮、痈、蜂窝织炎、化脓性感染等病。

　　（2）现代教材或临床如何辨证、针刺选穴、治疗：中医理论以血壅肉腐为痈疽病机，主要可由气机运行失常，血行受阻或外感风温、湿热，内有脏腑蕴毒，凝聚肌肤，或有情志内伤，或肾水亏损，或饮食伤脾，湿热火毒内生所致。临床用穴总以宣散热毒，消瘀散结为治则，取曲池、合谷、内庭、血海、三阴交、阴陵泉、灵台、外关、膈俞、委中、阿是穴为主穴。具体辨证如下：

火毒凝结型：见患处红肿灼痛，突起明显，脓液黏稠、色黄，脓腐。一般伴有发热，口渴喜冷饮，小便赤黄等全身性症状。苔黄，脉数有力，宜清热泻火，和营托毒，只针不灸，针用泻法。

湿热壅滞型：见局部症状与火毒凝结型相同。一般可伴有发热，早轻晚重，胸闷，恶心、呕吐等全身性症状，苔白腻或黄腻，脉数，宜清热祛湿，和营托毒，只针不灸，针用泻法。

阴虚火炽型：见肿势不显，但疼痛剧烈，根脚离散，局部皮肤紫黯，脓腐常经久不化，脓液量少。可伴有发热口干，心烦，喜饮，大便干结，小便赤黄等全身性症状。舌红，苔黄燥，脉细弦数，宜滋阴生津，清热托毒，针灸并用，补泻兼施。

气虚毒滞型：见肿势不显，胀势明显于疼痛，根脚离散，局部皮肤灰黯，脓腐常经久不化，脓液量少，易成空腔。伴畏寒发热，小便频数，口干喜热饮，神色欠佳，面色少华等全身性症状。舌质淡红，苔白或微黄，脉数无力，宜补益气血、解毒消肿为主，针灸并用，补泻兼施，可加灸法。

另阴虚火炽型痈疽，方法以隔蒜灸法较好。《疡科心得集·辨发背搭手阴阳虚实异证同治论》："又治发背、搭手之证，最妙灸法，不问日期、阴阳、肿痛或不痛或痛甚，但未成脓，或不溃者，俱可灸之。取大蒜切片，安疮头上，用大艾炷灸之，三壮换一蒜片，痛者灸至不痛，不痛者灸至痛方止，其毒气自然随火而散；若有十数头作一处生者，即用大蒜研成膏，作薄饼，铺疮头上，聚艾于蒜饼上烧之亦可。曲泽、委中局部围刺放血，以凉血、解毒，使肿毒宣化，可为备用，疮顶加以隔蒜灸。加足三里可补益气血使新肉生。

（王　威　侯中伟　唐　勇）

五、疬风

窦材治疬风医案三则

（一）

一人遍身赤肿如锥刺，余曰：汝病易治。令灸心俞、肺俞四穴各一百壮，服胡麻散二料而愈。但手足微不随，复灸前穴五十壮，又服胡麻散二料愈。

（二）

一人面上黑肿，左耳下起云紫如盘蛇，肌肉中如刀刺，手足不知痛。询其所以，因同僚邀游醉卧三日，觉左臂黑肿如蛇形，服风药渐减，今又发。余曰：非风也，乃湿气客五脏之俞穴。前服风药，乃风胜湿，故当暂好，然毒根未去。令灸肾俞二穴各百壮，服换骨丹一料，痊愈，面色光润如故。

（三）

一人病疬证，须眉尽落，面目赤肿，手足悉成疮痍。令灸肺俞、心俞四穴各十壮，服换骨丹一料，二月全愈，须眉更生。

1. **注释**

胡麻散二料：胡麻散二剂，胡麻散：黑芝麻、紫浮萍、薄荷、牛蒡子、甘草。

换骨丹：治中风瘫痪，久不愈，四肢不随，半身不随，服诸药不效。出自《御药院方》卷一。共有三方，其余二方皆出自明代，故不取。

2. 出处　本医案出自南宋·窦材《扁鹊心书·卷中·疬风》（窦材. 扁鹊心书. 北京：中国医药科技出版社，2011：30.）；另可见于《续名医类案·卷三十五·疬风》。

3. 学术思想及主要著作　同上。

4. 辨证思路及方法　窦材治疗疬风连续三案都灸药并用，彰显了其学术特色和高超的医术。医案一：此病主症"遍身赤肿如锥刺"，为热入营血，热毒炽盛，直需透邪外出。窦氏擅用艾灸，灸法既可以温阳化气，又可以温通经脉。遍身赤肿，乃邪热太甚。然邪之所凑，其气必虚。因此用灸恰如其分。"诸痛痒疮，皆属于心"，本症当首责之于心；"肺主皮毛"，亦与肺密切相关，因此灸患者心俞、肺俞二穴，通其血脉、复其心肺之气，宣肺达表，再服胡麻散内外协调，共奏透邪外出之效。医案二：本案也极为典型，患者面肿、耳下紫色瘀肿如盘蛇，手足肌肉不觉痛。询其发病乃醉卧三日而致。窦氏诊为湿气内客五脏，仍以灸法疗疾。《生气通天论》中云："阳气者，若天与日，失其所则折寿而不彰。"虽然"风可胜湿"，但"温阳以化湿"正是内经之大法原意。因此，艾灸肾俞二穴各百壮，即达到了复元气，通经脉，化湿邪的根本目的。医案三：本案症状更加典型。面目红肿、手足形成疮痍。仍用艾灸肺俞、心俞，服用换骨散而痊愈。其机理仍不外乎温阳化气，扶正祛邪。果然二月之后，须眉更生。

5. 用穴及操作分析　心俞、肺俞、肾俞位于背腰部，属背俞穴。背俞穴是脏腑之气输注于背腰部的穴位。艾灸可使五脏气机条达，气血运行通畅，四肢百骸得到濡养，并且可以达到祛风除湿、清热泻火、行气通络，活血化瘀的目的。因此艾灸病变脏腑对应的背腧穴可以达到立竿见影的效果。

张从正刺血治疬风医案一则

桑惠民病风，面黑色，畏风不敢出，爬搔不已，眉毛脱落作癞，医三年。一日，戴人到棠谿，来求治于戴人。戴人曰：非癞也。乃出《素问·风论》曰：肾风之状，多汗恶风，脊痛不能正立，其色炲，面庞然浮肿。今公之病，肾风也。宜先刺其面，大出血。其血当如墨色，三刺血变色矣。于是下针，自额上下铺针，直至颠顶皆出血，果如墨色。偏肿处皆针之。惟不针目锐眦外两旁，盖少阳经，此少血多气也。隔日又针之，血色乃紫。二日外又刺，其血色变赤。初针时痒，再刺则额觉痛，三刺其痛不可任，盖邪退而然也。待二十余日，又轻刺一遍方已。每刺必以冰水洗其面血，十日黑色退，一月面稍赤，三月乃红白。但不服除根下热之药，病再作。戴人在东方，无能治者。

1. 注释

癞：慢性传染性皮肤病之一。出《诸病源候论》卷三七，即疬风。癞病，疬风也，俗称为大麻风。

炲（tái）：古同"炱"，表示黑色。

2. 出处　本医案出自金·张从正《儒门事亲·卷六·风形·肾风十五》（张从正. 儒门事亲. 北京：人民卫生出版社，2005：165-166.）；另可见于《续名医类案·卷三十五·外科·疬风》、《医学纲目·卷十》及《杂病广要·身体类·疬》。

3. 学术思想及主要著作　同上。

4. **辨证思路及方法** 本案所述乃热毒炽盛，郁于膀胱经，外泛头面的典型病例。以面黑、眉落、恶风为主症。张氏辨为肾风，遵内经"菀陈则除之"之法，以"刺血法"泻其热毒，刺"额、颅顶"疏通膀胱经热毒。《灵枢·血络论》篇中即载有"阳气蓄积，久留而不泻，其血黑以浊"须刺血的条文。本案经三次刺血，其血由墨色变为赤色，毒邪渐退，面色渐转红白，刺时机体由痒至痛，恰是邪气去，正气复的表现。《刺节真邪》、《刺腰痛论》均提到"血变而止"。"治风先治血，血行风自灭。"张氏知仅刺血尚不足荡尽邪热，嘱病人服药以配合。然病人未服药，致余邪未去，病遂复发。

5. **用穴及操作分析** 本案依发病部位刺血，虽未明言穴位，但其所涉额头及颅顶乃足太阳膀胱经脉所过，是辨经论治。《灵枢·九针论》篇云："太阳多血少气"，且太阳为开，乃泻热逐瘀通络之门户，本案膀胱经正宜刺血。

按语：

（1）对应现代疾病：疬风以麻木不仁，红斑，继则肿溃无脓，渐至蔓延全身肌肤，出现眉落、目损、鼻崩、唇反、足底穿等为主要临床表现，对应西医学中的麻风病。

（2）现代教材或临床如何辨证、针刺选穴、治疗：中医理论以暴疬风毒侵袭为疬风病机，主要可由先天禀赋不足，外加风湿、湿毒、毒病侵袭人体而成。临床用穴总以祛风、胜湿、通络、解毒、杀虫为治则，针刺取穴采取循经取穴针刺法，采用分部远近结合的配穴方法。腰痛以肾俞、委中、夹脊、阿是穴为主，配命门、膈俞、次髎等穴，下肢痛取肾俞、环跳、阳陵泉、足三里、解溪、昆仑等主穴；上肢痛以肩髃、曲池、手三里、外关、合谷等穴为主，肩痛取肩贞、肩中俞、天宗、秉风、肩髎、阿是穴等；头颈痛则根据部位不同分取百会、通天、神庭加阿是穴，或上星、头维、合谷加阿是穴，或率谷、太阳、侠溪加阿是穴等。取具体辨证如下：

血热血瘀型：见皮肤破损处颜色鲜红、光滑，患者皮肤发硬。多见斑疹、斑块损害，常伴有结节红斑反应，反复发作，伴疼痛，自觉口苦咽干，舌质红，苔薄白或薄黄，脉浮数或弦数，宜清热、凉血、佐以化瘀。

湿热壅滞型：症见皮肤破损处颜色红，或可出现淡褐或浅黄色，多见结节、斑块或弥漫性浸润。常见皮肤破损处糜烂、肿痛或四肢末端水肿。可见患处浅神经肿胀，伴灼热疼痛，可有乏力、胸闷、纳呆、口苦、咽干等全身性症状，尿黄赤、便秘。舌质红或灰黯，苔黄白而黏腻或白厚而干。脉滑数或濡数，宜清热利湿、化瘀通络。

阴虚湿热型：见皮肤破损处潮红，多见斑块、结节或浸润性红斑等。四肢末端红肿，可见患处浅神经粗大，可有烦躁、发热、面红、口苦、咽干、小便短赤、大便干等全身性症状。舌质红或红绛，苔少或白黄苔。脉细数或滑数。夹湿，可见皮损肿胀，破溃糜烂，舌苔黄白而腻，宜滋阴清热利湿。

气血虚弱型：见皮肤破损处呈淡褐色或棕褐色，颜色晦黯。常见皮肤营养障碍性损害，如鱼鳞样或苔藓样变，皮肤弹性差，面色萎黄，头晕，目眩，气短，乏力，偶可见一侧或双侧下肢浮肿，手足厥冷。舌质淡而胖嫩，边有齿痕，苔灰白润、脉细弱或沉细无力，宜益气养血化瘀。

另有研究发现通过三棱针散刺委中穴、结节部位放血，配合针刺环跳、阳陵泉、绝骨、合谷、曲池、鱼腰、肺俞、脾俞、肝俞，疗效较好。

（侯中伟　唐　勇）

六、肠痈

王执中灸治肠痈医案一则

有老妪大肠中常若里急后重，甚苦之，自言人必无老新妇，此奇疾也。为按其大肠俞疼甚，令归灸之而愈。

1. **注释**

新妇：是南方方言吴语，以及福州、潮汕、萍乡等方言对儿媳的称谓。古对"新妇"有以下四种含义，本处取第四种含义：①指新娘子：《国策·卫策》："卫人迎新妇。"②古时称儿媳为"新妇"：洪迈《夷坚甲志·张屠父》："新妇来，我乃阿翁也。"③指弟媳：《尔雅·释亲》："女子谓兄之妻为嫂，弟之妻为妇。"④指已婚妇女自称的谦词：《世说新语·文学》："新妇少遭家难，一生所寄，唯在此儿。"

2. **出处** 本医案出自南宋·王执中《针灸资生经·卷三·肠痛》（王执中．针灸资生经．北京：人民卫生出版社，2007：139.）；另可见于《普济方·针灸·肠痛》。

3. **学术思想及主要著作** 同上。

4. **辨证思路及方法** 本案为按诊对脏腑疾病辨证和灸法治疗的验案，亦为体现王执中高超辨证水平和取穴精简学术思想的医案。患者"大肠中常有里急后重"之感，且"按其大肠俞疼甚"，即以按诊之法判断疾病所在脏腑为大肠。大肠之病变可反映在其腧穴，故从大肠俞入手进行按诊。原案中老妪常里急后重，久病必虚，遵虚则补之之法，取灸法治之。本案辨证思路清晰且精简，值得借鉴。

5. **用穴及操作分析** 此案中，所取的穴位并未作详细说明，但根据前文所述，此案中所取之穴应为大肠俞穴。大肠俞位于腰部足太阳膀胱经第一侧线上，当第 4 腰椎棘突下，旁开 1.5 寸，为大肠之背俞穴，与大肠腑关系密切。布有第三腰神经的后支和第四腰动、静脉后支。主治腹痛，腹胀，肠鸣，泄痢，便秘，腰脊痛及细菌性痢疾，肠梗阻，坐骨神经痛等。

本案中对大肠中里急后重之患者，嘱患者回家后灸大肠之俞穴，取其外散大肠腑热之功效，同时配合灸法消肿散结的功效，共奏清热解毒、消痈散结之功，因此对肠痈可"灸之而愈"。这不仅体现了王执中推崇灸法的学术思想，更体现了其取穴精简的治疗思路，值得后世医家借鉴。

周汉卿火针治肠痈医案一则

义乌陈氏子腹有块，扪之如罂，汉卿曰：此肠痈也。用大针灼而刺之，入三寸许，脓随针进出有声，愈。

1. **注释**

大针：①九针之一。针体粗长而尖微圆。《灵枢·九针论》篇："大针，取法于锋针，其锋微员，长四寸。主取大气不出关节者出。"②指火针。《针灸聚英》："火针以火烧之可用，即九针中之大针是也。"《针灸大成》又名燔针。

2. **出处** 本医案出自清·张廷玉等《明史·卷二百九十九·列传第一百八十七·方

伎·周汉卿传》（张廷玉. 明史. 北京：中华书局，1974：7638.）；另可见于《续名医类案·肠痈》。

3. **学术思想及主要著作** 同上。

4. **辨证思路及方法** 本案为用火针治疗肠痈的验案。疾病的发生和发展，取决于人体正气和致病邪气两方面的较量，邪气分为有形之邪与无形之邪。如水湿痰浊、痈脓、瘀血等为有形之邪，善于凝聚。这些病理产物一旦形成，就会阻滞局部气血运行，出现各种病症。本案中"义乌陈氏子腹有块，扪之如罌"，此应为肠痈的酿脓期。此时患者右下腹可触及包块，包块为有形之邪，通泻是治疗有形之邪的关键，周汉卿抓住了这一治疗原则，选用具有祛邪引热之用的火针进行治疗。火针则具有独特优势，其本身针具较粗，加之借助火力，出针后针孔不会很快闭合，痈脓之类的有形之邪可从针孔直接排出体外，所谓"开门祛邪"，可使顽症得以迅速缓解。

5. **用穴及操作分析** 此案中，所取的穴位并未作详细说明，但根据前文所述，本案中大针所刺之处应为扪之有肿块之处，当为局部取阿是穴。"大针灼而刺"指的是火针，刺入3寸左右，直中肿块之处，取火针消肿排脓之功效。且该病症为实证，用火针可清泻实邪而无伤正之虑。

江瓘熨治肠痈医案一则

江汝洁治一男子，病小肠痈初起，左小腹近胁下一块如掌大甚疼。江以蜂蜜调大黄末，敷于痛处，再以生姜一大块切片，置于大黄之上，以火熨之四五度痛即止，逾半月而块自消。

1. **出处** 本医案出自明·江瓘《名医类案·卷十·肠痈》（江瓘. 名医类案. 北京：人民卫生出版社，2005：419.）；另可见于《古今医案按·卷十·外科》。

2. **学术思想及主要著作** 不详。

3. **辨证思路及方法** 本案为用火熨之法治疗肠痈的验案。肠痈分为初期、酿脓期和溃脓期。本案由"左小腹胁下一块如掌大"可判断为肠痈的酿脓期。脓肿为有形之邪，由热、瘀、毒互结而成，基本治法为活血化瘀、清热解毒、通里攻下，其中化瘀是病机转折的核心，通泻是治疗有形之邪的关键。江瓘围绕这一治疗原则，巧妙搭配，灵活运用，取得良好的效果。《神农本草经》记载：大黄"主下瘀血，血闭，寒热，破癥瘕积聚，留饮，宿食，荡涤肠胃，推陈致新。"

大黄粉涂于患处后自可发挥清热解毒、泻下攻积、荡涤肠胃之效。同时，江氏选用辛温走窜，善于通经发散的生姜为药引，再配以通泻力强的火熨之法，使效果进一步彰显。可谓杂合以治，精细巧妙，值得后世医家借鉴。

4. **治法及操作分析** 此案中，所取治疗之处为痛处。江瓘"以蜂蜜调大黄末敷于痛处"。大黄具有清热解毒，泻下攻积之效，用在此处恰可通泻痈脓之邪。但医家又恐大黄攻积排脓之力不足，故"以火熨之"，可直达病所，增其通泻排脓之力。

按语：

（1）对应现代疾病：肠痈以腹痛，伴不同程度的全身症状为主要临床表现，对应西医学中的急慢性阑尾炎、痢疾、溃疡性结肠炎等肠科疾病。

（2）现代教材或临床如何辨证、针刺选穴、治疗：中医理论以气机壅塞，血败肉腐为肠痈病机，可由饮食失节，饱食后剧烈运动，寒温失调，导致肠腑传导功能失常所致。临床用穴总以清热导滞，散瘀消肿为治则，取天枢、上巨虚、阑尾、合谷为主穴。具体辨证如下：

气滞血瘀型：见上腹部或肚脐四周，及下腹疼痛明显，逐渐加重，固定拒按。伴轻度恶寒发热，可出现恶心呕吐等症状。舌质黯红苔白腻，脉弦紧，宜行气活血、通腑止痛。加泻曲池、中脘、阿是穴。

瘀滞化热型：见右下腹疼痛部位固定，拒按，一般为跳痛或刺痛，触诊时可摸及固定包块，压痛和反跳痛明显。可伴有发热，口渴，脘腹部胀满疼痛，小便黄赤，大便干等全身性症状，舌红、苔黄腻，脉弦滑数，宜清热化瘀、行气导滞，加泻大肠俞。

热盛酿脓型：见右下腹疼痛部位固定，疼痛、压痛及反跳痛明显，触诊时可摸及包块，可伴有高热，恶心，呕吐，小便黄赤，大便干或溏泄，舌红绛而干，脉洪数，宜清热解毒、导滞散结。加泻大肠俞、支沟。

脾虚湿盛型：见右下腹疼痛部位固定，但痛势稍轻，疼痛时间经久不消，喜按喜热，脘腹部胀满不适，食少，神疲无力，小便频数，大便溏泄，舌质淡，苔白，脉沉缓或沉弱，宜健脾渗湿。加针足三里、气海、关元、中脘。针灸并用，补泻兼施。

另临床采用中药外敷配合针灸治疗，用脐部贴敷法（香附、川楝子、紫花地丁、芒硝、赤芍），研磨，用蜜调制，成糊贴于脐部。选取足三里、阿是穴、阑尾为主穴，曲池、内关、合谷为配穴，清热解毒、和胃通降，效果显著。

（侯中伟　唐　勇）

七、肺痈

洪迈载他医火针治肺痈医案一则

禁卫幕士盛皋，乾道元年骤得疾，胸膈噎塞刺痛，饮食不向口，以堂堂六尺之躯，日渐瘦削，招医诊疗，皆不能辨其名状，多指为伤积。涉历二百许日，闻殿前司外科为刘经络者，有奇技，亦出班直，乃邀之。刘一见即言："此病甚异，众人固不识，非我莫能治也。然病根深固，是为肺痈，艾炷汤剂，力所不及，须当施火针以攻之。"于是取两针，其长仅尺，尾如箸表，煅火中，妻子争言不可，皋曰："我度日如年，受尽痛恼，苟生何益！宁决意一针，虽死无憾。"刘曰："然则吾当任此责。"把笔点左右臂上两穴，隔以当三大钱，先针其左，入数寸，旁观者缩头不忍视，皋元无所觉。后针其右。既毕，皋殊自如，全不见脓血。刘使略倒身，从背微搦之，俄血液倾出如涌泉。刘舍去，谓其妻曰："但一听其然，切无遮遏。凡两日不止，唯时时灌喂清粥饮。"第三日，刘始至，喜曰："毒已去尽，行即平安矣。"傅大膏药两枚，贴于疮口而告退，曰："吾不复更来，三数日间，便当履地，无所患苦也。"果如其言。

1. 注释

履地：踏地，踩地，此处指下地行走。

2. 出处　本医案出自宋·洪迈《夷坚志·三志壬·卷九·刘经络神针》（洪迈.夷坚志.北京：中华书局，1981：1534.）。

3. 学术思想及主要著作　同上。

4. 辨证思路及方法 本案为用火针之法治疗肺痈的验案。医案中患者"骤得疾，胸膈噎塞刺痛，饮食不向口"可诊断出所患为肺痈，并提及"二百许日"，患病许久，最后诊断应为肺痈（溃脓期）；为痰热与瘀血壅阻肺络，肉腐血败化脓，肺络损伤，导致胸膈噎塞刺痛，饮食不向口。由于患病时日较久，患者日渐消瘦，正邪交争，正气削弱，不足以排邪外出，痰瘀阻肺，非汤药所能及，当用火针施治，直达患处，散结排脓。待外邪排尽，给予清粥饮，扶助患者正气。

5. 治法及操作分析 病案中洪迈火针针刺"左右臂上两穴"未明确说明洪迈所针腧穴。《难经·六十八难》中言"合主逆气而泻"，尺泽为手太阴肺经的合穴，根据中医理论推理，洪迈所刺腧穴极可能为尺泽，火针火力直达患处，排脓除瘀。此外，本案所载"取两针，其长仅尺"，说明针身很长。"入数寸"，则又说明刺入很深。可见，虽用火针，其刺法并非直刺，乃斜刺，如所刺尺泽穴，则应沿肱二头肌外侧向上深刺，逆其经脉，使火力直达肺脏，通络破瘀，散结排脓。后血出如泉涌，乃热达病所，瘀热已开，毒热外泻之象，后瘀去而正安。

然本案所针腧穴当另有别解。据《灵枢·寒热病》篇记载"暴瘅内逆，肝肺相搏，血溢鼻口，取天府"，洪迈所选也极可能为天府穴。五版《针灸学》载，天府可治"气喘、鼻衄、瘿气、臑痛"。据此推断本穴也可直达肺脏，行肺气，通血络，且较尺泽从位置和深度均更便于操作。再看原文"把笔点左右臂上两穴"，而非肘中，则更可能是天府穴，笔者从后穴。

按语：

（1）对应现代疾病：肺痈以发热，咳嗽，胸痛，咯吐腥臭浊痰，甚则咯吐脓血痰为主要临床表现，对应西医学中的化脓性肺炎、肺坏疽、支气管扩张、支气管囊肿及肺结核空洞等。

（2）现代教材或临床如何辨证、针刺选穴、治疗：中医理论以血败肉腐为肺痈病机，主要可由热、毒、瘀结于肺；或痰热素盛，蒸灼肺脏，以致热壅血瘀所致。临床应按不同分期辨证取穴。具体分期如下：

初期：见发热，微恶寒，表证明显，咳嗽，常伴有咯黏液痰，或黏液脓性痰，痰量逐渐变多，胸部疼痛，咳嗽时加重，喘息气急，口渴咽干，舌苔薄黄或薄白，脉浮数而滑，宜清热散邪。针库房、中府、周荣、尺泽，只针不灸，针用泻法。

成痈期：见身热明显，偶有畏寒，继则出现高热，汗多，心烦急躁，胸部胀满疼痛，转侧不利，咳嗽气急，伴咳脓浊痰，多为黄绿色，自觉喉间有腥味，口干咽燥，舌苔黄腻，脉滑数。治以清肺化瘀消痈。针膻中、太渊、肺俞、肾俞、支沟、大陵、合谷，针用泻法，只针不灸。

溃脓期：见突然咯吐大量腥臭痰，偶有咯血，胸部烦闷胀痛，严重者喘息不能久卧，可伴有发热，面红，口干喜饮，舌质红，苔黄腻，脉滑数或实数，宜排脓解毒。针天突、膻中、肺俞，针用泻法，只针不灸。

恢复期：见发热逐渐减轻，咳嗽亦减轻，脓血浓痰量渐少，臭味亦减轻，或见胸部、两胁部隐隐泛痛，不能久卧，喘息无力，易汗出，低热，或伴有午后潮热，烦躁不安，口渴咽干，面色无华，形瘦神疲，舌质红或淡红，苔薄，脉细或细数无力，宜益气养阴清肺。针膻中、肺俞、足三里、三阴交，平补平泻，可加灸。

临床对本病可采用针药结合，内服桔梗汤或葶苈大枣泻肺汤，并随症加减方药或穴位。

（侯中伟 唐 勇）

八、痤疖

张从正催吐结合刺血治痤疖医案一则

一省掾背项常有痤疖，愈而复生。戴人曰：太阳血有余也。先令涌泄之，次于委中以铓针出紫血，病更不复作也。

1. 注释

掾：原为佐助的意思，后为副官佐或官署属员的通称：～史。～吏。～属。～佐。

2. 出处 本医案出自金·张从正《儒门事亲·卷六·热形·痤疖六十四》（张从正.儒门事亲.北京：人民卫生出版社，2005：186.）；另可见于《续名医类案·卷三十五·外科·疮疖》及《医学纲目·卷之十八·心小肠部·痈疽》。

3. 学术思想及主要著作 同上。

4. 辨证思路及方法 本案张氏仍遵攻下之法，痤疖病属实热瘀滞，发于背项部，属膀胱经皮部所属。张氏先以攻下之法消导清热，再以委中刺络放血，疏泻膀胱经热邪，表里同治，取得了满意的远近疗效。

5. 用穴思路分析 本案用穴明确，选择委中穴刺血治疗。该穴为足太阳膀胱经的合穴。《难经》云："合主逆气而泄。"本穴能很好地通泻太阳之热，热去而正安。

按语：

（1）对应现代疾病：痤疖以皮肤起红色丘疹为主要临床表现，对应西医学中的寻常性痤疮、粉刺、暗疮、疖肿、毛囊疖等。

（2）现代教材或临床如何辨证、针刺选穴、治疗：中医理论以风寒搏结，气血郁滞为痤疖病机，主要可由过度劳累后卫气亏虚，外加皮肤表面出汗后，感受风、寒之邪诱发。临床用穴总以疏风散热，解毒化瘀为治则，取曲池、合谷、风门、足三里、阿是穴为主穴。具体辨证如下：

风热郁表型：见颜面部患病处皮肤潮红，可见红色皮丘疹，或自觉瘙痒，疼痛不适，喘息，发热，舌边尖红，苔薄黄，脉数，宜疏风散热，兼泻肺凉血。加泻风池、肺俞。

脾胃湿热型：见颜面部油腻或泛红，多见于额头部或口唇附近，为红色丘疹，质地硬，自觉疼痛感明显，一般不会出现脓疱，可伴发热、烦躁不安，大便黏，舌质偏红，苔薄黄腻，脉滑数，宜清热利湿，兼消食导滞。加泻阴陵泉、丰隆。

热毒郁结型：见颜面部出现质地或软或硬的皮疹，多为红色，大小不一，一般此症反复发作，此消彼长，病程久。偶可见脓样疱，腹部胀满不适，或可伴口中有异味，小便黄赤，大便干，舌质红，苔黄腻，脉滑数，宜清热化痰，兼解毒散结。加泻少商、大椎。

瘀血停滞型：见颜面部出现红疹，颜色或淡黯或鲜红，多出现结节样丘疹，部分或伴有瘢痕或色素沉着，病情反复经久不愈，舌质黯红，或舌边尖有瘀点，苔黄，脉弦或涩。因热邪久郁肌肤，化生热毒炽盛，灼伤血络，气血凝滞而留瘀，瘀热互结则见皮疹坚硬疼痛，宜清热解毒、活血化瘀。加泻膈俞、肝俞、血海、三阴交。

现代临床针对寻常性痤疮多采用单纯性刺络放血的方法，以大椎、背俞穴、膈俞为最常见，也有采用火针疗法治疗的，取穴包括局部阿是穴和背部腧穴。患者仰卧，完全暴露痤疮，嘱咐患者清洁皮损部位，选择局部阿是穴，使用 0.5mm 的盘龙细火针烧至发白之后，快速刺入皮损顶部。

（侯中伟 唐 勇）

九、湿癣

张从正刺血治湿癣医案一则

一女子年十五，两股间湿癣，长三四寸，下至膝。发痒，时爬搔，汤火俱不解；痒定，黄赤水流，痛不可忍。灸炳熏渫，硫黄、闾茹、白僵蚕、羊蹄根之药，皆不效。其人姿性妍巧，以此病不能出嫁，其父母求疗于戴人。戴人曰：能从余言则瘥。父母诺之。戴人以铍针磨令尖快，当以痒时，于癣上各刺百余针。其血出尽，煎盐汤洗之。如此四次，大病方除。此方不书，以告后人，恐为癣药所误。湿淫于血，不可不砭者矣。

1. 注释

湿癣：又称为"浸淫疮"，"湿疮"，"乳癣"，包括了西医的湿疹。本病病因复杂多样，主因风湿热邪浸淫肌肤所致。

灸炳（ruò）熏渫（xiè）：指灸法和熏洗。

2. 出处 本医案出金·张从正《儒门事亲·卷六·湿形·湿癣八十二》（张从正. 儒门事亲. 北京：人民卫生出版社，2005：194-195.）；另可见于《普济方·卷二百八十一·诸疮肿门·湿癣》、《续名医类案·卷三十五·外科·癣》、《医学纲目·卷之二十·心小肠部·丹痤疹》及《证治准绳·疡医·癣》。

3. 学术思想及主要著作 同上。

4. 辨证思路及方法 本案股间湿癣，张戴人遵内经"虚则补之、实则泻之、菀陈则除之"之大法，以铍针刺络泻热排毒为治。本案病灶发于股间，长三、四寸，乃肝经湿热下注之象，发痒，黄赤水流，乃风气外泄、湿热邪气浸淫下注，外溢肌肤所致。诸药治疗多日不效，乃邪入血分，唯有刺络泻血，大去其毒，方可无虞。戴人遵内经之旨，终获佳效！

5. 用穴及操作分析 本案刺血并未针对某一穴位，而是在病灶部位广泛治疗，刺以百余针。充分泻血排毒（临床刺血多浅刺），值得注意的是，每次刺血后，均煎盐汤洗之，四次方愈。咸入血，外洗即可清洁消炎，亦即入血以散风。戴人治病，认证精准，治法独到，功专效宏。

按语：

（1）对应现代疾病：湿癣以红斑、丘疹、瘙痒、甚则水疱脓疱、糜烂、结痂等为主要临床表现，对应西医学中的风湿热型湿疹、癣病。

（2）现代教材或临床如何辨证、针刺选穴、治疗：中医理论以外邪浸淫为湿癣病机，主要可由先天禀赋不足，外加风、湿、热邪外袭，郁于腠理，淫于皮肤诱发。临床用穴总以解毒化湿为治则，取曲池、足三里、三阴交、阴陵泉为主穴。具体辨证如下：

脾虚湿盛型：见皮肤破损处潮红，瘙痒，抓后易出现皮肤溃烂，部分可见鳞屑，一般情况下发病缓慢，伴有食少、乏力、腹部胀满，小便或多或少，大便溏泄，舌淡白胖嫩、边有齿痕、苔白腻，脉濡缓，宜健脾祛湿，加针天枢、中脘、水分、关元、太白、脾俞、胃俞，针灸并用，针用补法。

湿热浸淫型：见皮肤破损处潮红、灼痛，肿胀明显，发病后逐渐出现片状粟丘疹或水疱，流脓流液，瘙痒难忍，可伴发热、烦躁不安、口渴咽干、大便干、小便短赤，舌红、苔黄腻，脉滑数，宜清热化湿。加泻皮损局部、脾俞、水道、肺俞。

血虚风燥型：见皮肤破损处肤色黯紫，皮肤干厚粗糙，瘙痒难忍，可呈苔藓样病变，皮损处可见抓痕、结痂或脱屑。可伴有头晕乏力、腰膝酸软、口渴咽干。该症患者病情常反复发作，病程较长，舌淡、苔白，脉弦细，宜养血润燥。加针皮损局部、膈俞、肝俞、血海，平补平泻。

另临床湿疹急性期湿毒为患，血热较重；慢性期湿邪缠绵，毒郁不散。治疗可驱逐血分毒邪，取阴陵泉、委中、曲池，通过三棱针刺络放血治疗，效果显著。

（侯中伟　唐　勇）

十、胶瘤

张从正刺血治胶瘤医案一则

鄌城，戴人之乡也。一女子未嫁，年十八，两手背皆有瘤，一类鸡距，一类角丸，腕不能钏。向明望之，如桃胶然，夫家欲弃之。戴人见之曰：在手背为胶瘤，在面者为粉瘤，此胶瘤也。以铍针十字刺破，按出黄胶脓三两匙，立平。瘤核更不再作，婚事复成。非素明者，不敢用此法矣。

1. 注释

鸡距：雄鸡的后爪。

2. 出处　本医案出自金·张从正《儒门事亲·卷八·外积形·胶瘤一百三十七》（张从正. 儒门事亲. 北京：人民卫生出版社，2005：227.）；另可见于《医学纲目·卷十九·心小肠部·瘿瘤》、《普济方·卷二百九十二·瘰疬门》、《续名医类案·卷三十四·外科·疣》及《古今医统大全·卷六十七·瘦瘤候》。

3. 学术思想及主要著作　同上。

4. 辨证思路及方法　本案女子手背长有异常赘生物。张子和认真诊察，观其为可去除的有形胶状之邪。故以铍针十字割破局部，把影响手腕功能和手背美观的核心因素的皮下黄胶脓彻底挤出，从而恢复了正常。

5. 用穴及操作分析　本案所疗部位并未明言具体穴位，取手背胶瘤局部，恰是病邪会聚之所。为更好地泻出邪气，以针具十字刺破，成为充分排出邪实、本病获效的技术操作关键。

按语：

（1）对应现代疾病：胶瘤以常发于关节剑鞘及关节附近的，局部高出皮肤，伴酸疼或疼痛的球行隆起为主要临床表现，对应西医学中的腱鞘囊肿。

（2）现代教材或临床如何辨证、针刺选穴、治疗：中医理论认为该病的病机为急慢性劳损或慢性寒冷的刺激下导致气血瘀滞、日久不通而聚，为"筋结"，"筋聚"，"筋瘤"的范畴。针刺取穴局部围刺为主，发于手腕加外关，发于足背加解溪。一般用泻法。

临床可采用蜂针疗法、扬刺法、双向扬刺法、火针法、推拿法（指揉法、搓、挤压等）、三棱针法使囊内的胶性黏液全部排出，亦可缓解。

（侯中伟 唐 勇）

十一、核块

杨继洲针灸治核块医案一则

戊午春，鸿胪吕小山，患结核在臂，大如柿，不红不痛。医云是肿毒。予曰：此是痰核结于皮里膜外，非药可愈。后针手曲池，行六阴数，更灸二七壮，以通其经气，不数日即平妥矣。若作肿毒，用以托里之剂，其不伤脾胃清纯之气耶？

1. 注释

鸿胪：官职，专管朝廷庆贺吊丧赞导之礼。

2. 出处 本医案出自明·杨继洲《针灸大成·卷九·医案》（杨继洲. 针灸大成. 北京：人民卫生出版社，1973：372.）。

3. 学术思想及主要著作 同上。

4. 辨证思路及方法 此案系痰证，为有形之痰结于皮里膜外，治以祛痰通络之法而获愈。虽结核大如柿，但不红不肿为其辨证要点，若为肿毒，必见红肿热痛，今不红不肿则非肿毒明矣。本案也充分说明杨氏审证精细、注重四诊八纲辨证的学术特点。

5. 用穴及操作分析 杨氏据此断为痰核结于皮里膜外，祛痰散结通络为其治法。其病位在手臂，大如柿，当在阳经。选用曲池穴针刺，捻拨六阴数为泻，祛痰散结以除其有形之痰，更辅以灸二七壮，七乃阳数，补阳气以温通其络，则数日即平安矣。

按语：

（1）对应现代疾病：痰核以湿痰流聚于皮下形成大小不一，多少不等，不红不热，不硬不痛，如果核般软滑，推之不移的结块为主要临床表现，多发于颈项和下颌部等处，对应西医学中的淋巴结肿大。

（2）现代教材或临床如何辨证、取穴、治疗：中医理论以痰湿聚于肌肤为核块病机，主要可由脾虚不能运化水湿，水湿聚而成痰诱发。临床用穴总以化痰软坚为治则，取合谷、足三里、三阴交、阴陵泉、丰隆为主穴。具体辨证如下：

痰湿流聚型：见皮下结核，不红不热，偶有疼痛或胀感，触之光软，推之可移。可伴胸闷脘痞，口腻不渴，纳呆，舌淡，苔白腻，脉滑，宜健脾利湿，化痰软坚，加针刺痰核局部、膻中。

风痰郁结型：见皮下结核，大小不一，多少不等，不红不热，推之可移。可伴有头痛、眩晕、胸闷作恶，呕吐痰涎，食少多寐，苔白腻，脉弦滑，宜祛风化痰，消结软坚，加针刺痰核局部、风池。

湿热痰结型：见皮下结核，不红不热，不痛不硬，推之可移。可伴身热，心烦，口渴，大便干，小便短赤，舌苔黄腻，脉濡数，宜燥湿化痰，消结软坚，加针刺痰核局部、大椎、曲池、内庭。

附：赘肉

狄仁杰针治赘肉医案一则

狄梁公性闲医药，尤妙针术。显庆中，应制入关，路由华州。阛阓门之北，稠人广众，聚观如堵。狄梁公引辔遥望，有巨牌大字云："能疗此儿，酬绢千匹。"即就观之，有富室儿，年可十四五，卧牌下。鼻端生赘，大如拳石，根蒂缀鼻，才如食筋。或触之，酸痛刺骨。于是两眼为赘所缀，目睛翻白，痛楚危亟，顷刻将绝。恻然久之，乃曰："吾能为也。"其父母泊亲属叩颡祈请，即挈千缣，置于坐侧。公因令扶起，即于脑后下针寸许，仍询病者曰："针气已达病处乎？"病人颔之。公遂抽针，而疣赘应手而落，双目登亦如初，曾无病痛。其父母亲眷，且泣且拜，则以缣物奉焉。公笑曰："吾哀尔命之危逼，吾盖急病行志耳，吾非鬻伎者。"不顾而去。

1. **注释**

辔：驾驭牲口的嚼子和缰绳。

泊（jí）：及。

叩颡：磕头，连续拜两次。颡，额，脑门子。

缣：这里指质地细密的丝绢。

2. **出处** 本医案出自唐·薛用弱《集异记·卷二·狄梁公》（薛用弱. 集异记. 北京：中华书局，1980：15.）；另可见于《唐宋文献散见医方证治集》。

3. **学术思想及主要著作** 狄仁杰（公元630—700年），字怀英，号德英，唐代并州太原（今山西太原南郊区）人。出生于官宦之家。祖父狄孝绪，任贞观朝尚书左丞，父亲狄知逊，任夔州长史。为唐朝武周时期杰出的政治家，武则天当政时期宰相。刚正廉明，执法不阿，以身护法。一生上承贞观之治、下启开元盛世的武则天时代，为国贡献卓著。

学术思想：不详。

主要著作：《狄仁杰集》十卷。

4. **辨证思路及方法** 本病鼻端生赘，可类比于西医学中鼻肿瘤。原文未述及患者因何而鼻生赘肉，也未明言狄仁杰辨证论治依据为何。但从其针刺操作看，应将该病辨为督脉病证。督脉起于小腹内胞宫，下出长强后行于腰背正中，沿脊柱上行，经项后部至风府穴，进入脑内，沿头部正中线，上行至巅顶百会穴，经前额下行鼻柱至鼻尖的素髎穴，即经络循行经过鼻尖。督脉之气于此处阻滞可生成赘肉。狄仁杰针哑门，是为疏通督脉之气。

5. **用穴及操作分析** 此处"脑后"当在哑门附近，在头颅与颈项相交的关节部，督脉在此转折，故经气运行欠畅，针刺该穴可以疏通激发督脉之气，使经络的阴阳得到平衡，整体的生理功能得以发挥，故鼻端部的赘生物方能"应手而落"。

张从正刺血治赘肉医案一则

戴人在西华，众人皆讪以为吐泻。一日，魏寿之与戴人入食肆中，见一夫病一瘤，正当目之上网内眦，色如灰李，下垂覆目之睛，不能视物。戴人谓寿之曰：吾不待食熟，立取此瘤。魏未之信也。戴人曰：吾与尔取此瘤何如？其人曰：人皆不敢割。戴人曰：吾非用刀割，别有一术焉。其人从之。乃引入一小室中，令俯卧一床，以绳束其胻，刺乳中大出血。先令以手揉目，瘤上亦刺出雀粪，立平出户，寿之大惊。戴人曰：人之有技，可尽窥乎？

1. 注释

食肆：饮食店。宋·陆游《老学庵笔记·卷二》："耀川山青瓷器，谓之越器，似以其类餘姚县祕色也。然极麄朴不佳，惟食肆以其耐久，多用之。"

胻：小腿部。

2. 出处

本医案出自金·张从正《儒门事亲·卷八·外积形》（张从正. 儒门事亲. 北京：人民卫生出版社，2005：372.）；另可见于《医学纲目·卷十九·心小肠部·痈疽所发部分名状不同·瘿瘤》、《续名医类案·卷三十四·外科·疣》、《古今医统大全·卷六十七·瘦瘤候》及《普济方·卷二百九十二·瘰疬门》。

3. 学术思想及主要著作 同上。

4. 辨证思路及方法

本案系张子和利用穴位放血疗法治疗眼内眦肿病验案。患者目内眦一瘤，色如灰李，即眼睑生瘤，系瘀血不散而致。张氏所以刺乳中出血为治，是因为足阳明胃脉循行于乳房内侧。眼睑属脾，太阴脾脉与胃脉相联络，且阳明为多气多血之腑，故刺乳中出血而肿瘤顿消。

5. 用穴及操作分析

此案是以刺乳中出血来治疗眼内眦上的赘生物，就经络而言，目内眦为目与乳中穴皆与足阳明胃经相连，但是为何独取乳中，还有待研究。后世有人认为此案所说"乳中"实为"委中"之误。原因有二：一是瘤的部位在"正当目之上网内眦"，内眦乃足太阳膀胱经的经脉循行起点，此处气血瘀积成瘤，正宜刺"委中"。委中者，刺血泻热之要穴也。二是乳中，古代只作为取穴标志，禁针灸。《针灸甲乙经》载："乳中，禁不可刺灸。灸刺之，不幸生蚀疮。疮中有脓血清汁者可治，疮中有息肉若蚀疮者死。"

按语： 参照核块部分。

（侯中伟 唐 勇）

十二、夭疽

薛己灸治夭疽医案一则

立斋曰：予丙子年，忽恶心，大椎骨甚痒，须臾臂不能举，神思甚倦，此夭疽危病也。急隔蒜灸之，痒甚愈。又明灸五十余壮，痒遂止，旬日而愈。《精要》云：灸法有回生之功，信矣。大凡蒸灸，若未溃，则拔引郁毒，已溃则按补阳气，祛散寒邪，疮口自合，其功甚大。其法用大独蒜，切片如三钱厚，贴疽顶上，以艾炷安蒜片上灸之，每三壮一易蒜。若灸时作痛，要灸至不痛，不痛要灸至痛方止，大概以百壮为度。脓溃则以神异膏贴之，不日而安。一能使疮不开大，二内肉不坏，三疮口易合，见效甚神。

1. 注释

夭疽：痈疽生于颈项耳后乳突后的部位，左名夭疽，右名锐毒；明灸为灸法名，见《外科理例·灸法总论》，古代以阳燧映日所点燃的火称为明火，以此火点艾施灸称为明灸。

2. 出处 本医案出自清·魏之琇《续名医类案·卷三十一·外科·痈疽》（魏之琇．续名医类案．北京：人民卫生出版社，1997：1002．）。

3. 学术思想及主要著作 同上。

4. 辨证思路及方法 本案为薛氏治疗自患夭疽的验案。《灵枢·痈疽第八十一》篇："发于颈，名曰夭疽。其痈大以赤黑，不急治，则热气下入渊腋，前伤任脉，内熏肝肺。熏肝肺，十余日而死矣"。"热气淳盛，下陷肌肤，筋髓枯，内连五脏，血气竭，当其痈下，筋骨良肉皆无余，故命曰疽。"疽是痈的演变、恶化、深入，亦为火毒郁热不能外达之证。《正字通》："痈之深者曰疽。疽深而恶，痈浅而大。"《医书》："痈者，六腑不和之所生。疽者，五脏不调之所致，阳滞于阴则生痈，阴滞于阳则生疽。"隔蒜灸之名亦最早见于陈子明《外科精要》。隔蒜灸具有清热解毒、消肿散结、托毒外出等作用，适用于外科痈疮肿疖。宋代医家陈言在所撰《三因极一病证方论》卷十四中有较详细的论述：痈疽初觉"肿痛，先以湿纸复其上，其纸先干处即是结痈头也……大蒜切成片，安其送上，用大艾炷灸其三壮，即换一蒜，痛者灸至不痛，不痛者灸至痛时方住"。

5. 用穴及操作分析 选取局部施以隔蒜灸，此法具有拔毒、消肿、定痛的作用，使其毒随火散，火以畅达拔引郁毒，可使疾病转安。神异膏出自《寿世保元》，主治痈疽，发背，诸疮毒已成已溃或未溃者。

按语：

（1）对应现代疾病：夭疽以痈疽生于颈项耳后乳突后部为主要临床表现，容易发生内陷。对应西医学中的痈。其初起皮肤上出现粟粒样脓头，掀热红肿疼痛，逐渐向其深部及周围扩散，脓头数量增多，溃烂之后如蜂窝状。

（2）现代教材或临床如何辨证、取穴、治疗：中医理论以胆经郁火凝结为夭疽病机，临床用穴总以清热解毒为治则，取身柱、合谷、灵台、委中、阳陵泉、足窍阴为主穴。具体辨证如下：

火毒凝结型：局部红肿高突，上有粟粒样脓头，掀热、疼痛，根脚收束，疮面腐烂，脓出黄稠。伴发热，口渴，溲赤，便秘。舌红，苔黄，脉弦数。治以清热泻火，和营托毒，针刺阿是穴、曲池、大椎、膈俞、足三里、三阴交、血海、委中等穴。

阴虚火炽型：肿势平塌色黯，疼痛剧烈，根脚散漫，脓腐难化，脓水稀少或带血水。伴发热、烦躁、口渴、便秘、尿赤。舌红，苔黄，脉细数。治以滋阴生津，清热托毒，针刺阿是穴、曲池、大椎、膈俞、血海、足三里、三阴交、太溪等穴。

气虚毒滞型：肿势平塌，色黯不泽，闷胀疼痛，根脚散漫，化脓迟缓，腐肉难脱，脓水稀少，色带灰绿，疮口成空壳。伴畏寒发热，面色少华，神疲肢倦，口渴喜饮，小便频数。舌质淡红，苔白腻，脉数无力。治以扶正托毒，针刺阿是穴、膈俞、气海、足三里、三阴交、血海、委中等穴。

（侯中伟　唐　勇）

十三、兽咬

隔蒜灸治兽咬伤医案一则

一猎户腿被狼咬，痛甚，治以乳香定痛散，不应。思至阴之下，血气凝结，药力难达，令隔蒜灸至五十余壮，瘀痛悉去。仍以托里药及膏药贴之而愈。

1. **出处** 本医案出自明·汪机《外科理例·卷七·诸虫伤一百四十四》（汪机. 外科理例. 北京：商务印书馆，1957：215.）；另可见于《续名医类案·卷三十六·虫兽伤》。

2. **学术思想及主要著作** 同上。

3. **辨证思路及方法** 这则医案中，猎户被狼咬伤，因乳香定痛散药力不及，而采取隔蒜灸患处的方法。原因大略有三。一则，由于腿部属至阴之下，血气凝结，用药效果不佳；二则，灸法通阳散寒祛邪，温经通脉止痛效果甚好；三则，大蒜辛散开窍，透皮吸收，促进局部代谢，同时大蒜亦可拔毒解毒，隔蒜灸作用于患处，必可拔毒通络消肿之效。

4. **用穴及操作分析** 应用局部隔蒜灸法，此法具有拔毒、消肿、定痛的作用，火以畅达拔引郁毒，用蒜以解毒，灸数达五十余壮以加强托毒排脓之效，可使疾病转安。乳香定痛散出自《扶寿精方》，主治金创打扑，折骨损伤。

按语：

（1）对应现代疾病：虫兽咬伤主要包括毒蛇、猛兽、疯狗咬伤等。肌体为虫兽所伤，轻则可以引起出血，皮肉损伤，疼痛等症，重则毒邪可较快地通过血脉而波及全身，发生全身性中毒症状，如昏迷、发热、抽搐、精神失常等。

（2）现代教材或临床如何辨证、取穴、治疗：虫兽咬伤，治疗的关键是早期及时有效地破坏毒液成分，阻止毒液在局部或者全身的进一步蔓延。对于蛇兽咬伤，西医学有相应的血清或者疫苗可以起到很好的治疗作用，但是对于蛇毒血清没有办法及时取得或者条件限制没有办法接种狂犬疫苗等情况，艾灸疗法不失为一种及时有效的办法，此外也是一种较好的辅助疗法措施。

（侯中伟 唐 勇）

十四、血风疮

魏之琇灸治疮医案一则

一人痘靥后，平陷搔痒，遂发血风疮。用苦参、栀、翘、防风、独活、苡仁、黄芩，蜜丸服。并灸风池、三里二穴各五七壮，愈。

1. **注释**
靥：酒窝儿，嘴两旁的小圆窝儿。

2. **出处** 本医案出自清·魏之琇《续名医类案·卷廿七·夹丹》（魏之琇. 续名医类案. 北京：人民卫生出版社，1997：864.）。

3. **学术思想及主要著作** 同上。

4. **辨证思路及方法** 此案系血风疮，《医宗金鉴·妇科心法杂病门》说："妇人血风疮证，遍身起，如丹毒状，或痒或痛，搔之成疮，由风湿血燥所致。"主要病机是血燥湿热蕴结所致，治疗时因采取清热解毒，祛湿热，润血燥的治疗大法。《黄帝内经》云："陷下者灸之"。痘靥平陷搔痒，病属正虚，风邪上扰之象，灸之既可散风，又可补虚，用于此处恰如其分。

5. **用穴及操作分析** 风池是足少阳胆经腧穴，足三里是足阳明胃经腧穴，艾灸两穴达祛风解毒，清利湿热的效果，此二穴灸五七壮，七为阳数补阳气以托毒外出。中药用黄芩、连翘、栀子、苦参以清热解毒，清利湿热，防风祛风散邪，薏苡仁以利湿，独活祛风除湿，诸药共筑解毒消疮之效。

按语：

（1）对应现代疾病：血风疮以皮肤瘙痒为主要临床表现，对应西医学中的瘙痒症。

（2）现代教材或临床如何辨证、取穴、治疗：中医理论以湿热郁结为血风疮病机，主要可由肝、脾二经湿热，外受风邪，袭于皮肤，郁于肺经诱发。临床用穴总以清热凉血、祛风止痒为治则，取风池、丰隆、三阴交、合谷、血海为主穴。具体辨证如下：

风寒外袭型：见全身瘙痒，遇寒加重、得温痒减，皮肤干燥，恶寒、微发热，舌质淡白，苔薄白，脉浮紧，宜疏风散寒、调和营卫，加针风市、外关，针用泻法。

风热郁滞肌肤型：见瘙痒多发夏秋，夜间加重，身热，微恶风寒，口渴，出汗，大便干结，小便色黄，舌质红，苔薄黄或干，脉浮数，宜疏风清热、调和营卫，加针大椎、曲池，针用泻法。

湿毒蕴结肌肤型：见瘙痒好发于肛门、外阴，剧痒难忍，日久皮肤肥厚、苔藓化，汗出，摩擦及食物刺激可诱发或加重，妇人见带下腥臭，舌质红，苔黄腻，脉滑数，宜清热除湿止痒，加针阴陵泉，针用泻法。

血热风盛型：见周身瘙痒，热则加剧，肌肤灼热，身热心烦，口燥咽干，多见于青壮年，春夏好发，舌质红苔黄干，脉数，宜清热凉血、消风止痒，加针曲池、大椎，针用泻法。

血虚风燥型：见年老羸弱者，皮肤瘙痒，发无定处，皮干脱屑，缠绵不愈，伴倦怠，大便艰涩，面色无华，舌质淡，苔薄，脉细无力，宜养血润燥、祛风止痒，加针脾俞、胃俞，针用补法。

肝郁血虚型：见瘙痒因情绪激动诱发，精神抑郁，面容憔悴，口苦善太息，妇女月经失调或闭经，唇甲色淡，舌质淡或黯，苔薄，脉细涩，宜疏肝解郁、养血祛风，加针肝俞、脾俞、胃俞，针用补法。

（侯中伟　唐　勇）

十五、疔毒

薛己灸治疔毒医案一则

立斋治刘贯卿，脚面生疔，形虽如粟，其毒甚大，宜峻利之药攻之，因其怯弱，以隔蒜灸五十余壮，痒遂止。再灸片时，乃知痛；更用膏药封贴，再以人参败毒散，一服渐愈。夫至阴之下，道远位僻。且怯弱之人，用峻利之药，则药力未到，胃气先伤，虚脱之祸，有所不免，不如灸之为宜。

1. 注释

怯弱：体质虚弱。

2. 出处　本医案出自清·魏之琇《续名医类案·卷三十四·外科·疔》（魏之琇. 续名医类案. 北京：人民卫生出版社，1997：1095.）。

3. 学术思想及主要著作　同上。

4. 辨证思路及方法 此案系疔疮，多由恣食膏粱厚味、醇酒辛辣，脏腑火毒积热结聚；或感受火热之邪、昆虫叮咬、抓破皮肤，复经感染毒邪，蕴蒸肌肤，以致火热之毒结聚于肌肤，经络气血凝滞而成，治法多以清热解毒，消肿止痛为主。可采用灸法治疗以解毒畅郁。本案采取了较为全面的治疗方法，灸、膏、药并用，灸法的运用也各有侧重。

5. 用穴及操作分析 选取局部施以隔蒜灸，此法有消肿、解毒、止痛的功效。毒随火散，火以畅达拔引郁毒，更灸五十余壮以加强托毒排脓的作用，使疾病转安。人参败毒散出自《太平惠民和剂局方》，主要有扶正匡邪，疏导经络，表散邪滞，益气解表，散风祛湿的功效。

魏之琇灸药结合治疗毒医案一则

马氏室忽恶寒作呕，肩臂麻木，手心搔痒，遂瞀闷，不自知其故，但手有一泡，此乃患疔毒也。令急灸患处，至五十余壮知痛，投以荆防败毒散而愈。古人谓暴死多是疔毒，急用灯照遍身，若有小疮，即是此毒，宜急灸其疮。但是胸腹温者，可灸。

1. 注释

瞀闷：证名。出自《素问·六元正纪大论》篇："民病寒，反热中，痈疽注下，心热瞀闷，不治者死。"多指昏昧兼烦闷的症状。《医学纲目》卷十六："盖瞀者，昏也；闷者，烦也。凡瞀而不闷者，名曰昏迷。闷而不瞀者，名曰虚烦。今曰瞀闷者，谓昏迷虚烦并病。"

2. 出处 本医案出自清·魏之琇《续名医类案·卷三十四·外科·疔》（魏之琇.续名医类案.北京：人民卫生出版社，1997：1096.）。

3. 学术思想及主要著作 同上。

4. 辨证思路及方法 本案为直灸患处、配合方药治疗疔毒的验案。本案当属"疔疮走黄"，是临床外科病中的危急重症，发病迅速而危险性较大的一种急性化脓性疾病。此病随处可生，但多发生于颜面和手足等处。魏之琇根据患者恶寒作呕、手心瘙痒、瞀闷、手有一泡的临床表现，将其辨病为疔毒，并采取直接灸患处配合疏通经络药的方法将其治愈。引出三点提示：一是患者此处恶寒为阳胜夺阴之寒，非外感风寒之恶寒。中医有"一分恶寒则有一分表证"之说。外科恶寒表证，为正邪斗争反映之一，其病势甚速，常骤出现高热，热入血分，出现恶寒壮热，神昏谵妄，即从脓毒血症转为败血症之类证候。病势猛，病情重。二是内科病常以恶寒为表证，用解表药物取效。外科表证虽用防风、荆芥、白芷等发散风寒之药，但其目的不在于发汗，而在于疏通经络以达到消肿散结。三是热证灸治的宜忌。疔毒属热证，除疔头红肿热痛以外，常伴有恶寒、口渴、便干甚至高热、呕吐、神昏等症状。对于热证是否可灸，历代医家经过长期的论证与临床实践，提出不同的观点。魏之琇使用直接灸、大灸量来治疗疔毒就是一例很好的热证可灸的案例。"热证可灸"以东晋葛洪为代表，葛洪认为灸法对于虚实寒热，无所不宜；其在《肘后备急方》中云："诸痈疽发背即乳方，比灸其上百壮"。用灸法治疗外科热证。唐代孙思邈临证更加重视热证用灸法，如《千金翼方·卷二十八》："凡卒患腰肿附骨肿痈疽节肿风游毒热肿，此等诸疾，但初觉有异，即急灸之，立愈。"

5. 用穴及操作分析 本案采用病灶灸，即在患处局部使用灸法。灸法选取直接灸，具有灸量大、灸感强的特点，操作时以痛为度。疔毒多因肌肤不洁或破损，外感风热火毒侵袭，火毒结聚，邪热蕴结肌肤，或因恣食肥甘厚味，醇酒辛辣，吸烟过度以至脏腑积热，热毒结聚由内而发，血败肉腐则成脓。《圣济总录》曰："凡痈疽发背初生……须当上灸之一二百壮，如绿豆许大。凡灸后却似痛，经一宿乃定，即火气下彻。肿内热气被火夺之，随火而出也。"以上都充分说明了局部直接灸能够消肿、拔毒、散结、止痛，配合荆防败毒散便可治愈疔毒。

按语：

（1）对应现代疾病：疔疮是一种发病迅速，易于变化而危险性较大的急性化脓性疾病，因其初起形小根深，根脚坚硬，状如钉，故名。多发于颜面和手足等处。发于面部、鼻、上唇及其周围的疔疮最为险恶（称"危险三角区"）。其疔毒可随经络流窜于脑络而见高热、头痛、神昏、谵语等，是谓"疔疮走黄"；发于手足部的疔疮，易损筋伤骨而影响其功能。

（2）现代教材或临床如何辨证、取穴、治疗：中医理论认为该病的病机为辛辣油腻厚味或酗酒，致脏腑蕴热，火毒外发于肌肤；或肌肤不洁，刺伤后火毒之邪侵袭，均可发为疔疮。治以泻火解毒，以督脉穴为主，针刺身柱、灵台、合谷和委中。高热者加大椎、曲池、曲泽、合谷以泻火解毒；火毒入营加病变所属经脉之郄穴刺络出血以泻营血之火毒、凉血活血消肿；唇疔加商阳、隐白；托盘疔加内关、郄门、阴郄；手指蛇头疔加二间；红丝疔在红丝的尽头依次点刺出血；疔疮走黄加刺水沟、十二井穴、百会、内关以醒神开窍、镇痉宁神。

（侯中伟　唐　勇）

十六、湿毒

孙采邻药、敷、灸结合治湿毒医案一则

慈溪季良佐，后项湿毒有年用灸法治验，年四十三岁。

体胖多痰，好饮浓茶，喜啖厚味。湿毒浸淫，近于后项大椎，小者如黄豆，大者如桂圆核，共计十有五粒。滋水淋漓，痛痒异常，甚者出血或出黄水薄脓。迄今十有余年，无分寒夏，不时举发，冬来更甚。医治有年，毫无一效。于嘉庆十三年八月二十一日，甫求治于余。余细绎病情，兼参色脉，知其体肥多痰，喜啖厚味，好饮浓茶。深悉脾中之湿热素盛，胃中之湿痰常存，兼挟湿郁之火而上升头项，发为湿毒。穴近太阳膀胱，而实关乎脾胃也，先以表里双解一法，再为善后之谋。

方用：葱汁炒羌活（二钱），葱汁炒防风（二钱），藁本（一钱），陈酒浸生大黄（二钱），酒炒苍耳子（一钱五分），连翘（一钱五分），共六味，加荷叶一小个托底煎药。

外用家制东里膏，以本布蘸药搽擦患处。

服两剂并搽膏后：初剂痛痒渐减，再剂即不觉痛痒。大便日二三行，饮食安卧如常。即于方内去大黄，其余略为增减。再二剂，搽药同前。服之如前安妥，惟项后有大者一颗如桂圆核者，稍有痛痒。

二十五日：方用：炒苍术、制半夏、羌活（各二钱），厚朴、陈皮、角刺（各一钱），藁本、丹皮、连翘（各一钱五分），仍用荷叶一小个放罐底，置药于上，河水煎服。

项后一疮如桂圆核者，用家制"一滴金"唾调点疮头，外以膏药护之。其余之小者，

仍如前搽之。煎服方系平胃散去甘草，加味治之。因素多湿痰、湿火，不时欲呕，心一烦而项后之疮愈剧。

数年来，他医概以寒凉遏之，疮势益盛，时止时发。火愈凉而湿愈郁，痰得寒而痰愈凝，以致痰湿中阻，脾胃不无大受其累矣，是以痰多而时呕也。然而证见于项后者，又未尝不关乎太阳经也。予初用太阳引经药，先解湿郁，佐酒浸大黄以清头项之湿毒，最后托以荷叶煎药。合而用之，取其清升浊降，表里双解之法，服后果然应手。今又以"平胃"加减，治太阳而又治阳明之湿者，治其源也。服四五剂，痰减呕平。项后一大疮，连用"一滴金"照前点之，日出滋水。其次者，于九月初三日用大蒜捣如泥，作薄饼（约三分厚）铺疮上，用艾如黄豆大者放蒜饼上灸之。初灸三四壮觉痒，复换一蒜饼灸之，至三壮觉痛而停。间日再灸之，灸七八壮觉痒，灸至二十壮觉痛而止。连灸数日，右项发际下四五疮共并一块，大如胡桃，肿高半寸。今用艾着肉灸之（明灸法），灸时痛痒交加。灸至廿壮反觉痒甚痛微，再十壮痒少痛多而止。其余之小者俱用东里膏搽之，渐平，无庸灸法。至项后一大者点药后唯出黄水，其疮势不动不变，用大蒜捣饼铺疮上，放艾于饼上灸之，共灸六壮，觉小痛而止。灸至数日，越灸越痒，后亦用艾着肉灸之。灸至十壮，仍觉痒多痛少，再至廿壮，灸圆亦倍于前，如黄豆大者，始不觉痒而小痛，疮边黄水甚多。于是项后两疮分先后灸之，俱不用蒜铺，竟以艾圆着肉灸之。痛则少灸，而艾小如绿豆者。如灸时甚痒则多灸，而艾大如黄豆者，或如皂子大者。灸时不计壮数之多少，总以痒而灸至痛者止。如灸痛疽言，痛而灸至不痛，不痛而灸至痛是也。依此辨痛痒之轻重，而分艾之大小、壮数之多寡而灸。灸后果然奇妙，疮之四围滋水不绝，高耸者渐平，坚硬者渐松。后项两疮，一大如核者渐灸渐松，至十月十八日而平。其四五枚并一疮者灸后甚痒，水出无停，逐日灸之，灸至痒减而痛，水少疮软。间日再灸，直灸至艾大如皂子。灸至三四十壮，始觉痒停而痛，水止疮平，外用紫霞膏贴之。两日后，疮中又有微痒出水之象，复灸四五壮而平。再以家制紫霞膏调珍珠生肌粉（即青云散）搽上，膏药盖之。不数日而肉长肌生，至十一月十一日项后之疮俱愈矣。

凡灸法不用蒜铺疮上，只用艾着肉灸之，谓之明灸。凡用火补者勿吹其火，必待从容彻底自灭。灸毕即可用膏贴之，以养火气。若欲报者，直待报毕贴之可也。用火泻者可吹其火传其艾，宜于迅速，须待灸疮溃发，然后贴膏。此补泻之法也。其有脉数、躁烦、口干咽痛、面赤火盛、阴虚内热等症，俱不宜灸，反以火助火。不当灸而灸之，灾害立至矣。道光乙酉冬竹亭注。

据述风府穴下，十余年来后项常觉板硬，似乎皮如夹袋，手摸之犹如中间有物在皮肉，抓之不仁。疮则不时而发，四季中惟夏稍缓，冬则愈甚。发时头面亦有，项后为最。自今灸后，非惟疮平，且自觉皮肉软和灵活，抓之痛痒自知。所最快者，灸时觉背脊左右两边之气上下往来，气脉温和流通，越灸越快。予闻此言颇是，如《灵光赋》云：灸时气下砉砉然如流水之降者，即此谓耳，足征古人语非泛设，此灸法之妙也。至内服煎剂数十帖，自觉胸中疏畅，湿痰止，呕哕平，食增卧安，此服药之妙也。自八月至此，内外调治，通计八十日而安，亦大费苦心矣。竹亭（邻）识

1. **注释**

皂子：中药皂荚子的别名，来源于豆科植物皂荚的种子。干燥种子呈长椭圆形，一端略狭尖，长 11～13mm，宽 7～8mm，厚约 7mm。

碏碏：亦作"礚碏"，象声词。

2. 出处　本医案出自清·孙采邻《竹亭医案·卷之一·索引》（孙采邻. 竹亭医案. 上海：上海科学技术出版社，2004：50-54.）。

3. 学术思想及主要著作　孙采邻，字亮揆，又字竹亭，祖籍崇川（今江苏南通），清代名医。其父孙廷问，字雨香，号我舟，著有《寸心知医案》。采邻早年随父习医，后行医于苏州。门人程定治、金传勋与侄孙兰生、孙庆生以及男孙鹤生、孙凤生，均继其业。

主要著作：《竹亭医案》。该书共九卷，其中内科杂病（包括少量外科病例）六卷、女科三卷。因作者将历年积累的病案似珍珠般地串连一起，故又名《缀珠编》。本书涉及的病种颇为广泛，凡感冒咽痛、湿毒暑热、瘰疬痧痘、霍乱吐泻等，无不详录在案，且多为复诊医案，使读者对病案的发生、发展与转归有一个较完整的认识。案中的议论与按语也时有神来之笔，具有画龙点睛的作用。处方用药体现江南医家平正的特色，基本上不用峻烈之品。即使必须使用攻逐之剂，嗣后仍图补脾和胃，深得中医调理之三味。此外，"治病必求其本"也是孙氏的一大特色。

师承：孙采邻师承于其父孙廷问，清代医家，采邻传其业。

4. 辨证思路及方法　本案是药、敷、灸结合治愈湿毒为患的一则验案。

湿为六淫之一，其致病，有外湿和内湿之分。外湿乃外来之邪，如居处潮湿，汗出当风，淋雨涉水等都可感受湿邪。内湿的形成，多因饮食不节，如过食肥腻生冷酒酪，或饥饱失宜，损伤脾胃，脾伤则运化功能失常，致津液不得运化敷布，故湿从内生，聚而为患，或为泄泻，或为肿满，或为饮邪，此即所谓"诸湿肿满，皆属于脾"。

湿毒乃湿邪之甚，湿为阴邪，留滞于脏腑经络，最易阻遏气机，使气机升降失常，经络运行不畅，阳气难以通达，故变证百出。如湿在肌表为表湿证；在脾胃脏腑为里湿证；留滞经络关节而成痹证；浸淫皮肤可出现湿疹、疮毒等；湿邪重浊，变为痰、饮、水等。

本案孙采邻首先辨病位准确，责之于脾胃，知其体胖多痰，好肥甘厚味，脾胃之湿痰常存，郁而化火，湿火上升头项发为湿毒，而非太阳膀胱故也。表里双解方剂配合外用药搽擦，里应外合，以达升清降浊、解表清里之功，果收显效。同时孙采邻善于思考，认为湿热之毒不可一概以寒凉遏之，火愈凉而湿愈郁，痰得寒而痰愈凝。面对顽固"大疮"，他又选择隔蒜灸，并提出如灸痛疽言，痛而灸至不痛，不痛而灸至痛是也。依此辨痛痒之轻重，而分艾之大小、壮数之多寡而灸之，具有重要指导意义。除隔蒜灸外，孙采邻还运用直接灸，遵循补泻之法，灸毕用膏贴之，以养火气。最终在方药、贴敷、艾灸的灵活结合运用下，取得了治愈湿毒的疗效。

5. 用穴及操作分析　本案主要采用了病灶灸法，即在湿毒溢于皮肤之处施加灸法。隔蒜灸善托里拔毒、散结消肿、行气止痛；直接灸灸感强烈、疗效更佳，适合湿毒重者、顽者。

按语：

（1）对应现代疾病：湿毒相当于西医的湿疹，是一种因湿邪侵袭皮肤所致的反复发作、易成慢性的过敏性炎症性皮肤病。其特点是皮损对称分布、多行损害（如丘疹、疱疹、糜烂、渗出、结痂、鳞屑、肥厚、苔藓样变、皮肤色素沉着等）、剧烈瘙痒，有渗出倾向等。

（2）现代教材或临床如何辨证、取穴、治疗：中医理论认为该病的病机为禀赋不足，风湿热邪客于肌肤而成。根据病程可分为急性、亚急性和慢性三类。急性湿疹以丘疱疹为主，炎症明显，易渗出；慢性湿疹以苔藓样变为主，以反复发作。具体辨证如下：

湿热蕴肤型：发病急，病程短，初起皮肤潮红、灼热肿胀，继而丘疹、丘疱疹或水疱密集，形态大小不一，边界不清，常因搔抓而水疱破裂，渗液流津，瘙痒不止，常伴身热不扬，心烦口渴，大便干，小便短赤，舌红、苔黄腻，脉滑数。治以清热化湿止痒，针刺曲池、足三里、三阴交、阴陵泉、皮损局部、脾俞、水道、肺俞，只针不灸，泻法。

脾虚湿蕴型：发病较缓，皮损潮红，有丘疹，瘙痒，抓后糜烂渗出，可见结痂、脱屑，伴食欲不振，腹胀便溏，神疲乏力，舌淡白胖嫩或边有齿痕、苔白腻，脉濡缓。治以健脾利湿止痒，针刺曲池、足三里、三阴交、阴陵泉、皮损局部、太白、脾俞、胃俞，针灸并用，补法。

血虚风燥型：病程长，反复发作，皮损色黯，或色素沉着，或粗糙肥厚，呈苔藓样变，剧痒难忍。伴头晕目眩，面色淡白，神疲乏力，舌淡、苔白，脉弦细。治以养血润燥，祛风止痒，针刺曲池、足三里、三阴交、阴陵泉、皮损局部、膈俞、肝俞、血海，以针刺为主，平补平泻。

（侯中伟 唐 勇）

十七、瘰疬

王执中灸治瘰疬医案一则

有同舍项上患疬，人教用忍冬草研细，酒与水煎服，以滓傅而愈。次年复生，用前药不效，以艾灸之而除根。有小儿耳后生疬，用药傅不效，亦灸之而愈云。

1. 注释

同舍：本文指王执中的同僚。

忍冬草：与中药金银花作用相似，有清热解毒、疏散风热、通络止痛的功效。

2. 出处 本医案出自南宋·王执中《针灸资生经第七·瘰疬》（王执中.针灸资生经.北京：人民卫生出版社，2007：302.)；另可见于《普济方·针灸·卷十五·瘰》。

3. 学术思想及主要著作 同上。

4. 辨证思路及方法 本案为两例艾灸治愈瘰疬的验案。瘰疬是好发于颈部淋巴结的慢性感染性疾患，其核小而多，累累如葡萄者称之为瘰；其核小而大者谓之疬，合称为瘰疬。《病机》云："瘰疬不系膏粱丹毒火热之变，总由虚劳气郁所致。"灸法具有调和气血、疏通经络、平衡功能、扶阳固脱之功效，故对瘰疬的治疗极为有效。

5. 用穴及操作分析 瘰疬的灸法分为病灶灸和穴位灸，我们无法推测本案中王执中选择了何种灸法，但是都取得了显效。古人治疗瘰疬的常用灸法主要包括明灸、隔物灸、桑木灸和骑竹马灸。

（1）明灸即直接灸，可将艾炷放于患处或局部穴位等处，能直达病灶，对患处产生较大较强刺激，效果奇特。如《扁鹊心书》云："治法俱当于疮头上灸十五壮……"又如《勉学堂针灸集成》曰："又瘰疬联珠疮，灸百劳三七壮至百壮，肘尖百壮"。

（2）隔物灸不仅火力温和，而且能发挥艾绒和间隔药物的双重药理作用，能够提高治疗效果。古人用隔物灸治疗瘰疬时，常用大蒜、豆豉、商陆、葶苈、桃树皮、莨菪根等。

（3）桑木灸作为灸法的一种，以桑枝作为灸具，主要用于疮毒不起，坚而不溃新肉不生者。古人也用此法治疗瘰疬。《验方新编》曰："桑木灸法：治一切痈疽疔疮，并治瘰疬、流注、顽疮久不愈者，俱有神效。干桑木劈碎，扎作小把，烧燃一头吹熄，持近患者灸之。每灸片时，日三五次，以瘀内腐动为度。"这是由于桑木苦平，能通经络，用桑木灸则达到"未溃则解热毒，止疼痛，消瘀肿。已溃则补阳气，散余毒，生肌肉"的效果。

（4）《勉学堂针灸集成》云："骑竹马灸法专主……瘰疬、疬风诸风，一切无名肿毒，灸之疏泻心火。先从男左女右臂腕中横纹起，用薄篾条量至中指齐肉尽处切断，却令病人脱去上下衣裳，以大竹杠一条跨定，两人徐徐扛起，足要离地五寸许，两旁更以两人扶定，勿令动摇不稳、却以前量竹篾贴定竹杠竖起，从尾骶骨贴脊量至篾尽处，以墨点记（不是穴也），却比病人同身寸篾二寸，平折放前点墨上，自中横量两旁各开一寸方是灸穴，可灸三七壮，极效"。

王璆论灸治瘰疬医案一则

以手仰置肩上，微举肘，取之肘骨尖上是穴，随所患处，左即灸左，右即灸右，艾炷如小筋头许三壮即愈。复作即再灸如前，不过三次，永绝根本。光倅汤寿资顷宰钟离，有一小鬟病疮已破，传此法于本州一曹官，早灸晚间脓水已干，凡两灸遂无恙，后屡以治人皆验。骆安之妻患四五年，疮痂如田螺靥不退，辰时着灸，申后即落，所感颇深，凡三作三灸，遂除根本。

1. 注释

肘骨尖上是穴：乃肘尖穴，经外奇穴。《奇效良方》："肘尖两穴，在手肘骨上是穴，屈肘得之。治瘰疬，可灸七壮。"

2. 出处

本医案出自宋·王璆《是斋百一选反方·卷之十六·第二十四门·灸瘰疬法》（王璆.是斋百一选方.上海：上海中医药大学出版社，1991：228-229.）；另可见于《普济方·针灸·卷十五·瘰》、《普济方·卷四百二十三》、《急救良方·卷之二·诸疮·第三十六》及《世医得效方·卷第十九·疮肿科·诸疮》。

3. 学术思想及主要著作

同上。

4. 辨证思路及方法

瘰疬多由肝气郁结，脾失健运、痰湿结聚，或肺肾阴亏，痰火凝结等，导致痰凝结聚成核而发病。本案患者均已溃脓，病属后期，证属阴虚火旺，内治宜滋阴降火，外治宜去腐生新。《医学入门》提及"热者灸之，引郁热之气外发，火就燥之义也"。本案使用灸法而不用针法，且仅灸三壮，意在以热引热拔毒泄热。《医学心悟·瘰疬》提及："若病久已溃烂者，外贴普救万金膏，内服消瘰丸并逍遥丸，自无不愈"。故本案在治疗上不仅注重泻火去腐生新，仍兼顾疏肝解郁，使痰核可软，局部阻滞经气可通，达到了"永绝根本"的效果。

5. 用穴及操作分析

肘尖穴位于肘后部，鹰嘴突起之尖端，功可化瘀消肿，清热解毒，又为手少阳三焦经所过，故可舒利三焦之气，清泻三焦之火，三焦经与胆经同为少阳经，故此穴又可疏泄肝胆解郁。本案患者病入后期，肝郁化火，下烁肾阴，热盛肉腐成脓，灸肘尖穴则肝郁得舒，火热得泻，且灸法又有以热引热，拔毒泄热之功，可加速创口的愈合。

孙采邻灸治瘰疬医案一则

崇明蒋仁圃，年三十三岁。

串疬有年，初从足小腿外侧生广疮而起，渐溃出水。疡科作毒治，攻伐太过，腹痛便泄，疮究未平，惟堆沙结盖，盖脱斑黑。未几又发，抓之水出，缠绵不已。药投罔效，本元日亏。于嘉庆二十二年冬间，头颈始发瘰疬，发于右颈，相近牙床骨，形如龙眼，随后又串一疬。于二十三年四月，渐白溃烂出脓，疮口不合，滋水凝结似盖，堆满复脱，脱后依然如前。两疬俱溃，一长一圆，长约寸余，圆如钱大。今春两疬中间又结一核，大如胡桃，坚硬不散。更兼屡屡梦泄，上腐下遗，牵连两载。从外走内，由浅入深，一转虚损，尤难许治。于廿四年四月渡江来吴，与门人金书山为友，特求治于余。余诊其脉，右三部虚软小数，左三部虚弦濡小，知其脾肺虚而坎阳不充，肝肾亏而相火易动。不此之求，而专以疡科套药以治疬，非但疬不能除而反节外生枝。然不治疬而概以滋补降火为法则串疬难除。治如之何？曰：善治者，于标本先后缓急轻重之间，兼合外内之道以求治，庶几毒可清而疬可除也。于是月廿九日，先于右臂肩髎穴用葱白捣饼贴穴，以艾铺于葱上灸之，以泻经中之凝滞。灸数壮，觉疼而止。复又于肘后曲池穴中，如前法点火于艾上，亦灸数壮，觉疼而停灸。每间三四日一灸，灸至颈核渐渐化松，核腐脓薄而停。然亦有不宜灸者，全凭望色切脉。俱无一定规则，亦无限定日期也。

病发于颈项而先从肩、肘两穴灸之，灸后而颈项之疬顿松。灸法之精，一言难尽也。

其颈边两疬并小腿一疮，俱以家制"一滴金"（即黑云散也）用津唾调匀点上，外以膏药护之。逐日如法点换，内服养阴固精之剂。数日来，上疬下疮俱出脓水。又服归芍六君，佐牡蛎、元参、萸肉、远志辈，上下两固。疮与疬随用提毒黄云散掺上，照前膏护，逐日换之，俱出稠厚之脓。又数日，脓虽有而腐肉不去，又用去腐白云散掺上，膏盖。其有脓而无坚腐败肉者，仍用黄云散如前法，内服八珍汤加味。又数日，腐肉顿松，内有一疬中间起一鱼眼，坚硬不移，即以三品锭子大如芝麻放鱼眼上，膏药盖之。连用二三日，鱼眼化松，再以去腐白云散掺上，膏盖，腐肉随去。再掺以提毒黄云散，膏盖，间佐以隔蒜灸之，觉痛而止。内服"归脾"法，间以"逍遥"意。外仍用黄云散掺之，脓水日减。又数日，腐尽脓少，即以长肉生肌之药掺入疬中，渐自完口而平矣。其小腿广疮始出黑毒水，继出厚脓，脓去潭深，当用家制长肉紫霞膏和红玉散拔毒生肌，填入疮中，外以膏药贴之。内暂进六味地黄汤加土茯苓煎服。未数日而肉长肌平，随用青云散（即真珠散）生肌完口而痊，上下疮平。惟两疬中间之结核向如胡桃者，仍然坚硬未松，于是用葱白头捣烂作饼贴核上，铺艾绒于葱上，点火灸之。连灸数壮，觉痛而止。再于肩、肘二穴，灸如前法，连灸数日。每灸约四五壮，一换葱饼。初灸数壮觉核中少有刺痛，再灸之反觉其痒。疬边滋水淋漓，连灸三十壮而始痛，痛而止其灸。次日复报，仍如前先疼后痒而至痛。直灸至数余日方觉四围滋水渐少，核之坚硬亦渐松软而小，灸之壮数亦少，不过数壮或六七壮，觉痛即止。外用提毒黄云散掺上，膏盖。又数日，候至核化脓少，复灸至四围水无、疬平。随用长肉紫霞膏和青云生肌散掺上，膏盖。内服益气养营法。又数余日，渐自肉长肌生，通计百日而愈。

1. 注释

广疮：杨梅疮，即梅毒。

堆沙结盖：假性愈合。

2. **出处** 本医案出自清·孙采邻《竹亭医案·卷之一·案22》（孙采邻.竹亭医案.上海：上海科学技术出版社，2004：55-58.）。

3. **学术思想及主要著作** 同上。

4. **辨证思路及方法** 本案患者先生广创，"疡科作毒治，攻伐太过"，以伤脾阳，"腹痛便泻"，病程迁延日久，"本元日亏"，后发瘰疬，可知乃由本虚而起。又见患者"屡屡梦泻"，诊其脉为"右三部虚软小数，左三部虚弦濡小"，故知其"脾肺虚而坎阳不充，肝肾亏而相火易动"。治法上，医者虑及若"专以疡科套药以治疬，疬不能除而反节外生枝"，若"不治疬而概以滋补降火为法则串疬难除"，故选择内外同治，标本兼顾之法，内以滋补降火，外以托毒排脓去腐生新，以达正复邪去之效。

本案瘰疬"发于右颈，相近牙床骨"，为足阳明经胃经在颈部的走行之处，故穴取肩髃、曲池，灸之则为舒利经气，拔毒泻热，松软结核。待"核腐脓薄"之后，此时经脉已通，医者外敷黑云散，内服养阴固精之剂，脓水得出。再用归芍六君加减方，外掺提毒黄云散，俱出稠脓。之后若见腐肉，则再加去腐白云散，若独有脓则仅掺提毒黄云散，内服方药又改为八珍汤，治以气血双补。及腐尽脓少，再用长肉紫霞膏和红玉散，渐至肉长肌平。医者治疗上始终遵循内外兼顾，扶正祛邪的原则，有理有据，治疗步骤环环相扣。内治：滋补肝肾，健脾化痰，疏肝解郁，气血双补；外治：不出脓者治以托毒排脓，既出脓兼腐肉者以去腐生新，待脓去腐尽，内毒尽出，再用生肌长肉之品，双管齐下，则邪去正安，疾病得复。

本案尚有用上法医治不愈者，医者加灸核体，以求疏通局部经络之气，之后再用上法，则核破脓尽腐去，肌生肉长，正复病愈。可见医者对于经络的认识非常之深刻。

5. **用穴及操作分析** 肩髃穴功可祛风舒筋通络、理气化痰，与曲池均为手阳明大肠经的腧穴，曲池乃大肠合穴，功可清热凉血，引气下行，疏经通络，解毒散邪，两者相配，共奏通经理气，化痰散结之功。瘰疬多循经取穴，常取手足阳明、手足少阳经的穴位。本案患者瘰疬结于颈部阳明经走行处，故只取阳明经腧穴。本案患者脓疮日久不愈，又有痰核新生，局部经络阻滞不通，故先灸肩髃后灸曲池，意在通行经脉之气。另外，灸法又有以热引热，拔毒泻热之功，先灸上后灸下，有引热下行之意。医者灸治之时，"觉疼而停灸"，"核腐脓薄而停"均体现了"以知为数"的原则，其精妙之处，连医者自身都感慨"灸法之精，一言难尽也"。

按语：

（1）对应现代疾病：瘰疬相当于西医学的颈部淋巴结结核，是一种好发于颈部的慢性感染性疾病，因其结核累累如串珠之状，故名瘰疬。其起病缓慢，初起如豆，皮色不变，不觉疼痛，逐渐增大，累累如串珠状，溃后脓液清稀，夹有败絮样物质，往往此愈彼溃，形成窦道。多见于体弱儿童或青年。

（2）现代教材或临床如何辨证、取穴、治疗：中医理论认为该病的病机为肝气郁结，脾失健运，痰湿内生，结于颈项而成；或日久痰湿化热，或肝郁化火，下烁肾阴，热胜肉腐成脓，或脓水淋漓，耗伤气血，渐成虚损；或肺肾阴亏，以致阴亏火旺，灼津为痰，痰火凝结，结聚成核。具体辨证如下：

初期（气滞痰凝）：颈部一侧或双侧，结块肿大如豆，单个或数个不等，较硬，不热不痛，推之能动，肤似正常，一般无全身症状，舌苔白，脉弦滑，宜疏肝养血、理气化痰，针刺结核点、肩井、肝俞、膈俞、膻中、合谷、内关、足三里、三阴交、丰隆、太冲等穴。

中期（气滞痰凝结合酿脓）：瘰疬累累如串珠，与皮肤和周围组织粘连，结块亦可相互粘连，或融合成块，推之不移，渐感疼痛，或液化成脓，舌苔薄黄，脉弦数，宜解郁化痰、托毒透脓，针刺结核点、肩井、肝俞、脾俞、膈俞、气海、丰隆、足三里等穴。

晚期（阴虚火旺和气血两虚）：结核溃破，脓出清稀，淋漓不尽，或夹败絮样物，久则成瘘，经久不愈，伴潮热、盗汗、咳嗽或痰中带血丝，或伴面色苍白，头晕，精神疲乏，胃纳不香，舌红少苔或舌淡红，脉细数或细弱，宜滋阴降火、益气养血，针刺肩井、膻中、关元、合谷、足三里、三阴交、丰隆、太溪、复溜、阴郄等穴。

（侯中伟 唐 勇）

十八、背曲

周汉卿针治背曲医案一则

诸暨黄生背曲，须杖行，他医皆以风治之。汉卿曰：血涩也。刺两足昆仑穴，顷之投杖去，其捷效如此。

1. **出处** 本案出自清·张廷玉等《明史·卷二百九十九·列传第一百八十七·方伎·周汉卿传》（张廷玉.明史.北京：中华书局，第25册：7638.）；另可见于《续名医类案·卷十三·痛痹》。

2. **学术思想及主要著作** 同上。

3. **辨证思路及方法** 本案患者主要症状为背曲须杖行。他医皆以风治，可见此人患病未久，被他医判为痹证。病位在腰背，且多由外感引发。痹证，风寒湿三气杂至合而为痹，多由于感受风寒湿热之邪，经络痹阻，气血运行不畅引起，导致以肌肉、筋骨、关节酸痛、麻木、重着，或关节肿胀变形、活动障碍，甚者内舍于五脏为主要表现的疾病。本案其病因为"血涩"，故治则应为温经散寒，舒筋通络为主，因其病位在腰背，故治疗上应从督脉与足太阳膀胱经的腧穴为主。

4. **用穴及操作分析** 昆仑穴，位于外踝尖与跟腱之间的凹陷处，功可舒筋活络，调和气血，壮筋补虚，振奋阳气。所谓"经脉所过，主治所及"，足太阳经脉、经筋、经别均循行于腰背部，故昆仑穴可治肩背拘急、腰尻疼痛。同时，该穴又为足太阳膀胱经经穴，"经主喘咳寒热"，其五行属"火"，行气止痛，振奋阳气，则"血涩"得以通行舒缓。

按语：

（1）对应现代疾病：背曲现代称为腰痛，西医多见于腰椎间盘突出症、腰肌劳损、急性腰部软组织损伤、骨质疏松症、类风湿性脊柱炎、肥大性脊柱炎等病，是指因外感、内伤或闪挫导致腰部气血运行不畅，或失于濡养，引起腰脊或脊旁部位疼痛为主要症状的一种病证。

（2）现代教材或临床如何辨证、取穴、治疗：中医理论认为该病的病机为感受风寒，或久居湿地，或长期从事体力劳动，或腰部外伤未愈，导致腰部经络气血阻滞，不通则痛；或素体禀赋不足，或房劳过度，或年老精衰，损伤肾精，导致腰部经脉失于濡养，不荣则痛。临床用穴总以行气活血，通经止痛为治则，取委中、脊中、腰阳关、肾俞、大肠俞、阿是穴为主穴。具体辨证如下：

寒湿腰痛型：有受寒史，腰部冷痛、酸麻重着，或拘挛不可俯仰，或痛及臀腿，常因天气变化或阴雨风冷加重，宜温经散寒，加灸腰俞，针灸并用，针用泻法。

瘀血腰痛型：有外伤史，晨起、劳累、久坐加重，痛处固定不移，腰部两侧肌肉触之有僵硬感。治以活血化瘀，加针膈俞，针灸并用，针用泻法。

肾虚腰痛型：起病缓慢，腰部隐隐作痛，乏力易倦，脉细。治以益肾壮腰，加灸命门，针灸并用，针用补法。

（侯中伟　唐　勇）

第四章 妇 科

一、下胎

华佗针药结合下胎医案一则

李将军妻病甚，呼佗视脉，曰："伤娠而胎不去。"将军言："闻实伤娠，胎已去矣。"佗曰："案脉，胎未去也。"将军以为不然。佗舍去，妇稍小差。百馀日复动，更呼佗，佗曰："此脉故事有胎。前当生两儿，一儿先出，血出甚多，后儿不及生。母不自觉，旁人亦不寤，不复迎，遂不得生。胎死，血脉不复归，必燥著母脊，故使多脊痛。今当与汤，并针一处，此死胎必出。"汤针既加，妇痛急如欲生者。佗曰：此死胎久枯，不能自出，宜使人探之。"果得一死男，手足完具，色黑，长可尺所。

1. 注释

将军：指李通，字文达，平春（今河南信阳县西北）人。以功累封都亭侯，拜汝南太守。

伤娠（shēn）：怀孕后伤了胎，指胎死。娠，怀胎。

案脉：根据脉象。案，通"按"。

舍去：弃诊而离去。

复动：病又发作。

此脉故事：按照这脉的惯性判断。故事，指先前的病例。

寤（wù）：通"悟"，明白，了解。

迎：原意为迎接，此处指接生。

不得生：没能生出。

血脉不复归：不能营养胎儿。

燥著母脊：胎儿枯干而附着母脊，《本草纲目·卷五十二·人部·人胞》条下引吴球云："儿孕胎中，脐系于胞，胞系母脊。"

既加：已经施用。既，已经。

痛急：剧痛。

完具：完整、齐全。具，通"俱"。

尺所：一尺左右。所，许，表约数。

2. 出处　本医案出自西晋·陈寿《三国志·卷二十九·魏书第二十九方伎·华佗传》

227

（陈寿．三国志．北京：中华书局，2011：667-668.）；另可见于《新安医学医说》。

3. **学术思想及主要著作**　同上。

4. **辨证思路及方法**　下胎主要是用药物改变人体阴阳气血的平衡，使冲任不能相资，胞胎失养，以致胎坠。其药物性能太多是活血祛瘀，剧毒峻厉攻下之品，如水蛭、虻虫、红娘子、水银、桃仁，红花、莪术，交黄，芒硝之类。应用此类药物必须审慎。《校注妇人良方》云："若服水银、虻虫，水蛭之类，不惟孕不复怀，且祸在反掌。"薛立斋亦云："大抵断产之剂；多用峻厉，往往有不起者。"未产出的胎儿已干枯附着于母亲的胞胎中，致其气滞血瘀，不通则痛，故母亲常感背脊疼痛，用理气活血化瘀的汤药给母亲服用，并针刺相应穴位，应当可以坠胎。

5. **用穴及操作分析**　本案未提及所用穴位，现代临床上报道孕妇禁针合谷、三阴交，证明该穴可以下胎，人工流产时也多用此组穴位。

徐文伯针刺下胎医案一则

宋后废帝出乐游苑门，逢一妇人有娠，帝亦善诊，诊之曰："此腹是女也。"问文伯，曰："腹有两子，一男一女，男左边，青黑，形小于女。"帝性急，便欲使剖。文伯恻然曰："若刀斧恐其变异，请针之立落。"便泻足太阴，补手阳明，胎便应针而落。两儿相续出，如其言。

1. **注释**

善诊：善于诊治疾病。

恻然：同情。

2. **出处**　本医案出自唐·李延寿《南史卷·三十二·列传第二十二·张邵传》（李延寿．南史．北京：中华书局，第 3 册：839.）；另可见于《册府元龟·卷八百五十九·总录部·医术第二》。

3. **学术思想及主要著作**　徐文伯（生卒年不详），字德秀，南北朝时北齐著名针灸医家。祖籍东莞姑幕（今山东诸城），寄籍丹阳（今江苏南京）。为名医徐道度之子，乃徐氏医学第四代，少承家传，医道日精。在宋孝武帝至后废帝时期（454—477 年）供职内廷。主要著作有《徐文伯药方》三卷，及《徐文伯疗妇人瘕》一卷，均佚。重视明辨血气虚实盛衰，以此为基础善凭脉辩妊之男女；主张发汗不可先期，认为"夫取汗先期尚促寿限"；其以针刺补合谷泻三阴交之法引产，为后世治疗难产提供了可靠的依据。

4. **辨证思路及方法**　受孕后，由多方面的原因而不能继续妊娠，选用药物使其妊娠中止者，则称"下胎"；亦称"去胎"。早在《诸病源候论》即有"妊娠去胎候：此谓妊娠之人羸瘦，或挟疾病，既不能养胎，兼害妊妇，故去之。"的记载。《罗氏会约医镜》："……有妇人临产艰危者，或病甚不胜产育者……剩下胎断产之法，有不得已亦不可废者也。"下胎主要是用药物改变人体阴阳气血的平衡，使冲任不能相资，胞胎失养，以致胎坠。其药物性能太多是活血祛瘀，剧毒峻厉攻下之品，如水蛭、虻虫、红娘子、水银、桃仁，红花、莪术，大黄，芒硝之类。应用此类药物必须审慎。《校注妇人良方》云："若服水银、虻虫，水蛭之类，不惟孕不复怀，且祸在反掌。"薛立斋亦云："大抵断产之剂；多用峻厉，往往有不起者。"

该病案用针刺调整妇女的阴阳气血平衡，三阴交为足三阴经的交会穴，调理肝、脾、肾，与合谷穴配合使用可调畅冲任、调理胞宫气血，冲任不相资，胞胎失养，以致下胎流产。

5. 用穴及操作分析 三阴交、合谷配穴广泛用于妇科病证。就胎产而言，二穴既可以治疗难产，也可用于预防流产，区别仅在于二穴补泻不同。盖以三阴交调血，合谷调气。孕妇血多气少，则胎儿稳固，血少气多则易于流产。临证时根据实际情况需要，泻合谷，补三阴交以保胎，泻三阴交，补合谷以催产。

按语：

（1）对应现代疾病：下胎相当于西医学的引产，是指妊娠12周后，因母体或胎儿方面的原因，须用人工方法诱发子宫收缩而结束妊娠。根据引产时孕周，可分为中期引产（14～28周）和晚期妊娠引产（28周以后）。

（2）现代教材或临床如何辨证、取穴、治疗：确定胎死腹中以后，通常会进行引产。大部分的胎死腹中，都可以经由阴道自然生产，并不需要开刀。但由于死胎留在子宫内太久没有处理，会对母体产生不利的影响，故确定胎死腹中以后，应立即用人工方法诱发子宫收缩而结束妊娠，必要时需手术治疗。

（艾炳蔚　沈卫东）

二、妊娠水肿

许叔微针刺治妊娠水肿医案一则

里巷一妇人，妊娠得伤寒，自腰以下肿满，医者或谓之阻，或谓之脚气，或谓之水分。予曰：此证受胎脉也，病名曰心实，当利小便。医者曰：利小便是作水分治，莫用木通、葶苈、桑皮否？曰：当刺劳宫、关元穴。医大骇，曰：此出何家书？予曰：仲景《玉函经》曰：妇人伤寒，妊娠及七月，腹满，腰以下如水溢之状。七月太阴当养不养，此心气实，当刺劳宫及关元，以利小便则愈。予教令刺穴，遂差。

1. 注释

脚气：古病名，又称脚弱，本病以足胫麻木、酸痛、软弱无力为主症。

水分：指妇人水肿，先病水肿而后闭经的称为水分。见《金匮要略·妇人妊娠病脉症并治第二十》篇"先病水，后经水断，名曰水分。"

仲景《玉函经》曰：阅宋本《金匮玉函经》无此段经文，而在宋本《金匮要略·妇人妊娠病脉症并治第二十》中云："妇人伤胎，怀身满腹，不得小便，从腰以下重如有水状。怀身七月，太阴当养不养，此心气实，当刺泄劳宫及关元，小便微利则愈。"

2. 出处 本医案出自南宋·许叔微《伤寒九十论·妊娠伤寒脚肿证·第四十三》（刘景超．许叔微医学全书．北京：中国中医药出版社，2006：67.）。

3. 学术思想及主要著作 同上。

4. 辨证思路及方法 早在《金匮要略·妇人妊娠病脉症并治第二十》篇就有："妊娠有水气，身重，小便不利"用葵子茯苓散治之的记载。子肿，中医病名。妊娠中晚期，孕妇出现不同程度的肢面目肿胀者称为"子肿"。亦称为"妊娠肿胀"。古人根据肿胀的部位、性质和程度不同，又有子肿、子气、皱脚、脆脚等名称。

肺通调水道，脾运化水湿，肾化气行水，人体水液代谢赖此三脏。肺、脾、肾三脏任何一脏发生病变，均可引起水液代谢障碍而发生肿胀。尤其是脾，"诸湿肿满皆属于脾"。水湿为病，其制在脾。妊娠肿胀的发生与妊娠期间特殊的生理有密切的关系。此病多发生在妊娠5、6月以后，此时胎体逐渐长大，升降之机括为之不利。若脏器本虚，胎碍脏腑，因孕重虚。因此脾肾阳虚、水湿不化，或气滞湿停为妊娠肿胀的主要机理。

5. **用穴及操作分析**   关元穴虽然为孕妇禁刺穴，但《黄帝内经》曰："有故无殒。"所以虽然有妊娠，仍然可以针刺，此穴位为任脉和三阴经的交会穴，又是小肠的募穴，针刺关元既可以温肾散寒，又可以使心邪移至小肠，从小便得以解除；劳宫是心包经的荥穴，有清心泄热、醒神消肿的功效，针刺可以泻心的实邪。两个穴位配伍可以泻心火、补肾精、利水湿，所以叫"小便微利则愈"。刺关元的时候必须沿皮浅刺，以免伤胎气。

穴位：劳宫穴、关元穴。

操作：劳宫穴用泻法，刺关元的时候必须沿皮浅刺，以免伤胎气。

叶桂针治妊娠水肿医案一则

胎气日长，诸经气机不行，略进水谷之物，变化水湿，不肯从膀胱而下，横渍肌肤为肿，逆奔射肺，咳嗽气冲，夜不得卧；阴阳不分，二便不爽。延绵经月，药难治效，当刺太阳穴，使其气通，坐其安产。

1. **注释**

横渍：指湿漉漉、非常湿润、非常潮湿。

逆奔：朝相反方向。

2. **出处**   本医案出自清·叶桂《眉寿堂方案选存·卷下·女科》（潘华信. 叶天士医案大全. 上海：上海中医药大学出版社，1994；809-810.）。

3. **学术思想及主要著作**   同上。

4. **治疗思路及辨证用穴分析**   病证的认识与前相同，因此脾肾阳虚、水湿不化，或气滞湿停为妊娠肿胀的主要机理。气机不畅，致水湿运行失常，不从膀胱代谢，则横溢肌肤，上逆于肺。太阳穴具有醒神明目，行气通络的作用，本医案中，取其行气通络之功，使气机调畅，水湿代谢变能恢复正常，则能安产。

5. **用穴及操作分析**   太阳穴，位于耳郭前面，前额两侧，外眼角延长线的上方，是临床上常用的经外奇穴之一，因位于太阳部位而命名。《奇效良方》："太阳二穴，在眉后陷中紫脉上是穴。"《玉龙经》："太阳在额紫脉上。"有镇惊止眩，清热祛风，解痉止痛之功。《金匮要略·水气病脉症并治第十四》："寸口脉沉而迟，沉则为水，迟则为寒，寒水相搏，趺阳脉伏，水谷不化，脾气衰则鹜溏，胃气衰则身肿。少阳脉卑，少阴脉细，男子则小便不利，妇人则经水不通；经为血，血不利则为水，名曰血分。"血不利则为水，水不去则生瘀；水与血相互影响，相互转化；无论先病水还是先病血，随疾病发展往往会出现水血并病。故治疗水肿，当血水同治。以中医理论来看，手阳明、手太阳和手足少阳之经筋结于太阳部。手足少阳经和足阳明经邻近该部位，其经气可弥散到该穴位。故"刺太阳穴，使其气通，坐其安产。"

按语：

（1）对应现代疾病：妊娠水肿以妊娠后因体内内分泌发生改变，肢体面目等部位发生浮肿为主要临床表现，相当于西医学中的妊娠期水肿。后者可分为生理性和病理性两种。

在妊娠后半期绝大多数妇女则出现水肿，多数是属于生理性水肿，待分娩后水肿会自动消退，因对孕妇健康及胎儿的发育无很大影响，也不影响继续妊娠，而不必特殊治疗。但部分妊娠妇女的水肿属于病理性水肿，直接影响胎儿发育和孕妇健康，必须及时鉴别和处理，必要时还须终止妊娠。

（2）现代教材或临床如何辨证、取穴、治疗：中医理论认为该病的病机为脾肾阳虚，水湿内停，或气滞湿郁，泛溢肌肤，以致肿胀。临床用穴总以温补脾肾，化气行水为治则，取水分、水道、三焦俞、委阳、阴陵泉、足三里为主穴。具体辨证如下：

脾虚型：妊娠数月，面目四肢浮肿或遍及全身，伴口淡无味，食欲不振，神疲乏力，少气懒言，大便稀溏，舌质胖嫩，苔薄白或腻、边有齿痕，脉缓滑无力，宜健脾利湿，行水消肿。加针脾俞。

肾阳虚型：妊娠数月，面浮肢肿，尤以腰以下为甚，腰膝酸软，畏寒肢冷，舌质淡或边有齿痕，苔白润，脉沉迟，宜补肾温阳，化气行水。加针肾俞、关元。

（艾炳蔚　沈卫东）

三、热入血室

许叔微针刺治热入血室医案一则

丁未岁，一妇患伤寒，寒热，夜则谵语，目中见鬼，狂躁不宁。其夫访予询其治法。予曰：若经水适来适断，恐是热入血室也。越日亟告曰：已作结胸之状矣。予为诊之曰：若相委信，急行小柴胡汤等必愈。前医不识，涵养至此，遂成结胸证，药不可及也。无已，则有一法，刺期门穴，或庶几愈，如教而得愈。

论曰：或问热入血室，何为而成结胸？予曰：邪入经络，与正气相搏，上下流行，或遇经水适来适断，邪气乘虚而入血室。血与邪迫，上入肝经，肝既受邪则谵语如见鬼。肝病则见鬼，目昏则见鬼。复入膻中，则血结于胸也。何以言之？盖妇人平居经水常养于目，血常养肝也。方未孕，则下行之以为月水；既妊娠，则中蓄之以养胎；及已产，则上壅，得金化之以为乳。今邪逐之并归肝经，聚于膻中，壅于乳下，非刺期门以泻不可也。期门者，肝之膜原。使其未聚于乳，则小柴胡尚可行之。既聚于乳，小柴胡不可用也。譬如凶盗行于闾里，为巡逻所迫，寡妇、处女，适启其门，突入其室，妇女为盗所迫，直入隐奥以避之。盗蹑其踪，必不肯出，乃启孔道以行诱焉，庶几其可去也。血结于胸，而刺期门，何以异此。

1. 注释

丁未：指公元 1127 年，宋徽宗年间。

涵养：滋润养育，培养。此指任病情自行发展。

无已：不得已。最早见于《孟子·梁惠王下》："是谋非吾所能及也，无已，则有一焉。"

如教：依照（我的）指点。

壅：聚集，堆积。见于《左传·昭公十一年》："楚将有之，然壅也，岁及大梁，蔡复楚凶，天之道也。"杜预注："楚无德而享大利，所以壅积其恶。"

金：中医学上指肺。《灵枢·热病》篇："不得索之金，金者，肺也。"

膜原：原指胸膜与膈肌之间的部位，明代吴有性又将它用于温病辨证，指半表半里的位置。此处指期门，是肝的原穴。

闾里：里巷，平民聚居之处。《周礼·天官·小宰》："听闾里以版图。"贾公彦疏："在六乡则二十五家为闾，在六遂则二十五家里。闾里之中有争讼，则以户籍之版，土地之图听决之。"

蹑：抬起脚后跟，用脚尖走路。形容走路时脚步放得很轻。

孔道：通道。汉代扬雄《太玄·羡》："孔道夷如，蹊路微如，大于之忧。"范望注："大道平易，舍而不从，而从蹊径，故为忧也。"

2. 出处 本医案出自南宋·许叔微《伤寒九十论·血结胸证第八十九》（刘景超等.许叔微医学全书.北京：中国中医药出版社，2006：79.）；另可见于《济阴纲目·卷之一·调经门》、《证治准绳·女科·卷之一·调经门》及《金匮玉函要略辑义·卷五·妇人杂病脉证并治第二十二》。

3. 学术思想及主要著作 同上。

4. 辨证思路及方法 热入血室是古代中医文献中记载的一个病名。最早记载出于中医经典名著《伤寒论》和《金匮要略》。"热入血室"见于《伤寒论》第143、144、145及216条及《金匮要略·妇人杂病脉证病治第二十二》篇第1～4条。经过历代中医学医家的讨论和完善，现特指"妇女经期、产后或施行人流，引产术后等，在血室（子宫）空虚之际，感受外邪所致病者。主证见下腹部或胸胁下硬满，发热恶寒，重则可有白天神志清醒，夜晚则胡言乱语，神志异常等。临床表现可见多在行经前后或经期、产后、流产后发病，出现恶寒发热，寒热往来如疟，胸胁小腹满痛，严重者出现神昏谵语等精神症状。可表现出经血骤止或量多、淋漓不尽等。同时可兼见火热炽盛，损伤津液，舌红干，苔黄燥，脉细数等证候。

本案患者患伤寒，此时月经恰至，使胞宫空虚，在表之邪乘机内犯，入于血室而化热以致发病。血分有热，加之阳气夜行于阴，阳热相并，发为夜间谵语。由于胞宫空虚受邪，而足厥阴肝经"环阴器，抵小腹，挟肝络胆"，故胞宫中之热邪循肝经而上，与肝胆联系，故连累肝胆，肝胆气机不利则会出现"结胸"这一少阳病特有症状。如患者身体强健，则其血中之热本可通过月经做解，不药而愈。但由于经水适来适断，不足作解，故血热结于胸下，不仅仅是肝胆气机不利所致之结胸，故小柴胡汤此时已不足为治，治疗应以针刺泻期门，给邪以出路，使邪气作解。

5. 用穴及操作分析 期门为肝之募穴，是肝脏之气结聚于胸部的特定穴，同时又是足太阳、厥阴、阴维之会，有疏肝理气，活血健脾的作用。刺之给邪以出路，可起到疏肝气，泻肝热、去外邪的作用。许氏在其《普济本事方》中也有刺期门治疗热入血室证的验案，可知刺期门法是许氏常用而便捷的疗法。

按语：

（1）对应现代疾病：热入血室以下腹部或胸胁下硬满，发热恶寒，夜晚神晕乱语，神志异常，白天如常人为主要临床表现，部分对应西医学中的子宫体炎、输卵管卵巢炎、盆腔结缔组织炎、盆腔腹膜炎等盆腔炎性疾病或产褥感染。

（2）现代教材或临床如何辨证、取穴、治疗：中医理论以邪热趁虚而入，与血搏结为病机，主要可由血室空虚，感受外邪诱发。临床用穴总以清热祛邪，宁心安神为治则，取期门、血海、膈俞、三阴交为主穴。具体辨证如下：

少阳邪热型：见寒热往来，胸胁胀满，经水时断时复，色红。舌质红，舌苔薄黄，脉弦数，宜和解少阳，加针阳陵泉、足临泣，针用泻法。

瘀热内阻型：见身热，胸胁小腹胀满疼痛，经水骤止或有血块。舌紫黯，脉弦滑数或涩，宜活血祛瘀，加三棱针点刺委中。

热入心营型：见高热烦躁，入夜神昏谵语，经水时断时复，量多色红。舌绛，少苔，脉细数，宜清热凉营，加针阴陵泉、大椎、曲池、委中，针用泻法，可点刺出血。

（艾炳蔚 沈卫东）

四、产后血晕

窦材灸治产后血晕医案一则

一妇人产后发昏，二目滞涩，面上发麻，牙关紧急，二手拘挛。余曰：此胃气闭也。胃脉挟口环唇，出于齿缝，故见此证。令灸中脘穴五十壮，即日而愈。

1. 注释

拘挛：痉挛。

2. 出处 本医案出自南宋·窦材《扁鹊心书·卷中·厥证》（窦材．扁鹊心书．北京：中国古籍出版社，1992：53.）；另可见于《续名医类案·卷二·厥》。

3. 学术思想及主要著作 同上。

4. 辨证思路及方法 产后血晕是指产妇分娩后突然头昏眼花，不能起坐，或心胸满闷，恶心呕吐，痰涌气急，心烦不安，甚则神昏口噤，不省人事等。隋代《诸病源候论》对产后血晕已有一定的认识，列有"产后血运闷候"，指出："运闷之状，心烦气欲绝是也。"同时指出："亦有去血过多，亦有下血极少，皆令运。若产去血过多，血虚气极，如此而运闷者，但烦闷而已；若下血过少，而气逆者，则血随气上，掩于心，亦令运闷，则烦闷而心满急。二者为异。亦当候其产妇血下多少，则知其产后应运与不运也。然烦闷不止，则死人。"

临证时根据症状及原因可分为血虚气脱和瘀阻气闭两类。产妇素体气血虚弱，复因产时失血过多，以致营阴下夺，气随血脱，而致血晕。《女科经纶》引李东垣之论曰："妇人分娩，昏冒瞑目，因阴血暴亡，心神无所养。"产时或产后感受风寒，寒邪乘虚侵入胞中，血为寒凝，瘀滞不行，以致恶露涩少，血瘀气逆，上扰神明，而致血晕。《血证论·产血》中云："下血少而晕者，乃恶露上抢于心，心下满急，神昏口噤，绝不知人。"

5. 用穴及操作分析 中脘穴是任脉经穴，腹正中线上，脐上 4 寸。胃为水谷之海，化生精微之气而为血，其经脉多气多血，故足阳明胃经主血所生病。中脘为胃募穴，腑会，任脉、手太阳、小肠、足阳明经交会穴，灸中脘穴可以补益胃气，调畅胃经气血，胃经气血通畅，症状即消。

操作：艾炷放于中脘穴处，艾炷快燃尽时更换，连灸五十壮。

王执中载他医灸治产后血晕医案一则

有贵人内子产后暴卒，急呼其母为办后事，母至，为灸会阴、三阴交各数壮而苏。母盖名医女也。

1. 注释

贵人：一种尊称，如：达官贵人。一种尊称，如：达官贵人。现在也泛指高贵的人，地位显赫的人。

内子：妻子。

盖：大概、大约。用于句中，表示推测，推断。

2. 出处 本医案出自南宋·王执中《针灸资生经·第五·尸厥》（王执中·针灸资生经·北京：人民卫生出版社，2007：238.）；另可见于《续名医类案·卷二十五·产难》及《普济方·针灸·卷十五·尸厥中恶》。

3. 学术思想及主要著作 同上。

4. 辨证思路及方法 同上。

5. 用穴及操作分析 会阴：会阴穴是任脉上的要穴。它位于人体肛门和生殖器的中间凹陷处。会阴穴与人体头顶的百会穴为一直线，是人体精气神的通道。百会为阳接天气，会阴为阴收地气，二者互相依存，相似相应，统摄着真气在任督二脉上的正常运行。通调二阴、醒神镇惊，会阴配三阴交，具有强阴醒神的作用，主要缓解治疗产后暴厥。

三阴交：三阴交为足太阴脾经常用腧穴之一，为足三阴经（肝、脾、肾）的交会穴，出自于《针灸甲乙经》。三阴交在小腿内侧，当足内踝尖上3寸，胫骨内侧缘后方。常灸此穴可调补肝、脾、肾三经气血。

操作：艾炷分别放于会阴、三阴交穴处，艾炷快燃尽时更换，连灸数壮，直至患者苏醒。

朱震亨灸药结合治产后血晕医案一则

妇人年三十余，面白形长，心中长有不平事。忽半夜诞子，才分娩后，侵晨晕厥不知人，（朱震亨）遂急于气海灼艾十五壮而苏，后以参、术等药，两月方安。

1. 注释

侵晨：天快亮的时候。

2. 出处 本医案出自明·楼英《医学纲目·卷之三十五·妇人部·产后症·产后血晕》（楼英·医学纲目·北京：中国医药科技出版社，2011：828.）；另可见于《名医类案·卷十一·产后·亦有》、《丹溪治法心要·卷六·厥·第九十》及《女科证治准绳·卷之五·产后门·血晕》。

3. 学术思想及主要著作 同上。

4. 辨证思路及方法 病证的认识：产妇分娩后，突然发生头晕，目眩眼花，不能起坐，或心下满闷，恶心呕吐，或痰涌气急，心烦不按，甚则神昏口噤，不省人事称为"产后血晕"。隋代《诸病源候论》有"产后血运闷候"，是产后危重急症之一。唐代《经效产宝·产后血晕闷绝方论》从病机证治方面进行论述："产后血晕者，其状心烦，气欲绝是也……若下血多晕者，但烦而已。下血少而气逆者，则血随气上撺，心下满急……若不急疗，即危其命也。"首次提出以烧秤锤江石令赤，淬醋熏气促其苏醒的外治法，并提出多条急救法。宋代《妇人大全良方》对该病的症状描述"眼见黑花，头目旋晕，不能起坐，甚致昏闷不省人事，"与今人认识基本相同，主张"下血多而晕者……补血清心药治之，下血少而晕者……破血行血药治之。"清代《傅青主女科·产后血晕不语》于治法中增加"急用银针刺其眉心，得血出则语矣，然后以人参一两煎汤灌之，无不生者"的急救方法，充分体现了中医学"急则治其标，缓则治其本"的治疗原则。如《金匮今释》引丹波元坚说："产后血晕，自有两端，其去血过多而晕者，属气脱，其证眼闭口开，手撒肢冷，六脉微细或浮是也；下血极少而晕者，属血逆，其证胸腹胀痛，气粗两手握拳，牙关紧闭是也。"

本案妇面白为阳虚贫血素质，产后血海空虚，阳气无所依衬而致晕厥。急灸气海以回阳，后用参术补气以生血，取阳生阴长之义。

5. **用穴及操作分析**　气海乃生气之海，元气之所居，不仅能补元气，同生气，而且能振肾阳以散诸阴，温下元以温四肢，配以艾火可温补气血，扶正祛邪，因此气海具类似参附大剂量壮阳固阴之功。

杨继洲针治产后血晕医案一则

己巳岁夏，文选李渐庵公祖夫人，患产后血厥，两足忽肿大如股，甚危急。徐、何二堂尊召予视之，诊其脉芤而歇止，此必得之产后恶露未尽，兼风邪所乘，阴阳邪正激搏，是以厥逆，不知人事，下体肿痛，病势虽危，针足三阴经，可以无虞。果如其言，针行饭顷而苏，肿痛立消矣。

1. **注释**

产后血厥：病名。指因失血过多或暴怒气逆，血郁于上而引起的昏厥重病。

足：此处用其本意，指人的膝盖到脚趾的部位。

股：大腿。《说文解字》："股，髀也。"

堂尊：明清时期对知县的尊称。

脉芤：脉浮大中空，如按葱管。《脉经》："孔脉浮大软，按之中央空，两边实。《伤寒论》：脉弦而大，弦则为减，大则为芤。多见于失血过多或津液大伤的患者。

歇止：指脉象有间歇。

恶露：妇女产后胞宫内遗留的余血和浊液。

风邪：感受风寒而引起之。

厥逆：病证名。指胸腹剧痛，而见两足暴冷，烦而不能食，脉大小皆涩的病证。针足三阴经：指选取足三阴经上的腧穴进行治疗，此处强调肝、脾、肾同治。

2. **出处**　本医案出自明·杨继洲《针灸大成·卷九·医案》（杨继洲.针灸大成.第2版.北京：中医古籍出版社，2008：496.）。

3. **学术思想及主要著作**　同上。

4. **辨证思路及方法**　本案产后气血亏损又兼恶露不尽，复感风寒之邪，致瘀浊内阻，气机逆乱，阴阳搏击，邪正相争，为虚实夹杂证。杨氏强调肝、脾、肾同治，选取足三阴经上的腧穴，调治冲脉、任脉。冲脉为血海，任脉主胞胎，胞宫胎产为冲任两脉所司，而冲任隶属于肝肾，冲脉又与足太阴相通。故"针足三阴经"以遍调冲任，祛除瘀滞，实乃治病求本之法。

5. **用穴及操作分析**　用穴：足三阴经有足太阴脾经、足少阴肾经、足厥阴肝经。如足太阴脾经的隐白、三阴交、阴陵泉、血海、大横。足少阴肾经的涌泉、然谷、太溪、照海。足厥阴肝经的太冲能治腹痛、腹胀、月经病、小腹痛、头晕、崩漏（大量出血）、疝气、偏瘫等。

操作：针刺补足少阴、太阴经穴位，泻足厥阴经穴。

按语：

（1）对应现代疾病：产后血晕以产妇分娩后突然头晕目眩，眼泛黑花，不能起坐，心胸满闷，恶心呕吐，痰涌气急，心烦不安，甚则口噤神昏，不省人事为主要临床表现，西医学中没有与之相对应的病名，但产后出血、羊水栓塞、产科弥散性血管内凝血造成新产后虚脱、休克，可与本病互参。

（2）现代教材或临床如何辨证、取穴、治疗：中医理论认为该病多由于产妇素体气血亏虚，加之生产时产程过长，失血过多，气随血脱；或生产时体虚受寒，寒凝血瘀，气逆于上等引起。临床根据虚实情况，辨证论治。具体辨证如下：

血虚气脱型：见产后阴道大量出血，头晕目眩，面色苍白，呼吸微弱，心悸，汗出肢冷，渐至昏迷不省，舌淡无苔，脉微欲绝，宜苏厥开窍，益气固脱。针水沟、合谷；补气海、关元。

血瘀气逆型：见产后阴道少量出血，小腹部疼痛拒按，甚则心下满闷，恶心呕吐，不省人事，面唇青紫，舌色紫黯，脉涩，宜开窍醒神，活血祛瘀。针水沟、合谷、肩井、血海、三阴交、太冲，针用泻法。

血虚气脱型可灸神阙、气海、关元，或隔盐灸、隔姜灸、隔附子饼灸神阙。

（艾炳蔚　沈卫东）

五、胎位不正

张济针治胎位不正、脱肛、翻胃医案

无为军医张济，善用针，得诀于异人。云能解人而视其经络，则无不精。因岁饥疫，人相食，凡视一百七十人，以行针无不立验。如孕妇，因仆地而腹偏左，针右手指而正；久患脱肛，针顶心而愈，伤寒翻胃，呕逆累日，食不下，针眼眦立能食。皆古今方书不著。陈莹中为作传云：药王为上世良医，尝草木金石名数凡十万八千，悉知苦酸咸淡甘辛等味。故从味因悟入，益知今医家别药曰味者古矣。

1. 注释

无为军：是宋代淳化年间设置的一个行政区划，后改为无为县（今属安徽）。

陈莹中：名瓘，南剑州沙县人。性情娴雅与世无争，考取进士，徽宗朝为左司谏论议。

2. 出处　本医案出自宋·邵博《邵氏闻见后录·卷第二十九》（邵博. 邵氏闻见后录. 北京：中华书局，1983：227.）；另可见于《资政史鉴》。

3. 学术思想及主要著作　邵博是宋代针灸家。生卒不详，无为（今属安徽）人。亲自观察尸体解剖，主张用解剖学知识指导针灸取穴。悉知脏腑血脉，行针治病，多能立验。

4. 辨证思路及方法　病证的认识：胎位不正常见于中医的"难产"或"产难"中。如《保产要旨》曰："难产之故有八，有因子横、子逆而难产者；有因胞水沥干而难产者；

有因女子矮小，或年长遣嫁，交骨不开而难产者；有因体肥脂厚，平素逸而难产者；有因子壮大而难产者；有因气虚不运而难产者。"子横、子逆即属于胎位不正范畴。其病机多为气血虚弱与气滞血瘀，使胎气失和所致。孕妇素体虚弱，中气不足，无力转胎，以致胎位不正或孕后肝郁不舒，气机失畅，胎儿不得回转，而致胎位不正。《妇人大全良方·产难门》指出："妇人以血为主，惟气顺则血和；胎安则产顺。"

脱肛之名首见于《神农本草经》，皇甫谧《针灸甲乙经》："脱肛者，肛门脱出也。"其病因病机有：

(1) 脾虚气陷：小儿气血未旺，中气不足；或年老体弱，气血不足；或妇女分娩过程中，耗力伤气；或慢性泻痢、习惯性便秘、长期咳嗽引起中气下陷，固摄失司，导致肛管直肠向外脱出。

(2) 湿热下注：素本气虚，摄纳失司，复染湿热，邪气下迫大肠而脱。

翻胃：又称"反胃"。反胃是指食后脘腹闷胀、宿食不化、朝食暮吐、暮食朝吐为主要临床表现的病证。本病的病因多为饮食不当，饥饱无常，或嗜食生冷，损及脾阳，或忧愁思虑，有伤脾胃，中焦阳气不振，寒从中生，致脾胃虚寒，不能腐熟水谷，饮食入胃，停留不化，逆而向上，终至尽吐而出。反胃的基本病机是肝失疏泄，气机郁滞，脾不健运致气滞痰瘀阻于胃脘，胃失通降，气逆而上，反胃而出。《玉机微义》云："反胃之证，其始也，或由饮食不节，痰饮停滞，或因七情过用，脾胃内虚而作。古方不察病因，悉指为寒，用香燥大热之药治之。夫此药止能散寒邪行滞气，其于饮食痰积勿能祛逐。七情之火反有所炽，脾胃之阴反有所耗。是以药助病邪，日以深痼。"

胎位不正的治疗应调理气血，使气行则血行，血行则气畅，气血通畅而胎位自然转正。对于脱肛治疗原则是升提中气为主。翻胃的治疗原则以和胃降逆为大法。

5. 用穴及操作分析　矫正胎位：现代多用艾灸足太阳井穴至阴穴矫正胎位。此处所指手指穴位疑为手太阳井穴。

脱肛：穴取百会穴，百会穴位于巅顶，为督脉与足太阳经之交会穴，针刺百会穴能使阳气旺盛，有升阳举陷之功。

翻胃：此处症状类似呃逆，即西医学之膈肌痉挛。眼内眦穴位可能是攒竹穴。

按语：

(1) 对应现代疾病：胎位不正是指妊娠28周后，经腹部、阴道、B超检查证实为异常胎位，对应西医学中的胎位异常，也称胎位不正。

(2) 现代教材或临床如何辨证、取穴、治疗：中医理论认为该病产生于肾气不足，虚寒凝滞，转胎无力；或脾虚湿滞，胎体肥大，转胎受限；或肝气郁结，气机不畅，胎位不能应时而转。临床用穴总以调理胞宫气血为治则，取至阴、三阴交、太溪为主穴。具体辨证如下：

肾虚寒凝型：见孕妇形体瘦弱，面色㿠白，畏冷肢凉，下肢尤甚，腰酸腹冷，小便清长，舌淡，苔薄白，脉沉迟无力，宜益肾暖胞，调理胞宫气血。加针气海、肾俞，针灸并用，针用补法。

脾虚湿滞型：见孕妇形体胖大，脘腹痞闷，神疲嗜卧，四肢乏力，大便溏薄，舌胖大而淡、苔白腻，脉濡滑，宜健脾化湿，调理胞宫气血。加针阴陵泉、丰隆、足三里，针灸并用，补法。

肝气郁结型：见孕妇精神抑郁或烦躁易怒，胁肋胀痛或窜痛，善太息，大便不调，舌红，苔微黄，脉弦滑，宜疏肝解郁，调理胞宫气血。加针合谷、太冲、期门，平补平泻。

临床也可单用艾灸至阴穴。孕妇排空小便，解松腰带，坐于靠背椅上或半仰卧床上。以艾条温和灸或雀啄灸至阴穴，每次 15～20 分钟；也可用小艾炷灸，每次 7～10 壮。每日 1～2 次，至胎位转正为止。

（艾炳蔚　沈卫东）

六、带下

王执中载灸治带下医案一则

有妇人患赤白带，林亲得予《针灸经》，初为灸气海穴未效。次日为灸带脉穴，有鬼附患身云，昨日灸亦好，只灸我未著，今灸著我，我今去矣，可为酒食祭我。其家如其言祭之，其病如失，此实事也。予初怪其事，因思晋景公膏肓之病，盖有二鬼也焉，以其虚劳甚矣，鬼得乘虚而居之。今此妇人之疾，亦有鬼者，岂其用心而虚损，故有此疾，鬼亦乘虚居之。灸既著穴，其鬼不得不去，虽不祭之可也。自此有来觅灸者，每为之按此穴，莫不应手酸痛，予知是正穴也，令归灸之，无有不愈。其穴在两胁季肋之下一寸八分，有此疾者，速宜灸之。妇人患此疾而丧生者甚多，切不可忽。若更灸百会尤佳，此疾多因用心使然故也。

1. **注释**

家：家人。

晋景公膏肓之病：即秦医缓为晋景公诊病的故事，此故事反映了医缓高明的诊断医术。《左传》（秦医缓和）："公疾病，求医于秦。秦伯使医缓为之。未至，公梦疾为二竖子，日：'彼良医也。惧伤我，焉逃之？，其一日'居肓之上，膏之下，若我何？'医至，'疾不可为也。在肓之上，膏之下；攻之不可，达之不及，药不至焉。不可为也。'公日：'良医也！'厚为之礼而归之。"

岂：并非只是。

著：接触、附着之意。

忽：忽视、忽略。

2. **出处**　本医案出自南宋·王执中《针灸资生经·第七·赤白带》（王执中．针灸资生经．北京：人民卫生出版社，2007：316-317.）；另可见于《普济方·针灸·卷十六·赤白带下》及《续名医类案·卷二十二·邪祟》。

3. **学术思想及主要著作**　同上。

4. **辨证思路及方法**　病证的认识："带下"之名，首见于《黄帝内经》，如《素问·骨空论》篇说："任脉为病……女子带下瘕聚。"带下一词，有广义、狭义之分。广义带下泛指妇产科疾病，由于这些疾病都发生在带脉之下，故称为"带下"。如《金匮要略心典》说："带下者，带脉之下，古人列经脉为病，凡三十六种，皆谓之带下病，非今人所谓赤白带下也。"而"赤白带下"出自《备急千金要方·卷四》，亦名赤白沥、赤白漏下、妇人下赤白沃等。后世《济阴纲目·赤白带下门·论带下属湿热冤结不散》："赤者热入小肠，白者热入大肠，原其本，皆湿热结于脉，故津液涌溢，是谓赤白带下。本不病结，缘五经脉，虚结热屈，滞于带，故女子脐下痛，阴中绵绵而下也。"《傅青主女科·带下》："妇人有带下而色红者，似血非血，淋沥不断，所谓赤带也。"

后世赤白带下的病因病机大多概括为：

（1）肝火：抑郁多怒伤肝，肝郁化火，心肝之火下注任带二脉，带脉失约而致。

（2）肾虚：年老体衰，肾阴亏损，阴虚生内热，热注带脉，带脉失因而致。

本篇医案介绍了艾灸带脉穴治寒湿带下。带下病主要分湿热和寒湿两类，多因任脉不固，带脉失约，以致水湿浊液下注而成。本案体现了中医辨证施治的观念，艾灸带脉穴，可散寒除湿，调经止带。若为怀孕妇女，艾灸带脉穴，以其既不伤胎又可止带，疗效尤佳。灸气海穴不效，因穴证不符。盖气海为"肓之原，生气之海"（《医经理解》），用于气虚冲任不固之带下病有效，用治寒湿显然不符。带下的病机有多种，治疗上各不相同。本案对治疗赤白带下在思路和方法上有一定的指导意义。

5. 用穴及操作分析

穴位：带脉，百会。

操作：艾条温和灸，每穴 20 分钟左右。

王氏认为对寒湿所致赤白带下的治疗应以艾灸为优，选穴上以带脉穴为主，因带脉为足少阳经穴，是本经与带脉经气相通的穴位，可调理带脉经气，固摄带下，故带脉有维系妇女经带的功能。同时王氏提出赤白带下病，多与妇女情绪不佳有密切关系，故治疗时加灸百会可镇静安神以加强疗效。另外百会为督脉穴，督脉为阳脉之海，百会位居高巅，为下病上取，可升提阳气，化湿浊而止带下。

按语：

（1）对应现代疾病：带下病以女性阴道缠绵不断流出如涕如脓、气味臭秽的浊液为主要临床表现，对应西医学中的阴道炎、宫颈炎、盆腔炎等引起的阴道分泌物异常。

（2）现代教材或临床如何辨证、取穴、治疗：中医理论认以带脉失约，冲任失固为该病病机，主要可由脾失健运，水湿内停，下注任带；或肾阳不足，气化失常，水湿内停，下渗胞宫；或素体阴虚，感受湿热之邪，伤及任带诱发。临床用穴总以利湿止带为治则，取带脉、关元、三阴交、白环俞为主穴。具体辨证如下：

湿热下注型：见带下量多，色黄，质黏稠，味臭，或伴有阴部瘙痒，胸闷心烦，口苦咽干，纳差，少腹疼痛，小便短赤，舌红，苔黄腻，脉濡数，宜清热利湿。加泻中极、次髎。

脾虚湿困型：见带下量多，绵绵不断，色白或淡黄，质稀薄，无臭味，神疲嗜卧，脘腹痞闷，泛恶欲吐，纳少便溏，舌淡，苔白或腻，脉缓弱，宜健脾利湿。加补阴陵泉、足三里、脾俞。

肾阴亏虚型：见带下量多，颜色黄或赤白夹杂，质黏稠，或味臭，阴部瘙痒不适，腰酸腿软，眩晕耳鸣，潮热盗汗，手足心热，失眠多梦，舌红少苔，脉细数，宜养阴清热。

加针肾俞、太溪，平补平泻。

肾阳不足型：见带下量多，澄澈清冷，质稀如水，淋漓不断，伴有畏寒，腰膝、小腹冷痛，头晕目眩，精神不振，夜尿多，大便久泻不止，舌质淡，苔薄白，脉沉细而迟，宜温补肾阳。加针肾俞、太溪，可用灸法。

此病还可用三棱针在十七椎、腰眼和骶骨孔周围的络脉点刺出血，刺络拔罐。本法主要适用于湿热下注者。

（艾炳蔚　沈卫东）

第五章 儿 科

一、小儿惊风

窦材灸药结合治小儿惊风医案一则

一小儿因观神戏受惊，时时悲啼如醉，不食已九十日，危甚。令灸巨阙五十壮，即知人事。曰：适间心上有如火滚下，即好。服镇心丹而愈。

1. **注释**

镇心丹：应指镇心汤，载于《扁鹊心书·神方·镇心汤》，由人参、茯苓、石菖蒲（桑叶水拌炒）、远志、木香、丁香各一钱、甘草、干姜各五钱、大枣三枚组成。

2. **出处** 本医案出自南宋·窦材《扁鹊心书·卷中·神痴病》（窦材. 扁鹊心书. 北京：中国古籍出版社，1992：59.）；另可见于《续名医类案·卷二十九·小儿科·受惊》。

3. **学术思想及主要著作** 同上。

4. **辨证思路及方法** 本案为以直接灸巨阙治疗惊风的验案。本案患儿观神戏后受惊。小儿神气怯弱，元气未充，不耐意外刺激。若目触异物，耳闻巨声，或不慎跌仆，暴受惊恐，则神明受扰，肝风内动，出现时时悲啼、如醉不食等症状。急惊风的主要病机是热、痰、惊、风的相互影响，互为因果。其主要病位在心肝两经。小儿外感时邪，易从热化。热盛生痰，热极生风，痰盛发惊，惊盛生风，则发为急惊风。

5. **用穴及操作分析** 巨阙，属任脉，心之募穴，募集心经气血，主治心之疾病及神志病症。患儿神气怯弱，因观神戏使神明受扰，肝风内动，故灸巨阙养心安神，心神得安，则肝风自止，即"心上有如火滚下，即好"。继服镇心丹镇惊安神，双管齐下，以达养心镇惊熄风的目的，则患儿病愈。

陈自明针药结合治小儿惊风医案一则

陈自明治一小儿，昏愦六日不省，惊风发搐，诸药不效，手足尚温，谓其父母曰：吾能活之。与之针涌泉二穴足心，良久而苏，喜而称谢。曰：此病得之伤食，宿食成痰，痰壅作搐。今病虽愈，宿痰未去，恐他日再作，当制丸药以除其根，不然神气渐昏，必成痫也。乃谓为牟利，不信。次年八月，果成痰迷之病，二便不知，水火不避，复求治。因制一方，以黄连、山栀泻其浮越之火；胆星、白附子（炮），以去其壅积之痰；茯神、远志、石菖蒲、朱砂，以安其神；麝香以利其心窍。用獖猪心中血，和神曲糊为丸如黍米大，灯

241

心汤下，调理半年不复发矣。又与之灸风池（脑后风府两旁）、曲池（两肘外曲处）、三里（曲池之下）六穴而安。

1. 注释

水火不避：不避艰险。

猣（fén）：猪被阉割。

灯心汤：处方来源于《朱氏集验方》卷七，主治热淋疼痛，药物组成有灯心、干柿各等分。辅助处方来源于《活人方》卷一，主治中风后气虚，事冗心劳，诸火内亢，风痰壅塞，神昏气乱，眩晕肢麻。此处应取后者之主治。

2. 出处　本医案出自清·魏之琇《续名医类案·卷二十九·小儿科·惊风》（魏之琇. 续名医类案. 北京：人民卫生出版社，1997：938.）。

3. 学术思想及主要著作　同上。

4. 辨证思路及方法　本案为针药结合治疗小儿惊风急性发作的验案。本案患病小儿昏愦六日不省，惊风发搐，手足尚温，诊为急惊风。陈氏选取涌泉穴开窍醒神，患儿良久而醒。本证多由外感风寒，内挟宿食，生痰化热，热急生风所致。患儿虽已苏醒，但宿痰之病根尚未去除，日久可复发惊风。陈氏制一方，方中黄连、山栀泻火清热，胆南星、白附子炮制以祛痰，茯神、远志、石菖蒲、朱砂安神定志，麝香芳香开窍；又以猣猪心中血，取其安神定惊、补虚之功效，和神曲糊为丸如黍米大，灯心汤下，共奏补血养心、清心定惊之效。同时灸风池、曲池、手三里豁痰开窍，祛风定痫而安。

5. 用穴及操作分析　涌泉居于足心，为肾经起始穴，五输穴中的井穴。井穴具有泄热醒神的功效，临床常用于治疗神志昏迷的患者。本案患儿急惊风发作，昏愦不醒，首当开窍醒神。风池居于枕后，为胆经穴位，胆经与阳维脉交会穴，能祛除外风同时去除内风；曲池与手三里功效同。三穴灸之，以祛邪外出。

罗天益灸治小儿惊风医案一则

魏敬甫之子四岁，一长老摩顶授记，众僧念咒，因而大恐，遂惊搐，痰涎壅塞，目多白睛，项背强急，喉中有声，一时许方省。后每见衣皂之人，辄发。多服朱、犀、龙、麝镇坠之药，四十余日，前证仍在，又添行步动作神思如痴，命予治之。诊其脉沉弦而急。《黄帝针经》云：心脉满大，痫瘛筋挛；又肝脉小急，痫瘛筋挛。盖小儿血气未定，神气尚弱，因而惊恐，神无所依，又动于肝。肝主筋，故痫瘛筋挛。病久气弱小儿，易为虚实，多服镇坠寒凉之药，复损其气，故行步动作如痴。《内经》云：暴挛痫眩，足不任身，取天柱者是也。天柱穴乃足太阳之脉所发，阳痫附而行也。又云：癫痫瘛疭，不知所苦，两跷主之，男阳女阴。洁古老人云：昼发取阳跷申脉，夜发取阴跷照海，先各灸二七壮。阳跷申脉穴，在外踝下容爪甲白肉际陷中；阴跷照海穴，在足内踝下陷中是也。次与沉香天麻汤，服三剂而痉愈。

沉香天麻汤：沉香、川乌（炮，去皮）、益智各二钱，甘草（一钱半，灸），姜屑一钱半，独活四钱，羌活五钱，天麻、黑附子（炮，去皮）、半夏（泡）、防风各三钱，当归一钱半……《素问·举痛论》云：恐则气下，精竭而上焦闭。又曰：从下上者，引而去之。以羌活、独活苦温，味之薄者阴中之阳，引气上行，又入太阳之经为引用，故以为君。天麻、防风辛温以散之，当归、甘草辛甘温，以补气血不足，又养胃气，故以为臣。黑附、川乌、益智，大辛温，行阳退阴，又治客寒伤胃。肾主五液，入脾为涎，以生姜、半夏燥湿化痰。《十剂》云：重可去怯。以沉香辛温体重，清气去怯安神，故以为使。气味相合，升阳补胃，恐怯之气，自得而平矣。

1. 注释

摩顶：用手抚摸小儿头顶。

授记：佛教专出名词，意义是预报，是佛对已发心的众生，预报其必将成佛者。

皂：黑色。衣皂之人，穿黑色衣服的人。

辄：立即，总是，就。

2. 出处 本医案出自元·罗天益《卫生宝鉴·卷九·诸风门·惊痫治验》（罗天益. 卫生宝鉴. 北京：中国医药科技出版社，2009：84.）；另可见于《幼科证治准绳·集之二·肝脏部·痫·温剂》。

3. 学术思想及主要著作 同上。

4. 辨证思路及方法 本案为以灸天柱、申脉、照海穴各二七壮，服沉香天麻汤治疗小儿惊痫的验案。本案患者惊搐，项背强急，喉中有声，为突受惊恐，气机逆乱而发。虽脉沉弦而急，为受惊引动肝脉所致，小儿本就气弱，不可久用镇坠寒凉之药平肝镇痉。前医给予重镇之药，复损其气，以致行步动作神思如痴。此案罗氏施以灸药并用法，一方面此案需用灸法调和气机、升提阳气；另一方面体现了他的灸药兼施学说。沉香天麻汤以羌活、独活为君，取其引气太阳之功效；天麻辛温入肝，熄风定惊；沉香调中平肝安神，配以补气养血、燥湿化痰、调和阴阳诸药，共奏升阳平惊之功效。

5. 用穴操作分析 取穴天柱、申脉、照海分别依据《黄帝内经》和洁古老人的经验。天柱穴位于项部，归膀胱经，灸之可缓项背强急。申脉归足太阳膀胱经，照海归足少阴肾经，分别与阳跷脉、阴跷脉相通。《难经·二十九难》云："阴跷为病，阳缓而阴急；阳跷为病，阴缓而阳急。"又跷脉起于足，司肢体运动，故跷脉病则见痉挛拘急，不利于行，灸二穴可调跷脉之气，解痉利行。三穴相配，则诸症渐平。

<h3 style="text-align:center">万全针治小儿惊风医案一则</h3>

一儿发搐，五日不醒，药石难入。予针其三里、合谷、人中而醒。父母喜曰：吾儿未出痘疹，愿结拜为父，乞调养之。予曰：曩用针时，针下无气，此禀赋不足也。如调理数年后出痘疹，可保无事。若在近年不敢许。次年果以痘疹死。

1. 注释

曩（nǎng）：以往，从前，过去的。

痘疹：即为天花。

2. 出处 本医案出自明·万全《幼科发挥·卷之一·胎疾》（万全. 幼科发挥. 第3版. 北京：人民卫生出版社，1981：10.）；另可见于《续名医类案·卷二十九·小儿科·慢惊》。

3. 学术思想及主要著作 万全（1495—1580年），又名全仁，字事，号密斋，明代著名中医学家。江西南昌县人，生于湖北罗田。万密斋著书甚多，涉及内、外、妇、儿、养生等各科，其中儿科著作尤其丰富。

学术思想：

(1) 注重脾胃：万氏尤为重视李东垣的脾胃学说，认为"无元气则化灭，无谷气则神亡。"而"肾为元气之根，脾胃为谷气之主。"明确指出了脾胃与人体三宝（精、气、神）的密切联系。常用补中、理中之剂补养脾胃，反复强调小儿"肠胃脆弱"、"脾常不足"的生理特性。这与李东垣脾胃为后天之本，"内伤脾胃，百病由生"的理论一脉相承。从他的著作中，可以发现：无论是养生、防治之道，还是内、儿科疾病都贯穿了注重调养脾胃的学术思想。万氏对小儿生理病理的特点，提出了三有余、四不足学说，即阳常有余、阴常不足，肝常有余、脾常不足，心常有余、肺常不足、肾常不足。万氏五脏辨证为纲，联系小儿三有余、四不足辨证论治，并在其《幼科发挥》中说"人以脾胃为本，所当调理，小儿脾常不足，尤不可不调理也。"强调小儿脾胃调理的重要性。此外，在论治中，他认为"小儿用药，贵用和平，慎勿犯其胃气"，尤忌巴牛，勿多金石，辛热走气以耗阴，苦寒败阳而损胃，并创制了肥儿丸、养脾消积丸。

(2) 善治惊风：对小儿惊风病的辨证论治上，万全根据自己和祖传的经验，旁汲丹溪、东垣、钱乙各家学术之长，又有所发挥。如在小儿惊风分类上，万全在继承钱乙急惊、慢惊基础上，根据自己临床经验，将惊风分为"急惊风证"、"急惊风类证"、"急惊风变证"、"惊风后余证"、"慢惊风证"及"慢脾风"等。万氏治疗儿科疾病多配用灸法，在其记载的医案中既有详细介绍药物配合灸法治疗小儿惊风的医案。在对于瘫痪、龟背、诸疮的治疗上万全也多配灸法。他认为小儿龟背多为先、后天失养失调所致，当充养气血、补肾填精。而对于诸疮万全认为皆为胎毒，"宜服胡麻丸"。重视审因论治，针对不同病因，施以相应的治法。

主要著作：著有《养生四要》、《伤寒摘锦》、《保命歌括》、《育婴家秘》、《痘疹心法》、《广嗣纪要》、《万氏妇科》、《外科心法》、《点点经》。《育婴秘诀》、《幼科发挥》、《片玉痘疹》和《片玉心书》。其中《幼科发挥》、《片玉痘疹》是在《痘疹心法》的基础上节略修订而成，《片玉心书》是在《育婴秘诀》、《幼科发挥》的基础上择精汇编而成。《幼科发挥》为上、下两卷，分总论、胎疾、幼疾、附方几部分，论述了许多小儿常见疾病。

师承：其学术思想溯源《黄帝内经》、《难经》，承于祖业，又继承了宋代著名儿科学家钱乙"五脏辨证"和元代著名医家朱丹溪"五脏有余不足"等各代医学名家学术思想，在三世家传的基础上，兼采各家，而独有发挥。

4. 辨证思路及方法　本案为针刺治疗小儿惊风的病案。本案中小儿发搐，万氏为其针刺，发现其针下难得气。《难经》有云："不得气，是谓十死九不治也。"《金针赋》亦云："气速效速，气迟效迟，死生贵贱，针下皆知，贱者硬而贵者脆，生者濡而死者虚，候之不至，必死无疑。"此小儿针下难得气，此为禀赋不足的表现，先天不足，正气亏损，日后一旦病发，抗邪无能，夭折的可能性极大。本案也体现了医家重视治未病的思想。

5. 用穴操作分析　水沟为督脉、手足阳明经之会，有醒脑开窍、醒神镇惊之功，为治疗小儿惊风、牙关紧闭、昏迷、一切脑病的有效穴；合谷为手阳明大肠经的原穴，针刺原穴本可使三焦原气通达，从而发挥其维护正气，抗御病邪的作用。故针刺合谷穴，可熄风镇惊、宣肺气、退壮热、清头目，为治疗惊厥的常用效穴。患者先天禀赋不足，足三里穴为足阳明胃经的合穴，具有健脾和胃，补益气血的功效。故三穴并用，补益气血兼以镇惊醒神，小儿方醒。

按语：

（1）对应现代疾病：小儿惊风以随意肌的剧烈、不自主的收缩或者收缩、松弛交替出现为主要临床表现，可以是部分身体，也可以是全身性的，对应西医学中小儿惊厥，可由多种感染或非感染原因，如脑缺血、缺氧、低糖、炎症、水肿、坏死、中毒、变性等使小儿脑神经功能紊乱所致。

（2）现代教材或临床如何辨证、取穴、治疗：中医理论将小儿惊风分为急惊风和慢惊风。急惊风的病机为外感时邪化热、痰热内蕴或暴受惊恐等化火动风，蒙蔽心包。慢惊风多因大病久病后，气血亏虚，阴阳两伤，或由急惊风转化而成，或由于先天不足，后天调护不当，精气俱虚所致。多系脾胃受伤，土虚木旺化风；或热病阴血受伤，风邪入络；或先天不足，肾虚肝旺。临床根据辨证选取相应治法。具体辨证如下：

急惊风：

外感时邪型：见发病急骤，壮热面赤，咳嗽咽红，气急鼻扇，烦躁不安，继而神昏，颈项强直，四肢抽动，两目上视，牙关紧闭，苔薄黄，脉浮数，宜清热开窍。针刺百会、水沟、中冲、合谷、太冲、外关、风池，针用泻法。

痰热内蕴型：见发热痰多，咳吐不利，神昏痉厥，伴有呼吸急促，纳呆呕恶，腹胀便秘，苔腻，脉滑，宜清热化痰，开窍醒神。针刺百会、水沟、中冲、合谷、太冲、中脘、丰隆，针用泻法。

暴受惊恐型：见受惊吓后突然抽搐，大哭不止，神志不清，或日常心神不安，易受惊，喜欢怀抱，夜间睡眠易惊醒，啼哭不止，苔薄，脉细数，宜镇惊安神。针刺百会、水沟、中冲、合谷、太冲、印堂、承浆，针用泻法。

慢惊风具体辨证如下：

脾虚肝旺型：见抽搐阵发，发作时无力，伴有面色萎黄，精神不振，昏昏多睡，睡时露睛，肢体不温，食少，大便清稀水样或色青绿，舌质淡，苔白，脉弦细，宜温运脾阳，扶土抑木。针印堂、太冲、气海、足三里、脾俞、胃俞，平补平泻。

阴虚动风型：症见肢体拘挛或强直，时发抽搐，伴有面色潮红，消瘦，潮热，盗汗，五心烦热，口渴，大便干结，舌绛少津，苔光剥，脉细数，宜育阴潜阳，滋水涵木。针刺印堂、太冲、气海、足三里、太溪、三阴交、肾俞，平补平泻。

脾肾阳虚型：见手足蠕动震颤，伴有面色㿠白或灰滞，精神萎顿，沉睡昏迷，畏寒肢冷，腰膝酸软，大便澄澈清冷，舌质淡，苔白，脉沉细，宜温补脾肾，回阳救逆。针刺百会、太冲、气海、关元、足三里、太溪、脾俞、胃俞、肾俞、命门，针用补法，加灸。

此病还可灸隐白或百会治疗慢脾风。

（马睿杰 沈卫东）

二、小儿痞闷

窦材灸药结合治小儿痞闷医案一则

一小儿食生杏致伤脾，胀闷欲死，灸左命关二十壮即愈。又服全真丹五十丸。

1. 注释

全真丹：载于《扁鹊心书·神方》，由高良姜（炒）四两、干姜（炒）四两、吴茱萸

（炒）三两、大附子（制）、陈皮、青皮各一两组成。

2. 出处　本医案出自南宋·窦材《扁鹊心书·卷中·痞闷》（窦材.扁鹊心书.北京：中国古籍出版社，1992：47.）；另可见于《续名医类案·卷九·饮食伤》。

3. 学术思想及主要著作　同上。

4. 辨证思路及方法　本案为以直接灸命关穴治疗因误食生杏仁导致痞闷的验案。苦杏仁有小毒，本案中小儿误食后脾胃受损，气机不畅。窦氏以艾灼作为施治手段，典型反应了窦氏重视温补脾肾之阳的学术思想，窦氏《扁鹊心书》的全部用穴也只有二十多个，而在这二十多个穴位中又以命关、关元为多。窦氏认为命关穴"能接脾脏真气，治三十六种脾病，凡诸病困重，尚有一毫真气，灸此穴二、三百壮，能保固不死。一切大病属脾者，并皆治之。"而对于不同病因导致的痞闷治疗又有所不同，如在本案同一章节的痞闷其他几个病案中，"伤其肺气"，则选中府穴；"宿食结于中焦"，则选中脘穴，反映了同病异治的中医特色。

5. 用穴及操作分析　命关为治脾要穴。《扁鹊心书》云："能接脾脏真气，治三十六种脾病"。本案患者误食杏仁中毒。杏仁止咳平喘，其性本降，与脾升清之功相忤，加之小儿稚阳本不足，故损伤脾胃中阳，病属危重。大剂量艾灸命关恰应窦材"凡诸病困重，尚有一毫真气，灸此穴（命关）二三百壮，能保固不死"的观点，能温补脾胃阳气，从而调理脾胃气机升降的作用。

按语：

（1）对应现代疾病：痞闷以自觉胀满，触之无形，按之柔软，压之无痛为临床特点，可部分对应西医学中的功能性消化不良、浅表性胃炎、萎缩性胃炎、胃下垂等消化系统疾病。

（2）现代教材或临床如何辨证、取穴、治疗：中医理论以胃气壅塞，升降失司为痞闷病机，主要可由脾胃受损，外邪乘虚内陷入里，结于胃脘，阻塞中焦气机；或饮食失节，损伤脾胃；或脾失健运，水湿不化，酿生痰浊，痰气交阻于胃脘；或情志失调，肝郁气滞，横犯脾胃；或久病损及脾胃，脾胃纳运失职所致。临床总以理气、和胃、消痞为治则，取中脘、天枢、足三里、气海为主穴。具体辨证如下：

饮食积滞型：见脘腹满闷而胀，食后加重，嗳腐吞酸，恶心呕吐，厌食，或大便稀溏，夹有乳凝块或食物残渣，矢气频作，味臭如败卵，苔厚腻，脉弦滑，指纹紫滞，宜消食导滞，行气消痞。加针下脘、合谷，针用泻法。

痰湿中阻型：见脘腹痞塞不舒，胸膈满闷，头重如裹，四肢倦怠，恶心呕吐，不思乳食，口淡不渴，小便不利，舌体胖大，边有齿痕，苔白厚腻，脉沉滑，指纹紫滞，宜燥湿化痰，理气宽中。加针丰隆、阴陵泉，针用泻法。

湿热阻胃型：见脘腹胀闷不舒，灼热嘈杂，口中黏腻不爽，渴喜冷饮，身热烦躁，大便干结或黏滞不畅，小便短赤，舌红，苔黄腻，脉滑数，指纹紫滞，宜清热化湿，和胃消痞。加针下脘、内关、内庭，针用泻法。

肝胃不和型：见脘腹痞闷不舒，胸胁胀满或窜痛，或呕吐酸水，嗳气频作，易怒多啼，痞闷常因情志因素而加重，大便不爽，舌质红，苔多薄黄，脉弦，指纹紫，宜疏肝和胃，理气消痞。加针期门、太冲，针用泻法。

脾胃虚弱型：见胃脘痞闷不舒，进食或多动后加重，喜温喜按，纳差食少，面白少华，神疲嗜睡，少气懒言，便溏，舌质淡，苔薄白，脉沉弱或虚大无力，指纹淡红，宜健脾益气，升清降浊。加针脾俞，针用补法，可加灸。

胃阴不足型：见脘腹痞满，胃中嘈杂，饥不欲食，恶心嗳气，口干咽燥，大便秘结，小便短黄，舌红少苔或花剥，脉细数，指纹紫，宜养阴益胃，调中消痞。加针三阴交、内庭，平补平泻。

饮食积滞型可用三棱针点刺四缝穴，用手挤出少量黄白黏液，稍带微红血色为佳。脾胃虚弱型还可灸天枢、中脘。

（马睿杰　沈卫东）

三、小儿泄泻

滑寿灸治小儿泄泻医案一则

滑伯仁治胡元望之女，生始六月，病泄泻不已，与灸百会穴愈。

1. **出处**　本医案出自清·魏之琇《续名医类案·卷二十九·小儿科·泄泻》（魏之琇.续名医类案.北京：人民卫生出版社，1997：954.）；另可见于《古今医案按·卷二·泄泻·子部》。

2. **学术思想及主要著作**　同上。

3. **辨证思路及方法**　本案胡元望之女，生始六月，病泄泻不已，属小儿泄泻。小儿因脾常不足，易于感受外邪。伤于乳食、或脾肾阳气亏虚，均可致脾病湿盛而发生泄泻。《黄帝内经》云："清气在下，则生飧泄"，此明言脾虚下陷之泄也。本案小儿泄泻不已，脾虚致泻者，先耗脾气，继伤脾阳，日久则脾损及肾，造成脾肾阳虚。阳气不足，脾失温煦，阴寒内盛，水谷不化，并走肠间，而致澄澈清冷、洞泄而下的脾肾阳虚泻。

4. **用穴及操作分析**　百会穴位于巅顶，头为诸阳之会，百脉之宗。穴性属阳，又于阳中寓阴，故能通达阴阳脉络，连贯周身经穴，对于调节机体的阴阳平衡起着重要的作用。温灸此穴有温阳升阳、提升固脱的作用。

江瓘载方荫山贴脐治小儿泄泻医案一则

方荫山治一小儿，八岁患滞下，每夜百度，食入即吐。乃以熟面作果，分作二片，以一片中空之，用木鳖子三个，去壳，捣如泥，加麝香三厘，填入果心，贴脐上，外以帕系定，用热鞋熨之，待腹中作响，喉中知有香气，即思食能进。是夜，痢减大半，二三日渐愈。后以此法治噤口痢，多验。

1. **注释**
度：量词，次。

2. **出处**　本医案出自明·江瓘《名医类案·卷四·痢·呕吐》（江瓘.名医类案.北京：中国中医药出版社，1996：82.）。

3. **学术思想及主要著作**　不详。

4. **辨证思路及方法**　本案为灸法治疗小儿噤口痢的验案。本案患儿"每夜百度"，可见已泻下日久且泻下剧烈。"食入即吐"说明久痢致脾胃虚弱、中运不健，气逆气结，用熟面裹以木鳖子和麝香贴于脐之法，木鳖子与麝香皆为性温，可散结止痛，脐即为神阙穴，为任脉经气汇聚之处，灸者可温补元阳，健运脾胃，故此法可以温运脾胃，降逆散结。脾胃健运，则"腹中作响"，中焦气结消散，气行则"喉中知有香气"，然"思食能进"。

5. **用穴及操作分析** 脐中为神阙，为任脉经气汇聚之处，奇经八脉的任、带、冲脉都从脐部循行而过，为保健灸常用穴，有温补元阳，健运脾胃，复苏固脱之效。本案中患儿久痢脾胃虚弱，中焦气结，故食入即吐，痢不能止，用木鳖子麝香的温通散结之效，加以神阙之温补脾胃，使脾胃得以温运，中焦气机通畅，则可泻止、食入。

按语：

（1）对应现代疾病：泄泻以大便次数增多，大便性状改变为主要临床表现，对应西医学中的小儿腹泻。

（2）现代教材或临床如何辨证、取穴、治疗：中医理论以外感风、寒、暑、热诸邪与湿邪相合为该病病机；主要可由饮食失节或不洁，过食生冷，损伤脾胃；或小儿素体脾虚；或久病迁延不愈，脾胃虚弱，运化失职；或脾虚泄泻日久，继伤及肾阳所致。临床用穴总以健运脾胃，化湿止泻为治则，取天枢、上巨虚、中脘为主穴。具体辨证如下：

湿热型：见大便稀薄如水，或如蛋花汤样，泻下急迫，泻而不爽，次数众多，气味臭秽，里急后重，肛门灼热，伴有食欲不振，或呕恶，或发热烦闹，口渴，小便短赤，舌红，苔黄腻，脉滑数，指纹紫，宜清肠解热，化湿止泻。加针阴陵泉、下巨虚、合谷，针用泻法。

风寒型：见大便清稀，常伴有泡沫样物质，色淡，臭味不明显，腹痛，胃肠漉漉有声，或伴有恶寒发热等表证，舌质淡，苔薄白，脉浮紧，指纹淡红，宜疏风散寒，化湿和中。加针风池、外关，针用泻法。

伤食型：见大便稀溏，常常夹有未消化的乳食残渣，酸臭明显，或臭如败卵，脘腹部胀满，疼痛拒按，泄泻后痛减，夜卧不安，舌苔厚腻，或微黄，脉滑实，指纹紫滞，宜运脾和胃，消食化滞。加针足三里，针用泻法。

脾虚型：见大便稀溏，颜色淡，无臭味，多于进食后出现泄泻，时轻时重，伴有面色萎黄等脾虚症状，舌淡苔白，脉缓弱，指纹淡，宜健脾益气，助运止泻。加针足三里、脾俞、胃俞，针用补法，可加灸法。

脾肾阳虚型：见长时间泄泻不止，大便清稀如水，夹有大量未消化食物，或见脱肛，伴有四肢厥冷等脾肾阳虚症状，舌淡苔白，脉细弱，指纹色淡，宜温补脾肾，固涩止泻。加针气海、关元、脾俞、肾俞，针用补法，可加灸法。

伤食型泄泻可用三棱针点刺四缝。脾虚型、脾肾阳虚型泄泻可艾灸神阙、关元。

（马睿杰 沈卫东）

四、小儿腹痛

万全灸治小儿腹痛医案一则

一小儿生后三日，啼哭不乳，予视其证非脐风，乃脐腹痛也。取蕲艾杵烂，火上烘热，掩其脐上，以帛勒之，须臾吮乳而不啼矣。

1. **出处** 本医案出自明·万全《幼科发挥·卷之一·脐风》（万全．幼科发挥．第3

版．北京：人民卫生出版社，1981：12.）。

2. 学术思想及主要著作　同上。

3. 辨证思路及方法　本案患儿啼哭不乳，视其症而诊断为非脐风，乃脐腹痛也。引起腹痛的原因较多，既可以是内科疾病，也可以是外科急腹症。小儿腹痛以在临床上以感受寒邪、乳食积滞、脏腑虚冷为主。本案中刚出生小儿脾胃较弱，正气较虚，易感受外邪，选用蕲艾烘热温脐，有温中祛寒之效。故患儿治疗后须臾吮乳而不啼，可见此效甚佳。

4. 用穴及操作分析　因小儿皮肤娇嫩，若用灸法恐伤其肤，故此案中"取蕲艾杵烂火上烘热，掩其脐上，以锦勒之"。此法作用温和，又不失其效，值得借鉴。神阙穴即肚脐，又名脐中，它位于命门穴平行对应的肚脐中，是人体任脉上的要穴。具有温阳救逆、利水固脱的作用。临床多用灸法，禁针。

按语：

（1）对应现代疾病：小儿腹痛以腹部疼痛为主要临床表现。引起腹痛的原因很多，几乎涉及西医学的各科疾病如急慢性胃肠炎、胃及十二指肠溃疡、肠痉挛性绞痛、肠及胆道蛔虫症、急性阑尾炎、胃和十二指肠溃疡合并穿孔、机械性肠梗阻、肠套叠、呼吸系统疾病、心血管疾病、变态反应性疾病、神经系统疾病、代谢性疾病、传染病以及败血症、带状疱疹、铅中毒等。

（2）现代教材或临床如何辨证、取穴、治疗：中医理论以气机郁滞，经络不通，气血不畅为小儿腹痛病机，主要可由小儿乳食不节、损伤脾胃；或脏腑虚冷，中阳不振，气虚不运；或由于外伤或脏腑积瘀，损伤络脉；或小儿情志不畅，肝失调达，肝气横逆，犯于脾胃所致。临床用穴总以理气和胃止痛为治则，取中脘、天枢、气海、足三里为主穴。具体辨证如下：

腹部中寒型：见腹痛阵阵发作，喜温恶寒，面白唇黯，疼痛严重时头部出冷汗，肢冷，泄泻，小便清长，舌苔多白滑，宜温中散寒，理气止痛。加针关元，可加灸法。

乳食积滞型：见脘腹胀满，疼痛拒按，泻后痛减，不思饮食，或时有呕吐，吐物酸馊，大便臭秽，或下利完谷，常常夜啼，舌淡红，苔厚腻，脉象沉滑，指纹紫滞，宜消食导滞，行气止痛。加针梁门、内庭、四缝，针用泻法。

胃肠结热型：见腹痛拒按，便秘，甚者燥如羊屎，口唇干燥，潮热烦躁，手足心热，舌苔黄燥，脉滑数或沉实，指纹紫滞，宜清散热结，加针内庭，针用泻法。

脾胃虚寒型：见腹部隐痛，时发时止，得温、按之则舒，面色淡白，精神不振，懒言嗜卧，手足清冷，食少，或食后腹胀，便溏，唇舌淡白，脉沉缓，指纹淡红，宜温补中阳，加针关元、脾俞，针用补法，可加灸法。

气滞血瘀型：见长期腹痛如锥刺，痛处固定，或伴有腹部癥块，刺痛拒按，或腹部有青筋，舌紫黯或有瘀点，脉涩，指纹紫滞，宜行气活血，散瘀止痛，加针血海、合谷、太冲，针用泻法。

本病还可用艾灸神阙治疗脾胃虚寒型、腹部中寒型。乳食积滞型可用三棱针点刺四缝穴。

（马睿杰　沈卫东）

五、脐风

吴处厚载他医灸治脐风医案一则

枢密孙公抃生数日，患脐风，已不救，家人乃盛以盤合，将送诸江，道遇老媪曰："儿可活。"即与俱归，以艾炷脐下遂活。

1. **注释**

抃（biàn）：拍手，鼓掌。

2. **出处**　本医案出自宋·吴处厚《青箱杂记·卷八》（吴处厚. 青箱杂记. 第3版. 北京：中华书局，2007：84-85.）；另可见于《名医类案·卷十二·脐风》及《医说·卷二·针灸·灸脐风》。

3. **学术思想及主要著作**　吴处厚，邵武人（今福建省邵武市），登进士第；《青箱杂记》，共十卷，多记宋及五代朝野杂事、诗话及掌故，书中引到的魏野、李淑、王禹伪、王安国、等人诗词，大多数在其他书中没有被提到过，卷九详记燕肃作莲花漏之法，是研究科技史的宝贵资料。

4. **辨证思路及方法**　孙公为儿庆生数日，患脐风。本病病因主要与新生儿断脐时使用的用品不洁，或断脐后脐部护理不当，为风冷水湿秽毒之邪所侵而致。邪毒郁结脐部，则脐肿生疮。若正不胜邪，邪势蔓延，沿经脉流注五脏。脐风病之辨证应首辨轻重。患儿虽有牙关紧急，但尚能吞咽奶水，抽搐不重，持续时间短暂，不发生窒息者为轻症。若牙关紧急，奶水不能吞咽，抽搐发作频繁，持续时间较长，有窒息发生者则为重症。本文中患儿患脐风不救，欲送诸江道放弃治疗，说明本病患者为脐风重症。

5. **用穴及操作分析**　中医脐风病的治疗总原则：初期治疗以祛风止痉、宣通经络为主。后期如邪退正伤，痉挛渐止者，则以调气血、益脾肾为主。灸法具有温经散寒、扶阳固脱、消瘀散结、防病保健的作用。脐下，即肚脐以下，约任脉穴气海、关元等处。以艾灸之，温阳补虚，补益气血，扶阳固脱。

夏鼎灯火灸治脐风医案一则

余邑中峰桐居士刘伯宗先生乃郎佶三妇初举媛脐风，延至七日，口不吹嘘，亦不撮紧，两眼角黄色，深集溶溶，鼻准并沟畔，黄色淡淡，身上微烧。见之甚讶，从未有脐风，能延至七日者。以眼角鼻上黄色浓淡揣之，知其脾土禀赋甚旺，风难遽入，以故尔尔。余重揉外劳，用灯火十三燋，攻拔肝风；于鼻上并左右沟里，加火三燋，以截去路；用防风一钱，煎服立愈。此脐风异症之一验也。

1. **注释**

遽（jù）：立刻；马上。

燋（zhuó）：古同"灼"，火烧。

2. **出处**　本医案出自清·夏鼎《幼科铁镜·卷二·辨脐风》（夏鼎. 幼科铁镜（第7版）. 上海：上海科学技术出版社，1982：22-23.）。

3. **学术思想及主要著作**　夏鼎，字禹铸，安徽贵池人，清初儿科名医，生卒年已不可考，主要生活于康熙时期。

学术思想：

（1）注重儿科望诊：认为小儿唯以望为主，谓："指面筋纹，生来已定。"问继之，闻次之，而切则无可取矣。盖因婴幼儿脏腑娇嫩，气血未充，经脉未盛，脉象难定。但脏腑的寒热虚实，必然反映于面部之上，苗窍之中。他说："小儿病有百端，逃不去五脏六腑气血；病虽多怪，怪不去虚实寒热风痰；病纵难知，瞒不过颜色苗窍。"对危重病的望诊，亦有独到之处，他认为无论患儿面呈何色，有宝色者生，失宝色者亡。儿科有神之色即宝色。然宝色赖肺气之宣发、皮毛之润泽而出现。有神之色隐活内含有润泽，失神之色轻浮显露而枯滞。

（2）擅长推拿及灯火疗法：十分重视灯火和推拿疗法，在《幼科铁镜》卷首即采用图文并茂的方式，用很大的篇幅讲解了推拿和灯火的常用穴位和操作程序。以推拿代药赋，说明推、拿、揉、掐之法合寒、热、温、平药之四性，以歌括形式加以说明，并强调用推即是用药，不明何以能乱推。其《推拿代药赋》中记载"推上三关，代却麻黄肉桂；推下六腑，替来滑石羚羊"。对于如见喉中痰壅吐不出者，"眼翻气筑时，于气海穴以手指曲节抵之，一放即活"。对于惊风，"热盛生风，风盛生痰，痰盛生惊"，主张"疗惊必先豁痰，豁痰必先祛风，祛风必先解热"。若解热必先祛邪，祛邪之法，一用拿，一用推，一用灯火，一用灸。对于灯火疗法特别重视，如"载明灯火艾灸，俱起死回生之法"。在诸如惊风、脐风、寒邪内伏、麻毒内陷等许多急重危难患者的救治中都离不开诸如"拿精威穴"和"一烧儿霄火"之类的推拿和灯火疗法。

（3）创立天保采薇汤：天保采薇汤（或散）系夏氏家传秘方，主治小儿外感风寒湿和内伤饮食等证。它由羌活、前胡、半夏、陈皮、柴胡、赤芍、白茯苓、川芎、枳壳、厚朴、桔梗、苍术、升麻、葛根、藿香、独活、甘草十七味药各等分（或为末）组成。一般每味药用 3g 左右，用时可随症损益。大多用于表散外邪、透疹祛毒。在"麻疹内闭"、"惊痛"中用之尤多。

主要著作：目前仅知夏禹铸著有《幼科铁镜》，刊于 1695 年。卷一主要论述小儿科医生应注意的事项和推拿疗法的具体应用；卷二论面部望诊及初生儿疾病；卷三为惊痛诸证；卷四麻疹、伤寒、疟、痢诸病；卷五为儿科其他杂证；卷六为儿科药性赋及主要药方。

师承：其婴儿科医术，得传于其父夏初明。尝言"予两代以医术济人，共约七十余年，治活婴儿不下百千万数"。

4. 辨证思路及方法 本案主要是因新生儿断脐时使用的用品不洁，或断脐后脐部护理不当，为风冷水湿秽毒之邪所侵而致。邪毒蔓延，沿经脉流注五脏，毒入肝脾结于口舌，则嘴不能合拢吹气也不能收紧唇口，两眼角显出黄色，目光呆滞深远，鼻头和鼻唇沟出现黄色。因为患儿鼻准并沟畔淡黄色，知其脾土禀赋甚旺，邪风难入，症状不重，故用灯火灸外劳宫及鼻尖并鼻唇沟攻拔入里的肝脾之风。

脐风应与外感急惊风作鉴别。脐风病有脐带处理不洁史，脐部可有红肿或有脓性分泌物，抽搐频繁而时间长；外感急惊风，起病多先见高热后才见抽搐，抽搐次数不多，时间亦不长，一般热退后抽搐不再发生。

5. **用穴及操作分析**　外劳宫，经外奇穴，功能理气和中、通经活络、祛风止痛。灯火灸治是利用火的走窜性能，以祛风散邪、疏通经脉。重揉及灯火灸外劳宫，攻拔肝风。鼻准及鼻唇沟属阳明经，而灯火灸鼻准并鼻唇沟，防止肝风传入脾土，阻邪去路。内服防风既能辛散外风，又能息内风以止痉，内外同治，祛邪外出。

吴篪灸治脐风医案一则

阿铨部子，初生十日，面青舌强，不能吮乳。察其齿龈有泡如粟，脐肿腹胀，系断脐之后为水湿风邪所浸，致成脐风。按症无药可疗，惟用艾灸脐中，或有生机。灸后形气稍转，以甘草汤咂之，竟得啼声，吮乳而愈。按景岳先生曰：凡撮口脐风，治法多端，无如灸法，不用服药便安，亦良法也。

1. **注释**

咂：吸，小口喝。

撮口：病证名。脐风三证之一。又名撮风、唇紧。以唇口收紧、撮如鱼口为特征。

2. **出处**　本医案出自清·吴篪《临证医案笔记·卷六·小儿诸证·脐风》（吴篪. 临证医案笔记. 北京：中国中医药出版社，2015：280.）。

3. **学术思想及主要著作**　吴篪（1751—1837 年），字渭泉，号渭泉，江苏如皋县人，清代乾隆至道光年间人，既为名医，又为名臣，精于医理，政绩斐然，是古代典型的儒医。曾游学京、洛、闽等地而名之大噪。擅长内科杂证，兼及妇儿。

学术思想：

（1）崇尚温补，重视脾肾：吴篪多采用温补法以调节脾肾功能。脾为后天之本，补脾以巩固正气，抗邪外出，益肾则滋养肾阴肾阳以固先天之本。此外，吴篪善用温补之药附子、干姜、益智仁、补骨脂等以补阳益气。尤其善用人参，视其为补虚圣药，临证医案虚损篇有 32 则医案方药中提及人参。然其推崇人参，又绝不滥用。

（2）辨证精准，重视脉象及气血：吴篪临证经验丰富，精于医理，从医案中可以看出，其辨证精准，用药独特，重视脉象，治病求本。此外，吴篪临证重视气血，将气血辨证和脏腑辨证相结合，在此基础上辨证论治，疗效显著。

（3）重视外治，急救经验：善于用外治法治疗吐血、便血、汗证、难产等证。不断总结前人廉简便验的急救方法，甚至将其中一些编纂成歌诀，以便读者记忆，临证参考。如止鼻牛歌"石榴花瓣可以塞，萝卜藕汁可以滴。火煅龙骨可以吹，水煮茅花可以吃"。其所载之药均为生活中常见之品，操作简单，效果显著。

（4）治温病善用攻下：在温病治疗中常用攻下法。其用下者凡三，一曰：攻下泄热。症见壮热头痛，心烦躁乱，胸膈胀闷，大便秘结，舌燥苔黄，脉数洪大有力者，为热郁中上二焦，虽或背微恶寒，勿惮，应投凉膈散，推荡其中，去其胸膈实热则诸症自解。二曰：设有药后症解而大便仍结者，则应予承气养荣汤，候其垢滞既出，则旋用清燥养荣汤收功可也。其表失清利疏解，毒邪表里分传，膜原尚有余结者，可用三消饮（达原饮加羌活、柴胡、葛根、大黄、姜、枣）以分解表里中外。三曰：其下后热除而胸膈犹感不清或咳痰者，可用蒌贝养荣汤以善其后。

（5）辨霍乱创见独特：在霍乱证治方面，见解独特，认为霍乱病势偏上者多为伤食，其关脉必见沉滑，且伴胸膈胀痛，治应因而越之，先用盐汤探吐，去其隔滞，通其清气，使清升浊降，则诸症自愈。霍乱入于气分，阻塞中焦，上下痞隔者，必症见气闭手冷，甚或昏闷不醒，脘腹绞痛，脉沉而细。应先予刮法：用热汤一大碗，入香油一二匙，另择一光滑细瓷碗，蘸油汤内，令其暖且滑，然后两手复执其碗，于病者背心轻轻向下刮之，以渐加重，反复浸刮，有疏通经气，引毒下行之功。盖因五脏之系咸附于背，刮之则邪气随之而降，故背现红点而腹苟鸣响，甚则大泻如倾，遂痛减神苏，再用顺气和中之品善后可也。霍乱入于血分，扰于胃肠，升降失利者为本病之极重证型，必症见昏沉躁乱，六脉沉伏，应先取委中放血，神昏者加刺十宣，令毒随血泄，邪达于外，脏器自安。然后以宝花散（郁金、细辛、降香、荆芥）等辛香窜络之品治之，自可向愈。

主要著作：吴篪早年多病，乃潜心医学，壮年游宦京、洛、闽、皖，医名亦随之大噪，晚年引退归里，即整编《临证医案笔记》六卷，是书乃其毕生经验总结，刊行未久，以遭兵燹而版本散失。1919年四明曹炳章重为校订印行。

师承：不详。

4. 辨证思路及方法 本案是艾灸脐中急救小儿脐风的验案。本案患儿"面青舌强，不能吮乳，齿龈有泡如粟，脐肿腹胀"，吴篪认为此乃断脐之后，为水湿风邪所浸而致脐风。小儿脐风病势凶险，恐有生命之忧，故予艾灸脐中，或可挽救生机。《幼科心书》云："脐者，小儿之根蒂也"。中医认为脐与命门为"先天之本"。艾灸脐中，有温通阳气、扶正固本之效，是以灸后形气稍转。之后再以甘草汤咂之，甘草有缓急安中止痛、解毒等作用，且味甘性温，想来小儿更易接受服用此汤剂，最后吮乳而愈，收效甚佳。

5. 用穴及操作分析 脐，中医又称"神阙"穴，居人体之正中，是任脉的一个重要腧穴。该穴内连十二经脉，五脏六腑，四肢百骸，通达百脉，故有转枢上下之用。且能补虚泻实，协调阴阳，统领三焦，故有一穴而治诸病之说。本案患儿为水湿风邪于脐部浸润入里，艾灸脐中即灸神阙，是通过腧穴、经络之功，温经通脉，扶正祛邪，助其恢复脏腑功能，增强抗病力。

按语：

（1）对应现代疾病：脐风以牙关紧闭，全身肌肉强直性痉挛为主要临床表现，对应西医学中的新生儿破伤风。

（2）现代教材或临床如何辨证、取穴、治疗：中医理论以秽毒风邪，侵入内脏为脐风病机，主要由分娩断脐时，脐带处理不当所致。临床根据虚实辨证，采取不同治法。具体辨证如下：

实证：见牙关紧闭，蹙眉，口角下缩，面若苦笑，颈项强直，头后仰，躯干扭曲后弓，四肢抽搐，精神烦躁，易惊厥，面色青紫，宜疏风解表，通经开闭，镇痉熄风。针刺人中、鱼际、十宣、内关、后溪、足三里、华佗夹脊穴，针用泻法。艾灸中冲。

虚证：见久病体虚，忽然神昏，不省人事，牙关紧闭，角弓反张，宜回阳固脱，熄风止痉。艾灸命门、阴交、中冲。

（马睿杰 沈卫东）

六、胎寒

夏鼎灯火灸治胎寒医案一则

余同学庠友方孟居举子，刚出世少顷，通面青如靛染，昧爽呼门，振袂往视，知为胎寒之极，拿精威二穴无声，曲小指揉外劳，随用元宵火，加肺俞二燋，少商各一燋即乳。余知必吐，预用藿香煎之。果吐，与服之。早食候天庭青退，至亭午通面皆红矣。此执色验症之一征也。

1. 注释

庠友：指明清府、州、县学的生员时期的朋友。庠：谓乡学也，旧时称府学为郡庠，县学为邑庠。

昧爽：黎明。

精威：指精灵、威灵二穴。《幼科铁镜·卷二·辨胎寒》："观儿两眼、鼻准无黄色，口又不吹嘘，定是胎寒，先于精灵、威灵二穴对拿紧，并将昆仑穴拿紧。"精灵穴：经外奇穴，在手背部，第四、五掌骨骨间隙后缘，腕背横纹与掌骨小头连线之中点凹陷处。左右共四穴。威灵穴：经外奇穴，位于手背第二、三掌骨间，约与外劳宫相平处。

元宵火：即灯火灸。

2. 出处　本医案出自清·夏鼎《幼科铁镜·卷二·辨胎黄》（夏鼎. 幼科铁镜. 第 7 版. 上海：上海科学技术出版社，1982：24.）。

3. 学术思想及主要著作　同上。

4. 辨证思路及方法　本案为以推拿和灯火灸治疗小儿胎寒的验案。该例患儿出生后即面青如靛蓝染料敷面，黎明时啼哭，显是胎寒无疑。《幼科铁镜·卷二·辨胎寒》："胎寒，下地后或半日、一日内，通面皆青如靛染，口不吮乳，先有啼声后复不啼而昏迷者是也。观儿两眼、鼻准无黄色，口又不吹嘘，定是胎寒。"可作圭臬。治疗予以两手精灵、威灵处推按后仍无反应，再屈小指揉按外劳宫，后用灯火灸肺俞、少商，患儿即能乳食，明显好转。后患儿呕吐即用藿香煎汤顿服。旬日晨起天庭青退，午后满面通红，从望诊可知病情向愈矣。亦反映了夏氏儿科通过望诊来判断疾病转归。

5. 用穴及操作分析　精灵穴：经外奇穴，在手背部，第四、五掌骨骨间隙后缘，腕背横纹与掌骨小头连线之中点凹陷处。左右共四穴。威灵穴：经外奇穴，位于手背第二、三掌骨间，约与外劳宫相平处。夏氏喜用此二穴紧拿治疗小儿惊风昏迷等重急症。外劳宫亦是治疗小儿五谷不消，腹痛泄泻，脐风的常用穴位，亦能针刺或者艾灸。胎寒多为小儿在母胎内感寒，故灯火灸肺俞穴补益肺气，少商穴熄风定惊。

按语：

（1）对应现代疾病：胎寒以周身或局部发冷，皮肤和皮下脂肪硬化和水肿为主要临床表现，对应西医学中的新生儿硬肿症。

（2）现代教材或临床如何辨证、取穴、治疗：中医理论以阳气虚衰，外感寒邪，寒凝血涩为胎寒病机，主要可由小儿在母胎时，其母将养失调，取冷过度，冷气侵入胞胎，伤及胎儿脾胃所致。临床用穴总以温阳散寒，活血通络为治则，取百会、气海、关元、足三里为主穴。具体辨证如下：

先天不足，阳气虚衰型：见小儿出生后半日或一日内，面色青紫，神昏嗜睡，口不吮乳，先有啼哭，后无声神昏，指纹淡红不显，宜益气温阳，通经活血，加针命门，针用补法，可加灸法。

外感寒邪，寒凝血涩型：见小儿出生百日内全身寒凉，肌肤起粟粒状，经常战栗，手足蜷握，或口闭不能开，时时啼哭，但声音低微，大便为绿色稀水便，指纹紫滞，宜温经散寒，活血通络，加针大椎，可加灸法。

此病硬肿局部可用艾条温灸。

（马睿杰 沈卫东）

七、乳娥

吴篪刺血结合服药治乳娥一则

农部欧梅龛次女，五岁，烦躁啼哭，气急声哑，乳粥难入，药不沾滴。医皆以惊风难治。余看其唇红颊赤，口舌干燥，咽喉两旁红肿，中间圆突如珠，此火毒结于喉间，致成双乳蛾，非惊风重症也。即用针刺患处，出血甚多。投以雄黄解毒丸，痰涎涌出。又用加味二连散吹之，少顷神苏哭止，且能食乳。复用抽薪饮以清咽降火，末药频吹，更以服蛮煎加桔梗、射干、山豆根，数剂而愈。若作惊风，不用针刺出血，几致不起。

1. 注释

蛮（mán）煎：出自《景岳全书·卷五十一》，具有行气滞，开郁结，通神明，养正除邪的功效，主治水不制火兼心肾微虚而狂，郁结不遂，疑虑惊恐，而致痴呆，言语颠倒，举动失常。药物组成有：生地、麦门冬、芍药、石菖蒲、石斛、川丹皮（极香者）、茯神、陈皮、木通、知母。

2. 出处
本医案出自清·吴篪《临证医案笔记·卷六·小儿诸证·双乳蛾》（吴篪.临证医案笔记.北京：中国中医药出版社，2015：298.）。

3. 学术思想及主要著作
同上。

4. 辨证思路及方法
本案是针刺患处治疗乳蛾的验案。乳娥多因外邪侵袭，邪热结于喉咙，或脏腑亏损，咽喉失养，虚火上炎所致。本病是小儿多发病，小儿体弱，无力托毒外出，邪热蕴结，久而入里，可致肺肾阴虚等证。本案小儿烦躁啼哭，气急声哑，乳粥难入，药不沾滴，"医皆惊风难治"，可见时日已久，热已化火，吴篪观其唇红颊赤，口舌干燥，咽喉两旁红肿，中间圆突如珠，认为是火毒结于喉间，致成双乳蛾，并非惊风重症，若误诊则诊疗方案完全不同。吴篪急用针刺放血解毒，后内服雄黄解毒丸，局部外用加味二连散，雄黄具有清热解毒镇惊的作用，缓解期予服蛮煎加桔梗、射干、山豆根调服，诸药共奏清热解毒利咽之功效。

5. 用穴及操作分析
《灵枢·经脉》篇云："盛则泄之"；《素问·阴阳应象大论》篇云："血实宜决之"。本案病属邪热有余，故以局部放血为治疗，不需拘泥穴位、部位，但使热毒从血而泻即可。故操作时放血量宜大，以血色恢复正常或症状消除为度。

按语：

（1）对应现代疾病：乳娥以咽喉两侧喉核红肿、疼痛，出现白色凸起为主要临床表现，西医学中的扁桃体炎可参照乳蛾进行针灸辨证论治。

（2）现代教材或临床如何辨证、取穴、治疗：中医理论以热毒炽盛，血败肉腐为乳蛾病机，主要可由外感风热之邪犯肺，或素体肺胃热盛，复感外邪，邪毒循经上逆，搏结于喉核所致。临床用穴总以解毒排脓，利咽消肿为治则，取翳风、扶突、合谷、足三里为主穴。具体辨证如下：

风热犯咽型：见喉核红肿，但无化脓，咽喉肿痛，咽部干燥、有异物感，吞咽不利，伴有风热表证，宜疏风清热，利咽消肿。加针风池、大椎，针用泻法。

肺胃热盛型：见喉核红肿明显，严重者溃烂化脓，吞咽困难，高热，口唇干燥，便秘，尿赤，舌质红，苔黄厚，脉数，指纹青紫，宜清咽解毒，消肿排脓，加针内庭、颊车、十宣，针用泻法。

肺胃阴虚型：见喉核黯红、肿大，咽喉部干痒，或有灼热感，干咳少痰，长时间不能痊愈，易反复发作，便秘，尿黄，舌红少苔，脉细数，指纹青紫，宜养阴润肺，利咽散结。加针太渊、太溪、列缺、照海，平补平泻。

此病还可少商、商阳点刺放血治疗。亦有医家天灸太渊治疗。

（马睿杰　沈卫东）

八、胎毒

万全灸药结合治胎毒医案一则

一儿五岁，每至春时，则遍身生脓泡疮，此胎毒也。予戒用擦药，恐粉砒硫之毒，乘虚入腹。以胡麻服之而愈。更灸风池、血海、曲池、三里。自此再不发矣。

1. **出处**　本医案出自明·万全《幼科发挥·卷之二·心所生病·诸疮》（万全.幼科发挥.第3版.北京：人民卫生出版社，1981：42.）；另可见于《续名医类案·卷二十八·小儿科·胎毒》。

2. **学术思想及主要著作**　同上。

3. **辨证思路及方法**　《幼科概论》记载："凡初生婴儿，数月或周岁及两岁以内，头面环唇等处，忽生疮结，细如粟米粒，白脓头破裂即连成片，热胀痛痒不安，时时流出淡黄腥脓水。附近的好皮肤，一经流出的黄脓水浸染，旋复成疮，初起在皮肤外间溃烂红肿，若不治渐渐即漫延至肌肉表层，亦发淡红肿而溃烂。治不得法，日久能由头面漫延遍身，此即所谓胎毒也。"

4. **用穴及操作分析**　风池乃足少阳胆经穴位，长于祛风解毒，血海是足太阴脾经，治风先治血，血行风自灭，曲池长于泻热，足三里补脾胃，提高人体正气，祛邪外出。

按语：

（1）对应现代疾病：胎毒以各种皮肤变态反应，如疮疖、疥癣、痘疹等为主要临床表现，对应西医学中产后急性过敏重症。

（2）现代教材或临床如何辨证、取穴、治疗：中医理论以邪气遗毒于胎为胎毒病机，主要可由产妇饮食偏嗜，或生活调摄失宜，或郁怒悲思、情志不遂，或外感邪气所致。临床用穴总以清热解毒，祛风除湿为治则。临床根据不同证型选穴。具体辨证如下：

热毒：见婴儿出生后即面目红赤，眼睑浮肿，啼哭不止，便稠尿赤，口舌生疮，遍体风疟、疮疡、疥癣，宜清热解毒。针刺翳风、颊车、合谷、少商、商阳，针用泻法。

湿毒：见小儿生下时全身触之肌肉肥厚，望之皮肤通红，约三十天以后，身体渐渐消瘦，手足心热，便难，涎多，宜清热利湿。针刺胆俞、阴陵泉、至阳，针用泻法。

风毒：见小儿晕卧，活动则容易呕吐，吐泡沫黏液，或发癫痫；或患儿两眼赤红，眼眵多。治宜清热解毒，祛风除湿。针风池、曲池、合谷，针用泻法。

寒毒：犹胎寒，见小儿周身或局部发冷，面色青紫，神昏嗜睡，口不吮乳，指纹淡红不显，宜温中祛寒。针关元、气海、足三里，平补平泻，可加灸法。

（马睿杰 沈卫东）

第六章 头面五官科

一、头痛

王执中载灸治头痛医案一则

有士人患脑热疼,甚则自床投下,以脑柱地,或得冷水粗得,而疼终不已,服诸药不效,人教灸囟会而愈。热疼且可灸,况冷疼乎。凡脑痛、脑旋、脑泻,先宜灸囟会,而强间等穴盖其次也。

1. 注释

柱:支撑,引申为顶着。以脑柱地,即用头顶着地面。

粗:略微。

脑泻:脑泻,病名。《普济方·卷五十七》:"脑泻臭秽。"即指鼻渊之鼻涕脓臭。

2. 出处 本医案出自南宋·王执中《针灸资生经·第六·脑痛(脑风)》(王执中.针灸资生经.北京:人民卫生出版社,2007:281-282.);另可见于《杂病广要·身体类·头痛》、《普济方·针灸·卷十一·脑痛》及《续名医类案·卷十六·头》。

3. 学术思想及主要著作 同上。

4. 辨证思路及方法 本案乃一读书人患头痛且热,甚则用头顶着地面,说明头痛剧烈或者头重。头痛的病因有外感、内伤之别,发病较急,痛势剧烈者多为外感头痛;头痛发病较缓,多伴头晕,痛势绵绵,时止时休,多是内伤头痛。患者遇寒头痛稍减,应是外感风热上攻头部之疾。脑热者灸之,活其血也,血活则瘀热去,瘀热去则脑自宁;脑冷者灸之,散其寒也,寒去则血活,血活则痛必止。

5. 用穴及操作分析 囟会首见于《灵枢·热病》篇,位于头顶唯风可到之处,为督脉经气之所发,功善清头散风,用于治疗风热上攻头部之疾。强间亦有清热息风之功,用于治疗风热上扰清窍所致之疾。

李杲载灸药并用治头痛医案一则

先师尝病头痛,发时两颊青黄,晕眩,目不欲开,懒言,身体沉重,兀兀欲吐。洁古曰:此厥阴,太阴合病,名曰风痰,以局方玉壶丸治之,更灸侠溪穴即愈。是知方者体也,法者用也,徒执体而不知用者弊,体用不失,可谓上工矣。

1. 注释

258

先师：指张元素。

兀兀：指胃气上冲。

局方：指《太平惠民和剂局方》。

2. **出处**　本医案出自金·李杲《兰室秘藏·卷中·头痛门·头痛论》（李杲.兰室秘藏.北京：中医古籍出版社，1986：45.）；另可见于《医学纲目·卷十五·肝胆部》、《医学正传·卷之四·头痛》、《景岳全书·卷之二十六必集·杂证谟·头》、《续名医类案·卷十六·头》、《古今医鉴·卷之九·头痛》、《奇效良方·卷之二十四·头痛头风大头风门（附论）》及《圣济总论·诸风门》。

3. **学术思想及主要著作**　同上。

4. **辨证思路及方法**　本案患者两颊青黄，青者，足厥阴肝之本色，黄者，足太阴脾之本色；肝开窍于目，肝风内动，则头晕目眩，时有突发呕吐之感；脾主运化，脾气运化水液失常，痰湿内阻，则周身沉重，脾气不升，则目不欲开，少言懒语。因此可知本案肝风内动、痰湿内阻，厥阴与太阴合病的风痰证。

5. **用穴及操作分析**　侠溪为胆经荥水穴，肝与胆相表里，侠溪有清肝胆热之功效。少阳为一阳，由头至足为降；厥阴为一阴，由足至腹为升。阳不降则阴无以升，灸侠溪，乃借少阳以启之，治疗患者头痛、眩晕之症，再服玉壶丸以祛湿化痰。

魏之琇载他医刺血治头痛医案一则

娄全善治一老妇人，头痛，岁久不已。因视其手足，有血络皆紫黑，遂用三棱针尽刺出其血，如墨汁者数盏。后视其受病之经，刺灸之，而得全愈。即经所谓："大痹为恶，及头痛久痹不去身，视其血络，尽出其血是也。"

1. **注释**

娄全善：即楼英（1320—1389年），又名公爽，字全善，号全斋，明初医家，著有《医学纲目》、《气运类注》等。

岁久不已：年久不愈。

2. **出处**　本医案出自清·魏之琇《续名医类案·卷十六·头》（魏之琇.续名医类案.北京：人民卫生出版社，1997：487.）。

3. **学术思想及主要著作**　楼英（约1320—1389年），又名公爽，字全善，号全斋，萧山（今浙江萧山）楼塔人，明初医家。

学术思想：

（1）候气、补泻说：楼氏提出"候气有二：一曰邪气，二曰谷气。凡刺气至则候邪气尽，尽则谷气至，至则止针矣。所谓邪气者，曰紧而疾，曰补而未实，泻而未虚也。所谓谷气者，曰徐而和，曰补而已实，泻而已虚也"（《医学纲目·卷之十三·目疾门》）。阐发了《黄帝内经》中的"邪气"，"谷气"说，并进一步细辨"谷气至也徐而和，邪气至也紧而疾"，有"如巨川之水，不可遏也"。通过辨释体会，从而达到"补而已实，泻而已虚"的目的。楼氏对针刺补泻法的应用，如《医学纲目·卷十·卒心痛》记载，"卒心痛，不可忍，上脘，八分，先补后泻，觉针下气行如滚（热）鸡子入腹为度。次取后穴：气海、涌泉。无积者，刺之如食倾而已；有积者，先饮药利之，刺之立已。如不已，再刺后穴：间使、支沟、三里。"对突发的上腹部痛的针灸治疗过程，描写得细致入微，先取何穴，用何手法补泻，针下得气感传状况，后取何穴，如何配合药物治疗，最后用何穴收功。古籍中较为罕见，有临床指导意义。

（2）施灸与刺血法：楼氏不仅对针灸理论有较高造诣，且临床善用灸法与刺营出血法治病。在清代魏之琇《续名医类案》中就记载了他的临床验例，如治一目珠痛者，用药失效，乃灸厥阴、少阳而痛止；又治一例目痛且黑睛有黑翳患者，也是用药无功，改用上法加药治而安。这两个案例均是用灸，其施术部位只提到经脉，而未涉及具体穴位，所谓厥阴、少阴，当属肝、胆、三焦诸经，三经分布均与其密切联系，突出了经络理论在临床中的应用，与"宁失其穴，毋失其经"（见《扁鹊神应针灸玉龙经》）之说不谋而合。

再如他用针刺放血治病，《续名医类案》记载一例患者，女性，头痛久不愈，"因视其手足血络皆紫黑，乃用三棱针尽刺出其血如墨数盏，再视其受病之经而刺灸之，亦效"。这也进一步验证了刺营放血治病的临床效验。众所周知，凡病后在体表出现有"血络紫黑"现象，再在其上施放血治疗，往往在放出紫黑色血之后，可获满意疗效。

（3）夺命穴说：夺命穴，乃经外奇穴，见楼氏《医学纲目》和明代刘纯《医经小学》。夺命穴在"曲泽上一尺，针入三分，主治气昏晕。直两乳头，以篾量过，当两臑脉络上，灸之。臑脉络，俗呼之虾蟆穴也，主治紫白癜风"（《医学纲目》）。后来李梴在《医学入门》中也提到："针晕者，神气虚也，不可起针，以针补之，急用袖掩病人口鼻回气，内与热汤饮之即苏，良久再针。甚者针手膊上侧筋骨陷中，即虾蟆肉上惺惺穴，或三里，即苏。若起针坏人。"

主要著作：楼英总结了明以前的医学经验，撰成《医学纲目》，于嘉靖四十四年（1565年），由曹灼予以刊行。全书共40卷，分11部，以阴阳脏腑分病为纲。其中针灸学说主要集中在卷之七的刺灸通论、刺虚实、刺寒热、治寒热；卷之八的穴法上、穴法下；卷之九的刺禁、灸禁。书中在论述各种病证时，先归纳总结前人各种有关论述及方药治则，再附以历代各种针灸治验，叙己之法度主张。其书"理考错简，释正文义，诸家得失，曲畅旁通，精粗相因，巨细毕举，同病异法，了如指掌"，可谓全而善矣。

4. 辨证思路及方法 本案头痛是由于瘀血阻滞手足，经络运行气血不通畅，气血不能运行于头面部，头面不能得到气血的濡养而致。

5. 用穴及操作分析 先出其手足瘀血，能通畅经络的运行，后观察其受病的经络再刺之，而且还有接气之效。不治头而头痛自愈。

按语：

（1）对应现代疾病：头痛以头部疼痛为主要临床表现，对应西医学中的紧张性头痛、血管神经性头痛以及脑膜炎、高血压、脑动脉硬化、头颅外伤、脑震荡后遗症等疾病。

（2）现代教材或临床如何辨证、取穴、治疗：中医理论以气血瘀滞，不通则痛或气血亏虚，不荣而痛为头痛病机，主要可由外感及内伤积损诱发。临床用穴总以疏通经络，通行气血为治则，取百会、阿是穴、风池为主穴。具体辨证如下：

风袭经络型：见发时痛势阵作，痛有定处、如锥如刺，甚则头皮肿起成块，宜祛风活络，加针头维、合谷、天柱、列缺，针用泻法。

肝阳亢逆型：见头痛目眩，头两侧更甚，心烦善怒、面赤口苦、脉弦数、舌红苔黄，宜平肝潜阳，加针太冲、悬颅、侠溪、行间，针用泻法。

痰浊头痛型：见头痛昏蒙，胸脘痞满，呕恶纳呆，苔腻，脉滑，宜化痰通络，加针中脘、丰隆、膻中，针用泻法。

气血不足型：见痛势绵绵、头目昏重、神疲无力、面色不华、喜暖畏冷、操劳或用脑过度则加重，苔薄白，脉弱，宜补养气血，加针气海、肝俞、脾俞、肾俞、合谷、足三里，针用补法，可加灸法。

此外还可根据疼痛部位所在选择有关穴位，如前额疼痛属阳明取合谷、三里、内庭；后头痛属太阳取后溪、昆仑；侧头痛属少阳，取中渚，侠溪等等。

本病之属实热壅滞于头面者，可三棱针点刺痛点尽出其血，其清阳不升者可麦粒灸灸百会，均能提升疗效。

（刘　密　唐　勇）

二、脑冷

王执中灸治脑冷医案一则

予少刻苦，年逾壮则脑冷，或饮酒过多则脑疼如破。后因灸此穴，非特脑不复冷，他日酒醉，脑亦不疼矣。凡脑冷者宜灸此。

1. 注释

予：指王执中。

少：少年。

此穴：指囟会穴。

2. 出处　本医案出自宋·王执中《针灸资生经·第一·头部中行十穴》（王执中．针灸资生经．北京：人民卫生出版社，2007：28.）；另可见于《普济方·针灸·第六·穴》。

3. 学术思想及主要著作　同上。

4. 辨证思路及方法　本案乃王氏本人曾患脑冷，可因饮酒过多诱发剧烈头痛。头痛的病因有外感、内伤之别，外感头痛发病较急，头痛连及项背，痛无休止，外感表证明显；内伤头痛发病较缓，时止时休，遇劳或情志刺激而发作、加重。王氏因年少刻苦读书，用脑过度，年岁渐长于寒夜观书头部易感风寒，每觉脑冷，又因饮酒则头痛加重，当属内伤头痛复感风寒。脑冷者灸之，散其寒也，寒去则血活，血活则痛必止。

5. 用穴及操作分析　囟会在额骨上方与顶骨联合处，故称为囟或囟门，人当思虑之际，神志会于囟门，故名囟会。其位于头顶唯风可到之处，为督脉经气之所发，功善清头散风，凡关头脑之病，皆可酌用。脑冷为有寒也，灸之甚良。

按语：

（1）对应现代疾病：脑冷以头部自觉冷感，伴见疼痛为主要临床表现，西医学无对应疾病。

（2）现代教材或临床如何辨证、取穴、治疗：中医理论以阳气亏虚，风寒阻滞，气血不通为脑冷病机，主要可由素体阳气虚弱，风寒侵袭，头面失于温煦所致。临床用穴总以温阳散寒，行气活血为治则，取百会、风池、上星、风门、合谷、列缺为主穴，针刺平补平泻。冷痛较甚者，可配合艾灸囟会、脑户等穴以温阳散寒。

（刘　密　唐　勇）

三、面肿

张从正刺血治面肿医案一则

黄氏小儿，面赤肿，两目不开，戴人以铍针刺轻砭之，除两目尖外，乱刺数十针，出血三次乃愈。此法人多不肯从，必欲治病，不可谨护。

1. 注释

铍针：即九针之铍针。

2. 出处　本医案出自金·张从正《儒门事亲·卷六·热形·小儿面上赤肿》（张从正.儒门事亲.北京：中国医药科技出版社，2011：134.）；另可见于《续名医类案·卷九·赤丹》。

3. 学术思想及主要著作　同上。

4. 辨证思路及方法　本案患儿乃风热邪毒袭之头面，故现赤肿。赤者，热也，当去其恶血，血出热毒随之而泄，铍针粗大，泄热排毒之力强。

5. 用穴及操作分析　局部取穴，以铍针视赤肿处散刺其上，因两目尖为少阳经所过，血少故不宜刺。

按语：

（1）对应现代疾病：面肿以颜面浮肿为主要临床表现，对应西医学中的三叉神经痛、牙龈炎、下颌关节炎等疾病。

（2）现代教材或临床如何辨证、取穴、治疗：中医理论以局部气机阻滞，津液代谢失常为面肿病机。主要可由火热毒邪内郁气机，阻滞经络气血诱发。临床用穴总以清热散火，疏通经络为治则，取合谷、曲池、血海主穴。具体辨证如下：

风热上扰型：见咽痛发热，头痛口干，苔薄黄，脉浮数，宜疏风散邪，加针大椎、风门、列缺，针用泻法。

湿热蕴结型：见口苦口腻，纳差呕恶，大便不爽，小便短赤，舌红苔黄腻，脉滑数，宜清热化湿，加针阴陵泉、内庭、丰隆，针用泻法。

（刘　密　唐　勇）

四、头面疾

杨继洲针灸治头面疾医案一则

庚辰岁，过扬，大尹黄缜庵公，昔在京朝夕相与，情谊甚笃，进谒留疑，不忍分袂，言及三郎患面部疾，数载为愈，甚忧之。昨焚香卜灵棋课曰：兀兀尘埃久待时，幽室寂寞有谁知，运逢宝剑人相顾，利遂名成总有期。与识者解曰：宝者珍贵之物，剑者锋利之物，必逢珍贵之人，可愈。今承相顾，知公善针。疾愈有期矣。予针巨髎、合谷等穴，更灸三里，徐徐调之而愈。时工匠刊书，多辱蟹米之助。

1. 注释

庚辰岁：明万历八年（1580 年）。

灵棋课：其法以棋十二枚，刻上中下字，四掷而成卦，以其所掷面背相乘，得一百二十四卦。卦各有爻词。

予：指杨继洲。

辱：自谦词，即承蒙之意。

2. **出处**　本医案出自明·杨继洲《针灸大成·卷九·医案》（杨继洲.针灸大成.第2版.北京：中医古籍出版社，2008：505.）。

3. **学术思想及主要著作**　同上。

4. **辨证思路及方法**　此案为面部疾验案。案中仅言"三郎患面部疾，数载不愈"，而未详言具体症状，可能为面部皮肤病，也可能为五官科疾病。杨氏这张针灸处方配伍颇为严谨，局部取穴与远端取穴相结合，治标与治本相结合。这些原则，对临证选穴有一定指导意义。本案中记载缙庵公卜灵棋课的说解，为迷信思想，读者应正确对待这些具有迷信色彩的东西。

5. **用穴及操作分析**　巨髎为足阳明胃经的面部穴位，属局部取穴；合谷与足三里相配，二穴均属阳明。夫阳明多气多血之经，皆上循头面而有疏风解表，通经活络之效。合谷为大肠经原穴，有"面口合谷收"之说，取之为远端取穴；艾灸胃经合穴足三里使气血生化有源，上荣于面，面部疾自当痊愈，属辨证取穴。

按语：

（1）对应现代疾病：头面疾指以主要病变部位为主要临床表现的一系列疾病，广泛对应西医学中的眼、耳、鼻、面肌痉挛等疾病。

（2）现代教材或临床如何辨证、取穴、治疗：由于头面疾的范围十分广泛，临床上宜根据病症的具体情况辨证处理。由于涵盖了许多疾病，这一宽泛的概念在当前针灸临床中已很少应用。

（刘　密　唐　勇）

五、喉痹

甄权针治喉痹医案一则

论曰：安康公李袭兴称，武德中出镇潞州，属随征士甄权以新撰《明堂》示余，余既暗昧，未之奇也。时有深州刺史成君绰，忽患颈肿如数升，喉中闭塞，水粒不下已三日矣，以状告余，余屈权救之，针其右手次指之端，如食顷气息即通，明日饮啖如故。

1. **注释**

右手次指之端：指商阳穴。

啖：吃。

2. **出处**　本医案出自唐·孙思邈《千金翼方·卷二十六·针灸上·取孔穴法第一》（孙思邈.千金翼方.沈阳：辽宁科学技术出版社，1997：257.）。

3. **学术思想及主要著作**　同上。

4. **辨证思路及方法**　本案之患喉痹之疾，商为金声，手阳明为手太阴表阳之经，性属庚金，本案取商阳借少商商金之气，由阴侧转入阳侧，是以商阳之性略同于少商，少商为秋商之初，商阳为秋商之正，此乃"秋商凉肃"之意。

5. **用穴及操作分析** 商阳为手阳明经之起始穴，脉气所出之井金穴，功善疏泄阳明热邪，利咽消肿，开窍醒神，为治疗阳热实闭之神志疾患和热邪上攻之咽喉疾患的常用穴，临床多施以点刺出血法。

窦材灸治喉痹医案三则

（一）

一人患喉痹，痰气上攻，咽喉闭塞，灸天突穴五十壮，即可进粥，服姜附汤，一剂即愈，此治肺也。

（二）

一人患喉痹，颐颔粗肿，粥药不下，四肢逆冷，六脉沉细。急灸关元穴二百壮，四肢方暖，六脉渐生，但咽喉尚肿，仍令服黄药子散，吐出稠痰一合乃愈，此治肾也。

（三）

一人患喉痹，六脉细，余为灸关元二百壮，六脉渐生。一医曰：此乃热证，复以火攻，是抱薪救火也。遂进凉药一剂，六脉复沉，咽中更肿。医计穷，用尖刀于肿处刺之，出血一升而愈。盖此证忌用凉药，痰见寒则凝，故用刀出其肺血，而肿亦随消也。

1. **出处** 本医案出自南宋·窦材《扁鹊心书·卷中·喉痹》（窦材.扁鹊心书.北京：中国古籍出版社，1992：32-33.）；另可见于《续名医类案·卷十八·咽喉》。

2. **学术思想及主要著作** 同上。

3. **辨证思路及方法** 咽喉之证，风火为患，十有二三，肺肾虚寒，十有八九。火旺者治心，以心主火也；气乱者治肺，以肺主气也；阳虚者治肾，以肾主阳也。所以治疗喉痹，第一开豁痰涎，痰涎既涌，自然通快，然后审轻重以施治，姜附、灼艾，为治本之法。案一乃痰之为患，随症而作，火动则痰动，气逆则痰上壅也，取天突灸之。案二、案三患者六脉细，治宜温肾助阳，益精补气，急取关元灸之。

4. **用穴及操作分析** 天突位于胸腔之最上，其功用为通。古人喻人之胸腔为"天"，名烟囱为"突"，取名"天突"，乃喻此穴犹胸腔之囱突，瘀痰郁气得以奔冲而出。案一患者取天突灸之，能导引滞塞之气上通，通则气机顺而复肃降。关元居脐下，为任脉与肝、脾、肾经之交会穴，与下焦肝肾关系密切。其作为人体补益要穴，能培补先、后天之气，补益脾肾之功最强。若患者四肢逆冷，六脉沉细，急灸关元至四肢转温为度。

杨继洲针灸治喉痹医案一则

辛未夏，刑部王念颐公，患咽嗌之疾，似有核上下于其间，此疾在肺膈，岂药饵所能愈。东皋徐公推予针之，取膻中、气海，下取三里二穴，更灸数十壮，徐徐调之而痊。

1. **注释**

辛未：明隆庆五年（1571年）。

咽嗌：咽指口、鼻之后，食道之上的空腔处；嗌指食道的上口。

2. **出处** 本医案出自明·杨继洲《针灸大成·卷九·医案》（杨继洲.针灸大成.第2版.北京：中医古籍出版社，2008：497.）。

3. **学术思想及主要著作** 同上。

4. **辨证思路及方法** 本案之患咽嗌之疾，似有核上下于其间的病证，属郁证之梅核气，并非为脏躁证。脏躁当有精神忧郁、烦躁不宁等神志表现，且多发于中青年妇女。而本案之患者为男性，又无神志表现，故应属于郁证之梅核气，由气滞痰阻碍所致。此病发于夏季，夏为太阴湿土，为脾之令，易于生湿。湿痰阻滞而使气不得行，而患者又无他症，只于咽嗌处有核梗阻，故可知为气郁痰阻于胸肺膈部，肺膈为上焦气机之道，肺气不通上窍则闭。

5. **用穴及操作分析** 膻中位于胸中，为八会穴之气会，功能宣通上焦气机，理胸中肺膈之气，气行则痰消。气海为气之海，《黄帝内经》称之为肓之原，功可理气、行气，治气滞之证。两穴皆从气入手，重在理气行气，俾气行则津液自化，而痰湿自消。下取三里灸之，一则可使气血下行，以消上阻之气；二则可健脾和胃，俾脾健而化湿行水，以祛痰湿所生之源；三则夏为脾胃湿土之令，灸之可助脾胃化湿之功。

薛己刺血治喉痹医案二则

（一）

薛立斋治甫田史侍卫，患喉痹，以防风通圣投之，肿不能咽。此症须针乃可，奈牙关已闭，遂刺少商穴出血，口即开。更以胆矾吹患处，吐痰一二碗许，仍投前药而愈。常见患此病者，畏针不刺多毙。

（二）

薛立斋治于县尹喉痹，痛肿寒热。此手少阴心火、足少阴相火，二经为病，其症最恶，惟刺患处，出血为上。因彼畏针，先以凉膈散服之，药从鼻出，急乃愿刺，则牙关已紧，不可刺，遂刺少商二穴，以手勒去黑血，口即开。乃刺喉间，治以前药及金钥匙吹之，顿退。又以人参败毒散加芩、连、元参、牛蒡，四剂而平。

1. **出处** 本医案出自清·魏之琇《续名医类案·卷十八·咽喉》（魏之琇.续名医类案.北京：人民卫生出版社，1997：533-534.）；另可见于《外科理例·卷六·咽喉一百二十三》。

2. **学术思想及主要著作** 同上。

3. **辨证思路及方法** 喉痹由火热上蒸咽喉而成，火热之源由乎心、肾。心火者，实火也；相火者，虚火也。案中两例患者皆有牙关紧闭之症，牙关一闭，百药莫施，治当先开牙关。而开牙关之职非少商莫属。案二以少商刺血有泄热凉血之功，火郁发之，"出血乃发汗之一端也"，此乃"汗血同源"之理。

4. **用穴及操作分析** 少商为手太阴经之末穴，脉气所出之井，交传手阳明之初，出阴经而入阳经，具有金气肃清之力，功善清泻脏热，开瘀通窍，为治疗阳实郁闭之证的急救穴。本穴点刺出血，能清肺热，利咽喉，所以为喉科之要穴，凡外感或内伤引起的咽喉实证，都可取本穴施治。

魏之琇载他医刺血治喉痹医案一则

娄全善治一男子喉痹，于太溪穴，刺出黑血半盏而愈。由是言之，喉痹以恶血不散故也。凡治此疾，暴者必先发散。发散不愈，次取痰。不愈，又次取污血也。

1. 注释

取污血：指针刺放血。

2. 出处　本医案出自清·魏之琇《续名医类案·卷十八·咽喉》（魏之琇. 续名医类案. 北京：人民卫生出版社，1997：533.）；另可见于《证治准绳·杂病·第八册·七窍门下·咽喉》。

3. 学术思想及主要著作　同上。

4. 辨证思路及方法　喉痹暴发者，外邪之所袭也，邪尚在表，当用汗法以发散，发散不愈乃邪已入深，累及脾胃，内生湿痰，痰火互结，上蒸咽喉也。若痰郁日久，气因之而滞，血因之而瘀，则又非吐法所宜也，法当放血。

5. 用穴及操作分析　太溪为足少阴肾经之原穴，原气所过之处，为肾脉之根，也是滋阴要穴。肾经循喉咙，挟舌本，因久病虚火上炎，灼于喉部者，取太溪刺血以滋阴降火。

按语：

（1）对应现代疾病：喉痹以咽部红肿疼痛，吞咽不利等为主要临床表现，对应西医学中的急慢性咽炎等疾病。

（2）现代教材或临床如何辨证、取穴、治疗：中医理论认为本病的形成多因外邪侵袭化热，或素体阳热内盛，以致喉部气血凝滞，而出现红肿疼痛等症状。临床用穴总以清热达邪，疏散气血为治则，取天突、天容、列缺、照海为主穴，针用泻法。具体辨证如下：

风热壅肺型：见咳嗽发热，口热咽干，食欲不振，舌红苔白或微黄，脉浮数，宜消肿止痛，疏风清热，加泻合谷、尺泽、外关、少商；

胃火痰盛型：见咽部炙热疼痛有堵塞感，高热口干，黏稠黄痰，小便短赤，大便干燥，舌红苔黄，脉数有力，宜清热化痰，加泻合谷、内庭、曲池、支沟、丰隆；

阴虚火旺型：见咽部微肿有异物感，声音嘶哑，手足心热，咽干不欲饮水，舌红少苔，脉细数，宜滋阴清热，加针复溜、太溪、涌泉、三阴交，平补平泻。

本病疼痛剧烈时，可采用三棱针点刺少商、商阳等穴位泻热。

（刘　密　唐　勇）

六、喉痈

范九思刺血治喉痈医案一则

传曰：嘉祐中有太傅程公，守任于江夏，因母之暴患咽中有痈，卒然而长，塞气不通，命医者止可用药治之，勿施针以损之。医曰：咽中气尚不通，岂能用药，药即下之，岂能卒效，故众医不敢措治。寻有医博范九思云：有药须用未使新笔点之，痈疽即便差。

公遂取新笔与之，九思乃以点药上痈，药到则有紫血顿出，渐气通而差。公曰：此达神圣之妙矣。公命九思饮，而求其方。九思大笑曰：其患是热毒结于喉中，塞之，气不宣通，病以危甚。公坚执只可用药，不可用针，若从公意，则必误命；若不从公意，固不能施治。九思当日，曾以一小针藏于笔头中，妄以点药，乃针开其痈而效也，若非如此，何如紫血顿下也？公方省而叹曰：针有劫病之功，验于今日。古人云：为将不察士卒之能否，则不能决胜；为医不察药性之主治，则不能便差。又将无深谋远虑，则无必胜；医无先机远见，治无必效也。

1. 注释

范九思：北宋医家，精针术，擅方药，善治危重病证。

2. 出处 本医案出自金·何若愚《子午流注针经·卷上·流注指微针赋》（阎明广.子午流注针经.上海：上海中医药大学出版社，1986：18-19.）。

3. 学术思想及主要著作 不详。

4. 辨证思路及方法 喉痈是由肺胃蕴热，复感风邪，风热相搏，循经上乘咽喉所致。范九思采用铍针刺破痈肿，直接泻除风热毒邪，恶血去，毒邪涤而愈。

5. 用穴及操作分析 范九思乃北宋名医，以善治喉蛾等咽喉肿痛而著名。《流注指微赋》有"范九思疗咽于江夏，闻见言稀"之说。尤为可贵的是，范九思对畏针者善于巧施针刺，他这种随机应变之法对当今的针灸临床颇具启示。

按语：

（1）对应现代疾病：喉痈以咽喉局部红肿，疼痛剧烈，吞咽困难，高热等为主要临床表现，对应西医学中的扁桃体周围脓肿、急性会厌炎及会厌脓肿、咽后脓肿、咽旁脓肿等疾病。

（2）现代教材或临床如何辨证、取穴、治疗：中医理论以火毒壅滞，炼气血为脓为喉痈病机，主要可由外邪侵袭化热，或素体肺胃热盛诱发。临床用穴总以清热解毒，行气活血为治则，取天突、天容、合谷、内庭、鱼际，针用泻法。

本病热度内盛而势急时，可采用三棱针局部点刺或点刺少商、商阳等穴泻热。

（刘　密　唐　勇）

七、暴喑

江瓘灸治暴喑医案一则

一男子年近五十，久病痰嗽，忽一日感风寒，食酒肉，遂厥气走喉，病暴喑。与灸足阳明别丰隆二穴各三壮，足少阴照海穴各一壮，其声立出。信哉，圣经之言也。仍以黄芩降火为君，杏仁、陈皮、桔梗，泻厥气为臣，诃子泻逆，甘草和元气为佐，服之良愈。

1. 注释

厥气：逆乱之气。

2. 出处 本医案出自明·江瓘《名医类案·卷七·喑》（江瓘.名医类案.北京：中国中医药出版社，1996：148.）；另可见于《古今医案按·卷五·喑》。

3. **学术思想及主要著作** 同上。

4. **辨证思路及方法** 本案患者久病痰嗽，复感风寒，饮食逆乱之气走咽喉，发为暴喑。清·庆云阁《医学摘粹》云："气之所以病者，由于己土之湿，土湿而声喑矣。"患者久病痰嗽乃土湿之象，治宜化痰湿、祛风寒、利咽喉。

5. **用穴及操作分析** 丰隆为足阳明经别走足太阴脾经之络穴，是治疗与痰湿有关病证的要穴，痰疾之经验效穴。照海属足少阴肾经，为八脉交会穴，通于阴跷脉，功善滋阴泻火，利咽安神，长于治疗咽喉病、失眠等。本案灸药并用，外取丰隆、照海灸之以化痰利咽，内服汤药以降火泻逆。

按语：

（1）对应现代疾病：暴喑以突然讲话声音嘶哑，甚至不能发声而言为主要临床表现，对应西医学中的急性喉炎、癔症性失音等疾病。

（2）现代教材或临床如何辨证、取穴、治疗：中医理论以风热邪气侵袭，气机郁结为暴喑病机。临床上属实者以疏散风热、宣降肺气为主。取鱼际、尺泽、廉泉、合谷为主穴。具体辨证如下：

风火蕴热型：见咽喉肿痛，口干头痛，伴有高热，舌红苔薄黄，脉浮数，宜疏散风热，加泻二间、肺俞、丰隆；

肺气壅遏型：见声户开合不利，胸闷少气，胸肋胀满不舒，脉弦，宜宣肺解表利咽，针泻少商、支沟、曲池。

（刘 密 唐 勇）

八、鼻衄

苏轼、沈括载他医灸治鼻衄医案一则

又徐德占，教衄者，急灸项后发际两筋间宛穴中三壮，立定。盖血自此入脑注鼻中，常人以线勒颈后，尚可止衄，此灸决效无疑。

1. **注释**

项后发际两筋间宛穴中：此穴位于项肌隆起间沟中，后发际之中点，即哑门下五分。

2. **出处** 本医案出自宋代·苏轼、沈括合纂《苏沈内翰良方·卷第七·治鼻衄不可止欲绝者》（苏轼，沈括．苏沈内翰良方．北京：中医古籍出版社，2009：181.）；另可见于《洪氏集验方·卷第四·治鼻衄不可止欲绝者》。

3. **学术思想及主要著作** 同上。

4. **辨证思路及方法** 《诸病源候论》曰："脏腑有热，热乘血气，血性得热流溢妄行，发于鼻者，为鼻衄。""肺主气，开窍于鼻，肝藏血，血之与气相随而行，俱荣于脏腑。今劳伤之人，血虚气逆，故衄者，鼻出血也。"本案急灸项后三壮立已，应为虚证。

5. **用穴及操作分析** 灸项后发际两筋间以止鼻衄，《针灸大成》等医籍亦载，"线勒颈后，尚可止衄"，此乃仓促应急的简便操作方法。

窦材灸治鼻衄医案一则

一人患脑衄，日夜有数升，诸药不效。余为针关元穴，入二寸留二十呼。问病人曰：针下觉热否？曰：热矣。乃令吸气出针，其血立止。

1. 注释

留二十呼：留针候气时间，指二十次呼气时间的总和。

2. 出处 本医案出自南宋·窦材《扁鹊心书·卷下·失血》（窦材.扁鹊心书.北京：中国古籍出版社，1992：67.）；另可见于《续名医类案·卷十二·衄血》。

3. 学术思想及主要著作 同上。

4. 辨证思路及方法 脑衄者，口鼻俱出血也，乃鼻血多，溢从口出。"诸药不效"，多因"衄之为患，总由乎火"之说。殊不知衄之为患，亦有"多劳过欲，病及天一之真，阳浮引阴血以冒上窍者，滋潜厚味，法从峻补血脱则挽回元气，格阳则导火归源"（《临证指南医案》）。

5. 用穴及操作分析 关元居脐下，为任脉与肝、脾、肾经之交会穴，与下焦肝肾关系密切。其作为人体补益要穴，能培补先、后天之气，补益脾肾之功最强。本案取关元施以呼吸补法操作，留针二十呼，待针下有热感乃出针。

王执中灸治鼻衄医案二则

（一）

有兵士患鼻衄不已，予教令灸此穴即愈。有人久患头风，亦令灸此穴即愈。但《铜人》、《明堂经》只云主鼻塞、不闻香臭等疾而已，故予书此以补其治疗之阙。

1. 注释

此穴：指囟会穴。

2. 出处 本医案出自南宋·王执中《针灸资生经·卷三·虚损》（王执中.针灸资生经.北京：人民卫生出版社，2007：106.）；另可见于《普济方·针灸·卷十三·虚损》。

（二）

执中母氏忽患鼻衄，急取药服，凡平昔与人服有效者皆不效。因阅《集效方》云：口鼻出血不止，名脑衄，灸上星五十壮。尚疑头上不宜多灸，只灸七壮而止。次日复作，再灸十四壮而愈。有人鼻常出脓血，予教灸囟会亦愈。则知囟会、上星皆治鼻衄云。

1. 注释

平昔：平常，从前。

2. 出处 本医案出自南宋·王执中《针灸资生经第六·鼻衄》（王执中.针灸资生经.北京：人民卫生出版社，2007：272.）；另可见于《普济方·针灸·卷十一·鼻衄》及《续名医类案·卷十二·衄血》。

3. 学术思想及主要著作 同上。

4. 辨证思路及方法 案一乃一兵士反复鼻衄，案二为王执中母亲突发鼻衄，《诸病源候论》曰："脏腑有热，热乘血气，血性得热流溢妄行，发于鼻者，为鼻衄。""肺主气，开窍于鼻，肝藏血，血之与气相随而行，俱荣于脏腑。今劳伤之人，血虚气逆，故衄者，鼻出血也。"案一中患者乃兵士，血气方刚，多因脏腑有热；案二乃女性长者，疑为气虚不能摄血。

5. **用穴及操作分析**　囟会、上星为灸治鼻衄之效穴，《千金翼方》、《针灸资生经》、《针灸大成》恒多取之。囟会在额骨上方与顶骨联合处，故称为囟或囟门，人当思虑之际，神志会于囟门，故名囟会。胎儿在腹，诸窍静闭，唯以脐吞吐母气，促动膈肌鼓荡，囟门亦为之小颤，是为胎息，胎息为先天之气。降生之后，则鼻司呼吸，是为后天之气。上星首见于《针灸甲乙经》，人当审思之际，多先反目上视，闭目凝神则往事如见，犹星夜之星辰，穴居头上，故名上星。囟会、上星皆为督脉经气所发，功善清热凉血，是治疗鼻衄的主穴要穴。

洪迈载他医针治鼻衄医案一则

饶州黥卒杨道珍，本系建康兵籍，以罪配隶，因徙家定居，且称道人，素善医，尤攻针灸。市民余百三，苦鼻衄沉笃，更数十医弗效，最后召杨视之……令病者卧于门扇上，按两肩井间，齐插两针，才一呼吸罢，衄立止，举体顿轻。

1. **出处**　本医案出自宋·洪迈《夷坚志·癸志·卷八·鼻衄》（洪迈.夷坚志.北京：中华书局，1981：1282.）。

2. **学术思想及主要著作**　同上。

3. **辨证思路及方法**　《诸病源候论》曰："脏腑有热，热乘血气，血性得热流溢妄行，发于鼻者，为鼻衄。""肺主气，开窍于鼻，肝藏血，血之与气相随而行，俱荣于脏腑。今劳伤之人，血虚气逆，故衄者，鼻出血也。"

4. **用穴及操作分析**　肩井一穴，为手足少阳、阳维、足阳明之会，擅疏肝降胆，调理气机之功；且调气下气最速，故止鼻衄若桴应鼓。然运针亦有巧道，血出于上则缓缓捻入急提，血出于下则急插而缓提，反复行针数次可收功。

李时珍帖敷治鼻衄医案一则

尝有一妇衄血，一昼夜不止，诸治不效。时珍令以蒜敷足心，即时血止，真奇方也。

1. **注释**

足心：经外奇穴，位于涌泉穴后一寸凹陷中。

2. **出处**　本医案出自明·李时珍《本草纲目·菜部第二十六卷·菜之一·葫》（李时珍.本草纲目.第2版.北京：中医古籍出版社，1997：678.）；另可见于《续名医类案·卷十二·衄血》。

3. **学术思想及主要著作**　同上。

4. **辨证思路及方法**　关于鼻衄病因病机的论述，《诸病源候论》曰："脏腑有热，热乘血气，血性得热流溢妄行，发于鼻者，为鼻衄。"，"肺主气，开窍于鼻，肝藏血，血之与气相随而行，俱荣于脏腑。今劳伤之人，血虚气逆，故衄者，鼻出血也。"

5. **用穴及操作分析**　《灵枢·本输》篇曰："肾出于涌泉，涌泉者足心也"。本穴为足少阴肾经之子木穴，故能泻肾火，引热下行，而有养阴之性，用于治疗相火妄动所致头面五官疾病。敷灸之法，对于鼻衄、咯血、头痛等凡因阴虚火旺而起者，无不应手而验。

按语：

（1）对应现代疾病：鼻衄以鼻部出血为主要临床表现，相当于西医学中的鼻外伤、鼻腔炎症、鼻腔肿瘤、鼻中隔偏曲、高血压、动脉硬化、血液病、流感、伤寒、出血热、肝硬化、尿毒症、倒经、重金属或药物中毒、维生素缺乏及营养不良等疾病。

（2）现代教材或临床如何辨证、取穴、治疗：中医理论以血溢脉外为鼻衄病机。主要可由火热迫血妄行，或脾气虚损，统血无力所致。临床用穴总以清热凉血、益气健脾为治则。取迎香、印堂、上星、合谷等为主穴。具体辨证如下：

肺经郁热型：见发作突然，鼻血点滴而出，量多而红，鼻干咽燥，舌红脉数，宜清热泻火，凉血止血，加泻少商、尺泽；

胃热炽盛型：见量多深红，伴有烦渴欲饮，牙龈肿痛出血，舌红脉滑数，宜清热泻火，凉血止痛，加泻内庭、厉兑；

肝火上炎型：见来势急骤，量多色深，目赤红肿，眩晕头痛，胁肋胀痛，舌红，脉弦数，宜清泻肝火，加泻太冲、行间；

阴虚火旺型：见间断出血，量少色红，口干不欲饮，耳鸣目眩，五心烦热，舌少苔，脉细数，宜养阴清热，加太溪、太冲，平补平泻；

脾虚气弱型：见渗渗而出，淋漓不止，面色苍白，神色倦怠，头晕眼花，舌淡脉弱，宜健脾益气统血，加灸足三里、气海。

在一般治疗不效的情况下，可采用蒜泥敷涌泉穴以引火归元或采用冷水冲洗前额部以救急止血。

（刘　密　唐　勇）

九、鼻干

王执中灸治鼻干医案一则

执中母氏久病鼻干，有冷气。问诸医者，医者亦不晓，但云病去自愈。既而病去亦不愈也，后因灸绝骨而渐愈。执中亦尝患此，偶绝骨微痛而著艾，鼻干亦失去。初不知是灸绝骨之力，后阅《千金方》有此证，始知鼻干之去因绝骨也。

1. **出处**　本医案出自南宋·王执中《针灸资生经·卷六·鼻涕出》（王执中．针灸资生经．北京：人民卫生出版社，2007：270．）；另可见于《续名医类案·卷十七·鼻》及《普济方·针灸·鼻涕出》。

2. **学术思想及主要著作**　同上。

3. **辨证思路及方法**　本案为王执中母亲久病且自觉鼻中干涩，鼻干之名，始出《素问》，其因总不出"阴虚血燥"四字。《灵枢·五癃津液别》篇云："五谷之精液和合而为膏者，内渗于骨空，补益脑髓"。是知阴虚血燥者髓亦不能满，而髓海充足何有阴不复、血不生之理耶？王母长年患病，耗伤阴血津液，无以滋养于鼻，乃觉鼻干。

4. 用穴及操作分析　悬钟别名绝骨，为八会穴之髓会，足三阳之大络，功善充髓壮骨，是治疗髓虚骨痿之要穴，亦可用于髓亏阴虚之症。因精血互根，血乃髓所生，故灸本穴施补，可滋阴润燥以治鼻中干涩之症。

按语：

（1）对应现代疾病：鼻干以鼻内干燥为主要临床表现，相当于干燥性鼻炎、萎缩性鼻炎等疾病。

（2）现代教材或临床如何辨证、取穴、治疗：中医理论以津亏内燥为鼻干病机。主要可由津液不足，或由脾虚湿盛，无力布散津液所致。临床用穴总以滋阴润燥、益气健脾为治则，取迎香、上星为主穴。具体辨证如下：

阴虚肺燥型：见口干咽干、目涩肤燥，口鼻气热，舌苔少，脉细，宜养阴清肺，滋润鼻窍，加太渊、三阴交、太溪，平补平泻；

脾虚湿蕴型：见纳差神疲，头重体倦，纳差呕恶，大便溏薄，舌淡脉弱，宜健脾益气，运湿润燥，加脾俞、太白、足三里、丰隆，平补平泻。

（刘　密　唐　勇）

十、鼻渊

朱震亨灸药结合治鼻渊医案一则

（朱震亨）治鼻渊，南星、半夏、苍术、白芷、神曲、酒芩、辛夷、荆芥。尝治一中年男子，右鼻管流浊涕，有秽气，脉弦小，右寸滑，左手寸涩。先灸上星、三里、合谷，次以酒芩二两，苍术、半夏各一两，辛夷、细辛、川芎、白芷、石膏、人参、葛根各半两，分七帖服之，全愈。此乃湿热痰积之疾也。

1. 出处　本医案可见于明·楼英《医学纲目·卷之二十七·肺大肠部·鼻渊》（楼英. 医学纲目. 北京：中国医药科技出版社，2011：623.）；另可见于《续名医类案·卷十七·鼻》、《证治准绳·杂病·第八册·七窍门下·鼻出浊涕》及《丹溪治法心要·卷五·鼻》。

2. 学术思想及主要著作　同上。

3. 辨证思路及方法　朱丹溪认为本案患者乃痰郁火热，肺窍不利之证，治当祛痰、散热、开窍。

4. 用穴及操作分析　取上星、足三里、合谷灸之，合谷有清热之功效，可清解郁热；足三里化痰通窍，与合谷配合，可清热化痰开窍；上星位于头部，可通鼻开窍，三穴配合，再服以汤药，疾病自除。

按语：

（1）对应现代疾病：鼻渊以鼻塞、流黄脓鼻涕为主要临床表现，对应西医学中的鼻窦炎。

（2）现代教材或临床如何辨证、取穴、治疗：中医理论以鼻窍不通为鼻渊病机，主要可由外感风热，循经上蒸于鼻窍，或肝胆热盛上犯蒸灼鼻窍，或脾胃湿热，循经上扰等所致。临床用穴总以宣通鼻窍，调气化浊为治则，取合谷、孔最、迎香、上星为主穴，多针刺泻法。具体辨证如下：

肺经郁热型：见鼻涕量多而白黏或黄稠，发热恶风，头痛咳嗽，舌红苔薄白，脉浮数，宜清热泻火、宣肺通窍，加泻列缺、尺泽；

肝胆郁热型：见鼻涕色黄或绿，头痛烦躁，咽干口苦，耳鸣寐差，大便干燥，小便黄赤舌红苔黄腻，脉弦数，宜清热泻火，疏肝清胆，加泻行间、侠溪；

脾经湿热型：见鼻涕黄浊量多，头重昏闷，胸脘痞闷，纳呆食少，舌红苔黄腻，脉滑数，宜健脾祛湿，清热泻火，加泻阴陵泉、内庭。

（刘 密 唐 勇）

十一、鼻塞

叶桂针治鼻塞医案一则

鲍（十七），两三年鼻塞不闻，清涕由口呛出，而气窒仍然。大凡头面诸窍皆清阳交会通行之所，就外邪来乘，亦必雾露无质清邪，邪郁既久，气血失其流畅，进药攻治，必不效验。欲治其疴，须查手太阴自少商穴起，施针刺以泄邪流气，乃一法也。

1. **出处** 本医案出自清·叶桂《临证指南医案·卷八·鼻》（叶天士.临证指南医案.北京：北京科学技术出版社，2014：344.）。

2. **学术思想及主要著作** 同上。

3. **辨证思路及方法** 叶氏认为肺开窍于鼻，肺气不和，风冷乘之，使气息遏而不通，则风冷与气上界，蒸而为液，其液界于下，则令鼻多涕；鼻病之内热上蒸，主要是肺、胃、肝胆郁热上蒸头面，头面诸窍，皆清阳游行之所，邪处于中，则为堵塞。

4. **用穴及操作分析** 少商为手太阴经之末穴，脉气所出之井，交传手阳明之初，出阴经而入阳经，具有金气肃清之力，功善清泻脏热，开瘀通窍，为治疗阳实郁闭之证的常用穴。本穴点刺出血，能清肺热，利官窍，所以为耳鼻咽喉科之要穴，凡外感或内伤引起的实证，都可取本穴施治。

按语：

（1）对应现代疾病：鼻塞以鼻塞不通为主要临床表现，对应西医学中的急慢性鼻炎。

（2）现代教材或临床如何辨证、取穴、治疗：中医理论以鼻塞不利为鼻塞病机，主要可由气虚无力主司呼吸，或有形实邪阻滞气机所致。临床用穴总以通气利窍为治则，取迎香、印堂、列缺、合谷为主穴，多针刺泻法。具体辨证如下：

肺气虚弱型：见短气懒言，胸闷神疲，汗出乏力，舌淡脉弱，宜宣肺益气，加肺俞、太渊、足三里。

脾虚痰湿型：见纳差脘痞，头昏头重，大便溏薄，舌淡脉细弱，宜健脾化痰，加脾俞、足三里、丰隆。

气滞血瘀型：偶见浓稠浊涕，伴见血丝，病程较长，头痛头胀，脉细弦，宜活血行气，加泻通天、太阳。

另可配合中药汤液熏鼻治疗，可采用桑叶、菊花、苏叶等宣散通气的中药进行治疗。

（刘　密　唐　勇）

十二、齿痛

苏轼、沈括载灸治齿痛医案一则

随左右所患，肩尖微近后骨缝中，小举臂取之，当骨解陷中，灸五壮。予目睹灸数人皆愈。灸毕，项大痛，良久乃定，永不发。予亲病齿，百方治之皆不验，用此法灸遂瘥。

1. 注释

肩尖：即肩髃穴。

骨解：指骨缝。《灵枢·九针》："八风伤人，内舍于骨解腰脊膝理之间为深痹也。"

2. 出处　本医案出自宋·苏轼、沈括合纂《苏沈良方》（苏轼，沈括．苏沈良方．上海：上海科学技术出版社，2003：73.）；另可见于《针灸资生经·第六·牙疼》、《普济方·针灸·卷十一·牙痛》、《寿世保元·卷十·灸法》及《医说·灸牙疼法》。

3. 学术思想及主要著作　同上。

4. 辨证思路及方法　本案是以灸法治疗齿痛的验案。患者以牙齿疼痛为主证，当属中医学范畴的"牙痛"。本病病因以外感风寒风热、脾胃湿热、阴虚内热等为多见。风寒等邪气凝滞阻滞经络，经络不通，不通则痛而发病，故治以温经通络，以灸法治之当为首选，灸五壮不必拘泥五壮，这是作者暗含的意思。灸毕，项大痛，良久乃定，此乃经络疏通的过程；以经络辨证分析，本案属阳明经经络不通所致，若上牙痛，为足阳明胃经的病变（……循颊车，入上齿中），若下牙痛为手阳明大肠经的病变（"……从缺盆上颈，贯颊，入下齿中……入肘外廉，上臑外前廉，上肩，出髃骨之前廉，上出于柱骨之会上、下入缺盆，络肺，下膈，属大肠……"），故治疗以阳明经循行上取穴温灸，以温通筋脉，通经活络。

本例主穴很独特，采用小举臂主之，当骨解陷中的方法，这就要求主穴时要配合一定的姿势动作，方可准确定位；此案病例以经络辨证为其主要辨证思路。

5. 用穴及操作分析　本案患者牙痛致局部经脉阻滞不通，"不通则痛"。治疗以通络止痛为主，故取阳明经循行上肩尖穴灸治之。肩尖穴，位于肩尖微近后骨缝中，小举臂主之，当骨解陷中，即肩髃穴。其作为阳明经脉循行线上的重要穴位，具有祛风寒，通经络的作用。艾灸具有温通经脉，畅达经气的作用，故患者觉得项大痛，良久乃定，此乃经络疏通之征象。

王执中论灸治齿痛医案二则

（一）

有老妇人旧患牙疼，人教将两手掌交叉，以中指头尽处为穴，灸七壮，永不疼。恐是外关穴也。穴在手少阳去腕后二寸陷中。泉司梢子妻旧亦苦牙疼，人为灸手外踝穴近前些子，遂永不疼。但不知《千金》所谓外踝上者，指足外踝耶？手外踝耶？识者当辨之。

1. **出处**　本医案出自南宋·王执中《针灸资生经·第六·牙疼》（王执中. 针灸资生经. 北京：人民卫生出版社，2007：267-268.）；另可见于《普济方·针灸·卷十一·针灸门·牙痛》及《续名医类案·卷十七·齿》。

2. **学术思想及主要著作**　同上。

3. **辨证思路及方法**　本案以直接艾灸外关穴治疗一老妇人旧患牙疼的验案。本案患者牙痛旧病复发，久病入络，艾灸可以温通经络，行气活血，再加上痛则气滞，艾灸可以行气活血。手少阳三焦经经筋（其支者上曲牙），根据辨经论治，当属手少阳三焦经，艾灸外关可以治疗因牙痛导致局部经脉阻滞不通的问题，外关为手少阳三焦经的络穴，艾灸可以调节表里经的疾患，促进阴阳的平衡。

4. **用穴及操作分析**　外关居于腕背横纹上 2 寸，为络穴，八脉交会穴，通阳维脉，其作为手少阳三焦经脉上的要穴，能通经活络，清热解表，宁心安神。本案患者因牙痛导致局部经脉阻滞不通，亦影响睡眠，艾灸作用温和持久，既可以止痛也可以宁心。

（二）

辛帅旧患伤寒，方愈食青梅，既而牙疼甚。有道人为之灸屈手大指本节后陷中，灸三壮。初灸觉病牙痒，再灸觉牙有声，三壮痛止。今二十年矣。恐阳溪穴也。《铜》云：治齿痛，手阳明脉入齿缝中。左痛灸右，右痛灸左。

1. **出处**　本医案出自南宋·王执中《针灸资生经·第六·牙疼》（王执中. 针灸资生经. 北京：人民卫生出版社，2007：268.）；另可见于《普济方·针灸·卷十一·针灸门·牙痛》及《续名医类案·卷十七·齿》。

2. **学术思想及主要著作** 同上。

3. **辨证思路及方法**　本案以直接艾灸阳溪穴治疗一旧患伤寒又食青梅牙疼更甚患者的验案。本案患者旧患伤寒，方愈。据《伤寒论》载：太阳病，或已发热，或未发热，必恶寒，体痛，呕逆，脉阴阳俱紧者，名为伤寒。患者伤寒刚刚治愈，营卫之气尚且不足，再加之食青梅，《神农本草经》载："梅，味酸性平，可入肝、脾、肺、大肠，具收敛生津之益"，青梅偏酸，酸性具收敛、固涩作用，现代研究表明酸味往往具有强烈的刺激性，本身正气匮乏加之酸味刺激导致牙齿剧痛，寒性凝滞，侵袭经脉会使经脉气血凝结，阻滞不通，从而出现疼痛。艾灸可以温通经脉，驱除寒气，所以初灸觉病牙痒，再灸觉牙有声。三壮痛止，据《周易》载以奇数属阳数，定做艾灸的壮数为补法，以偶数属阴数，定做艾灸的壮数为泻法。本案患者伤寒刚愈，正气正在恢复之中，所以艾灸用三壮作为补法以提高正气。

艾灸阳溪穴可以通经止痛，温阳通脉。下牙痛为手阳明大肠经的病变（从缺盆上颈，贯颊，入下齿中《灵枢·经脉》篇），《黄帝内经》："左病右主，右病左主，上病下治"，十二经络和任督二脉在身体上交汇的腧穴，经脉气血是相互流通的，所以左痛灸右，右痛灸左。

4. **用穴及操作分析**　阳溪穴居于腕背上，为手阳明大肠经的经穴。阳溪，阳，热也、气也，指本穴的气血物质为阳热之气。溪，路径也。该穴名意指大肠经的经气在此吸热后蒸升上行至天部。本穴属火，为合谷穴传输至此的水湿云气，水湿云气吸热后上炎于天部，表现出火的炎上特征，故本穴属火，艾灸此穴有助于发挥火的热性，除伤寒，通经络，止痛。

周密载他医针治齿痛医案一则

赵子昂云："北方有宋彦举者，针法通神，又能运气，谓初用针即时觉热，自此流入经络，顷刻至患处，用补泻之法治之，则病愈而气血流行矣"。

刘汉卿郎中患牙槽风，久之颔穿，脓血淋漓，医皆不效。在维扬有邱经历，益都人，妙针法，与针委中及女膝穴，是夕脓血即止，旬日后颔骨蜕去，别生新者。其后张师道亦患此证，亦用此法针之而愈，殊不可晓也……

委中穴在腿腘中，女膝穴在足后跟，俗言"丈母腹痛，灸女婿脚后跟"，乃舛而至此，亦女膝是也。然灸经无此穴，又云女须穴。

1. 注释

赵子昂，本名赵孟頫，南宋著名书法家和绘画家，创"赵体"书，与欧阳询、颜真卿、柳公权并称"楷书四大家"。著有《松雪斋文集》等。"宋彦举针法"中详尽的针灸疗法出自朋友赵子昂的口述。

女膝穴：经外穴名，亦称女须、丈母、女婿。位于跟骨中央，当跟腱附着部下缘处。

2. 出处

本医案出自宋·周密《癸辛杂识续集·卷上·宋彦举针法》（周密.癸辛杂识续集.上海：上海古籍出版社，2012：62-63.）；另可见于《古今图书集成医部全录·卷五百八》。

3. 学术思想及主要著作

同上。

4. 辨证思路及方法

本案为牙痛久而颔穿脓血淋漓的验案。当属中医学范畴的"牙痛"。本病病因以外感风寒风热、脾胃湿热、阴虚内热等为多见。外感邪气，邪气久未祛出，久病入络，致瘀血阻滞，脓血淋漓，壅阻于齿，经络不通，不通则通而发病，本例证属热毒壅滞。脓血壅阻，经络不通则齿痛。肾主骨，齿为骨之余，肾与膀胱相为表里，邪气首犯太阳，故疏通太阳，即可表里经同治，又可祛出表证之邪，故治以清热解毒，通络止痛，应用委中穴（别名血郄）的舒筋通络、散瘀活血、清热解毒之功效，达到治愈的目的。

5. 用穴及操作分析

委中穴，又名郄中，是针灸四大要穴之一，又为足太阳膀胱经之合穴。足太阳经为少气多血之经，故其是刺血的理想穴位，《针灸大成》称为血郄，具有舒筋通络、散瘀活血、清热解毒之功效；女膝穴在足后跟部，当足跟后正中线赤白肉际处。下主委中及女膝穴针之，体现循经选穴的治疗原则，针之可行气活血、清热解毒、通络止痛。正如《灵枢·终始》篇曰："病在上者下取之，病在下者高取之，病在头者取之足，病在腰者取之腘。"

江瓘载张季明灸治齿痛医案一则

张季明治人患牙疼，为灸肩尖，微近骨后缝中，小举臂取之，当骨解陷中，灸五壮即瘥。尝灸数人皆愈，随左右所患，无不立验。灸毕项大痛，良久乃定，永不发。季明曰：

予亲病齿痛，百方治之不效，用此法治之，随瘥。

1. 注释

张季明：名杲，明代医家，肩尖，即肩髃穴。

2. 出处

本医案出自明·江瓘《名医类案·卷七·牙》（江瓘．名医类案．北京：人民卫生出版社，2005；294.）；另可见于《苏沈良方·卷第七·灸牙疼法》、《疡医大全·卷十六·龈齿部·牙齿门主论》、《寿世保元·卷十·灸法·灸诸病法》、《针灸资生经·第六·牙疼》、《辨证录·牙齿痛门六则》及《辨证奇闻·卷三·牙齿》。

3. 学术思想及主要著作

不详。

4. 辨证思路及方法

本案是以灸法治疗齿痛的验案。肩尖，资料显示当为肩髃穴。牙痛在马王堆汉墓出土的帛书《足臂十一脉灸经》中已提到灸治牙病："病齿痛……皆久（灸）臂阳明温（脉）"，《灵枢·杂病》篇曰"齿痛，不恶清饮，主足阳明；恶清饮，主手阳明"。本医案灸肩尖治疗牙痛，以经络辨证分析，属阳明经经络不通所致，若下牙痛为手阳明大肠经的病变（从缺盆上颈，贯颊，入下齿中），故以手阳明经循行上的肩尖穴温灸，以温通筋脉，通经活络。

5. 用穴及操作分析

《备急千金要方》记载，在肩外头近后，以手按之有解宛宛中，即为肩髃穴，具有疏经利节，祛风通络，理气化痰的作用；牙痛致局部经脉阻滞不通，"不通则痛"，艾灸具有温通经脉，畅达经气的作用，故灸后患者项大痛，良久乃定。

按语：

（1）对应现代疾病：齿痛以牙齿因各种原因引起的疼痛为主要临床表现，对应西医学中的牙痛，西医学的龋齿、牙髓炎、牙周炎、牙槽或牙周脓肿、冠周炎及牙本质过敏等。

（2）现代教材或临床如何辨证、主穴、治疗：中医理论以火邪循经上炎为齿痛病机，临床用穴总以泻火止痛为治则，取颊车、下关、合谷、二间为主穴，针用泻法。具体辨证如下：

风火外袭型：见发作急，牙疼严重，牙龈红肿，喜冷恶热。兼发热、口渴、腮颊肿胀。舌红苔薄黄，脉浮数，宜疏风清热、消肿止痛。加泻翳风、风池、内庭。

胃火炽盛型：见牙痛严重，牙龈红肿，或出血，遇热则甚。或兼口中异味、尿赤、便秘。舌红苔黄，脉洪数，宜泻火止痛。加泻厉兑、曲池、内庭。

虚火上炎型：见齿痛隐隐，夜晚加重，久治不愈可见牙龈萎缩、牙根松动。兼腰膝酸软、头晕目眩。舌质红嫩、少苔或无苔，脉细数，宜滋养肾阴、降火止痛。加刺太溪、照海、内庭，只针不灸，平补平泻。

其他疗法：穴位贴敷，将大蒜捣烂，于睡前贴敷双侧阳溪穴，至发泡后取下；耳针，取口、三焦、上颌或下颌、牙、神门、耳尖、胃、大肠、肾等穴，耳尖可行点刺出血，或施行埋针、王不留行籽贴压；电针，取颊车、下关、合谷或二间，针刺得气后接脉冲电流，用密波强刺激 20～30 分钟；穴位注射，取颊车、下关、合谷、翳风，每次选 1～2 穴，用安痛定注射液，每穴注入 0.5～1ml。

（施　静　唐　勇）

十三、舌胀

王况针治舌胀医案一则

王况，字子亨，本士人，为南京宋毅叔婿。毅叔既以医名擅南北，况初传其学，未精，薄游京师，甚凄然。会监法忽变有大贾睹揭示，失惊吐舌，遂不能复入。经旬食不下咽，尪羸日甚，国医不能疗。其家人忧惧，榜于市曰："有治之者，当以千万为谢。"况利其所售之厚，姑往应其求。既见贾之状，忽发笑不能制，心以谓未易措手也。其家人怪而诘之。况谬为大言，答之曰："所笑者，辇毂之大如此，乃无人治此小疾耳。"语主人家曰："试取《针经》来，况谩检之，偶有穴与其疾似是者，况曰："尔家当勒状于我，万一不能治则勿尤我，当为针之，可立效。"主病者不得已，亦从之。急针舌之底，抽针之际，其人若委顿状，顷刻舌遂伸缩如平时矣。其家大喜，谢之如约，又为之延誉，自是翕然名动京师。既小康，始得尽心《肘后》之书，卒有闻于世。事之偶然，有如此者。况后以医得幸，宣和中为朝请大夫。著《全生指迷论》一书，医者多用之。

1. 注释

王况：初从其岳父名医宋道方学医，然未能精进。后在开封治愈一盐商舌吐而不收之症，获厚报，遂得以精心研究《肘后方》，而卒成名医。

2. 出处 本医案出自宋·王明清《挥尘录》（王明清．挥尘录．上海：上海书店出版社，1984：13.）；另可见于《奇症汇·卷之二·舌》、《古今图书集成医部全录·卷五百八》、《医说·卷二·针灸》、《挥麈后录馀话》及《中国医籍考·下·卷四十七·方论二十五》。

3. 学术思想及主要著作 王况，宋代医家。一作王贶，考城（今河南兰考）人。

学术思想：王况鉴于对于医道"有人犹不能刻意研求，专心致志，撄邪抱病，则束手无能，制疗处方，则委身纰缪，余窃悲之。于是采古人之绪余，分病证之门类，别其疑似，定其指归，阴阳既明，虚实可考。若能按图求治，足以解惑指迷，虽未起死回生，庶几扶危拯困，故号曰《全生指迷》，以崇大伦之道焉。"

主要著作：著《全生指迷论》，又名《济世全生指迷方》。撰于12世纪初。明代以后原书失传。今本四卷，系编《四库全书》时自《永乐大典》辑出后改编而成者。卷一为诊脉法；卷二至四为寒证、热证、风湿、疟疾、痹证、劳伤等20种内科病及若干妇科疾病的医论和方剂，内容以选方为主，并有围绕方剂主治所作的论述以阐析病因、证候。现有清末刻本、石印本多种丛书本。1949年后有《宋人医方三种》排印本。

师承：曾拜南京（今河南商丘）名医宋道方学医，为其女婿，尽得其传。其技艺甚精，尤长于针刺治疗奇疾，尝治一患者因惊而吐舌不能缩回，名噪一时。宣和间（1119—1125年）授官，人称"王朝奉"。

4. 辨证思路及方法 本案是治疗失惊吐舌，遂不能复入的吐舌验案。《灵枢·经脉》篇曰"手少阴之别，名曰通里，去腕一寸；别而上行，循经入于心中，系舌本，属目系"，"脾足太阴之脉……属脾，络胃，上膈，挟咽，连舌本，散舌下"，"足太阳之筋……其之者，别入结于舌本"，"肾足少阴之脉……其直者，从肾上贯肝膈，入肺中，循喉咙，挟舌本"。又《素问·诊要经终论》篇曰"厥阴终者，中热嗌干，善溺心烦，甚则舌卷，卵上缩而终矣。"强调若手厥阴心包、足厥阴肝经经气败坏，患者会有发热而咽干，时时小便，心烦，甚则舌卷卵缩等症。故与舌密切相关经脉为心经、脾经、肾经、膀胱经、肝经，即手足阴阳脉气皆通于舌；故以经络辨证分析，舌者心之官也，肝者筋之合也，筋者聚于阴器，而脉络于舌本。本案王况急针舌之底，旨在通调心经、肾经、肝经等与舌关联之众经脉，宗经调畅，舌遂伸缩正常。本案注重经络的"经络所过，主治所及"以及经络之是动病，所生病在临证中的应用。

5. 用穴及操作分析　王况急针舌之底，属金津、玉液所在之处，金津、玉液属经外奇穴，可利口舌，是治疗吐舌的主要穴位。《针灸大全》列作经外穴，名金津、玉液。在口腔内，当舌下系带旁的静脉上。左为金津，右为玉液。主治重舌肿痛，口疮，喉痹，失语，呕吐，腹泻，消渴，及舌尖，扁桃体炎等。点刺出血。《备急千金要方》曰："治舌卒肿，满口溢出如吹猪胞，气息不得通，须臾不治杀人：刺舌下两边大脉出血，勿使刺著舌下中央脉，出血不止杀人。"本案刺舌下两旁金津、玉液，抽针之际，其人若委顿状，顷刻舌遂伸缩如平时矣。

张从正刺血治舌肿医案一则

南邻朱老翁，年六十余岁，身热数日不已，舌根肿起，和舌尖亦肿，肿至满口，比原舌大二倍。一外科以燔针刺其舌下两旁廉泉穴，病势转凶，将至颠蹶。戴人曰：血实者宜决之。以鈹针磨令锋极尖，轻砭之。日砭八九次，血出约一二盏，如此者三次，渐而血少痛减肿消。夫舌者，心之外候也。心主血，故血出而愈。又曰：诸痛痒疮疡，皆属心火。燔针、艾火是何以也？

1. 注释
燔针：即火针、烧针也；砭之，即刺入而出。
鈹针：即九针之铍针也，末端如剑锋而针体较宽，刺血之器具也。

2. 出处　本医案出自金·张从正《儒门事亲·卷六·火形》（张从正．儒门事亲．北京：中国医药科技出版社，2011：128.）；另可见于《奇症汇·卷之二·舌》、《续名医类案·卷十八·舌》、《医述·卷十一·舌》、《医学纲目·卷至十七·心小肠部·舌·舌肿痛》及《证治准绳·杂病·第八册·七窍门下·舌·重舌》。

3. 学术思想及主要著作　同上。

4. 辨证思路及方法　本医案是以针刺血治疗舌胀的验案。舌肿大，身热，此为实热也，泄血除热，是攻邪最快捷的方法。张介宾《类经》注："燔针，烧针也。（去刃）刺，因火气而（去刃）散寒邪也"。此案本为实热，采用燔针则违背了热者寒之的原则，致病势转凶，至颠蹶的症状；《类经》曰："热甚则疮痛，热微则疮痒。心属火，其化热，故疮疡皆属于心也。"《素问玄机原病式》篇云："诸痛痒疮，皆属心火"，"夫舌者，心之外候也，心主血"，刺血除热，血出则痛减肿消，舌胀消除。刺血疗法属张氏攻邪三法（汗、吐、下）的汗法。其认为"出血之于发汗，名虽异而实同"，"凡血之为物，太多则益，太少则枯。人热则血行疾而多，寒者血行迟而少"。出血要比发汗收效更捷，还能治疗血热壅滞，出血即祛邪，必使其尽出，方能邪去正安。

5. **用穴及操作分析**　本案应用针刺廉泉出血。廉泉是任脉穴，邻近舌部，具有通调舌络的作用，可治疗舌纵涎出，舌本强急。张氏应用铍针，即《黄帝内经》所称九针之一的铍针，刺血，让血尽量外流，血色变为正常为止，且日砭八九次，血出约一二盏，如此者三次，出血即祛邪，邪去正安，则痛减肿消。张氏经脉辨证论治的内容包括循经辨证按经取穴、辨经脉气血多少而行补泻、辨脏腑病循经取穴三个方面。其刺络泻血的特点为泻血针数多、泻血部位多和出血量多，以发汗解表、祛瘀生新、清热消肿和疏经导气。张氏刺络泻血主要以十二经脉气血的多少为指导，用于实证、热证；泻血的工具多用铍针，擅长选刺五脏经脉之井穴以疗五脏之疾。

汪机刺血治舌胀医案一则

尝治一妇人木舌胀，其舌满口，令以铍针锐而小者砭之五七度，三日方平，计所出血几盈斗。

1. **注释**

铍针：即九针之铍针也，末端如剑锋而针体较宽，刺血之器具也。

2. **出处**　本医案出自明·高武《针灸聚英·卷二·玉机微义针灸证治·喉痹》（高武. 针灸聚英. 北京：北京科学技术出版社，2013：113.）；另可见于《针灸大成·卷九·名医治法·喉痹》、《普济方·卷六十·咽喉门》、《名医类案·卷七·舌》、《古今医统大全·卷之六十四·舌证门》及《寿世保元·卷六·喉痹》。

3. **学术思想及主要著作**　汪机（1463—1539 年），明代医家，字省之，号石山居士，祁门（今属安徽）人。汪机生在名医世家，早岁习春秋经，后承家学随父汪轮行医，致力于医学研究。汪氏行医四十余年，医术高超，所疗之病，效如桴鼓，名振遐迩。其治学严谨，凡岐伯、黄帝、仓公、扁鹊诸遗旨，靡不探其肯綮，融汇古今诸名家之长，阐发其义理。

学术思想：

（1）主张营卫论，培元补气：汪机在《黄帝内经》"清者为营，浊者为卫"，"其浮气之不循经者为卫气"，"其精气之行于经者为营气"等理论基础上，将阴、阳、营、卫、气、血皆归于气，补气则为治疗之根本，提出"营卫一气"论，"补营"为补气，创立补气培元的立论基础。其次，针对丹溪"未尝专主阴虚而论治"，提出"何世人昧此，多以阴常不足之说横于胸中，凡百诸病，一切主于阴虚，而于甘温助阳之药一毫不敢轻用，岂理也哉？"提出有别于丹溪滋阴派的甘温补气助阳的治疗主张。

（2）重用参芪，气血双补：《营卫论》曰："经曰，阴不足者补之以味，参、芪味甘，甘能生血，非补阴而何？又曰，阳不足者温之以气，参、芪气温，又能补阳"。汪机力倡补气，对参、芪的运用有独到的见解。其在《辩〈明医杂著忌用参芪论〉》中反复列举丹溪治疗血虚有火而"率以参、芪等剂治之而愈"的案例，证明参、芪"不惟补气亦能补血"，不惟"补火"亦能"泻火"的道理。

（3）注重脉诊与刺法：汪机在《外科理例》中指出脉象是"气血之征兆"，"今之疡医多不诊脉，惟视疮形以施治法。盖疮有表里虚实之殊，兼有风寒暑湿之变，自非脉以别之，安得而察识乎?"在《针灸问对》中亦强调了"凡将用针，必先诊脉"的观点，批评"世之专针科者，既不识脉，又不察形，但问何病，使针何穴，以致误针成痼疾者有矣!"

汪机在针法上继承朱丹溪"针法浑是泻而无补"；并对《针灸甲乙经》等诸家针书所载"某穴针几分，留几呼，灸几壮"等定法提出针刺深浅应遵照《黄帝内经》中"病有浮沉，刺有浅深"的原则；主张疾病初起，元气未伤而邪气轻浅时，可用针刺除之；若病邪较甚，元气已伤者，则决非针所能治。如其《石山医案》中"凡所疗之证，皆以药饵攻补，无仅用针灸奏效者"（《四库提要》）。

（4）创新温病病因学说：《肘后方》曰："疠气兼挟鬼毒相注名为温病"，明代以前的医家对温病病因主要以伤寒伏邪为说，但所指已是温疫，金元刘河间等虽主火热病因说，但不以温病为名。汪机将温病分作伏气温病、新感温病、新感引动伏邪三类，明确指出："有不因冬伤于寒而病温者，此特春温之气，可名曰春温，如冬之伤寒，秋之伤湿，夏之伤暑相同，此新感之温病也。"这一见解对后世温病学发展有重要影响。

（5）针法有泻无补论：汪机的临床经验十分丰富，尤其擅长用砭灸法治疗外科疾病。汪氏认为针法浑是泻而无补，其针法多用在痈、疽、疮、疡之脓成作痛的医案中，用针攻破去脓，开泄去滞，以祛邪扶正，而对于病邪大甚，元气已伤之虚证，决不用针。

（6）采用灸疗法治疗外科疾患：在灸法的运用上，汪氏强调灸法主要用于沉寒痼冷、阳绝、阳陷等类疾病上。另外，外科痈疡疾患也可用灸。如汪机《针灸问对》："覃公，四十九岁，病脐腹冷疼，完谷不化，足肘寒逆，精神困弱，脉沉细微。灸气海、三里、阳辅，三日后，以葱熨灸疮，皆不发。复灸数壮，亦不发。十日后，全不作脓，疮干而愈。"在灸法的运用上，汪氏强调灸法主要用于沉寒痼冷、阳绝、阳陷等类疾病上。至于艾灸的用量，则重用，壮数并非三五壮，常常上百壮。

（7）反对无病施灸：汪机虽赞同以灸法治疗阳气下陷、寒邪伤阳等疾病，但对于无病时以灸法强身健体则持否定态度。他认为"无病而灸，如破船添钉……夫一穴受灸，则一处肌肉为之坚硬，果如船之有钉，血气到此则涩滞不能行矣。"此言可作为一家之观点参读。

主要著作：汪氏一生著作甚丰，著有《脉诀刊误补注》、《石山医案》、《重集读素问钞》、《运气易览》、《针灸问对》、《外科理例》、《痘治理辨》、《推求师意》（以上编为《汪石山医书八种》）、《本草会编》、《医读》、《伤寒选录》、《医学原理》等。

师承：针灸方面，汪机继承朱丹溪"针法浑是泻而无补"，主张疾病初起，元气未伤而邪气轻浅时，可用针刺除之；若病邪较甚，元气已伤者，则决非针所能治。

汪机的补气培元学术思想受李东垣的脾胃学说影响。

汪机的补营说，引李东垣入朱丹溪，在朱氏补阴的名义下扬李氏之补气思想。

4. 辨证思路及方法 本案以泄血法治疗妇人木舌胀，其舌满口的验案。《素问·调经论》篇说："气血不和，百病乃变化而生"。人体的气血，是脏腑经络功能活动的物质基础；若气血的失常或经络运行气血的功能发生障碍将导致一系列的病理变化。《灵枢·九针十二原》篇曰"菀陈则除之"，"通其经脉，调其血气"。刺血是攻邪最快捷的医治气血瘀滞的方法，而舌为心之外候，心主血脉，故血出而愈，三日方平。

5. 用穴及操作分析　铍针即《黄帝内经》所称九针之一的铍针，末端如剑锋而针体较宽，适用于祛除瘀阻之恶血。故在刺出血时，一般不用止血法，而让血尽量外流，尤其是黑紫色的血，让它流尽或血色变为正常为止，所以有令以铍针锐而小者砭之五、七度，计所出血几盈斗，痛减肿消的描述。体内恶血本为致病之邪，出血即祛邪，邪去则正安，痛减肿消。

吴篪刺血结合服药治舌肿医案一则

重舌：松将军舌下肿出如舌，胀满痛硬，饮食不进。余云：此为重舌，又谓之子舌，皆因心火上炎，热壅舌根故也。当用砭针刺去其血，用蒲黄、冰片为末，常刷舌上。次早肿略退，能咽唾，惟舌赤而硬，仍以针刺出紫血，即以黄连煎汁，细细呷之，专泻心火，旋服清胃降火之剂，而肿消舌软如常矣。

1. 注释
砭针：砭石是也。

2. **出处**　本医案出自清·吴篪《临证医案笔记·杂病·口舌》（吴篪．临证医案笔记．北京：中国中医药出版社，2015：264．）；另可见于《古今医统大全·卷之六十四·舌证门》。

3. 学术思想及主要著作　同上。

4. 辨证思路及方法　本案患者舌下肿出如舌，胀满硬痛，皆因心火上炎，热壅舌根，为实热证。《类经》曰："热甚则疮痛，热微则疮痒。心属火，其化热，故疮疡皆属于心也。"《素问玄机原病式》云："诸痛痒疮，皆属心火"，故用砭针刺去其血，泄血除热。《医林纂要》曰："冰片主散郁火，能透骨热，治惊痫、痰迷、喉痹、舌胀、牙痛、耳聋、鼻息、目赤浮翳、痘毒内陷、杀虫、痔疮、催生，性走而不守，亦能生肌止痛"；黄连清热燥湿，泻火解毒，用于湿热痞满，呕吐吞酸，泻痢，黄疸，高热神昏，心火亢盛，心烦不寐，血热吐衄，目赤，牙痛，消渴，痈肿疔疮；冰片通诸窍，散郁火，消肿止痛；蒲黄归肝、心包经，止血，化瘀，通淋。针药结合，则肿消舌软如常矣。

5. 用穴及操作分析　杨继洲在《针经指南·通玄指要赋》中注"砭针者，砭石是也。"体内恶血本为致病之邪，出血即祛邪，邪去痛减肿消。砭针适用于祛除瘀阻之恶血，故在刺出血时，尽量让血外流，至血色变为正常为止，辅以中药黄连冰片蒲黄，针药合用，则邪去正安。

按语：

（1）对应现代疾病：舌胀以舌部肿胀为主要临床表现，对应西医学中的舌下腺炎、舌下间隙感染等。

（2）现代教材或临床如何辨证、取穴、治疗：中医理论以热结血瘀、湿热停聚为舌胀病机，主要可由心脾湿热、外感风热、邪气相搏，循经上结于舌或肾阴亏虚，虚火上灼舌本所致。临床用穴总以清热祛湿，活血散结为治则，取金津、玉液为主穴，针用泻法。具体辨证如下：

心脾积热型：见舌下疼痛，红肿，舌体活动、功能受限，可伴发热，口渴，心中烦热，大便秘结，小便短赤，舌质红，苔黄，脉数，宜清心泻脾。加泻针刺少商、合谷、尺泽、内庭、关冲。

阴虚火旺型：见舌下疼痛，红肿，舌体活动受限，颌下淋巴肿大压痛。口干咽燥，心胸烦躁，失眠，大便秘结，小便黄，舌干红少苔，脉细数，宜滋阴降火。加泻行间、太溪。

血瘀舌下型：见舌色黯，舌下肿，舌下疼痛，舌体伸缩功能障碍，唾液少，颌下淋巴肿大压痛，口微干，小便黄，舌偏红有瘀点，脉弦略数，宜活血散结。加泻膈俞、太冲。

湿热蒸舌型：见舌下红肿，按之软，日久不溃，舌下疼痛，影响语言功能、吞咽功能、流涎，颌下淋巴肿大压痛。体倦，纳呆，小便黄，舌质红胖，苔白黄厚腻，脉濡数，宜清热化湿。加泻阴陵泉、内庭、曲池。

其他疗法：舌下吹用冰硼散或薄荷研末合冰片少许掺口，或吹凉心散，每日1～3次；若溃烂者，吹锡类散；舌下出血者，用炒蒲黄末。三棱针金津、玉液放血。

（施　静　唐　勇）

十四、吐舌

凌云针药结合治吐舌医案一则

有男子病后舌吐。云兄亦知医，谓云曰："此病后近女色太蚤也。舌者心之苗，肾水竭，不能制心火，病在阴虚。其穴在右股太阳，是当以阳攻阴。"云曰："然。"如其穴针之，舌吐如故。云曰："此知泻不知补也。"补数剂，舌渐复故。

1. 注释

蚤：早。

2. 出处　本医案出自清·张廷玉等《明史·卷二百九十九·列传第一百八十七·方伎·凌云传》（张廷玉. 明史. 北京：中华书局，1974：7651.）；另可见于《续名医类案·卷十八·舌》、《古今图书集成医部全录·卷五百一十二》、《历代名家针灸医案》及《古代针灸名家验案选十三则》。

3. 学术思想及主要著作　同上。

4. 辨证思路及方法　本案是以针药结合治疗吐舌的验案。本案患者吐舌皆因病后过早接近女色而致欲火太盛伤津耗气。《类经》曰："热甚则疮痛，热微则疮痒。心属火，其化热，故疮疡皆属于心也。"《素问玄机原病式》云："诸痛痒疮疡，皆属心火"。本病因近女色过早而致吐舌，实为虚火，肾水竭，不能制心火，病在阴虚，其穴在右股太阳，火邪循脉络上扰舌本所致，治当以阳攻阴。张介宾《景岳全书·新方八阵》曰："善补阳者，必于阴中求阳，则阳得阴助而生化无穷；善补阴者，必于阳中求阴，则阴得阳升而泉源不竭。"以急则治其标，缓则治其本的治疗原则，扶正祛邪。

5. 用穴及操作分析　其穴在右股太阳，属于足太阳膀胱经。《灵枢·经筋》篇曰：

"其支者，别入结于舍本"，而肾与膀胱相表里。《素问·阴阳应象大论》篇曰："善用针者，从阴引阳，从阳引阴，以右治左，以左治右，以我知彼，以表知里，以观过与不及之理，见微得过，用之不殆"，治当以阳攻阴，疏通经脉，恢复舌的正常活动。然则患者病后近色，元气尚未完全恢复，故加用补药，以奏其效。

按语：

（1）对应现代疾病：吐舌以舌头不断地伸出口外，伸出较长而缩回较慢或久而不收为主要临床表现，对应西医学中的多系统疾病，例如血液病、神经系统病变、精神系统病变、癔症、阴茎异常勃起等。

（2）现代教材或临床如何辨证、取穴、治疗：中医理论认为该病的病机为湿热郁积、瘀血内阻，耗伤肾阴，相火亢盛无所制，以致舌体吐弄不宁。临床取大敦、行间、蠡沟、侠溪、三阴交为主穴治疗。具体辨证如下：

阴虚阳亢型：见吐舌不收，伴口苦咽干，两颧红赤，舌红、少苔，脉细数，宜育阴潜阳。加针肾俞、太溪、太冲，只针不灸，平补平泻。

湿热下注型：见吐舌不收，伴小便短黄，口干口苦，舌红、苔黄腻，脉弦滑数，宜清热利湿。加泻阴陵泉、曲骨。

瘀血内阻型：见吐舌不收，伴皮色紫黯，痛如针刺，苔紫黯，脉弦涩，宜活血消肿。加泻膈俞、合谷、太冲。

其他疗法：耳针，取外生殖器、内生殖器、内分泌、肾、神门，每次选2～4穴，毫针中度刺激；或埋针、药丸按压；三棱针点刺金津、玉液、廉泉，出血由黯变红为度；耳尖、耳背静脉三棱针点刺出血；穴位注射：取风池、曲池、风门、足三里，选鱼腥草注射液或柴胡注射液，每次每穴注射1～2ml。

（施　静　唐　勇）

十五、口眼㖞斜

许叔微载他医灸治口眼㖞斜医案一则

范子默记崇宁中凡两中风，始则口眼㖞斜，次则涎潮闭塞，左右共灸十二穴得气通。十二穴者，谓听会、颊车、地仓、百会、肩髃、曲池、风市、足三里、绝骨、发际、大椎、风池也。依而用之，无不立效。

1. 注释

发际：位于头额部，直对眼外眦前发际边，用手按发角会感到疼痛之处，胃经的五谷精微由本穴分送头之各部。

2. 出处　本医案出自南宋·许叔微《普济本事方·卷第一·中风肝胆筋骨诸风》（许叔微. 普济本事方. 第 3 版. 上海：上海科学技术出版社，1978：5.）；另可见于《续名医类案·卷二·中风》、《医学纲目·卷之十·肝胆部·中深半身不收舌难言》、《金匮翼·卷一·中风·中风统论·卒中八法》及《杂病广要·外因类·中风》。

3. 学术思想及主要著作　同上。

4. 辨证思路及方法 本案是以艾灸治疗口眼喝斜的验案。本案例属于中医中风证，证属风中经络，治以疏调经筋、疏通血脉，遵从"治风先治血，血行风自灭"之理论。取穴以阳明经、少阳经为主，以局部头面部取穴为主。从穴方来看，对于出现口眼喝斜和涎潮闭塞的表现。许氏强调以治疗头面部腧穴为主，再通过对全身诸穴的艾灸，以"泄风气"。《黄帝内经》曰："陷下则灸之。"正谓此也，所以立愈。

5. 用穴及操作分析 本案以口眼喝斜为主，当属中医学的面瘫。本病多以外感风寒湿邪、或过食肥甘厚味，或情志失调，或劳累后气血亏虚，致风邪入侵，或内风类动，阻滞经络，经络不通而发为本病。治疗以活血通络，祛风平肝为主。本案属于局部取穴和远端取穴的相配的取穴方法。案中风致口眼喝斜和涎潮闭塞皆属风中经络，治从疏通血脉。所谓治风先治血，血行风自灭，所以局部取穴听会、颊车、地仓，疏通局部经脉，百会灸之则升阳益气，气通则愈；肩髃、曲池、风市、风池、足三里、绝骨灸之祛风补益，疏通经脉，促进远端肢体功能的恢复；久则郁而化热，以大椎清热。

王执中载他医灸治口眼喝斜医案一则

范子默自壬午五月间口眼喝斜，灸听会等三穴即正。右手足麻无力，灸百会、发际等七穴得愈。未年八月间，气塞涎上，不能语，金虎丹加腻粉服至四丸半。气不通，涎不下，药从鼻中出，魂魄飞扬，如坠江湖中，顷欲绝，灸百会、风池等左右共十二穴。气遂通，吐几一碗许。继又下十余行，伏枕半月余遂平。尔后小觉意思少异于常，心中愦乱，即便灸百会、风池等穴立效。《本事方》云：十二穴者，谓听会、颊车、地仓、百会、肩髃、曲池、风市、足三里、绝骨、发际、大椎、风池也。依而用之，立效。

1. 注释

金虎丹：出自《圣济总录》卷六：牛黄（研）一两，丹砂（研）一两，粉霜（研）一两，腻粉（研）一两，雄黄（研）一两，龙脑（研）一两，铅白霜（研）一两，天竺黄一两，人参一两，麦门冬（去心）一两，甜消（研）一两，蓬砂（研）半两，白矾（研）一两半，主治一切风涎，中风口噤不语，忽然仆地，涎潮壅塞。

2. 出处 本医案出自南宋·王执中《针灸资生经·卷四·中风》（王执中.针灸资生经.北京：人民卫生出版社，2007：182-183.）；另可见于《续名医类案·卷二·中风》、《普济方·针灸·中风》及《医学纲目·卷十·中风》。

3. 学术思想及主要著作 同上。

4. 辨证思路及方法 本案是以穴位艾灸治疗口眼喝斜、中风的验案。口眼喝斜可以是单独出现的一个病名，也可以是中风的一个主要症状，口颊部活动不利，局部取听会，加之听会位于耳屏间切迹的前方，下颌骨髁状突的后方，在张口活动中起着重要的作用。听会是足少阳经穴位，面瘫多为邪犯少阳，灸之疏风通络。金虎丹主治一切风涎，中风口噤不语，忽然仆地，涎潮壅塞。此患者主要是由于气机阻滞，痰涎壅滞而病，本应理气涤痰为主，用金虎丹稍欠妥。患者感手脚麻木无力，生活无趣味，心中烦乱，属痰火扰心，治以祛风化痰通络，宁心安神。以循经取听会、颊车、地仓、百会、肩髃、曲池、风市、足三里、绝骨、发际、大椎、风池为主。

5. **用穴及操作分析** 听会属足少阳胆经，灸之则疏通局部经脉，有效的治疗口眼㖞斜；头为诸阳之会，百脉之宗，而百会穴则为各经脉气会聚之处，灸之则升阳益气通络；发际即神庭穴，可安神通络；大椎镇痉熄风，通经活络邪热，去除中风日久所致的热证；颊车、地仓祛风通络，去除因中风导致的局部经络不通；肩髃、曲池通经活络，位于大的神经干上，灸之促使手臂功能的恢复；风市、风池祛风活络，中风多为风邪所致，灸之则改善因风邪所致的头面部和下肢的功能的恢复；足三里、绝骨补益气血，生髓健脑，灸之改善和治疗因中风导致的气血不足，脑窍失养的功能。

张从正灸治口眼㖞斜医案一则

过颍，一长吏病此，命予疗之。目之斜，灸以承泣；口之㖞，灸以地仓。俱效。苟不效者，当灸人迎。夫气虚风入而为偏，上不得出，下不得泄，真气为风邪所陷，故宜灸。《内经》曰：陷下则灸之。正谓此也，所以立愈。

1. **出处** 本医案出自金·张从正《儒门事亲·卷二·证口眼㖞斜是经非窍辨十八》（张从正.儒门事亲.北京：中国医药科技出版社，2011：52.），另可见于《医学纲目·卷之十·肝胆部·口眼㖞斜》、《续名医类案·卷二·中风》、《济阳纲目·卷一·上·中风·论口眼歪斜》及《古今图书集成医部全录卷二百十八》。

2. **学术思想及主要著作** 同上。

3. **辨证思路及方法** 本医案是选灸承泣以治疗眼睑闭合不全的验案；本案灸地仓以治疗口之㖞斜，均有效。若无效果，则选灸人迎。疾病的产生主要是邪气的作用，通过攻邪之法，可以调畅气机，疏达气血，"使上下无碍，气血宣通，并无壅滞"，祛邪应以气血通达为常。张子和十分重视邪气致病和气血流通的理论，强调攻邪与扶正的辩证关系，认为"不补之中，真补存焉"。只有对纯虚无实的患者，才可使用补法。如本例患者，因气虚风入为主，上不得出，下不得泄，是真气为风邪所陷，故宜灸。正如《黄帝内经》曰："陷下则灸之。"正谓此也，所以立愈。张子和提出了攻邪即是扶正的辩证关系，认为"不补之中，真补存焉"。

4. **用穴及操作分析** 承泣、地仓、人迎均为足阳明胃经的穴位，此经脉为多气多血之经。面部腧穴可疏调局部经筋气血，活血通络。夫气虚风入为偏，上不得出，下不得泄，真气为风邪所陷，故宜灸。对于脏腑气血亏虚型面瘫患者应培补正气，浅刺局部，以调动卫气温煦的作用，从而达到治愈的目的。足阳明经为多气多血之经，人迎穴为足阳明经离合出入之大穴，位于颈部，离面部最近，针刺此穴可达调脏腑之气血，温润面部经络。人迎穴从古及今的论证均表明对于气血的调节起着关键的作用，临床证明针刺人迎穴对于一些顽固性、气血亏虚型面瘫有着显著的疗效，本医案对人迎采用灸法，大概是取此意。

罗天益载他医灸治口眼㖞斜医案一则

太尉忠武史公，年六十八岁，于至元戊辰十月初，侍国师于圣安寺丈室中，煤炭火一炉在左侧边，遂觉面热，左颊微有汗。师及左右诸人皆出，因左颊疏缓，被风寒客之。右颊急，口㖞于右，脉得浮紧，按之洪缓。予举医学提举忽君吉甫专科针灸，先于左颊上灸地仓穴一七壮，次灸颊车穴二七壮，后于右颊上热手熨之，议以升麻汤加防风、秦艽、白芷、桂枝，发散风寒，数服而愈。或曰：世医多以续命汤等药治之，今君用升麻汤加四味，其理安在？对曰：足阳明经起于鼻，交頞中，循鼻外，入上齿中。手阳明经亦贯于下齿中，况两颊皆属阳明。升麻汤乃阳明经药，香白芷又行手阳明之经。秦艽治口噤，防风散风邪，桂枝实表而固荣卫，使邪不能再伤，此其理也。夫病有标本经络之别，药有气味厚薄之殊，察病之源，用药之宜，其效如桴鼓之应。不明经络所过，不知药性所在，徒执一方，不惟无益，而又害之者多矣。学者宜精思之。

1. **出处**　本医案出自元·罗天益《卫生宝鉴·卷八·风中血脉治验》（罗天益. 卫生宝鉴. 北京：中国医药科技出版社，2011：69-70.）；另可见于《医学纲目·卷之十·肝胆部·口眼㖞斜》、《济阳纲目·卷一·上·中风·论口眼㖞斜》、《张氏医通·卷一·中风门·中风》、《古今图书集成医部全录·卷二百二十五》及《名医类案·卷一·中风》。

2. **学术思想及主要著作**　同上。

3. **辨证思路及方法**　本医案为灸治风寒面瘫的验案。中风中经脉导致的口眼㖞斜，可灸头面部穴位如听会、颊车、地仓等穴位。罗天益认为，凡向右者，为左边脉中风而缓也，宜灸左陷中二七壮；凡向左者，为右边脉中风而缓也，宜灸右陷中二七壮，艾炷大如麦粒，频频灸之，以取尽风气，口眼正为度。提出了中风口眼㖞斜与中风病灶之间的关系。同时予以升麻汤加防风、秦艽、白芷、桂枝，意在发散风寒。根据经络循行，手阳明经亦贯于下齿中，况两颊皆属阳明。而升麻汤乃入阳明经药，香白芷又行手阳明之经。秦艽治口噤，防风散风邪，桂枝实表而固营卫，使邪不能再伤，此其理也。世医多以续命汤作为中风的通治之方。对于外风邪中，则用小续命汤（麻黄、人参、黄芩、芍药、甘草、川芎、杏仁、防己、官桂、防风、附子等）通治八风五痹痿厥等疾。若太阳中风无汗恶寒者，则用麻黄续命汤以解表祛风，同时配合针太阳经至阴、昆仑等穴引邪外解。太阳中风有汗恶风，则用桂枝续命汤解表祛风，并针风府以祛风。而在本例中，倡导病有标本经络之别，药有气味厚薄之殊，察病之源，用药之宜，其效如桴鼓之应。

4. **用穴及操作分析**　先灸患侧地仓穴一七壮，次灸颊车穴二七壮，承泣、地仓均为足阳明胃经的穴位，此经脉为多气多血之经。承泣（足阳明、阳跷、任脉交会穴），位于眼球与眶下缘之间，灸之则可疏风通络，治疗目合困难；地仓位于口角外侧，灸之则可疏风通络，治疗口㖞之症；取面部腧穴可疏调局部经筋气血，活血通络。人迎（足阳明、少阳交会穴）位于胸锁乳突肌前缘，颈总动脉搏动处，灸之理气利咽，疏通经络，加强气血运行。《黄帝内经》曰："陷下则灸之"。面瘫多因面部经络气血失调，脉络空虚，风寒湿热之邪乘虚而入而致，故应灸之。

按语：

（1）对应现代疾病：口眼㖞斜以面部表情肌群运动功能障碍为主要临床表现，对应西医学中的周围性面瘫。

（2）现代教材或临床如何辨证、取穴、治疗：中医理论以经气阻滞，经筋失养，纵缓不收为口眼㖞斜，主要可由劳作过度，机体正气不足，脉络空虚，卫外不固，风寒或风热乘虚入中面部经络所致。临床取穴总以散风通络为治则，取风池、四白、攒竹、阳白、地仓、颧髎、颊车、翳风、合谷为主穴。具体辨证如下：

风寒型：见面部曾受凉，见于早期，舌淡、苔薄白，脉浮紧，宜祛风散寒、疏调经筋。加泻太冲。

风热型：见于早期，常于感冒发热后继发，舌红、苔薄黄，脉浮数，宜疏风泻热、疏调经筋。加泻曲池、太冲。

气血不足型：见于迁延日久者，肢倦怠，面色淡白，头晕等症，宜补益气血、濡养经筋。加针补足三里，余穴平补平泻。

其他疗法：皮肤针，叩刺阳白、颧髎、地仓、颊车，以局部潮红为度；刺络拔罐，三棱针点刺阳白、颧髎、地仓、颊车，再拔罐，宜每周两次；穴位贴敷；电针等。

（施　静　唐　勇）

十六、目赤肿痛

张从正载刺血治目赤肿痛医案一则

余尝病目赤，或肿或翳，作止无时，偶至亲息帅府间，病目百余日，羞明隐濇，肿病不已。忽眼科姜仲安云：宜上星至百会，速以铓针刺四、五十刺，攒竹穴、丝竹空穴上兼眉际一十刺，反鼻两孔内，以草茎弹之出血。三处出血如泉，约二升许。来日愈大半，三日平复如故。余自叹曰：百日之苦，一朝而解，学医半世，尚缺此法，不学可乎？

1. 注释

濇：墙，意指在黑暗中。

2. 出处　本医案出自金·张从正《儒门事亲·卷一·目疾头风出血最急说八》（张从正. 儒门事亲. 北京：中国医药科技出版社，2011：25.）；另可见于《古今医统大全·卷之六十一·眼科》、《景岳全书·卷之二十七必集·眼目》、《医学纲目·卷至十三·肝胆部·目疾门·目赤肿痛》、《审视瑶函·卷首·前贤医案》及《古今图书集成医部全录·卷一百五十》。

3. 学术思想及主要著作　同上。

4. 辨证思路及方法　本案为放血治疗目赤肿痛验案。本案患者目赤，或肿或翳，羞明隐濇，为血热的症状。血热多由邪热入血所致，也可由于情志郁结，五志过极化火而导致。如果体内阳气过盛，火气很大，血液过热则血行加速，脉搏跳动变急，甚至会伤害脉络、耗损阴气。张从正一直主张攻邪学说，刺络放血是其所用的汗法之一。针刺放血，攻邪最捷，是攻泄血热最迅速的方法。"经云火郁发之，开导之，决之，可用非针出血……夺血者无汗，夺汗者无血，血汗俱荡岂不妙哉！"即所谓的"血汗同源"，"出血与发汗名虽异而实同"。张氏将自己"攻邪"理论与《黄帝内经》学术思想紧密结合并传承，同时也在理论上创新和实践，将刺络放血娴熟的运用在实证和热证中。

5. 用穴及操作分析　攒竹、丝竹空均为局部取穴，选择局部病灶进行针刺，可以迅速驱除病邪，并取得较好的效果。张从正在《儒门事亲·卷一·八》中提到"治火之法……在针则神庭、上星、囟会、前顶、百会血之"，"至于暴赤肿痛，皆宜以铍针刺前血穴出血而已"。故上星至百会排刺放血，可以达到祛火消肿止痛的作用，适用于一切火热之象。因太阳阳明经交于鼻中，二经为多气多血之经，因此血热急泻之则自鼻内弹出血以祛邪气。本案体现张氏放血疗法的特点：适应证较多；多采用排刺；刺放血疗法部位及针数较多，出血量大。因此本案有"出血如泉，约二升许"的说法。

按语：

（1）对应的现代疾病：目赤肿痛以目红、眼睑肿大、疼痛为主要临床表现，对应西医学中的流行性（出血性）结膜炎，是指结膜组织在外界和机体自身因素的作用而发生的炎性反应的统称。

（2）现代教材如何辨证、取穴、治疗：中医理论以局部经气阻滞，血壅气滞为目赤肿痛病机，主要可由外感时疫热毒所引起，风热之邪侵袭目窍，经气阻滞，火郁不宣；或素体阳盛，脏腑积热，复感疫毒，内外合邪，循经上扰而发病。临床用穴总以清热明目为治则，取风池、睛明、太阳为主穴。具体辨证如下：

风热外袭型：见目赤，灼热红肿，畏光，眵多，流泪，伴头疼，舌红、苔薄白或薄黄，脉浮数，宜疏风散邪，泻火解毒。加泻曲池、攒竹、瞳子髎、合谷、太冲。

热毒炽盛型：见目赤，胞睑肿胀刺痛，涌热泪，眵多黏稠，头痛。严重时可见白睛溢血，黑睛有星翳，心烦口渴，尿赤便干。舌红苔黄，脉数，宜清泻热毒。加泻大椎、侠溪、行间、攒竹、瞳子髎、合谷、太冲。

其他疗法：刺血拔罐，在太阳穴处点刺出血后拔罐，每日1次；挑刺，在两肩胛之间找丘疹样反应点挑治，或在大椎及其旁开0.5寸处、太阳、印堂、上眼睑等处选点挑治；耳针，取眼、目1、目2、肝，毫针强刺激，留针30分钟；或耳尖、耳背小静脉点刺出血。

（施　静　唐　勇）

十七、目盲

张从正刺血治目盲医案一则

戴人女僮至西华，目忽暴盲不见物。戴人曰：此相火也，太阳阳明气血俱盛，乃刺其鼻中、攒竹穴与顶前五穴，大出血，目立明。

1. **注释**

顶前五穴：即神庭、上星、囟会、前顶、百会。

2. **出处**　本医案出自金·张从正《儒门事亲·卷六·火形》（张从正．儒门事亲．北京：中国医药科技出版社，2011：131.）；另可见于《古今医统大全·卷之六十一·眼科》、《医学纲目·目疾门》、《续名医类案·卷十七·目》、《古今图书集成医部全录之儿科（四）》及《张氏医通·卷八·七窍门上》。

3. **学术思想及主要著作**　同上。

4. **辨证思路及方法**　本案为放血治疗目暴盲验案。本案患者视力急剧下降不见物，为相火妄动之征象，此为肝肾阴虚，不能涵养寄居肝肾的阳火，导致其冲逆上炎，邪火郁而化热所致。治疗本病必先攻邪，邪去则正复。攻邪之学术思想是张氏病因发病学观点的核心内容。发汗、催吐、泻下为攻邪主要治则。针灸以"血汗同源"的刺络放血之汗法，泄血热，攻邪毒；且太阳阳明为多气多血之经，两经经脉与目相系，目盲皆因经脉气血妄甚，相火妄动而致。泻两经之血热，则目立明。同时，张氏也提出了"刺血的补虚作用"和"虚证适宜刺络放血"的观点。故肝肾阴虚也可通过放血疗法来治疗。

5. 用穴及操作分析　目忽暴盲为太阳阳明气血过盛。太阳阳明经交鼻中，阳明热盛，急泻之，则可刺鼻中出血；攒竹为局部取穴，泻眼部之郁热；张从正在《儒门事亲·卷一·八》中提到"治火之法……在针则神庭、上星、囟会、前顶、百会血之"，"至于暴赤肿痛，皆宜以铍针刺前血穴出血而已"和"目盲……乃刺其鼻中，攒竹穴与顶前五穴，大出血，目立明"。前头部自神庭到百会五穴，刺络放血，可以达到祛火消肿止痛的目的，适用于一切火热之象。张氏同时主张大放血量，因此出现"大出血"的论述。

按语：

(1) 对应的现代疾病：目盲以眼睛突然失明为主要临床表现，对应西医学中的多种急性视力障碍眼底病，如视网膜中央动脉阻塞、眼底出血和急性视神经炎，以及由癔症、脑炎、鼻窦炎、糖尿病、各种中毒及传染病、维生素缺乏等原因所引起者。

(2) 现代教材如何辨证、取穴、治疗：中医理论以目系脉络闭塞，目窍失荣为目盲病机，主要可由暴怒惊恐、气滞血瘀，致目系脉络阻塞；或热邪上壅，肝阳风动，上乘于目，致神光离散；或气血瘀阻日久，气血俱虚所致。临床用穴总以活血名目为治则，取睛明、风池、太冲、光明、瞳子髎为主穴。具体辨证如下：

气滞血瘀型：见情绪激动后突然发病，郁闷，头晕耳鸣，胸胁胀满，舌紫黯、苔薄，脉细，宜行气活血、化瘀通络。加泻合谷、膈俞。

肝阳化风型：见突然失明，头晕耳鸣，烦躁易怒，手足麻木，舌红、苔薄，脉弦，宜平肝熄风、清肝明目。加泻行间、太溪。

气血两虚型：见视力恢复较难，伴头晕、体乏，面色淡白，易自汗，舌淡、苔薄，脉细弱，宜补益气血、养血明目。加针三阴交、足三里，针灸并用，补法。

其他疗法：耳针，①肝、胆、内分泌；②肝、胆、脾、胃；③肝、耳尖、神门、肾上腺；毫针浅刺或埋揿针；耳尖还可点刺出血。穴位注射，取瞳子髎、风池、合谷、外关、光明。用维生素 B_1 或 B_{12} 加 0.5% 盐酸普鲁卡因 0.2ml，每穴 0.5ml。

（施　静　唐　勇）

第七章　肢体关节病

一、瘫痪

杨继洲针治瘫痪医案一则

辛酉，夏中贵患瘫痪，不能动履，有医何鹤松，久治未愈。召予视，曰：此疾一针可愈。鹤松惭去。予遂针环跳穴，果即能履，夏厚赠，予受之，逾数载又瘫矣。复来召予，因侍禁廷，不暇即往，遂受鹤反间以致忿。视昔之刺鹊于伏道者，为何如？

1. 注释

中贵：有权势的太监。中，指禁中，即皇宫。明侯方域《宦官论》："今也外臣不敢与闻内事，而中贵苛刻暴横，民间私语皆採以上闻。"

动履：行走。

刺鹊于伏道者：相传，战国时名医扁鹊，周游列国时路过汤阴，秦太医李醯知技不如扁鹊，使人埋伏于道旁，将扁鹊刺死，故该地得名伏道，遗址尚存，即今河南省安阳市汤阴县伏道乡。

2. 出处　本医案出自明·杨继洲《针灸大成·卷之九·医案》（杨继洲.针灸大成.第2版.北京：中医古籍出版社，2008：496.）。

3. 学术思想和主要著作　同上。

4. 辨证思路及方法　本例杨氏选用足少阳胆经环跳穴治疗瘫痪。《灵枢·经脉》篇载足少阳胆经经脉"起于目锐眦，上抵头角，下耳后，循颈……其直者……以下循髀阳，出膝外廉，下外辅骨之前，直下抵绝骨之端"，经筋"其支者别起外辅骨，上走髀，前者结于伏兔，后者结于尻"，胆经主病"是主骨所生病者……胸、胁、肋、髀、膝外至胫绝骨、外踝前及诸节皆痛，小指次指不用。"此案宦官夏氏患双下肢瘫痪，不能行走，此系邪犯足少阳胆经，胆经有病伤及筋骨，则胆虚骨软，发为瘫痪，故针刺胆经可治疗骨病。又胆经上行头面，脑为元神之府，故针刺远道穴位，亦有调节元神、充实髓海，使周身经脉通调，肢体得以恢复运动。

5. 用穴及操作分析　环跳穴，穴名首见于《针灸甲乙经》，其曰："环跳在髀枢中"。王冰对《素问·气穴论》篇的注文，提出环跳为"足少阳、太阳二脉之会"。关于环跳的主治功用，杨继洲在其《针灸大成》中明确指出："主冷风湿痹不仁，风疹遍身，半身不遂，腰胯痛蹇，膝不得转侧伸缩。"《针灸甲乙经》云："腰胁相引痛急，髀筋瘛，胫痛不可屈伸，痹不仁，环跳主之。"该穴的解剖层次为：皮肤、皮下组织、臀大肌、坐骨神经、股方肌。浅层布有臀上皮神经，深层有坐骨神经、臀下神经、股后皮神经和臀下动静脉。针刺环跳穴可刺激闭孔神经、股神经、股外侧皮神经、坐骨神经、马尾神经，故所支配的下肢运动及感觉功能都可以得到改善。

按语：

(1) 对应现代疾病：坐臀风，对应西医学中的坐骨神经痛，是指沿坐骨神经通路（腰部、臀部、大腿后侧、小腿后外侧及足外侧）以放射性疼痛为主要特点的综合征。另外，医案中患者症状也可见于癔症性躯体障碍，后者以由明显的心理因素、暗示或自我暗示等引起的感觉障碍，运动障碍等（而缺乏相应的机体器质性改变的基础）为主要临床表现，该病可由暗示诱发，也可由暗示而消失，有反复发作的倾向，多发于文化落后地区，临床时应加以鉴别。

(2) 现代教材或临床如何辨证、取穴、治疗：中医理论以气血瘀滞不通为瘫痪病机，主要可由风寒湿邪入侵，痹阻腰腿诱发。临床用穴总以疏通经络为治则，取环跳、阳陵泉、秩边、承扶、殷门、委中、承山、昆仑或风市、膝阳关、阳辅、悬钟、足临泣为主穴。具体辨证如下：

寒湿外袭型：见局部皮肤触之发凉，下肢拘急，多沿腰腿外侧或后侧放射。得寒加重，遇热舒缓，入夜加重，或肢体重着不移，伴肌肤不仁。脉沉涩或紧，苔薄白或白腻，宜祛风寒湿、温经止痛。加泻大椎。

肝肾不足型：见腰腿部筋脉时有牵引、拘急之感，步行艰难，常酸软乏力；劳累加剧，躺卧舒缓，伴头晕耳鸣，烦躁盗汗，夜尿频，便干。脉细或细数，舌红少苔，宜补益肝肾、濡养筋脉。加针肾俞、肝俞、太溪，针用补法。

气血瘀滞型：见痛如针刺，或麻木，患肢屈伸障碍，触之有压痛。脉细涩或沉迟，舌紫见瘀斑，宜活血祛瘀、通经活络。加泻膈俞、合谷。

其他疗法：刺络拔罐，用皮肤针叩刺腰骶部；或用三棱针在压痛点刺络出血，并加拔火罐。电针，针刺后通电，用密波或疏密波，刺激量逐渐由中度到强度。穴位注射，用10％葡萄糖注射液 10～20ml，加维生素 B_1 100mg 或加维生素 B_{12} 100μg 混合，注射腰 2～4 夹脊及秩边等穴，在出现强烈向下放射的针感时稍向上提，将药液迅速推入，每穴 5～10ml，疼痛剧烈时亦可用 1％普鲁卡因注射液 5～10ml，注射于阿是穴或环跳穴。

（郑　谅　沈卫东）

二、痿证

窦材灸药结合治痿证医案一则

一人身长五尺，因伤酒色，渐觉肌肉消瘦，予令灸关元三百壮，服保元丹一斤，自后大便滑，小便长，饮食渐加，肌肉渐生，半年如故。

1. 注释

保元丹：此方出自《普济方·卷一二〇》。具体方药：附子（炮去皮脐）、肉豆蔻、白术、山药、干姜（炮）、赤石脂各一两，肉桂（半两），上为细末，水糊为丸，如梧桐子大。每服 20～30 丸，空心酒送下。治老弱沉寒痼冷，小便滑数，大便时泄，腰腿脐腹疼痛，困倦，瘦虚食减。

2. **出处**　本医案出自南宋·窦材《扁鹊心书·卷下·骨缩病》（窦材. 扁鹊心书. 北京：中国中医药出版社，2015：63.）；另可见于《续名医类案·卷十一·虚损》。

3. **学术思想及主要著作**　同上。

4. **辨证思路及方法**　本案之痿证系因酒色房劳过度所致。《素问·通评虚实论》篇云："凡治消瘅仆击，偏枯痿厥，气满发逆，甘肥贵人，则高粱之疾也"，说明长期偏嗜肥甘厚腻，湿热浸淫，伤及脾胃，脾主四肢肌肉，湿热之邪侵袭四肢，可发为痿证；又《素问·痿论》篇云："入房太甚，宗筋弛纵，发为筋痿"，说明房劳过度，动极生阳，阳热内甚，可耗伤阴精，宗筋失养而痿；痿证日久，实邪伤正，因实致虚，脏气日损，病变后期元气不足，脾肾阳虚，水谷精液运化无能，无以温煦四肢筋脉，则腹中沉寒痼冷，四肢消瘦无力。窦材应病施治，予艾灸关元及口服保元丹以温补脾肾阳气，阴阳平衡，元气来复，四肢筋脉得荣，则痿证可愈。

5. **用穴及操作分析**　关元穴，关为闭藏之意，元指元阴、元阳之气。本穴内应胞宫精室，为元阴元阳闭藏之处。定位于下腹部前正中线上，当脐下三寸。穴属任脉，任脉为"阴脉之海"，而关元穴即足太阴、足少阴、足厥阴三阴经与任脉的交会穴，故可治疗肝脾肾三经病症。本案因酒色房劳过度，伤及脾肾阳气，发为痿证，故取关元一穴调补阳气，平衡阴阳。痿证病久缠绵难愈，针刺已难达病所，故予灸法治疗，此《灵枢·官能》篇之"针所不为，灸之所宜"的体现。医家窦材临床注重"保扶阳气为本"。在补阳诸法中，始终以"灼艾第一，丹药第二，附子第三"为原则，故本案艾灸关元壮数达三百壮之多，大补元阳，直达病所。又予保元丹口服，方中以辛甘大热之附子补火助阳，肉桂温中散寒、引火归元，干姜温中散寒，回阳通脉，白术补脾渗湿，山药补脾肺肾、益气养阴，赤石脂、肉豆蔻涩肠止泻、温中行气，诸药相伍共奏温补脾肾、回阳散寒之功，沉寒得除，阳气来复，四肢筋脉得以温煦，则痿证可愈。

按语：

（1）对应现代疾病：痿证以肢体痿软无力，不能随意运动为主要临床表现，对应西医学中的周围神经损伤、多发性神经炎、运动神经元疾病、脊髓病变等神经病变。

（2）现代教材或临床如何辨证、取穴、治疗：中医理论认以筋脉失于濡养为痿证病机，主要可由肺热叶焦，不能输布津液；湿邪浸淫，郁而化热，湿热阻闭经络；或精血亏虚，经络阻滞，筋脉功能失调，筋肉失于气血津液的濡养所致。临床用穴总以疏通经气，濡养筋骨为治则，取手三里、中脘、胃俞、脾俞、足三里、阳陵泉、三阴交为主穴。具体辨证如下：

肺热伤津型：见肢体软弱无力，常在热退后出现，心烦口渴，尿赤少，舌红、苔黄，脉细数，宜清肺润燥、通行气血。针刺鱼际、尺泽、肺俞，上肢痿：肩髃、曲池、手三里、合谷、外关、颈、胸夹脊；下肢痿：髀关、伏兔、足三里、丰隆、风市、阳陵泉、三阴交、腰夹脊，只针不灸，泻法。

湿热浸淫型：见肢体渐痿软无力，或足胫发热，微肿麻木，尿赤涩，舌红、苔黄腻，脉滑数，宜利湿清热、通行气血。针刺阴陵泉、中极，上肢痿：肩髃、曲池、手三里、合谷、外关、颈、胸夹脊；下肢痿：髀关、伏兔、足三里、丰隆、风市、阳陵泉、三阴交、腰夹脊，只针不灸，泻法。

脾胃虚弱型：见肢体痿软无力，伴纳差，腹胀，便溏，面色不荣，神疲乏力，舌淡边齿痕，苔腻，脉细无力，宜补益脾胃、濡养筋脉。针刺脾俞、胃俞、章门、中脘，上肢痿：肩髃、曲池、手三里、合谷、外关、颈、胸夹脊；下肢痿：髀关、伏兔、足三里、丰隆、风市、阳陵泉、三阴交、腰夹脊，针灸并用，补法。

肝肾亏虚型：见下肢痿软无力，腰酸，久站后加重，伴耳鸣眩晕，舌红、少苔，脉沉细，宜补益肝肾、濡养筋脉。针刺肝俞、肾俞、太冲、太溪，上肢痿：肩髃、曲池、手三里、合谷、外关、颈、胸夹脊；下肢痿：髀关、伏兔、足三里、丰隆、风市、阳陵泉、三阴交、腰夹脊，针灸并用，补法。

其他疗法：皮肤针，用皮肤针反复叩刺肺俞、脾俞、胃俞、膈俞和手、足阳明经线，隔日一次；电针，在瘫痪肌肉处选取穴位，得气后接电针仪，用断续波中强度刺激，以患肢出现规律性收缩为佳，每次 20~30 分钟。

（郑　谅　沈卫东）

三、痹证

王执中温针灸治痹证医案一则

予冬月当风市处多冷痹，急擦热手温之略止，日或两三。痹偶谬刺以温针，遂愈，信乎能治冷痹也。不特治冷痹，亦治风之要穴。

1. 注释

谬刺：即缪刺，又称交经缪刺。是针对邪客于络脉发生的疾病而采用的左病取右，右病取左的针刺方法。

2. 出处　本医案出自南宋·王执中《针灸资生经·卷一·足少阳胆经左右二十八穴》（王执中. 针灸资生经. 北京：人民卫生出版社，2007：84-85.）；另可见于《普济方·针灸·卷八·穴》。

3. 学术思想及主要著作　同上。

4. 辨证思路及方法　本案以温针缪刺风市以治疗风市处冷痹的验案。该病发于天气寒冷的季节，病情轻微的时候，搓热双手来按摩患处能缓解症状。由此可以推断此病当是寒邪侵袭肌肤，或是患者素体虚弱，不能抵御寒邪所致，因局部气血不畅而出现大腿外侧肌肤麻木且伴有冷感的症状，故以温阳行气之法治之可愈。

5. 用穴及操作分析　"风"，风邪；"市"，集市。因"风市"可治疗多种由风邪所致疾病故有此名。王执中选穴采取的是谬刺。"谬"，错也，有交错之义。就是一种左病治右，右病治左的交错健侧取穴法。《素问·缪刺论》篇："缪刺，以左取右，以右取左。""今邪客于皮毛，入舍于孙络，留而不去，闭塞不通，不得入于经，流溢于大络，而生奇病也。夫邪客大络者，左注右，右注左，上下左右，与经相干，而布于四末，其气无常处，不入于经俞，命曰缪刺。"故临床中这种交叉取穴法主要应用于牙痛、偏头痛、神经痛、各种痹证、斜颈、落枕、风湿性腰腿痛等。而用温针疗法能起到温经散寒的作用，治疗冷痹能取得较好的疗效。

顾世澄论太乙神针治痹证医案一则

太乙神针（《集验》）治一切痛风寒湿，筋骨疼痛。

人参、麝香（各四两），山羊血（二两），广三七（八两），千年健、肉桂、乳香、苍术、小茴香、钻地风、真川椒、没药（各一斤），防风、蕲艾（各四斤），穿山甲（八两），共为细末。用棉纸一层，高方纸二层，宽裁一尺二寸五分，长裁一尺二寸，将药薄薄铺匀在上，一针约用药七八钱，紧卷如花爆式，务要紧实，两头用纸封固，外用印花布包，面亦要整齐好看。用时将针以火焠着，或按穴道，或在痛处，下衬以方寸新红布数层，将针按上，若火旺布薄觉疼，可加垫布数层，但针必须三四枝点着，一针焠熄，又换一针，连进七针，无不立愈。近日亦有用粗纸衬患上针者亦效。但衬纸衬布，俱要垫得平稳，若垫得有皱折，便要走泄火气，至伤良肉，起泡成灸疮矣。脐间少腹非多衬红布不可轻试，若衬得不厚，怕灸疮溃烂误事。（太乙神针其功甚巨，极有奇验，只恐施之不善，适足误事。澄曾见用此针隔皮袍针左臂麻木者，孰知持针重按，而皮袍袖口折叠，火气蒸伤臂肉成疮为害，六十余日始愈，此其小误也。又见一张姓妇，年三十余，患腹痛服理中汤未愈，一医用太乙神针针脐下丹田，一针其痛稍止，次日又针，而其腹痛更甚，岂知妇女皮肤被药针火气走散，灸疮大作，溃烂钟口一块，洞腹透肠，无法补救而死。嗟乎！腹痛未必即亡，而医之用针不善，致戕其生，岂可归咎于太乙神针乎！故不得不详述其误，以诫后之用此针者留意焉。）

1. **出处**　本医案出自清·顾世澄《疡医大全·卷二十八·诸风部·痛风门主方》（顾世澄．疡医大全．北京：中国中医药出版社，1994：565.）；另可见于《本草纲目拾遗·卷九·兽部·山羊血》。

2. **学术思想及主要著作**　顾世澄（1644—1911年），一名澄，字练江，号静斋。安徽芜湖人，清代著名外科医学家。三世业医，承家学，业医四十余年，尤以治疡科著称。

学术思想：

（1）强调整体观念，内外科并重："有诸内，必形诸外"是顾世澄在《疡医大全》中明确提出的。顾世澄深受《黄帝内经》、《难经》等传统中医学经典的影响，强调人体内外统一的整体观念，无论内科医生，还是疡医都应该用整体观念去认识疾病。他反对部分疡医"只仗膏丹，不习脉理"，认为治疗外科疮疡必须内外治法同时应用，不局限于局部，而是着眼于整体来进行治疗。

（2）重视药物制法：顾世澄所编著的《疡医大全》除收录了自今古成方之外，又增益了家藏经验方，所录方剂十分丰富，且药物的制备方法也十分详尽。如本案所收录的太乙神针，不但药物的名称，分量记录清楚，且制备方法、注意事项、使用方法都有详细记载。为后世习医者提供了一部非常值得参考的教材。

（3）勤于探索，积极创新：顾氏提出的唇裂修补、阴道闭锁、肛门闭锁等手术及缝合止血、麻醉护理等，均接近现代水平。他提出的急救措施亦对中医急救的发展有一定推动作用。

主要著作：编著《疡医大全》一书，共四十卷。《疡医大全》聚众医家之所长，资料丰富，病种繁多，除收录目前临床所说的"疮疡"外科外，还收录了包括内、妇、儿等有见外证者，药物制备方法详细，是一部具有较大影响的、临床价值极高的外科学专著。

师承：顾世澄出生于医学世家，祖父顾宁华、父亲顾青岩都是医生。顾世澄少时学习儒家典籍，壮年便继承家学，业医40余年终成清代著名医家。

3. **辨证思路及方法**　太乙神针，方中蕲艾、肉桂、川椒、小茴香、乳香、没药、三

七、麝香有温经散寒、芳香走窜、活血祛瘀、解郁止痛的功效；人参、山羊血补气活血；穿山甲、钻地风、防风、千年健补益肝肾、祛风搜络。太乙神针对症见肢体关节疼痛剧烈，红肿不甚，得温痛减，关节屈伸不利，局部有冷感，舌淡红苔白，脉弦紧的风寒湿痹往往能取得良效。顾世澄形容太乙神针"其功甚巨，极有奇验"，可见其对太乙神针十分推崇。在临床中，由于太乙神针具有温经散寒、祛风搜络、扶助元阳、活血祛瘀、解郁止痛的功效，在内、外、妇、儿各科由风寒湿邪所致的疾病都有防治作用。

4. **用穴及操作分析**　本则医论详细论述了太乙神针的制作和操作要点。太乙神针采取实按灸的施灸方法，在实际操作中必须小心仔细。顾世澄附了两则时医的失治医案以强调若操作不当，不但不能起到应有的治疗效果，反而会使患者肌肤烧伤，徒增痛苦。以此告诫后世医者施灸太乙神针不可大意，尤其是施用于人体阴面较娇嫩部位的时候必须多垫粗布，持针下按的力度必须适当。

甄权针刺治痹证医案一则

鲁州刺史库狄嵚风痹不得挽弓，权使彀矢嚮埘立，针其肩隅，一进，曰：可以射矣。果如言。

1. **注释**

鲁州：今方城县（属河南）。唐武德四年（621 年）置。

刺史：隋唐时官名，为州最高长官。

库狄嵚：人名。

风痹：因风寒湿侵袭而引起的肢节疼痛或麻木的病症。

彀：张满弓。彀矢，此处即指张满弓，搭箭待射。

埘：箭靶。

2. **出处**　本医案出自北宋·欧阳修《新唐书·卷二百四·列传第一百二十九·方技·甄权传》（欧阳修. 新唐书. 北京：中华书局，1975：5799.）；另可见于《针灸易学·卷下·三寻穴》《医学入门·卷首·历代医学姓氏》《普济方·针灸·卷十三·臂痛》及《针灸大成·卷六·手阳明大肠经》。

3. **学术思想及主要著作**　同上。

4. **辨证思路及方法**　本案为以针刺肩髃穴治疗风痹的验案。风痹，称"行痹"或"周痹"，俗称"走注"，是痹证类型之一。临床表现肢体酸痛，痛而游走无定处。《素问·痹论》篇："风寒湿三气杂至，合而为痹也。其风气胜者，为行痹。"结合下文，可知患者为肩部感受风寒湿邪后，出现肩部的酸痛，活动受限，时痛时止。而患者不得挽弓，故病位当位于手阳明所主的范围。当取手阳明大肠经肩髃穴以疏风散邪，通利关节，宣痹止痛为主。故甄权针肩髃而愈。

5. **用穴及操作分析**　肩髃穴，属手阳明大肠经，为手阳明、阳跷之会。根据"经脉所过，主治所及"理论，可治疗手阳明经循行所过的肩部的疾患；又阳跷脉能够调节肢体运动，故当选取手阳明、阳跷交会穴之肩髃穴，以疏风散邪，通利关节，宣痹止痛。当患者取挽弓姿势时，针刺肩髃可使针感更直接"气至病所"。

按语：

（1）对应现代疾病：痹证以肌肉、筋骨、关节等酸痛、麻木、活动不利，甚或关节肿大灼热等为主要临床表现，对应西医学中的风湿性关节炎、风湿热、类风湿关节炎、骨关节炎、纤维织炎等。

（2）现代教材或临床如何辨证、取穴、治疗：中医理论以外邪侵袭，气血闭阻为痹证病机。临床用穴总以散风祛寒利湿，清热通经止痛为治则。临床根据辨证选择穴位。具体辨证如下：

行痹（风痹）：见疼痛，痛无定处，或伴有发热、恶风，舌淡、苔薄白，脉浮，宜活血祛风、通经活络。针刺膈俞、血海、风市、环跳、伏兔、血海、阿是穴，针灸并用，泻法。

痛痹（寒痹）：见局部皮肤色不红不热，疼痛剧烈，得寒加重，遇热减缓，苔薄白，脉弦紧，宜疏经散寒、通经活络。针刺肾俞、关元、风市、环跳、伏兔、血海、阿是穴，针灸并用，泻法。

着痹（湿痹）：见酸痛肿胀麻木，常于阴雨时发作，苔白腻，脉濡缓，宜除湿化浊、通经活络。针刺阴陵泉、足三里、风市、环跳、伏兔、血海、阿是穴，针灸并用，泻法。

热痹：见红肿热痛，关节活动障碍，多个关节受累。伴口渴、烦躁。舌红苔黄燥，脉滑数，宜清热消肿、通经活络。针刺大椎、曲池、风市、环跳、伏兔、血海、阿是穴，只针不灸，泻法。

其他疗法：皮肤针，在病变局部用皮肤针叩刺，以局部渗血为度；三棱针，在病变局部用三棱针点刺或散刺出血，再加拔火罐，适用于病程长、以麻木为主者；电针，在病变局部围刺后，接通电针仪，以疏密波中等刺激 20 分钟。

附：足蹙

窦材灸药结合治足蹙医案一则

一老人腰脚痛，不能步行，令灸关元三百壮，更服金液丹强健如前。

1. 注释

腰脚痛：证名，一名腰足痛，即腰痛连及下肢。《诸病源候论》："肾气不足，受风邪之所为也。劳伤则肾虚，虚则受于风冷，风冷与真气交争，故腰脚痛。"

2. 出处 本医案出自南宋·窦材《扁鹊心书·卷中·足痿病》（窦材．扁鹊心书．北京：中国中医药出版社，2015：53.）；另可见于《续名医类案·卷十九·腰痛》。

3. 学术思想及主要著作 同上。

4. 辨证思路及方法 本案为以直接灸关元治疗腰痛连及下肢的验案。本案患者年老，腰部疼痛，牵连下肢，致不能步行，乃年老体衰，肾气亏虚之象。窦材认为，凡腰以下肾气主之，肾虚则下部无力，筋骨不用，当令肾气复长，自然能行动矣。本案患者人至晚年，阳气渐衰，下元虚惫，更应以"保扶阳气"为本。故当先重灸关元，后服金液丹，符合窦氏"脾肾为本"、"精取量足"、"灸药并用"的主张。然应注意《续名医类案·卷十九·腰痛》按"窦氏之法，惟沉寒痼冷者宜之，有此痼疾，即有此蛮治，亦未可尽废，时误用，则受祸最最烈矣。"这提示我们应该重视辨证论治，以免误治而耽误病情。

5. 用穴及操作分析 关元穴在下腹部，前正中线上，当脐中下 3 寸。该穴出自《灵枢·寒热病》篇，属任脉，足三阴、任脉之会，同时也是小肠募穴。窦材认为该穴可救肾气、保肾气，为《扁鹊心书》中使用次数最多的穴位之一。独取关元穴重灸操作，是窦氏重视"保扶阳气"为本的体现，肾气复长，则筋骨乃用，行动自如。

华佗直接灸夹脊治足躄医案一则

《佗别传》曰：有人病两脚躄不能行，舆诣佗，佗望见云："已饱针灸服药矣，不复须看脉。"便使解衣，点背数十处，相去或一寸，或五寸，纵邪不相当。言灸此各十壮，灸创愈即行。后灸处夹脊一寸，上下行端直均调，如引绳也。

1. 注释

躄：躄，跛脚。《史记·平原君传》："民家有躄者，槃散行汲。"

舆：车中装载东西的部分，后泛指车。

佗：指华佗。

点背数十处，相去或一寸，或五寸：在背部两侧夹脊一寸，上下间隔一寸或五寸处取穴。

后灸处夹脊一寸，上下行端直均调，如引绳也：背部夹脊一寸上下所灸之处，好像挂一根绳一样垂直。

2. 出处　本医案出自西晋·陈寿《三国志·魏书·方技传第二十九·华佗传》（陈寿．三国志．北京：中华书局，2011：667.）；另可见于《名医类案·卷六·脚气》、《中国医学通史》及《后汉书·卷八十二下·方术列传·第七十二下》。

3. 学术思想及主要著作　同上。

4. 辨证思路及方法　本例以直接灸华佗夹脊穴治疗足躄。足躄一病，又称足弱，属痿证范畴。盖因气血亏虚，无以濡养筋脉肌肉，则肢体痿弱无力。而全身肢体之运动，皆须由阳气温煦推动，故以直接灸法温阳行气，鼓舞一身阳气，使气血充实，筋脉得养，则足躄可愈。

5. 用穴及操作分析　最早明确夹脊穴定位是《肘后备急方》中引华佗灸治霍乱法，曰："夹背脊大骨肉中，去脊一寸"，此乃从正中向两旁各一寸。而首先提出"华佗夹脊穴"的名称，并厘定位置和数目，并将其归入经外奇穴之列，是承淡安先生所著《中国针灸学》，认为夹脊穴为自第一椎至第十七椎，每椎下从脊中旁开 0.5 寸，凡 34 穴。依此，夹脊穴位于督脉和足太阳膀胱经之间，与此二经最为相关。《素问·骨空论》篇曰："督脉者，起于少腹之下……至少阴与巨阳中络者合，少阴上股内廉，贯脊属肾，与太阳起于目内眦，上额交巅，上入络脑，还出别下项，循肩膊内，夹脊抵腰中，入循膂，络肾……"《灵枢·经脉》篇曰："督脉之别，名曰长强，夹脊上项，散头上，下肩胛左右，别走太阳，入贯膂。"故可以看出督脉与足太阳经的循行相互贯通。督脉为阳脉之海，手足三阳经气皆会于督脉，它能统摄调节全身阳气，维系全身元阳。督脉与足太阳经又同络于脑，行于人体阳中之阳背部，故其生理上息息相通。而夹脊穴所在之处正是督脉与足太阳膀胱经经气外延重叠覆盖之处，夹脊穴于此联络沟通二脉，具有调节二脉的枢纽作用。故直接灸夹脊穴，可以通调督脉、足太阳经气血，通行全身阳气，肢体筋脉得以濡养温煦，则足躄可愈。

洪遵载他医灸治足躄医案一则

上灸风市两穴，以多为贵。蔡元长为开封少尹，一日据案，忽觉虫自足心行至腰间，落笔晕倒，久之方苏。椽曹曰：此疾非俞山人不可疗。使呼之，俞曰：真脚气也，灸风市一艾而去。明日又觉虫自足至风市便止，又明日疾如初。召俞，俞曰：是疾非千艾不可，一艾力尽，故疾复作。蔡如其言，灸数百，自此遂愈。沈公雅检正说：予绍兴辛巳岁在吴门，虚郡宅以备巡幸，徒治吴县。县卑湿，始得足痹之疾，以风市为主，兼肩隅、曲池、三里，灸之即愈。

1. 注释

据案：据，按住；案：泛指长方桌。此处指处理公务。

一艾：一壮。

检正：检验核实。此处为举例佐证之意。

吴门：长江下游一带。

巡幸：天子到各地巡视。《旧唐书·玄宗纪上》："命巡幸所至，有贤才未闻达者，举之。"

卑湿：卑，低，与"高"相反。卑湿，指低洼潮湿的土地。《汉书·地理志下》："江南卑湿，丈夫多夭。"

痹：通"躄"，跛行。

2. 出处　本医案出自南宋·洪遵《洪氏集验方·卷第四·治脚气灸法》（洪遵.洪氏集验方.上海：上海科学技术出版社，2003：51.）；另可见于《续医说·卷二·古今名医·史载之》、《普济方·卷四百二十三·针灸门·脚气附论》及《医说·卷二·针灸·香港脚灸风市》。

3. 学术思想及主要著作　同上。

4. 辨证思路及方法　本例为艾灸治疗"脚气"一病。脚气者，古名脚弱。因外感湿邪风毒，或为饮食厚味所伤，脾虚湿盛，湿邪下注，流注于脚而成。其症起于腿部，可见酸麻疼痛，软弱无力，挛急或肿胀，萎枯或胫红肿，发热，进而入腹攻心，小腹不仁，呕吐，心悸胸闷，气喘，神志恍惚等。临床上有干脚气、湿脚气、寒湿脚气、脚气冲心等之别。本例蔡元长患脚气，如虫行至腰间，落笔昏倒，此脚气不肿，属于干脚气；又如"虫行"，系风性善行数变，故此案从"风"论治。故选择风市一穴，此治风要穴，灸之可祛风散邪，则脚气可愈。

5. 用穴及操作分析　《医学入门·治病要穴》曰其"风市，主中风，腿膝无力，脚气，浑身瘙痒，麻痹"，又《肘后方》云："治风毒脚弱痹满上气方……灸风市百壮"，故本穴为治疗"脚气"之验穴，能祛风除湿，通行经络，愈瘙痒麻木之症。本案又载沈公雅因久居湿地，感染风湿之邪，痹阻经络发为足躄，后灸风市、肩髃、曲池、足三里而愈。肩髃者，亦善祛风除湿，《针灸聚英·百症赋》曰"肩髃、阳溪，消隐风之热疾。"；而《薛真人天星十二穴歌》载"曲池拱手取……遍身风癣癞，针善即时瘥"，故曲池有清热消肿，祛风止痒之功；而足三里一穴，系足阳明胃经合穴。合穴为五输穴之一，多位于肘膝关节附近，是经气由此深入，进而会合于脏腑的部位，故"合治内腑"，善治六腑疾患；足三里又为强壮要穴，故灸之可以补益气血，健运脾胃，正气充足则邪不可干，故配合祛风除湿的穴位，可以治疗脚气一病。

王执中治足躄医案五则

（一）

予旧日有脚气疾，遇春则足稍肿，夏中尤甚，至冬肿渐消。偶夏间依《素问》注所说穴之所在，以温针微刺之，翌日肿消，其神效有如此者。谬刺且尔，况于灸乎？有此疾者，不可不知。此不止治足肿，诸疾皆治云。

1. **注释**

谬刺：即缪刺，又称交经缪刺。是针对邪客于络脉发生的疾病而采用的左病取右，右病取左的针刺方法。《素问·缪刺论》篇："缪刺，以左取右，以右取左。"

2. **出处** 本医案出自南宋·王执中《针灸资生经·卷三·虚损》（王执中. 针灸资生经. 北京：人民卫生出版社，2007：108-109.）；另可见于《普济方·针灸·卷十三·虚损》及《续名医类案·卷十九·香港脚》。

3. **学术思想及主要著作** 同上。

（二）

有人旧患脚弱且瘦削，后灸三里、绝骨，而脚如故。益知黄君针灸图所谓绝骨治脚疾有神效，犹信也。同官以脚肿，灸承山一穴，疮即干。一穴数月不愈，不晓所谓，岂亦失之将摄耶？是未可知也。

1. **注释**

益：副词，更加。

同官：在同一官署任职的人，同僚。《左传·文公七年》："同官为寮。"

将摄：调养。《魏书·张彝传》："因得偏风，手脚不便，然志性不移，善自将摄，稍能朝拜。"

2. **出处** 本医案出自南宋·王执中《针灸资生经·卷五·脚弱》（王执中. 针灸资生经. 北京：人民卫生出版社，2007：234.）；另可见于《普济方·针灸·卷十五·脚弱》及《续名医类案·卷十九·香港脚》。

3. **学术思想及主要著作** 同上。

（三）

执中母氏常久病，夏中脚忽肿。旧传夏不理足，不敢着艾。漫以针置火中令热，于三里穴刺之，微见血。凡数次，其肿如失去。执中素患脚肿，见此奇效，亦以火针刺之，翌日肿亦消。何其速也，后亦常灸之。凡治脚肿，当先三里而后阳跷等穴可也。

1. **注释**

着：点燃。

漫：通"漫"，广泛之意。

阳跷：经外奇穴。位于足背部，外踝下缘前一寸陷处。

2. **出处** 本医案出自南宋·王执中《针灸资生经·卷五·脚肿》（王执中. 针灸资生经. 北京：人民卫生出版社，2007：234-235.）；另可见于《续名医类案·卷十九·脚气》及《普济方·针灸·卷十五·脚肿》。

3. **学术思想及主要著作** 同上。

（四）

舍弟行一二里路，膝必酸不可行，须坐定，以手抚摩久之，而后能行。后因多服附子而愈。

1. **出处**　本医案出自南宋·王执中《针灸资生经·卷五·膝痛》（王执中．针灸资生经．北京：人民卫生出版社，2007：241.）；另可见于《普济方·卷十三·膝痛》。

2. **学术思想及主要著作**　同上。

（五）

予冬月膝亦酸疼，灸犊鼻而愈。以此见，药与灸不可偏废也。若灸膝关、三里亦得，但按其穴酸疼，即是受病处，灸之不拘。

1. **出处**　本医案出自南宋·王执中《针灸资生经·卷五·膝痛》（王执中．针灸资生经．北京：人民卫生出版社，2007：241.）；另可见于《普济方·卷十三·膝痛》及《杂病广要·四肢诸痛》。

2. **学术思想及主要著作**　同上。

3. **辨证思路及方法**　前三则医案都为针灸治疗下肢水肿案。水肿一病，中医分为"阳水"及"阴水"。阳水者多因外邪侵袭，肺气失宣，皮腠不能散发水湿，内聚为患；阴水者多因脾肾亏虚，健运失司，气化不利，发为水肿。故水肿的病机，主要是由于肺、脾、肾三脏的气化功能失调所致。第一与第三则医案皆因脾肾阳虚，无以运化水液，遂发为水肿，故以温阳行气之火针、温针、艾灸之法施治，以达健脾补肾、助阳行气、利水渗湿的目的。第二则医案则是他人未经辨证、盲目施灸的错误案例，王执中载之是为警醒世人。

后两则医案为药物与针灸治疗膝痛案。膝痛属于中医"痹证"范畴，与外感风寒湿热邪气及内伤正气不足有关。此二案都以膝部酸痛为主证，酸痛者多因肝肾亏虚，筋脉失于濡养所致。而王执中以附子与艾灸治之，可以窥得二案又与阳虚有关，通过温阳补肾、舒筋通络之法，筋脉肌肉得以温煦，气血通行无阻，则膝痛可愈。

4. **用穴及操作分析**　第一与第三则医案选用温针、火针、艾灸等法治疗水肿，此三法都有温阳行气的功效，通过治法可以推测病机，此两案皆为脾肾阳虚，气化无力，下焦水液泛滥，水湿停积而成水肿，属于"阴水"的范畴。故选用温阳行气利水之法，温补脾肾，脾阳振奋、肾阳充足则水液得以运化，水肿则愈。王执中用足三里治疗水肿，立意深远：足三里为足阳明胃经合穴，为强壮要穴，火针或灸之均可健运脾气、温补脾胃。脾胃属土，脾土一旺则水邪得制，此治本之法。而第二则医案王执中批判世人对水肿病机认识不足，滥用腧穴、盲目施灸，遂致久治不愈。王执中临证时注重辨证取穴，并反对盲目追随前人用穴，主张客观认识前人经验，纠正前人错误做法，其实事求是的精神值得当今临床借鉴。

后两则医案同为膝痛，然王执中不拘一法，既有药物治疗，亦有针灸治疗。其弟病膝痛，酸痛喜按为主，王氏认为此为阳气亏虚，无以温煦筋脉，故以附子剂温补肾阳，温经通络，则膝痛得愈。另一案为王执中自身实践，冬日病膝痛，犊鼻处按之酸痛，王氏认为"凡按其穴，疼痛既是病处，针之往往能应手取效。"故灸犊鼻一穴，活血行气，祛风散寒，筋脉得舒，灸至病除。此二案体现了王氏强调"针灸须药"，临床上注重随证施治，或针或药，或针药并施，其客观理性的辨证态度始终贯彻于临证的过程中。

洪迈灸治足躄医案一则

僧普清，苦脚气二十年，每发率两月，灸背夹脊三七壮，即时痛止。

1. 注释

苦：苦于，受困扰。

率：大抵，大概。

2. 出处 本医案出自南宋·洪迈《夷坚志·脚气》（洪迈.夷坚志.北京：中华书局，1981：1792.）；另可见于《名医类案·卷六·脚气》及《普济方·卷四百二十三·脚气附论》。

3. 学术思想及主要著作 同上。

4. 辨证思路及方法 本例脚气以痛证为主，反复发作数年，属于中医"痹证"范畴。《素问·痹论》篇云："风、寒、湿三气杂至合而为痹也。其风气胜者为行痹，寒气胜者为痛痹，湿气胜者为骨痹。"本案以艾灸夹脊穴治之，为温阳通痹之法，故本病系感受外邪，寒湿痹阻，经络不通则发为疼痛。故选用艾灸温阳行气、散寒除湿，通行气血，则经络通畅，疼痛得愈。

5. 用穴及操作分析 夹脊穴为自第一椎至第十七椎，每椎下从脊中旁开0.5寸，凡34穴。并位于督脉和足太阳膀胱经之间，故夹脊穴与此二经最为相关。督脉为"阳脉之海"，手足三阳经气皆会于督脉，它能统摄调节全身阳气，维系全身元阳。足太阳膀胱经为"巨阳"，从头走足，《灵枢·经脉》篇曰："膀胱足太阳之脉……是动则病冲头痛，目似脱，项如拔，脊痛，腰似折，髀不可以曲，腘如结，踹如裂，是为踝厥。是主筋所生病者……项、背、腰、尻、腘、踹、脚皆痛，小指不用。"故夹脊穴可以主治督脉及足太阳膀胱经相关的脊柱、腰腿痛症。而艾灸的主要作用为温通经络、益气活血、祛寒止痛；通过艾灸夹脊穴，可以通调督脉及足太阳膀胱经经气，经脉得以温通，寒湿遂去，痹证得除。

罗天益灸药结合治足躄医案一则

中书黏合公，年四旬有余，躯干魁梧。丙辰春，从征至扬州北之东武隅，脚气忽作，遍身肢体微肿，其痛手不能近，足胫尤甚，履不任穿，跣以骑马，控两镫而以竹器盛之，以困急来告。予思《内经》有云：饮发于中，胕肿于上。又云：诸痛为实。血实者宜决之，以三棱针数刺其肿上，血突出高二尺余，渐渐如线流于地，约半升许，其色紫黑。顷时肿消痛减，以当归拈痛汤重一两半服之，是夜得睡，明日再服而愈。《本草十剂》云：宣可去壅，通可去滞。《内经》云：湿淫于内，治以苦温。羌活苦辛，透关节而胜湿。防风甘辛温，散经络中留湿，故以为主。水性润下，升麻、葛根苦辛平，味之薄者阴中之阳，引而上行以苦发之也。白术苦甘温，和中胜湿，苍术体轻浮，气力雄壮，能去皮肤腠理间湿，故以为臣。夫血壅不流则痛，当归身辛温以散之，使血气各有所归。人参甘草甘温，补脾胃，养正气，使苦剂不能伤胃。仲景云：湿热相合，肢节烦疼。苦参、黄芩、知母、茵陈苦寒，乃苦以泄之者也。凡酒制炒以为因用，治湿不利小便，非其治也。猪苓甘温平，泽泻咸平，淡之渗之，又能导其留饮，故以为佐。气味相合，上下分消其湿，使壅滞之气得宣通也。

1. 注释

跣：赤脚。《魏书·太祖纪》："帝惊起，不及衣冠，跣出击鼓。"

当归拈痛汤：此方载于《医学启源》，具体方药为：羌活半两，防风 3 钱，升麻 1 钱，葛根 2 钱，白术 1 钱，苍术 3 钱，当归身 3 钱，人参 2 钱，甘草 5 钱，苦参（酒浸）2 钱，黄芩 1 钱（炒），知母 3 钱（酒洗），茵陈 5 钱（酒炒），猪苓 3 钱，泽泻 3 钱。清热利湿，疏风止痛。主治湿热为病，肢节烦痛，肩背沉重，胸膈不利，遍身疼，下注于胫，肿痛不可忍。

2. 出处
本医案出自元·罗天益《卫生宝鉴·卷二十二·北方脚气治验》（罗天益.卫生宝鉴. 北京：中国医药科技出版社，2011：268.）；另可见于《医学纲目·卷之二十八·肾膀胱部·厥·脚气顽麻肿痛为痹厥》、《杂病广要·外因类·脚气》、《名医类案·卷六·脚气》及《古今图书集成医部全录卷一百九十八》。

3. 学术思想及主要著作
同上。

4. 辨证思路及方法
本例足蹩因足胫肿痛所致，发病急骤，并伴有全身微肿，其痛不可近，病属实证。罗天益在其肿处采用放血疗法泻热散邪，又予当归拈痛汤清热除湿，活血散瘀，疏风止痛，可以窥得本病系因湿热内蕴，痰瘀互阻，邪气流溢足跗及全身，经脉不通所致，故本病当以针药结合，共奏清热除湿，活血化瘀之功。

5. 用穴及操作分析
本案罗天益提到"血实宜决之"，此话最早出现在《素问·阴阳应象大论》篇中，是放血疗法的治则。所谓"血实"之证，表现为血分兼有寒热的实象，以瘀血、蓄血证为主，临床上多见于中暑、中风闭证、目赤肿痛、扭挫伤等。而《灵枢·小针解》篇又云："菀陈而除之者，去血脉也"。故对于本案湿热内蕴、痰瘀互阻于经络之症，选用放血疗法既是散"血实"，又是祛"菀陈"。通过放血疗法及当归拈痛汤疏通经络中壅滞的气血，调整阴阳，扶正祛邪，使气滞血瘀的一系列病变恢复正常，从而达到治疗疾病的目的。

杨继洲针治足蹩医案二则

（一）

癸酉秋，大理李义河翁，患两腿痛十余载，诸药不能奏效。相公推予治之，诊其脉滑浮，风湿入于筋骨，岂药力能愈，须针可痊。即取风市，阴市等穴针之。官至工部尚书，病不再发。

1. 出处
本医案出自明·杨继洲《针灸大成·卷九·医案》（杨继洲. 针灸大成. 第2 版. 北京：中医古籍出版社，2008：496.）。

2. 学术思想及主要著作
同上。

（二）

庚辰夏，工部郎许鸿宇公，患两腿风，日夜痛不能止，卧床月余，宝源局王公，乃其属官，力荐予治之。时名医诸公，坚执不从。许公疑而言曰：两腿及足，无处不痛，岂一二针所能愈？予曰：治病必求其本，行其本穴会归之处，痛可立而止，痛止即步履，旬日之内，必能进部。此公明爽，独听予言，针环跳、绝骨，随针而愈。不过旬日，果进部，人皆骇异。假使当时不信王公之言，而听旁人之语，则药力岂能及哉？是惟在乎信之笃而已，信之笃，是以获其效也。

1. **出处** 本医案出自明·杨继洲《针灸大成·卷九·医案》（杨继洲．针灸大成．第2版．北京：中医古籍出版社，2008：503．）。

2. **学术思想及主要著作** 同上。

3. **辨证思路及方法** 以上两则医案均为针灸治疗足躄案，但两案病机不全相同。第一则医案系因风湿之邪留恋筋骨，经络痹阻不通，不通则痛，故病腿痛足躄不能行走。第二则医案许鸿宇两腿日夜持续疼痛，痛势剧烈，此为寒痹，寒性主收引，筋脉拘急不利，寒邪痹阻，阳气通行不畅，筋骨肌肉无以温煦，则痛甚而活动困难。痹证一病，系因"风、寒、湿三气杂至，合而为痹。"按照病邪各自的特点，分为行痹、着痹、寒痹等，临床上应对病机加以辨别，辨证施治。

4. **用穴及操作分析** 第一则医案选用阴市与风市二穴祛风除湿：阴市为足阳明胃经穴，《通玄指要赋》曰："股膝痛，阴市能医。"《针灸大成》载阴市"主腰脚如冷水、膝寒、痿痹不仁，不屈伸，卒寒疝，力痿少气，小腹痛，胀满，脚气，脚以下伏兔伤寒，消渴"。故阴市一穴有散寒除湿，行气止痛的功效；风市则为足少阳胆经穴，《针灸大成》载其"主中风腿膝无力，脚气，浑身瘙痒，麻痹，厉风疮"。故风市为治风大穴，可祛内外风邪。故风市、阴市二穴同用，共奏祛风除湿、行气止痛之功。

第二则医案则选用环跳与悬钟二穴，此两穴皆位于足少阳胆经。《灵枢·经脉》篇载胆经主病为"是主骨所生病者……胸、胁、肋、髀膝外至胫、绝骨、外踝前及诸节皆痛"。环跳穴为治下肢痹证要穴，见诸针灸歌赋中，如《玉龙赋》"环跳能治腿股风。"《通玄指要赋》"髋骨（环跳别称）将腿疼以祛残。"而悬钟为髓会，髓病治此，可以强筋骨、止痹痛。此案为寒邪客于足少阳胆经所致，故两穴合用散寒止痛，舒经通络，则足躄可愈。

甄权针刺治足躄医案二则

（一）

仁寿宫备身患脚，奉敕针环跳、阳陵泉、巨虚下廉、阳辅，即起行。

1. **注释**

备身：为皇帝之禁卫人员。

巨虚下廉：下巨虚。

2. **出处** 本医案出自唐·孙思邈《备急千金要方·卷八诸风·偏风第四》（孙思邈．备急千金要方．北京：人民卫生出版社，1996：165．）；另可见于《外台秘要·卷十四·中风及诸风方一十四首》、《针灸资生经·卷五·腰腿痛》及《千金翼方·卷十七·中风下·中风第一》。

3. **学术思想及主要著作** 同上。

4. **辨证思路及方法** 本案为甄权针刺治疗足躄的验案。从医案中可以看出，患者"患脚"，针后"即起行"，所患病证当为"足躄"（足不能行之症）。《灵枢·热病》篇："热病面青脑痛……筋躄目浸，索筋于肝，不得索之金，金者肺也。"张介宾注："筋躄者，足不能行也。"

环跳、阳陵泉、阳辅为足少阳胆经腧穴，下巨虚为足阳明胃经腧穴，由甄权所针腧穴可以得出，患者腿部不适症状当为足少阳胆经所主，同时兼有小腿以下足阳明胃经症状，故遵循"经脉所过，主治所及"的原则进行治疗。

5. **用穴及操作分析**　甄权取穴为：环跳、阳陵泉、阳辅、下巨虚。其中环跳穴又称髀厌、髀枢、枢中等，为足少阳、太阳二脉之会穴，是治疗腰腿痛之要穴。而环跳穴要想取得良好的疗效，就必须取穴准确，使针感向足传导。阳陵泉又名筋会、阳陵、阳之陵泉，是足少阳之脉所入为合的合土穴，为八会穴之筋会，能够和解少阳，疏泄肝胆，清泻湿热，祛除风邪，舒筋活络，缓急止痛。阳辅为足少阳胆经腧穴，五输穴之经穴，五行属火，能够清热散风，疏通经络。下巨虚为足阳明胃经腧穴，小肠之下合穴，主治少腹疼痛，泄泻，痢疾，胸胁痛，小便不利，脚气，乳痈，下肢痿痹，足痿不收等。诸穴合用，舒筋活络，通利关节之力益彰。

（二）

大理赵卿患风，腰脚不随，不能跪起行。针上髎一穴、环跳一穴、阳陵泉一穴、巨虚下廉一穴，即得跪。

1. **注释**

脚：小腿或足部，据患者用穴，可知当为小腿。

跪：古时席地而坐，坐时两膝据地，以臀部着足跟。跪则伸直腰股，以示庄敬。

2. **出处**　本医案出自唐·孙思邈《备急千金要方·卷八治诸风方·偏风第四》（孙思邈.备急千金要方.北京：人民卫生出版社，1996：165.）；另可见于《外台秘要·卷十四·中风及诸风方一十四首》《针灸资生经·卷五·腰腿痛》及《千金翼方·卷十七·中风下·中风第一》。

3. **学术思想及主要著作**　同上。

4. **辨证思路及方法**　本案为甄权针刺治疗足躄的验案之一。从医案中可以看出，患者患"风"，"腰脚不随，不能跪起"，针后"即得跪"，说明患者外感风邪后，症见腰及小腿不适，屈膝下跪或起立不能，针刺后，即可屈膝，说明患者邪在下肢肌表，治疗当以祛风通络为主。

5. **用穴及操作分析**　甄权取穴为：上髎、环跳、阳陵泉、下巨虚。其中，上髎为足太阳膀胱经腧穴，环跳、阳陵泉为足少阳胆经腧穴，下巨虚为足阳明胃经腧穴，由此可以看出，患者足三阳经脉俱病，故取足之三阳以散郁于下肢肌表之风邪。

按语：

（1）对应的现代疾病：中医足躄一病涵盖范围极广，所有以下肢肌肉或关节疼痛，不能行走为主要临床表现的疾病均可归入足躄范畴，与西医学中的腰椎间盘突出症、坐骨神经痛、糖尿病周围神经病变、关节退行性变、风湿性关节炎、强直性脊柱炎、骨质疏松、截瘫、脊髓炎、急性炎症性脱髓鞘性神经病、静脉或淋巴管道阻塞、心肾疾病等均有对应关系，中医中的脚气、坐骨神经痛、痹证也可部分归入足躄范畴。

（2）现代教材如何辨证、取穴、治疗：参照痹证部分。

（郑　谅　沈卫东）

四、肩冷

王执中灸肩冷医案一则

予中年每遇寒月，肩上多冷，常以手掌心抚摩之，夜卧则多以被拥之，仅能不冷。后灸肩髃方免此患。盖肩髃系两手之安否，环跳系两足之安否，不可不灸也。

1. 出处 本医案出自南宋·王执中《针灸资生经·卷五·肩痹痛》（王执中．针灸资生经．北京：人民卫生出版社，2007：222.）；另可见于《普济方·针灸·卷十三·肩痹痛》及《杂病广要·卷七·肩背痛》。

2. 学术思想及主要著作 同上。

3. 辨证思路及方法 本案为灸肩髃治肩冷之验案。此为中年患者，每遇寒月，肩上多冷，灸之方免，病属中医之寒痹，其表现以疼痛较甚，痛处固定，得热则舒为主，故选用灸法温经散寒、活血通络。寒痹的病因有内、外两大因素。内因多为脏腑阴阳失调，正气不足，或寒邪内生；外因则为严冬涉水、步履冰雪、久居寒湿之地等，导致寒邪或兼风湿等邪侵入机体。又《素问·痹论》篇云："风寒湿三气杂至，合而为痹也……寒气胜者为痛痹"，此系寒主收引，筋脉拘急，临床常以痛症为主要表现。而宋·窦材《扁鹊心书》认为本病"乃寒邪凑于分肉之间也"。夫风寒湿邪常乘关节之隙而入，而肩髃、环跳恰为手足上下关节之枢纽，其性通利，灸之可行气活血、疏风散寒、通利关节，故曰"不可不灸也"。然非"不可不灸也"，乃极言其治痹之验也，明者察之。

4. 用穴及操作分析 肩髃属手阳明大肠经穴，位于肩关节肱骨头与肩端间，并与阳跷脉相交会，故疏通经络、通利关节的作用较强，为治肢体关节痛、麻、凉、瘫诸疾之要穴。取穴时臂外展或平举肩关节凹陷处，进针后以酸麻胀感为度。《太平圣惠方·卷九十九》云："肩髃疗臂细无力酸疼，臂冷而缓。其针八分，留三呼，泻五吸，灸不及针，以平手取其穴，日灸七壮，增至二七。"

按语：

（1）对应的现代疾病：肩痹，以肩部逐渐产生疼痛，夜间为甚，逐渐加重，肩关节活动功能受限而且日益加重，达到某种程度后逐渐缓解，直至最后完全复原为主要临床表现，对应西医学中的肩周炎。

（2）现代教材或临床如何辨证、取穴、治疗：中医理论认为该病以正气不足，营卫渐虚，若局部感受风寒，或劳累闪挫，或习惯偏侧而卧，筋脉受到长期压迫，遂致气血阻滞而成，临床用穴总以调理气血，祛风散寒，化湿通络为治则，取肩髃、肩贞、臂臑、曲池、合谷、条口为主穴。

（郑　谅　沈卫东）

五、肩背痛

王执中灸治肩背痛医案二则

（一）

予尝于膏肓之侧，去脊骨四寸半，隐隐微疼，按之则疼甚。漫以小艾灸三壮，即不疼。它日复连肩上疼，却灸肩疼处愈。方知《千金方》阿是穴犹信云。予每遇热，膏肓穴所在多出冷汗，数年矣，因灸而愈。

1. 出处 本医案出自南宋·王执中《针灸资生经·卷五·背痛》（王执中．针灸资生经．北京：人民卫生出版社，2007：220.）；另可见于《杂病广要·卷七·身体痛》、《中医古典医学丛书大合集·卷四百二十一·针灸门》及《普济方·针灸·卷十三·背痛》。

2. **学术思想及主要著作** 同上。

3. **辨证思路及方法** 本案其患处隐隐微疼,按之痛甚,愈后复连肩上疼,痛处游走而不固定,属中医之行痹。《素问·痹论》篇指出:"风寒湿三气杂至,合而为痹。其风气胜者为行痹……"。肢体经络感受风寒湿热之邪,导致气血不畅,经络痹阻,引起肌肉关节筋骨发生疼痛、麻木、酸楚等,而行痹多以感受风邪为胜。痹证为经络肢节之病,故治法当以祛风通络,活血止痛为原则。本案受病处即传统针灸的阿是穴,现代谓之疾病反应点。这显然是受到《黄帝内经》"以痛为腧"、孙思邈"阿是之法"的影响。但不同的是,王执中认为受病处本身又居于穴位上,在众多治疗本病症的穴位中寻找到最敏感的穴位即膏肓穴,其受病后可表现为压痛外,亦可表现为出冷汗。予施灸法,其可大大提高疗效,这是对《黄帝内经》"以痛为腧"理论的发展。

4. **用穴及操作分析** 阿是穴"以痛为腧",为穴位之起源。针治直取痛处而功效显著。因其无固定部位,又称为"不定穴"。《玉龙歌》:"浑身疼痛疾非常,不定穴中细审详。"得此二句可知其治之大概矣。医者在病症处及附近按压探寻,并询问患者的感觉,疼痛缓解或感觉明显处是穴,于腧穴处施灸可起缓急止痛、行气活血之功。

(二)

肩背酸疼,诸家针灸之详矣,当随病证针灸之。或背上先疼,遂牵引肩上疼者,乃是膏肓为患。《千金》、《外台》固云:"按之自觉牵引于肩中是也",当灸膏肓俞,则肩背自不疼矣。予尝肩背痛,已灸膏肓,肩痛犹未已,遂灸肩井三壮而愈。以此知虽灸膏肓,而他处亦不可不灸云。

1. **出处** 本医案出自南宋·王执中《针灸资生经·卷五·肩背酸痛》(王执中. 针灸资生经. 北京:人民卫生出版社,2007;221-222.);另可见于《普济方·针灸·卷十三·背痛》、《中医古典医学丛书大合集·卷四百二十一·针灸门》及《针灸集成·卷二·背》。

2. **学术思想及主要著作** 同上。

3. **辨证思路及方法** 本案之患肩背酸疼,背上先疼,遂牵引肩上疼,属中医之痹证,因其疼痛有走窜之向,故应属于痹证之行痹。盖由风寒湿邪侵袭肌表,气血运行不畅,阻滞经络,不通则痛而致。王执中先引述《千金》、《外台》中以膏肓穴治疗肩背酸疼,然其先用膏肓穴治疗后症状反复,继而又用肩井穴而取效。由于与历代医籍所载及《千金》、《外台》所载不完全相符,故其明确提出"肩背酸疼,诸家针灸之详矣,当随病证针灸之……以此知虽灸膏肓,而他处亦不可不灸云",认为病证虽都表现为肩背酸疼,但要根据具体病症的不同本质而选用不同治疗方法。

4. **用穴及操作分析** 肩井为足少阳、足阳明、手少阳、阳维之会,因与诸阳经交会,故治症颇多。古云"井开四道,而分八宅","四通八达",即肩井穴名之由来。其功能祛风散寒、行气活血。《太平圣惠方》卷一百云:"疗肩痛,发寒热,引项强。肩井治颈项不得顾,肩髆闷,两手不得向头,或因扑伤。"《针灸甲乙经》云:"只可针一分,此髆井脉,足阳明之会,乃连入五脏气,若深刺,则令人闷倒不识人。"而膏肓一穴,位于背部第四胸椎棘突下旁开3寸处。唐代孙思邈的《备急千金要方》、《千金翼方》载有《灸膏肓俞法》,认为"膏肓穴,无所不治,主羸瘦虚损,梦中失精,上气咳逆,狂惑忘误……时人拙不能求得此穴,所以宿难遣。若能用心方便求得灸之,无疾不愈矣"。而后世多认为膏肓穴为"强壮穴",用于治疗肩背疼痛和虚证。如《针灸资生经》:"久嗽最宜灸膏肓穴,其次则宜灸肺腧等穴,各随证治之。"

按语:

(1) 对应的现代疾病:肩背痛以肩部、背部疼痛为主要临床表现,对应西医学中的颈椎病或肌筋膜炎等疾病。

(2) 现代教材或临床如何辨证、取穴、治疗:中医理论以不通则痛、不容则痛为肩背痛的病机,主要可由机体正气不足,卫外不固,邪气乘虚而入,导致气血不通,经络闭阻;肝肾亏虚,筋脉失养,血不荣筋所致。临床用穴总以通经止痛为治则,取夹脊穴、天柱、风池、阿是穴、曲池、外关为主穴。外邪内侵者,加风府、合谷、列缺;气滞血瘀者,加内关、膈俞;肝肾不足者,加肝俞、肾俞、气海。

(郑 谅 沈卫东)

六、腰痛

徐秋夫针灸结合治腰痛医案一则

尝夜有鬼呻吟,声甚凄怆,秋夫问何须,答言姓某,家在东阳,患腰痛死。虽为鬼痛犹难忍,请疗之。秋夫曰:"云何厝法?"鬼请为刍人,案孔穴针之。秋夫如言,为灸四处,又针肩井三处,设祭埋之。明日见一人谢恩,忽然不见。当世伏其通灵。

1. **注释** 本案为篇章节选,相传徐秋夫能通鬼神,为鬼治病。本例在下列古文献中均有记载:《标幽赋》载"徐秋夫疗腰痛鬼。缚茅作人。为针腰目二处取肝俞与命门。"《针灸聚英·卷一下·督脉》载"宋、徐秋夫闻鬼斛斯泣腰痛。缚草作人。令根据之针腰俞、肩井。明日一人谢云。蒙君救济。忽不见。按秋夫疗鬼,事涉怪诞。"《古今医统大全》载"熙之子,为射阳令,常夜闻有鬼呻吟,声甚凄苦。秋夫云:汝是鬼,何所须?答曰:我姓斛,名斯,家在东阳,患腰痛死。今虽为鬼,而疾痛不止,闻君善医术,愿相救济。秋夫曰:汝鬼无形,云何济治?鬼曰:君但缚刍为人,索孔穴针之。秋夫如其言,为针腰俞及针肩井各二处,设祭而埋之。明日鬼谢云:蒙君疗治,腰疼已愈。当代称其神医。长子道度,次子叔向皆神其术。"从文献中可以考证得出,徐秋夫为腰痛鬼所取穴位为:肝俞、命门、肩井、腰俞。

厝法:即怎样安排治疗。厝,安置,措办。法:治。

刍人:即用草扎的人。刍:草把。《礼记·祭统》:"士执刍。"郑玄注:刍谓藁也,杀牲时用荐之。

2. **出处** 本医案出自唐·李延寿《南史卷·三十二·列传第二十二·张邵传》(李延寿.南史卷.北京:中华书局,1975:838.);另可见于《何氏语林·术解第二十》、《册府元龟·卷八百五十九·总录部·医术第二》、《古今医统大全·卷之一·历世圣贤名医姓氏·南北朝》及《续世说》。

3. **学术思想及主要著作** 徐秋夫,南北朝时刘宋医家。祖籍东莞姑幕(今山东诸城),寄籍丹阳(今江苏南京)。父徐熙为晋医家。从父习医,尤擅针灸。其子道度、叔响皆有医名。

学术思想:徐秋夫,从父习医,尤擅针灸。相传其能通鬼神,能为鬼神治病,遂流传有《徐秋夫十三鬼穴歌》："人中神庭风府始，舌缝承浆颊车次，少商大陵间使连，乳中阳陵泉有据，隐白行间不可差，十三穴是秋夫置。"（载于《针灸聚英》）。《续名医类案》亦记载"徐秋夫疗鬼穴，凡有病着鬼邪，须针鬼穴，鬼去病除，其应如神。一针石名鬼宫，（人中是也，针入三分。）二针名鬼信，（少商是也，针入三分。）三针名鬼节，（隐白是也，针入三分。）四针名鬼心，（大陵是也，针入三分。）五针名鬼路，（行间是也，针入三分。）六针名鬼枕，（风府是也，针入三分。）七针名鬼关，（颊车是也，针入三分。）八针名鬼门，（承浆是也，针入三分。）九针名鬼臂，（间使是也，针入五分。）十针名鬼额，（正发际是也，针入二分。）（神庭）十一针名鬼会，（正统是也，针入一分。）十二针名鬼额，（阳陵是也，针入三分。）十三针名鬼身（异名舌缝是也，针入舌缝中间一分，出紫血。治身肿难言，心经邪热，微出血便效。）。"徐秋夫用此十三穴治疗神志病，但未见其著作有载，只能从后人所记窥见其所取穴位，因未见冠以"鬼"名，故称为"疗鬼病十三穴"，与现今《孙真人十三鬼穴歌》记载的穴位相比，神庭、乳中、阳陵泉、行间与申脉、上星、会阴、曲池不同，但未见文献对此十三穴具体针灸疗法和适应证有相关描述。

主要著作：目前没有文献记载徐秋夫所撰著作，其子徐叔响撰有《针灸要钞》一卷、《疗少小百病杂方》三十七卷、《杂疗方》二十卷、《杂病方》六卷、《疗脚弱杂方》（或作《脚弱方》）八卷、《解寒食散方》六卷等，均佚。

师承：徐秋夫系南宋名医徐熙之子。徐熙，南宋东海人。早好黄老，隐泰望山，遇道士授以《扁鹊镜经》。晚精心学，名振海内，官至濮阳太守。秋夫、道度、文伯、徐雄、之才等，皆其子孙也，皆继承家学，均有医名。

4. 辨证思路及方法　腰痛多与感受外邪、跌扑损伤和劳欲过度等因素有关，与肝肾、足太阳膀胱经、督脉等关系密切。基本病机是腰部经络不通，气血痹阻，或肾精亏虚，腰部失于温煦濡养。本案以针灸结合，取腰俞、肝俞、命门、肩井治疗腰痛，从选穴推断，该鬼病肝肾亏虚，阳虚为主，痛不能忍，多系寒邪趁虚而入，侵袭经脉，流于腰府，寒主收引，筋脉拘急，故病腰痛。

5. 用穴及操作分析　腰俞与命门皆属督脉穴，《针灸大成》："腰俞……主腰胯腰脊痛，不得俯仰，温疟汗不出，足痹不仁，伤寒四肢热不已……"，"命门……主头痛如破，身热如火，汗不出，寒热骇疟，腰腹相引，骨蒸五脏热……"针刺腰俞与命门可以通行督脉，对于寒湿、肾虚者加用灸法，可以补命门火，温阳益肾。肝俞属足太阳膀胱经穴，肝主筋，寒邪凝滞，筋脉拘急，故病疼痛。针灸肝俞，有利于通行膀胱经脉，又舒筋缓急止痛，同时与命门、腰俞同补肝肾，强壮腰膝。肩井，为手足少阳、足阳明、阳维之会，连入五脏。"主中风，气塞涎上不语，气逆……头项痛，五劳七伤，臂痛，两手不得向头。"肩井为祛风要穴，针之可以祛风散寒，活血行气，因与诸阳经交会，故治症颇多。古云"井开四道，而分八宅"，"四通八达"，即肩井穴名由来也。

许叔微灸药结合治腰痛医案一则

治肾经虚，腰不能转侧，麋茸圆。

麋茸（一两，酥炙黄，燎去毛，无即以鹿茸代），舶上茴香（半两，炒香），菟丝子（酒浸，曝干，用纸条子同碾，取末一两）。右为末，以羊肾二对，法酒煮烂去膜，研如泥，和圆如梧子大，阴干，如肾膏少，入酒糊佐之。每服三五十圆，温酒盐汤下。

戊戌年八月，淮南大水，城下浸灌者连月。予忽脏腑不调，腹中如水吼数日，调治得愈。自此腰痛不可屈折，虽颊面亦相妨，服遍药不效，如是凡三月。予后思之，此必水气阴盛，肾经感此而得，乃灸肾腧三七壮，服此药差。

肾腧二穴，在第十四椎下两旁相去各一寸五分，与脐平。治虚劳羸瘦，耳聋，肾虚，水脏久冷，心腹膨胀，两胁满引，少腹急痛，目视𥇀𥇀，少气溺血，小便浊出精，阴中疼，五劳七伤虚惫，脚膝拘急，足寒如冰，头重身热振栗，腰中四肢淫泺，洞泄食不化，身肿如水，灸以年为壮。《针灸经》云，针入三分，留七呼，灸三壮。

1. 注释

鹿茸圆：此方出自《杂病源流犀烛·卷二十七》，组成：鹿茸1两，菟丝子1两，茴香5钱。主治：肾虚腰痛，不能反侧。用法用量：每服3～5丸，酒送下，日3次。制备方法：上为末，以羊肾2对，入酒煮烂，为丸，阴干。

目视𥇀𥇀：𥇀，《集韵》呼光切，音荒。《玉篇》：目不明也。《灵枢经·脉》篇目𥇀𥇀如无所见。系肾虚则瞳神昏眩。

2. 出处　本医案出自南宋·许叔微《普济本事方·卷第二·肺肾经病》（许叔微.普济本事方.第3版.上海：上海科学技术出版社，1978：27.）；另可见于《医学纲目·卷之二十八·肾膀胱部》、《杂病广要·身体类·腹痛》、《圣济总录·卷第一百九十一·针灸门》、《古今图书集成医部全录卷一百八十八》及《名医类案·卷六·腰痛》。

3. 学术思想及主要著作　同上。

4. 辨证思路及方法　此案系感受寒湿阴邪，而致腰痛不可以俯仰，病性属阴，病位在腰，腰为肾府，此阴邪侵袭肾府，伤及肾阳，肾经亏虚，寒邪留恋不去，故急需温肾散寒，遂用鹿茸圆，方中鹿茸入肝、肾经，具有温肾阳、益精髓、强筋骨等效，菟丝子性温，长于滋补肝肾、固精缩尿，安胎，止泻，茴香行气散寒，温中止痛，羊肾以形补形，四药相伍，共奏温肾散寒之功。

5. 用穴及操作分析　此案系肾经亏虚，寒邪侵袭腰府，遂病腰痛不可俯仰，系寒湿阴邪收引所致。故选用灸法，此系许氏"阴证"、"阳虚"、"阴毒"最宜灸的观点。选用肾俞，肾俞为肾脏之气输注于背部的腧穴，腰为肾府，温灸肾俞，既可外散寒湿阴邪，又可温补肾阳，内固正气，故腰痛可愈。

王执中治腰痛医案三则

（一）

有妇人久病而腰甚疼。腰眼忌灸，医以针置火中令热，谬刺痛处，初不深入，既而疼止。则知火不负人之说，犹信云。

（二）

舍弟腰疼，出入甚艰，予用火针微微频刺肾俞，则行履如故，初不灸也。

（三）

屡有人腰背伛偻，来觅点灸，予意其是筋病使然，为点阳陵泉令归灸即愈。筋会阳陵泉也。然则腰疼又不可专泥肾俞，不灸其他穴也。

1. 注释

谬刺：即缪刺，又称交经缪刺。是针对邪客于络脉发生的疾病而采用的左病取右，右病取左的针刺方法。《素问·缪刺论》篇："缪刺，以左取右，以右取左"，"今邪客于皮毛，入舍于孙络，留而不去，闭塞不通，不得入于经，流溢于大络，而生奇病也。夫邪客大络者，左注右，右注左，上下左右，与经相干，而布于四末，其气无常处，不入于经俞，命曰缪刺。"缪刺的具体应用包括：当一侧经之络脉有疾时可取对侧经之井穴缪刺之；当络脉病时可在络脉分布部位视其血络缪刺之放血；刺络脉分布穴，如特定穴之郄穴、荥穴或阿是穴等。

火针：针具名。是用火烧红的针尖迅速刺入穴内，以治疗疾病的方法。《灵枢·官针》篇中记载："淬刺者，刺燔针则取痹也。"本法具有温经散寒，通经活络作用，因此在临床可用于对虚寒痈肿等证的治疗。

佝偻：又名背偻，俗称驼背。在此指腰背疼痛、屈伸不利的症状。

筋会：八会穴之一。《难经·四十五难》："筋会阳陵泉。"主治筋肉拘急或弛缓不收、疼痛等症。

2. **出处**　本医案出自南宋·王执中《针灸资生经·卷五·腰痛》（王执中. 针灸资生经. 北京：人民卫生出版社，2007：244.）；另可见于《普济方·针灸·卷十三·腰痛》、《杂病广要·身体类·腰痛》及《续名医类案·卷十九·腰痛》。

3. **学术思想及主要著作**　同上。

4. **辨证思路及方法**　第一则医案王氏选用火针缪刺治疗腰痛，并认为腰眼忌灸是古人谬误。此案"久病而腰甚疼"，当有外邪所客，内经有云"风、寒、湿三气杂至而为痹"，此案当以寒痹为是，寒主收引，凝结气血，气痛必甚。可依案中"甚"字窥测其病机。火性炎热，最善逐寒凝而化血瘀，刺腰眼则祛风散寒，活血行气，寒邪去则腰痛愈。第二则医案王氏则用火针针刺肾俞治疗腰痛。肾俞为肾脏之气输注于背部的腧穴，腰为肾府，腰痛若属肾阳亏虚者，以火针针刺肾俞可起到温肾驱寒，通经和络的作用。第三则医案王氏认为佝偻系病在筋，故选筋会阳陵泉论治，并予灸法，温经通络，灸至病除。此系寒邪留恋筋脉，寒主收引，遂病佝偻，灸之可温经通络、散寒助阳，寒去筋舒则愈。

5. **用穴及操作分析**　王氏三案既使用了火针、也使用灸法，且辨证选穴，不拘泥于一法。火针借火助阳、散寒补虚、祛邪泻实，浅刺络脉出血亦可祛瘀求新，又可以热引热，使经络郁滞得通，寒热虚实之证可解；灸法散寒助阳，鼓舞经气，系王氏临床一大特点。王氏强调辨证取穴，讲究同病异治，不盲目施灸，虽同治腰痛，肾虚者选肾俞，筋病者选筋会。同时，王氏反对一味遵循古法，对古人禁灸、禁针穴位提出大胆质疑，通过临床实践否定前人谬误。

杨继洲指针结合中药治腰痛医案一则

壬戌岁，吏部许敬庵公，寓灵济宫，患腰痛之甚。同乡董龙山公推予视之。诊其脉，尺部沉数有力。然男子尺脉固宜沉实，但带数有力，是湿热所致，有余之疾也。医作不足治之，则非矣。性畏针，遂以手指于肾俞穴行补泻之法，痛稍减，空心再与除湿行气之剂，一服而安。公曰：手法代针，已觉痛减，何乃再服渗利之药乎？予曰：针能劫病，公性畏针，故不得已，而用手指之法，岂能祛除其病根，不过暂减其痛而已。若欲全可，须针肾俞穴，今既不针，是用渗利之剂也。岂不闻前贤云：腰乃肾之府，一身之大关节。脉沉数者，多是湿热壅滞，须宜渗利之，不可用补剂。今人不分虚实，一概误用，多致绵缠，痛疼不休（出玉机中）。大抵喜补恶攻，人之恒情也。邪湿去而新血生，此非攻中有补存焉者乎？

1. 注释

壬戌：明嘉靖四十一年（1562 年）。

性：指性情。

空心：空腹。

手法代针：是以手指在穴位上行紧按揉压的手法，以代替针刺的治疗方法，即现代的指针疗法。操作时，一般用拇、食两指捏住中指末节，以中指尖点按揉压穴位。《针灸大成》："如急惊，天吊惊，掐手上青筋……以上数法乃以手代针之神术也。"

2. 出处
本医案出自明·杨继洲《针灸大成·卷九·医案》（杨继洲．针灸大成第 2 版．北京：中医古籍出版社，2008：501-502．）。

3. 学术思想及主要著作
同上。

4. 辨证思路及方法
此案腰痛非因肾虚精亏、寒湿痹阻，而因湿热壅滞，经脉不通，故病腰痛。杨继洲诊其脉象，尺脉候肾，沉数有力，是为有余之疾，湿热所致。他医误为虚证，投以补剂，不效，而杨氏予点按肾俞穴，行补泻手法，再投淡渗利湿之中药，清利下焦湿热，则腰痛可愈。

5. 用穴及操作分析
杨继洲取肾俞穴，肾俞乃肾之精气输注于背部的腧穴，为治腰痛要穴。杨氏以指针代替针刺，仍旧使用补泻之法，依然可以起到针刺的作用。但仅此不能完全祛邪，遂又予中药调理，清热利湿，舒经通络，方可痊愈。

按语：

（1）对应现代疾病：腰痛以自觉腰部疼痛为主要临床表现，对应西医学中的腰部软组织损伤、腰椎病变、椎间盘病变及部分内脏病变中。腰椎影像学及妇科、内科相关检查有助于本病的诊断。

（2）现代教材或临床如何辨证、取穴、治疗：中医理论以不通则痛，不荣则痛为腰痛病机。可由感受外邪、跌扑损伤和劳欲太过诱发。属于实者，或感受风寒湿之邪客于经络，气血阻滞；或从事体力劳动及腰部闪挫撞击后，腰部经络受损，瘀血阻滞，不通则痛。临床用穴总以疏通经络，补益肾气为治则，取肾俞、腰阳关、大肠俞、秩边、委中为主穴。具体辨证如下：

寒湿腰痛型：见腰部冷痛重着、酸麻、或拘挛不可俯仰，或痛连臀者，宜驱寒除湿，通络止痛，加针命门，阳陵泉，针用补法。

瘀血腰痛型：见腰痛如刺，痛有定处，日轻夜重者，宜散寒逐瘀，活血止痛，加膈俞、次髎。

肾虚腰痛型：见起病缓慢，腰部隐隐作痛，以酸痛为主，喜揉喜按，常反复发作者为肾虚腰痛，宜补益肾气，温阳止痛，加针命门、太溪，针用补法。

（郑 谅 沈卫东）

七、麻木

李杲汤剂配合刺血治手脚麻木医案一则

李东垣治杜意逵，患左手右腿麻木，右手大指次指亦常麻木至腕，已三四年矣。诸医不效，求治。曰：麻者气之虚也，真气弱，不能流通，至填塞经络，四肢俱虚，故生麻木不仁。与一药，决三日效。遂制人参益气汤，服二日，手心便觉热，手指中间如气胀满。至三日后，又觉两手指中间如手擦，傍触之，曰真气遍至矣。遂于两手指甲傍，各以三棱针一刺之，微见血如黍粒许，则痹自息矣。后再与调理而愈。

1. **注释**

人参益气汤：载于《兰室秘藏》卷下。组成：黄芪 4g，生甘草、人参各 15g，白芍药 9g，柴胡 7.5g，炙甘草、升麻各 6g，五味子 140 个。用法：上药咀嚼，分作四服。每服用水 300ml，煎至 150ml，去滓，空腹时温服。主治：热伤元气，两手指麻木，四肢困倦，怠惰嗜卧。

如黍粒许：（出血）像黍子一样大小。黍粒：黍的果实，又叫做黍子，碾成米叫黄米，性黏，可食。

2. **出处** 本医案出自清·魏之琇《续名医类案·卷三·麻木》（魏之琇. 续名医类案. 北京：人民卫生出版社，1982：63.）；另可见于《医学纲目·卷十二·肝胆部·诸痹》及《证治准绳·杂病·着痹》。

3. **学术思想及主要著作** 同上。

4. **辨证思路及方法** 麻木一病属于中医"痹证"范畴，《素问·痹论》篇："营气虚，则不仁。"《丹溪心法·厥》："手足麻者属气虚，手足木者有湿痰、死血。"该案李东垣诊之认为麻木系因真气亏虚所致，经脉不荣而不仁，遂予人参益气汤补益气血，升提阳气，使阳气充于四肢经脉，气血调和则麻木可愈。又因久病必瘀，顽痰死血瘀积四肢末端，当"菀陈则除之"，以三棱针点刺放血，邪去病愈。

5. **用穴及操作分析** 此案李东垣在方药基础上加用三棱针点刺井穴。井穴，五输穴的一种，穴位位于手指或足趾的末端处，多在指甲旁开 0.5 寸处。《灵枢·九针十二原》篇曰："所出为井。"意思是井穴为经脉开始流动的源泉，脉气浅小。《灵枢·顺气一日分为四时》篇载"病在脏者，取之井"。《难经·六十八难》载"井主心下满"。临床上，井穴多用于各种急救，有泻热、开窍、醒神之功。而三棱针点刺放血，可以起到促进局部气血运行、舒经通络、活血化瘀、去瘀生新、清热开窍的功效。李东垣用三棱针点刺井穴治疗麻木，是"菀陈而除之"的体现，起到了活血化瘀、去瘀生新、疏通局部经络，使气血调和的作用，从而在根本上治疗麻木，使真气充实四肢末端，经脉得荣，脉络充实，则麻木可愈。

张从正汗吐泄法结合针刺治臂麻医案一例

郾城梁贾人，年六十余，忽晓起梳发，觉左手指麻，斯须半臂麻，又一臂麻；斯须头一半麻，比及梳毕，从胁至足皆麻，大便二三日不通。往问他医，皆云风也。或药，或针，皆不解。求治于戴人，戴人曰：左手三部脉皆伏，比右手小三倍，此枯涸痹也。不可纯归之风，亦有火燥相兼。乃命一涌一泄一汗，其麻立已。后以辛凉之剂调之，润燥之剂濡之，惟小指次指尚麻。戴人曰：病根已去，此余烈也，方可针豁谷。豁谷者，骨空也。一日晴和往针之，用《灵枢》中鸡足法，向上卧针，三进三引，讫，复卓针起，向下卧针，送入指间皆然，手热如火，其麻全去。昔刘河间作《原病式》，常以麻与涩，同归燥门中，真知病机者也。

1. 注释

枯澀痹：澀，通涩，不滑也。枯澀痹，即血虚风燥，经脉失荣，发为麻木。

谿谷：骨空。泛指穴位。

鸡足法：针刺名。指正入一针，左右斜入二针，形为鸡爪的针刺方法。《灵枢·卫气失常》篇："重者，鸡足取之"。又称合谷刺，五刺之一。又称合刺。《灵枢·官针》篇："合谷刺，左右鸡足，针于分肉之间，以取肌痹，此脾之应也。"是指在患部肌肉针刺，斜刺进针后，退回浅部又分别向左右斜刺，形如鸡爪分叉。该法是一种加强刺激的方法，主要用于治疗与脾有关的肌肉痹证等疾患。

2. 出处

本医案出自金·张从正《儒门事亲·卷七·燥形·臂麻不便八十九》（张从正．儒门事亲．北京：中国医药科技出版社，2011：155.）；另可见于《医学纲目·卷之十二·肝胆部·著痹》、《古今图书集成医部全录卷一百九十八》及《续名医类案·卷十三·痛痹》。

3. 学术思想及主要著作

同上。

4. 辨证思路及方法

麻木一病属于中医"痹证"范畴，本案系因血虚风燥而至麻木，见大便二三日不通，左手三部脉皆伏，比右手小三倍，此血虚无以濡养经脉，遂经脉不荣则生麻痹，他医皆以为风，以祛风药治之，更伤营血。张从正认为此病非纯为风，还有火燥，系因阴血亏虚不能涵养，阴虚则阳盛，故生火燥之邪。所以予辛凉之剂清热泻火，又以润燥之剂滋阴养血，阴阳平和，则麻木可愈。

5. 用穴及操作分析

本案使用鸡足刺，即合谷刺，指在患部肌肉针刺，斜刺进针后，退回浅部又分别向左右斜刺，形如鸡爪分叉。又有"鸡足取之，正入一针，左右斜入二针，如鸡之足之爪也。"认为是多针刺。《素问·长刺节论》篇曰："病在肌肤，肌肤尽痛，名曰肌痹。伤于寒湿，刺大分，小分，多发针而深之，以热为故。"可见，合谷刺主治肌痹，症见四肢痿弱，皮肤麻木不仁。选用合谷刺治疗肌痹，不管是一针多向刺还是多针刺都在针刺的刺激面及刺激强度上大于其他刺法。本案张从正选用合谷刺为患者诊治，操作上为一针多向刺，深入肌肉深层，通畅经络，使筋肉得以濡养，使偏枯肢体气血顺畅，则邪去病愈。

按语：

（1）对应现代疾病：麻木以肌肤知觉减弱或消失为主要临床表现，对应西医学中的颈椎病、中风病、脊髓损伤、糖尿病周围性神经病等。

（2）现代教材或临床如何辨证、取穴、治疗：中医理论以经络痹阻，气血不通为麻木病机，主要可由外感六淫之邪，或七情内伤，或气血阴阳亏虚，或痰浊、瘀血等有形病理产物闭阻络脉，导致气血运行不畅，四肢末端失去正常濡养所致。临床用穴总以疏通经络为治则，取穴以八邪、八风，配合循经取穴及局部取穴为主。亦可以用三棱针在十宣、井穴点刺放血，使局部瘀滞排出体外，旧血去，新血生，达到活络通经之效。血得热则行，艾灸可温经通络，使麻木处的气血得痛，局部循环改善，机体得以濡养。此外，有原发疾病者，在针刺治疗同时要积极治疗原发病，如糖尿病患者需控制好血糖等，以增强疗效。

（郑　谅　沈卫东）

八、肢挛

王执中载他医灸治肢挛医案一则

有贵人手中指挛已而无名指、小指亦挛。医为灸肩髃、曲池、支沟而愈。支沟在腕后三寸。或灸风疾，多有不灸支沟，只灸合谷云。

1. 注释

贵人：对他人的尊称。贵：敬辞，尊重之意。或谓公卿大夫及显贵之人。

2. 出处 本医案出自南宋·王执中《针灸资生经第五·手麻痹不仁》（王执中. 针灸资生经. 北京：人民卫生出版社，2007：226.）；另可见于《续名医类案·卷十三·痛痹》。

3. 学术思想及主要著作 同上。

4. 辨证思路及方法 本案为以灸肩髃、曲池、支沟治疗手指痉挛不能屈伸的验案。本案患者首先出现中指拘急，难以屈伸，继而发展到无名指与小指，属中医"痉证"范畴，临床上以项背强急、四肢抽搐、甚至角弓反张为主症。其治疗须详辨外感与内伤，虚证与实证：外感所致，多属实证，为外邪壅阻经络，气血运行不畅，或邪气入里，热盛动风，筋脉失养而成，治法以祛风除湿、泻热存阴为原则；内伤者多属虚证，系因阴血不足，筋脉失养，肝风内动所致，治以滋阴养血为法。而本案以手指末端拘挛为主，未见明显表证及角弓反张等热盛动风之症，且采用灸法温散邪气，故本例当为风寒邪气痹阻肢端发为痉挛。如《医述·卷十二》："拘挛则急多缓少，寒多热少，经谓寒则筋挛是也。其治莫如养血温经，使阳气以和柔之，阴津以灌溉之。"《诸病源候论》曰："筋挛不得屈伸者，是筋急挛缩，不得伸也。筋得风热则弛纵，得风冷则挛急"，故本案属风属寒，当以艾灸"温经散寒、祛风止挛"为法。

5. 取穴及操作分析 此案取多气多血之手阳明经，"按其穴酸疼即是受病处"，灸之以肩髃、曲池，以温经驱寒，缓急止挛。《会元针灸学》云："曲池者，曲者屈肘之处也，池者阳经有阴气所聚，阴阳通化，治气分亦能养阴。"灸之可以通阳养阴，益气活血。另根据拘挛部位，又取手少阳三焦经，缘"手少阳之筋起于小指次指之端，结于腕"，经络所过，主治所及，故取支沟穴施灸治疗局部病变。或取同名足少阳之风池穴，风池穴为治风之要穴，针之可祛风止痉；又足少阳胆经与足厥阴肝经相表里，肝为风木之脏，肝主血，主一身之筋，血虚风动，亦可发为痉挛，故灸风池可祛风治挛。合谷属多气多血之阳明经原穴，灸之可益气活血，共奏缓急止挛之功。

张从正针治肢挛医案一则

黄如村一叟，两手搐搦，状如拽锯，冬月不能复被。适戴人之舞阳，道经黄如，不及用药，针其两手大指后中注穴上。戴人曰：自肘以上皆无病，惟两手搐搦，左氏所谓风淫末疾者，此也。或刺后谿，手太阳穴也。屈小指握纹尽处是穴也。

1. 注释

搐搦：病证名。又称抽搐、瘛疭、抽风。指手足伸缩交替，抽动不已。

戴人：指张从正。

中注穴：此穴在脐下一寸旁开半寸处，疑作"中渚"，也可认为乃"合谷"之误。（出

自《儒门事亲校注》金·张子和原著)

左氏：指《左传》作者左丘明，春秋时鲁国人。

风淫末疾：风邪入侵，引起四肢疾病。末，指四肢。

2. 出处 本医案出自金·张从正《儒门事亲·卷六·风形·抽搐》（张从正．儒门事亲．北京：中国医药科技出版社，2011：122.）；另可见于《续名医类案·卷三·痉》及《古今图书集成医部全录卷一百九十八》。

3. 学术思想及主要著作 同上。

4. 辨证思路及方法 本案为以针刺中渚穴、后溪穴治疗老人双手抽搐的验案。本案患者老年男性，双手如拉锯一般抽动，寒冬季节甚至不用盖被。张从正认为，风性轻扬，善行数变，风邪流溢四肢，发为抽搐。故因风致搐一证，以手足伸缩交替为突出表现，治法当以祛风散邪，舒筋活络为主，张氏以针刺立效，乃遵《左传》中"风淫末疾"之旨。

5. 取穴及操作分析 中渚穴在手背部，当环指本节（掌指关节）的后方，第4、5掌骨间凹陷处。该穴为手少阳三焦经脉气所注之输木穴，性善通调，刺之能通调三焦气血、平肝熄风，故可用于治疗手足抽搐；又因其为三焦火经之木穴，泻之能清三焦相火，有釜底抽薪之力，故可治疗三焦相火亢盛所致之冬不覆被。后溪穴在手掌尺侧，微握拳，当第5掌指关节后的远侧掌横纹头赤白肉际处。该穴为属手太阳小肠经，亦为该经之输木穴，也是八脉交会穴之一，通督脉，故能舒筋活络，清热散邪，治疗风淫末疾之抽搐同样可奏效。

杨继洲针药结合治肢挛医案一则

乙卯岁，至建宁，滕柯山母患手臂不举，背恶寒而体倦困，虽盛暑喜穿棉袄，诸医俱作虚冷治之。予诊其脉沉滑，此痰在经络也。予针肺俞、曲池、三里穴，是日即觉身轻手举，寒亦不畏，棉袄不复着矣。后投除湿化痰之剂，至今康健，诸疾不发。若作虚寒，愈补而痰愈结，可不慎欤！

1. 出处 本医案出自明·杨继洲《针灸大成》（杨继洲．针灸大成．第2版．北京：中医古籍出版社，2008：496.）。

2. 学术思想及主要著作 同上。

3. 辨证思路及方法 本案为针药结合治疗手臂不伸伴恶寒身重的验案。患者中老年女性，手臂不能抬举，后背恶寒，身重神疲，前医多以虚寒论治而无效。杨氏诊其脉沉滑，辨其证为痰在经络，系怪病多责于痰，痰阻经络则经气不行，故手臂不举；痰湿郁遏阳气，阳气不能外达，故恶寒体倦，此为表寒里实之症。治在除湿化痰，疏通经气。近部取穴，针以解表化痰、健脾益气为主，并配合中药除湿化痰，针药结合，标本兼治，手到病除。

4. 取穴及操作分析 肺俞在背部，当第3胸椎棘突下，旁开1.5寸。该穴属足太阳膀胱经，为肺之背俞穴，是肺脏之气转输、输注之所，穴在肺之分野，可宣肺解表，化痰降浊；曲池在肘横纹外侧端，屈肘，当尺泽与肱骨外上髁连线中点，属手阳明大肠经之合穴，合为汇合之意，犹江河入海，言其经气最盛，故曲池通调经络作用当为之最，助肺俞疏散表邪；针足三里健脾化痰益气。三穴标本兼治，邪去正安。

按语：

（1）对应的现代疾病：肢挛以项背强直，四肢抽搐，角弓反张等为主要临床表现，属中医"痉证"范畴，对应西医学中脑炎、脑瘤、癫痫、肝性脑病、尿毒症、高热中暑、破伤风、药物中毒多种疾病，类风湿关节炎、脑血管意外后遗症及肌强直等亦可见。

（2）现代教材或临床如何辨证、取穴、治疗：中医理论以经脉失养为肢挛病机，主要可由外邪侵袭，阳热亢盛，火热化风；或因脏腑失调，风阳痰浊，阻滞脉络；或因肾阴亏虚，水不涵木，阴血亏耗，虚风内动，络脉失养而致；或因创伤后，风毒之邪侵袭于脉络等所致。临床用穴总以熄风定搐为治则，取百会、水沟、合谷、太冲、阳陵泉为主穴。具体辨证如下：

热极生风型：见壮热汗出，渴欲饮冷，神识昏蒙，脉洪数；宜清热熄风，加少商、商阳、中冲点刺放血。

风痰闭阻型：见昏迷痉厥，喉间痰鸣，牙关紧闭，或伴尖叫，二便失禁，脉弦滑；宜祛痰定痉，加阴陵泉、丰隆。

肝阳上亢型：见头痛剧烈，面红气粗，恶心呕吐，脉弦数有力；宜滋补肝肾，熄风定搐，加泻行间。

阴虚风动型：见手足蠕动，低热，虚烦不宁，口干神疲，脉细数；宜滋补肝肾，熄风定搐，加针太溪、血海、足三里，针用补法。

（郑　谅　沈卫东）

九、痛风

朱震亨刺血结合服药治痛风医案一则

又邻鲍六，年二十余。因患血痢，用涩药取效。后患痛风，叫号撼邻。予视之曰：此恶血入经络证，血受湿热，久必凝浊，所下未尽，留滞隧道，所以作痛，经久不治，恐成偏枯。遂与四物汤加桃仁、红花、牛膝、黄芩、陈皮、生甘草，煎入生姜，研潜行散，入少酒饮之数十贴，又与刺委中，出黑血近三合而安。

1. 出处　本医案出自元代·朱震亨《格致余论·痛风论》（朱震亨．格致余论．江苏：江苏科学技术出版社，1985：18.）；另可见于《古今医案按·卷八·痹》及《医学纲目·卷至十二·肝胆部·诸痹·痛痹》、《杂病广要·历节》、《古今名医汇粹·卷四·病能集二·杂证十一门·诸痹门》、《证治准绳·杂病·第六册·大小腑门》及《名医类案·第八·痛风》。

2. 学术思想及主要著作　同上。

3. 辨证思路及方法　本案为针药结合治疗痛风的验案。患者因血痢误用收涩药，闭门留寇，致恶血入络，受之湿热之邪而成凝滞重浊之物，未能排出，滞留于脉道之中，故而作痛。朱氏认为："气行脉外，血行脉内，昼行阳二十五度，夜行阴二十五度，此平人之造化也。得寒则行迟而不及，得热则行速而太过。内伤于七情，外伤于六气，则血气之运，或迟或速而病作矣。彼痛风者，大率因血受热已自沸腾，其后或涉冷水，或立湿地，或扇取凉，或卧当风，寒凉外搏，热血得寒，污浊凝涩，所以作痛。夜则痛甚，行于阴也。治法以辛热之剂，流散寒湿，开发腠理。其血得行，与气相和，其病自安。"本病血热沸腾，局部凝聚不通，郁阻脉络，主要矛盾在血。故所用方药为活血通瘀与苦寒凉血并用，并加升提药物以升补阴血，并以三棱针刺委中出瘀血，体现朱丹溪"针法浑是泻而无补"的特点。

4. **取穴及操作分析**　委中穴在腘横纹中点，当股二头肌腱与半腱肌肌腱的中间，属足太阳膀胱经合（土）穴，合穴如江河水流汇入湖海，经气最为旺盛，调节气血的作用较强，委中又为血之郄穴，善治血分病，"血有余则泻其盛经，出其血……病在血，调之络"（《素问·调经论》），故委中刺络放血对瘀血阻络所致的痛风功效确切。

按语：

（1）对应的现代疾病：痛风以足大趾跖趾关节、踝、膝、指、腕、肘关节红肿热痛、发病急骤、剧痛难忍为主要临床表现，对应西医学中的痛风性关节炎。需要注意中医痛风的概念较西医痛风更广，本医案痛风不全等于西医学中的痛风。

（2）现代教材或临床如何辨证、取穴、治疗：中医理论以经脉阻滞，湿浊排泄不畅为痛风病机，主要可由正气不足、饮食不节、外邪侵袭诱发。临床用穴总以祛风逐湿，消肿止痛为治则，取血海、三阴交、阴陵泉、丰隆、行间、太冲为主穴。

（郑　谅　沈卫东）

十、足热

淳于意针刺治足热医案一则

故济北王阿母自言足热而懑，臣意告曰："热蹶也。"则刺其足心各三所，案之无出血，病旋已。病得之饮酒大醉。

1. **注释**

懑：烦闷。

案：同"按"。

2. **出处**　本医案出自西汉·司马迁《史记·卷百零五·扁鹊仓公列传第四十五》（司马迁. 史记. 北京：中华书局，2011：2447.）；另可见于《医说·诸风》、《古今图书集成医部综录医术名流列传》、《华佗神方·卷二十二·二二零一一·热蹶》、《名医类案·卷三·厥》及《针灸资生经·卷四·足寒热》。

3. **学术思想及主要著作**　同上。

4. **辨证思路及方法**　本案症见足热而烦闷，其足热当系足下热，即手足心热，盖阴气虚之故也。仓公据此二症诊断为热厥，并推知其病得之饮酒大醉，这种认识与《黄帝内经》的理论是完全一致的。如《素问·厥论》篇云："黄帝问曰：厥之寒热者何也？岐伯对曰：阳气衰于下，则为寒厥，阴气衰于下，则为热厥。"，"热厥之为热也，必起于足下者何也？岐伯曰：阳气起于足五指之表，阴脉者，集于足下而聚于足心，故阳气盛则足下热也"。在论及热厥的病因病机时说："帝曰：热厥何如而然？岐伯曰：酒入于胃，则络脉满而经脉虚……阴气虚则阳气入，阳气入则胃不和，胃不和则精气竭，精气竭则不营其四肢也。此人必数醉，若饱以入房，气聚于脾中不得散，酒气与谷气相搏，热盛于中，故热偏于身，内热而溺赤也。"本案未言溺赤而言胸闷，其理一也。引《黄帝内经》之文与本案互参，可知患者必数醉于酒，湿热内阻，故有热厥之患。

5. **取穴及操作分析**　其刺足心左右各三所，当是足下涌泉、照海、然谷等穴，此三穴有滋阴降火、疏厥气、清神志等功效。涌泉、照海、然谷均为肾经穴，足少阴肾经与心经络相连，取其水火既济之意。所云"案之，无出血"，指针刺用补法，无使出血。因施治方法得宜，故病旋已。

按语：

（1）对应的现代疾病：足热以足部感觉发热为主要临床表现，对应西医学中的痛风、风湿性关节炎、类风湿关节炎等疾病。

（2）现代教材或临床如何辨证、取穴、治疗：中医理论认为足热病因感受风寒或风热郁于肌表，外感发热，或素体阴虚内热，或热毒蕴结，气血壅滞而发热的疾病。临床用穴总以祛除外邪，滋阴清热为治则，取太溪、太冲、涌泉为主穴。具体辨证如下：

风邪犯表型：见恶风畏寒，头身痛，无汗，脉浮紧；伤于风热者则见恶寒轻，头痛汗出，口渴喜饮，舌苔黄，脉浮数，宜祛风清热，加针外关、合谷。

阴虚型：以足心热为主，兼有五心烦热，盗汗，舌红少苔，脉细数；宜滋阴清热，加照海。

热毒蕴结型：见局部红肿热痛，兼身热，口渴，小便黄赤，舌苔黄腻，脉滑数，宜泻热解毒，加曲池。

（郑　谅　沈卫东）

第八章 其 他

一、误针误灸

孙兆误灸医案一则

孙兆因博士王珣患咽喉噎塞，胸膈不利，时发寒热，夜多盗汗，忽心胸塞闷，咳血三数日即止，晚后脉数，口干，涎唾稠黏，咳嗽一二声不透，肩背微痛，尝于关元、气海、中脘、三里等穴着艾，不详病得之肺虚，其状中客热证，皆因误灸服暖药所致。遂与《外台》第一广济紫菀汤，为丸合服之，立效。

1. **注释**

噎塞：即消化系统通道受阻之病症。

2. **出处** 本医案出自明·楼英《医学纲目·卷十七·心小肠部·诸见血门》（楼英.医学纲目.北京：中国医药科技出版社，2011：339-340.）。

3. **学术思想及主要著作** 孙兆（11世纪），北宋医家。河阳（今河南孟阳）人。其父为尚药奉御孙用和，其弟孙奇，皆为当时名医。进士出身，官至殿中丞。著有《伤寒方》、《伤寒脉诀》，修订林亿、高保衡等校补的《黄帝内经·素问》，名为《重广补注黄帝内经素问》

学术思想：

（1）强调六经辨证体系：孙氏运用四诊八纲，对伤寒各阶段的辨脉、审证、论治、立方、用药规律等，以条文的形式作了较全面的阐述。

（2）脉证合参，同病异治：多数条文常常以脉论证，开首即言脉象，以脉象佐证病因病机，而阐明具体的证候机理。

（3）掌握病理，知常达变：由于疾病的传变是由体质的强弱、病邪的轻重和治疗得当与否三方面因素决定的，所以孙氏除了从正邪消长的情况分析六经传变外，还常举出误治、失治的变证进行讨论。

（4）谨守法度，治求其本：关于药物的配伍，分量的轻重，剂型的选择，以及服药的方法等，都始终贯穿着辨证论治的基本原则。通过"损其有余，补其不足"，而达到"邪去正安"、"阴平阳秘"的目的，体现"治病必求其本"的准则。

主要著作： 著有《伤寒方》、《伤寒脉诀》，修订林亿、高保衡等校补的《黄帝内经·素问》，名为《重广补注黄帝内经素问》。

师承： 孙兆受仲景思想影响，其父亲孙用和"善用张仲景法治伤寒，名闻天下"，兆承家学，对伤寒有较深入的研究。

4. **辨证思路及方法** 本案为咳嗽误治验案。咳嗽临床有外感和内伤证型，本案患者时发寒热，夜多盗汗，晚后脉数，口干，涎唾稠黏，可辨证为肺阴亏耗证。肺阴虚，阴津不足，本应滋阴润肺、化痰止咳，但因为误灸，致使阴液耗损更加严重，遂与紫菀汤滋阴泄热，化痰降气，立见效。

5. **用穴及操作分析** 紫菀汤主治肺气不足，咽喉闭塞，短气喘乏，咳嗽不止，连唾不已，寒从背起，口中如含霜雪，语无音声，剧者唾血腥臭，干呕心烦，耳闻风雨声，皮毛悴，面色白者。关元居脐下，为任脉与肝、脾、肾经之交会穴，与下焦肝肾关系密切，其作为人体补益要穴，能培补先、后天之气，补益脾肾之功最强；气海为气之海，为肓之原，功可理气、行气，治气滞之证；足三里为胃的下合穴，强壮补益。本案中此症状当以滋阴为主，不应该以灸为主，此时选用此三穴艾灸会耗损阴液，肺阴亏耗，加剧咳嗽。

李杲载误灸致头痛医案一则

昔有人年少时气弱，常于气海三里灸之，节次约五七十壮。至年老添热厥头痛，虽冬天大寒，犹喜寒风，其头痛则愈，微来暖处，或见烟火，其痛复作，五七年不愈，皆灸之过也。荆芥穗、川芎各二分，荆子、当归身、苍术各三分，酒黄连、生地黄、藁本、甘草各五分，升麻、防风各七分，酒黄柏、炙甘草、黄芪各一钱，酒黄芩、知母酒各钱半，羌活三钱，柴胡五钱，细辛少许，红花少许，上锉如麻豆大，分作二服，每服水二盏，煎至一盏，去粗稍热服，食后。

1. **注释**

酒黄连、酒黄柏、酒黄芩、知母酒各钱半：借酒增强其清热之功。

2. **出处** 本医案出自金·李杲《兰室秘藏·卷中·头痛门》（李杲．兰室秘藏．北京：中医古籍出版社，1986：47．）；另可见于《针灸聚英·卷一上·足阳明胃经》、《证治准绳·类方·第四册·头痛》、《古今医统大全·头痛门》、《医学纲目·卷十五·肝胆部·头风痛》、《医学正传·卷四十四·头风》、《针灸大成·卷六·足阳明胃经》、《奇效良方·卷之二十四·头痛头风大头风通治方》及《普济方·卷四十四·头风·总论·头痛附论》。

3. **学术思想及主要著作** 同上。

4. **辨证思路及方法** 本案为误灸气海、三里致头痛的医案，气弱常规治疗主穴足三里、气海，"气有余便是火"，所以不能过补，致使火热之气太过，火性炎上，易侵袭人体上部，所以出现头痛恶热。药用荆芥穗、蔓荆子、酒黄连、升麻、防风（各七分）、酒黄柏、酒黄芩、知母酒（各钱半）、苍术（各三分）、柴胡（五钱）、细辛（少许），清热泻火解表，"火郁发之"所以用柴胡、升麻；热为阳邪，易伤津耗气，多用生地黄、当归身；火热太过易致瘀，所以用红花、川芎；藁本、羌活（三钱）引经至头痛部位（巅顶、太阳）；最后用甘草调和。

5. **用穴及操作分析** 气海有培补元气，益肾固精，补益回阳，延年益寿之功；足三里为足阳明胃经之合穴，其性属土经土穴，"合治内腑"，凡六腑之病皆可用之，灸足三里，有理脾胃、调气血、主消化、补虚弱之功效；临床治疗多用补法。本医案皆因误灸治头痛，药用荆芥穗、蔓荆子、酒黄连、升麻、防风（各七分）、酒黄柏、酒黄芩、知母酒

（各钱半）、苍术（各三分）、柴胡（五钱）、细辛（少许），清热泻火解表，"火郁发之"所以用柴胡、升麻；热为阳邪，易伤津耗气，多以用生地黄、当归身；火热太过易致瘀，所以用红花、川芎；藁本、羌活（三钱）引经至头痛部位（巅顶、太阳）；最后用甘草调和。

按语：

（1）对应现代疾病：自古诸医家对于误用针灸即多有论述。如医圣张仲景在《伤寒论》中论："太阳病，三日，已发汗若吐，若下，若温针仍不解者，此为坏病，桂枝不中与之也。观其脉证，知犯何逆，随证治之。"说明辨证的重要性，不可盲目地使用灸法。

（2）现代教材或临床如何辨证、取穴、治疗：因误灸所导致的变证从古至今多有论述，张仲景在《伤寒论·辨太阳病脉证并治》中有 7 项条文涉及太阳病误灸导致火逆等变证。说明伤寒太阳证不宜灸之。古代医家也认为某些部位或腧穴不可妄用灸法，如杨继洲在《针灸大成》中论："头不多灸策。"吴亦鼎在《神灸经纶》中云："脑为诸阳之会，颈项近咽喉，肾俞为致命之所，俱不可灼艾也"，"臂脚穴，多灸脱人真气，令人血脉枯竭，四肢削瘦无力"。同书中也提及"或着火眩晕者，神气虚也，仍以冷物压灸处，其晕自苏，再停良久，以稀粥或姜汤与饮之，以壮其神。"对晕灸产生的原因及处理方式详细记载。

有鉴于古代医术记载误灸病案，灸法导致的变证及意外并非少见。对于灸法作为中医治疗之方法，仍需严守辨证论治，否则将出现非徒无益反害之效，故医者当有所警惕。

（施 静 唐 勇）

二、滞针

周密载他医解滞针医案一则

今世针法不传，庸医野老，道听途说，勇于尝试，非惟无益也。比间赵信公在维扬制阃日，有老张总管者，北人也，精于用针，其徒某得其粗焉。一日信公侍姬苦脾血疾垂殆，时张老留旁郡，急呼其徒治之，某曰："此疾已殆，仅有一穴或可疗。"于是刺足外踝二寸余，而针为血气所吸留，竟不可出。某仓惶请罪曰："穴虽中，而针不出，此非吾师不可，请急召之。"于是命流行马宵征，凡一昼夜而老张至。笑曰："穴良是，但未得吾出针法耳。"遂别于手腕之交刺之，针甫入，而外踝之针跃而出焉，即日疾愈，亦可谓奇矣。

1. **出处** 本医案出自南宋·周密《齐东野语·卷十四·针砭》（周密.齐东野语北京：中华书局，1983：251.）；另可见于《古今图书集成医部全录卷五百八》。

2. **学术思想及主要著作** 同上。

3. **辨证思路及方法** 本案为解滞针的验案。患者苦于脾血疾，脾主统血，脾属土，木克土，阳气主动，故治疗脾脏的疾病，当取阳经腧穴，畅达经气，促使血液的正常运行，表里同治，抑木培土，从而达到治疗脾血疾的目的。《灵枢·邪气脏腑病形》篇记载："刺此者必中气穴，无中肉节……中筋则筋缓，邪气不出，与其真相搏，乱而不去，反还内著"，即是说正邪搏击于内，使针不得出。《黄帝内经》曰："正气存内，邪不可干，邪之所凑，其气必虚"，病情危急，邪气重，导致针为血气所吸留。根据《素问·五常政大论》篇："病在上，取之下；病在下，取之上；病在中，傍取之"，针刺足外踝二寸余出现滞针，则取之手腕之交刺之，体现了同名经上下相配的治疗方法，以及手腕和足踝相对应的治疗方法。

4. **用穴及操作分析** 患者苦于脾血疾，脾主统血，脾属土，木克土，当以治疗脾脏的疾病，阳气主动，通过取阳经的穴位，畅达经气，促使血液的正常运行，足外踝二寸余应推测为胆经的穴位，肝胆相为表里，《医学衷中参西录·医话》说："徐灵胎注《神农本草经》则以'木能疏土'解之"，滞针穴位在足外踝二寸，而针为血气所吸留，不可强求，采用手足对应的治疗方法，取之手腕手腕之交的穴位刺之，再以"同气相通"的理论为依据采取同名经配穴法，达到解除滞针的目的。

江瓘载他医针治折针医案一则

程约，字孟博，婺源人，世攻医，精针法。同邑马荀仲自许齐名，约不然也。太守韩瑗尝有疾，马为右胁下针之，半入而针折。马失色，曰：是非程孟博不可。约至，乃为左胁下一针，须臾而折针出，疾亦愈。由是优劣始定。

1. **出处** 本医案出自明·江瓘《名医类案·卷十·尸厥·附针验》（江瓘.名医类案.北京：人民卫生出版社，2005：438.）；另可见于《古今图书集成医部全录卷五百八》。

2. **学术思想及主要著作** 同上。

3. **辨证思路及方法** 本案为处理折针的验案。患者右侧部位为折针的部位，江氏取其左侧进行处理，正如《黄帝内经素问集注·卷七·缪刺论篇第六十三》："缪刺者，谓病在左而取之右。病在右而取之左，如纰缪也。"十二经脉和任督二脉在身体上都有交汇的腧穴，经脉气血是相互流通的，因而可以采取针刺对侧的相同点进行诊治。

4. **用穴及操作分析** 《黄帝内经》缪刺法："病在左，针之右；病在右，针之左；病在上，针之下；病在下，针之上；病在前，针之后；病在后，针之前。"所以针对右侧的疾患，针左侧相同的部位，促使因折针使经脉不通的病例情况，达到调整阴阳平衡。

本案医者于对侧相同部位进针治疗滞针有如上考虑。但现代临床中，滞针或断针的发生大多由于患者精神紧张，肌肉不能放松所致。故医案中的处理方法也不失有转移患者注意力的考虑。

按语：

（1）对应现代疾病：滞针指在行针时或留针后医者感觉针下涩滞、捻转、提插、出针均感困难，而患者则痛剧的状态。多因患者精神紧张，操作失当，患者体位移动，或留针时间过久而致局部肌肉痉挛或组织缠绕针体而致。

（2）现代教材或临床如何辨证、取穴、治疗：若患者精神紧张，局部肌肉过度收缩时，可延长留针时间，或于针刺穴位附近循按或另刺一针，或再加温针，宣散气血，缓解肌肉紧张；如因同一方向捻转过度而致，则需向反方向回捻予以消除。

（施 静 唐 勇）

三、灸不发疮

罗天益灸未能发疮医案一则

国信副使覃公中四十九岁，至元丙寅春，病脐腹冷疼，完谷不化，足胻寒而逆，皮肤不仁，精神困弱。诊其脉沉细而微，遂投以大热甘辛之剂，及灸气海百壮，三里、三穴各三七壮，阳辅各二七壮。三日后，以葱熨，灸疮皆不发。复灸前穴依前壮数，亦不发。十日后，疮亦更不作脓，疮口皆干。癸丑岁初，予随朝承应，冬屯于瓜忽都地面，学针于窦子声先生。因询穴腧，曰：凡用针者气不至而不效，灸之亦不发。大抵本气空虚，不能作脓，失其所养故也。更加不慎，邪气加之，病必不退。异日因语针灸科忽教授，亦以为然。至元戊辰春，副使除益都府判，到任未几时，风疾。半身麻木，自汗恶风，妄喜笑。又多健忘，语言微涩。医以续命汤复发其汗，津液重竭，其证愈甚，因求医还家。日久神气昏愦，形容羸瘦，饮食无味，便溺遗失，扶而后起，屡易医药，皆不能效。因思《内经》云：阳气者若天与日，失其所则折寿而不彰。今因此病，而知子声先生之言矣。或云：副使肥甘足于口，轻暖足于体，使令足于前，所为无不如意，君言失其所养，何也？予曰：汝言所养，养口体者也，予论所养，养性命者也。且覃氏壮年得志，不知所养之正，务快于心，精神耗散，血气空虚，因致此疾。《灵枢经》云：人年十岁，五脏始定，血气始通，其气在下，故好走；二十岁血气始盛，肌肉方长，故好趋；三十岁五脏大定，肌肉坚，血气盛满，故好步；四十岁五脏六腑十二经脉，皆大盛以平定，腠理始疏，华荣颓落，发颇斑白，平盛不摇，故好坐；五十岁肝气始衰，肝叶始薄，胆汁始减，目始不明；六十岁心气始衰，善忧悲，血气懈惰，故好卧；七十岁脾气始衰，皮肤已枯；八十岁肺气衰，魄魂散离，故言善误；九十岁肾气焦脏枯，经脉皆虚；百岁五脏皆虚，神气皆去，形骸独居而终矣。盖精神有限，嗜欲无穷，轻丧性命，一失难复，其覃氏之谓欤！

1. 注释

续命汤：出自明·方贤着《奇效良方》：麻黄（去节，先煮掠去沫，焙，一两半）、独活（一两半）、升麻（半两）、葛根（半两）、羚羊角屑（一两）、桂心（一两）、防风（去叉，一两半）、甘草（炙，一两）。治风痉，口噤不开，身背强直，发如痫状。治中风痱，身体不能自收，口不能言，冒昧不知痛处，或拘急，不得转侧。另外可见于《圣济总录》卷八、《幼幼新书》卷十三引《养生必用》、《千金》卷十四引徐嗣伯方、《外台》卷十四引《古今录验》、《女科旨要》卷三、《千金翼方》卷十六、《千金翼方》卷十七、《经效产宝》卷中等。

2. 出处

本医案出自元·罗天益《卫生宝鉴·卷二·灸之不发》（罗天益．卫生宝鉴．北京：中国医药科技出版社，2011：11-12．）；另可见于《续名医类案·卷十九·腹痛》、《普济方·卷四百一十一·针灸们·治灸不发疮》及《古今图书集成医部全录卷二百十一》。

3. 学术思想及主要著作

同上。

4. 辨证思路及方法

本案以艾灸未能发疮的验案。本案患者脐腹冷疼，完谷不化，足胻寒而逆，皮肤不仁，精神困弱，诊其脉沉细而微，可辨证为脾肾阳虚，常规治疗当以大热甘辛之剂，及灸气海百壮，三里二穴各三七壮，阳辅各二七壮，但三日后，以葱熨，灸疮皆不发，复灸前穴依前壮数，亦不发。十日后，疮亦更不作脓，疮口皆干。《灵枢》云："人年十岁，五脏始定，血气始通，其气在下，故好走……四十岁五脏六腑十二经脉，皆大盛以平定，腠理始疏，华荣颓落，发颇斑白，平盛不摇，故好坐；五十岁肝气始衰，肝叶始薄，胆汁始减，目始不明；九十岁肾气焦，脏枯，经脉皆虚；百岁五脏皆虚，神气皆去，形骸独居而终矣"。本案患者未明衰老是人体正常的生理变化，在平时也未做到未病先防及养生，加之年已五旬，本气空虚，失气血所养，故不能作脓。更加不慎致邪气加之，病必不退，故灸不发泡。故《黄帝内经》云："上古之人，其知道者法于阴阳，和于术数，食饮有节，起居有常，不妄作劳，故能形与神俱，而尽终其天年，度百岁乃去。"

5. **用穴及操作分析** 《素问》云："年四十，阳气衰而起居乏；五十体重，耳目不聪明矣；六十阳气大衰，饮痿，九窍不利，上实下虚，涕泣皆出矣。夫人之真元，乃一身之主宰，真气壮则人强，真气虚则人病，真气脱则人死。"阳气衰，则乏力萎靡，灸气海能生发和培补元气，滋荣百脉，益肾固精，保健强身，解除疲劳等。据《窦材灸法》记载："上消病，日饮水三至五升，及心肺壅热，又吃冷物，伤肺肾之气……春灸气海，秋灸关元三百壮，口生津液"。足三里是胃经的主要穴位，具有调理脾胃，健运脾阳，温中散寒，补中益气，调和气血，宣通气机，导气下行，补虚强身的作用，《针灸甲乙经》载："五脏六腑之胀，皆取三里，三里者，胀之要穴"。但其不知此病不仅需要药物治疗，也需要饮食、情志等配合，做到未病先防和养生治疗相结合，如果一味依赖药物和艾灸等治疗，而不注重平时饮食、情志等生活习性，如本医案中"副使肥甘足于口，轻暖足于体，使令足于前，所为无不如意，君言失其所养，何也？予曰：汝言所养，养口体者也，予论所养，养性命者也。"

汪机载他医灸而未能发疮医案一则

覃公，四十九岁，病脐腹冷疼，完谷不化，足胻寒逆，精神困弱，脉沉细微。灸气海、三里、阳辅，三日后以葱熨灸疮，皆不发。复灸数壮，亦不发。十日后，全不作脓，疮干而愈。

1. **注释** 本案为篇章节选，罗天益记述先前有此病例。他投以大热甘辛之剂，及灸气海百壮，三里二穴各三七壮，阳辅各二七壮。三日后，以葱熨，灸疮皆不发。复灸前穴依前壮数，亦不发。十日后，疮亦更不作脓，疮口皆干。

2. **出处** 本医案出自明·汪机《针灸问对·卷下》（汪机.针灸问对.江苏：江苏科学技术出版社，1985：96.）；另可见于《续名医类案·卷十九》及《卫生宝鉴·卷二·灸之不发》。

3. **学术思想及主要著作** 不详。

4. **辨证思路及方法** 《素问·上古天真论》篇："丈夫八岁，肾气实，发长齿更；二八，肾气盛，天癸至，精气溢泻，阴阳和，故能有子……四八，筋骨隆盛，肌肉满壮；五八，肾气衰，发堕齿槁……肾者主水，受五脏六腑之精而藏之，故五脏盛，乃能泻。今五脏皆衰,筋骨解堕,天癸尽矣。故发鬓白,身体重,行步不正,而无子耳。"四十九岁刚好是阳气衰退之时,明代张介宾在《类经图翼·大宝论》中特别强调:"天之大宝,只此一丸红日;人之大宝,只此一息真阳",可见历代医家对肾阳之重视,肾阳虚损则会影响脾阳,致病脐腹冷疼,完谷不化,足胕寒逆,精神困弱,脉沉细微。所以艾灸气海、三里、阳辅以温补阳气,促使发疮,再加上葱的辛散作用,但十日仍旧不发,足见其内虚,"虚则补之",随着人体正气的恢复,疮干而愈。

5. 用穴及操作分析 本案根据"虚则补之",选取灸气海能生发和培补元气,滋荣百脉,益肾固精,保健强身,解除疲劳等,据《窦材灸法》记载:"上消病,日饮水三至五升,及心肺壅热,又吃冷物,伤肺肾之气……春灸气海,秋灸关元三百壮,口生津液。"足三里是胃经的主要穴位,具有调理脾胃,健运脾阳,温中散寒,补中益气,调和气血,宣通气机,导气下行,补虚强身的作用。《针灸甲乙经》载:"五脏六腑之胀,皆取三里,三里者,胀之要穴"。

按语:

(1)对应现代疾病:灸不发疮,属阳虚范畴。阳虚不能使气血聚集形成疮口鼓邪外出。医案中脐腹冷疼,完谷不化,足胕寒而逆,皮肤不仁,精神困弱,容易衰老等一系列症状皆由阳虚引起。由于西医学并无阳虚这个概念,治疗是针对症状进行对症治疗。如完谷不化则给予助消化治疗。

(2)现代教材或临床如何辨证、取穴、治疗:临床常见的阳虚可分为:

心阳虚:兼见心悸心慌,心胸憋闷疼痛,失眠多梦,心神不宁。

脾阳虚:兼见食欲不振,恶心呃逆,大便稀溏,嗳腐吞酸。

肾阳虚:兼见腰膝酸软,小便频数或癃闭不通,阳痿早泄,性功能衰退。

肺阳虚:咳嗽气短,呼吸无力,声低懒言,痰如白沫。

治疗:针刺:腰阳关、肾俞、命门、神阙、气海、关元、阴陵泉、足三里、内关,以补法为主。艾灸:主灸关元、神阙,火柱艾灸,并配合刺关元、气海、足三里行补法。

(施 静 唐 勇)

四、强身健体

窦材载灸疗保健强身医案一则

绍兴间刘武军中步卒王超者,本太原人,后入重湖为盗,曾遇异人,授以黄白住世之法,年至九十,精彩腴润。辛卯年间,岳阳民家,多受其害,能日淫十女不衰,后被擒,临刑,监官问曰:汝有异术,信乎?曰:无也,惟火力耳。每夏秋之交,即灼关元千炷,久久不畏寒暑,累日不饥。至今脐下一块,如火之暖。岂不闻土成砖,木成炭,千年不朽,皆火力也。死后,刑官令剖其腹之暖处,得一块非肉非骨,凝然如石,即艾火之效耳。故《素问》云:年四十,阳气衰,而起居乏;五十体重,耳目不聪明矣;六十阳气大衰,阴痿,九窍不利,上实下虚,涕泣皆出矣。夫人之真元乃一身之主宰,真气壮则人强,真气虚则人病,真气脱则人死。保命之法:灼艾第一,丹药第二,附子第三。人至三十，可三年一灸脐下三百壮；五十，可二年一灸脐下三百壮；六十，可一年一灸脐下三百壮，令人长生不老。余五十时，常灸关元五百壮，即服保命丹、延寿丹，渐至身体轻健，羡进饮食。六十三时，因忧怒，忽见死脉于左手寸部，十九动而一止，乃灸关元、命门各五百壮。五十日后，死脉不复见矣。每年常如此灸，遂得老年康健。乃为歌曰：一年辛苦唯三百，灸取关元功力多，健体轻身无病患，彭篯寿算更如何。

1. 注释

绍兴：南宋高宗年号（1131—1162 年），共 32 年。

2. 出处 本医案出自南宋·窦材《扁鹊心书·卷上·住世之法》（窦材. 扁鹊心书. 北京：中国中医药出版社，2015：2-3.）。

3. 学术思想及主要著作 同上。

4. 辨证思路及方法 《素问》云："年四十，阳气衰而起居乏；五十体重，耳目不聪明矣；六十阳气大衰，饮痿，九窍不利，上实下虚，涕泣皆出矣。夫人之真元，乃一身之主宰，真气壮则人强，真气虚则人病，真气脱则人死。"《素问·生气通天论》篇："阳气者，若天与日，失其所，则折寿而不彰"，"阳气者，精则养神，柔则养筋"。阳气是人体物质代谢和生理功能的原动力，是人体生殖、生长、发育、衰老和死亡的决定因素，人的正常生存需要阳气支持。所谓"得阳者生，失阳者亡"。关元居脐下，为任脉与肝、脾、肾经之交会穴，与下焦肝肾关系密切。经常艾灸关元穴具有强身健体之功。

每夏秋之交，即灼关元千炷，由夏至秋及冬，气候由炎热逐渐转凉变寒，即是"阳消阴长"的过程，选择此季节可以扶阳，不至于冬季由于气候寒冷而出现的冻伤、四肢厥冷等阳虚的症状。

5. 用穴及操作分析 关元居脐下，为任脉与肝、脾、肾经之交会穴，与下焦肝肾关系密切。其作为人体补益要穴，能培补先、后天之气，补益脾肾之功最强。艾灸此穴能培补先、后天之气。对于虚证之体，艾灸此穴可强身健体，恢复健康。

按语：

（1）对应现代疾病：此方法相当于现代的养生保健。《扁鹊心书·须识扶阳》说："人于无病时，常灸关元、气海、命门、中脘，虽未得长生，亦可保百余年寿矣。"现代养生方法多样，代表性的有艾灸穴位法、身心养生法、食疗、音乐、睡眠、药物等。

（2）现代教材或临床如何辨证、取穴、治疗：在养生方面，现代临床常用穴位有关元、气海、足三里、神阙、中脘、三阴交、身柱、大椎等。可以根据不同的目的选取不同的保健穴位。

关元为小肠募穴，足三阴经、任脉之会，一身元气之所在。别名"丹田"。《难经·六十六难》集注中杨玄操说："丹田者，人之根本也，精神之所藏，五气之根元，太子之府也。"

气海能生发和培补元气，滋荣百脉，益肾固精，保健强身，解除疲劳等。据《窦材灸法》记载："上消病，日饮水三至五升，及心肺壅热，又吃冷物，伤肺肾之气……春灸气海，秋灸关元三百壮，口生津液。"

神阙有温补元气，健运脾胃，固脱复苏之功效。

足三里是胃经的主要穴位，具有调理脾胃，健运脾阳，温中散寒，补中益气，调和气血，宣通气机，导气下行，补虚强身的作用。《针灸甲乙经》载："五脏六腑之胀，皆取三里，三里者，胀之要穴。"

三阴交是足三阴经（脾经、肾经、肝经）的交会穴，对肝、脾、肾三脏的疾病有防治作用，具有健脾和胃化湿，疏肝益肾，调经血，主生殖的功能。

中脘有调胃补气、化湿和中、降逆止呕的作用。《针灸甲乙经》载："胃胀者腹满胃脘痛，鼻闻焦臭妨于食，大便难，中脘主之，亦取章门。"

大椎是督脉、手足三阳经、阳维脉之会，有"诸阳之会"和"阳脉之海"之称。此穴有解表、疏风、散寒，温阳、通阳、清心、宁神、健脑、消除疲劳、增强体质、强壮全身的作用。

以上穴位施以艾灸可达到延年益寿、强肾保健的作用。但需注意窦材所言灸为直接灸，现代临床多采用艾条悬灸等间接灸，效力有所削弱。

（施　静　唐　勇）

附篇　近现代医案

一、承淡安灸关元等穴治愈慢性泄泻一则

　　1927 年，苏州临顿路王翁曰芳，年五十余，患泻已四年，日夜五六行，精神困惫，每觉肠鸣腹痛，则急如厕，一泄即止，逾二三时再行。其哲君瑞初与余善，邀余诊治。脉濡细，知为脾气下陷。《内经》所谓"清气在下，则生飧泄"。一切健脾止涩之品，皆以遍服，近用阿芙蓉膏暂求一时之安稳，因知非药石可奏效。乃云："此症能忍住半小时之痛苦者则可治。"告以故，允之。即为灸关元、天枢、脾俞、百会四穴，各十余壮，竟一次而愈。

　　1. **出处**　本医案出自现代人承淡安《承淡安针灸选集·治疗处方·泻痢门》（承淡安. 承淡安针灸选集·承淡安针灸学术讲稿. 上海：上海科学技术出版社，2016；71-72.）。

　　2. **学术思想及主要著作**　承淡安（1989—1957 年），著名针灸学家，中医教育家，近现代中西汇通派代表人物之一。江苏江阴人，中国澄江针灸学派创始人。

　　学术思想：

　　（1）中西医学汇通：承淡安积极倡导中西医汇通，师古而创新，承前而启后，认为"针灸为我国最久之医术，举凡后世十三科所治诸病，针灸无不能治"（《针灸治疗实验集》）；而"针灸学术之神奥，却有不能言之尽成理者，此由古书晦涩，后人不能通之，非其本身不通也……即须将古书晦涩之理，细加考证，诠释明白，必也理论与事实相响应。"承氏汲取新知，将西医学引入到针灸理论中，将新旧学说融会贯通，使晦涩难懂的古代理论易于理解和掌握。承淡安先生的中西医汇通科学观为现代针灸研究指明了方向，把我国针灸医学引向了科学发展的道路。

　　（2）针灸兴奋抑制观：承淡安认为"针灸疗法是一种刺激疗法，以经络为对象，以调整经络之失调为目的。综合言之，针刺目的，视证候之如何，在身体之肌肉上予以刺激，或为兴奋，或为抑制，或用反射，或用诱导，发生调整生理机转之作用"，把进针后手法总结为兴奋作用之针法、抑制作用之针法、反射作用之针法、诱导作用之针法，改进古代传统针法，提出单刺术、捻转术、雀啄术、屋漏术、置针术、间歇术、震颤术、乱针术 8 种新针法。

　　（3）针灸效应三要观：承淡安据自身临床体验，认为针效的关键有三大要点，第一是精神的贯注，第二是心理的移注，第三是物理的刺激，三者配合，奇功立显。

　　（4）针灸方药一理观：承氏认为"针灸与汤药，法虽不同，而理实一贯"，并将仲景伤寒条文有汤剂治疗者，补入针灸治疗，随学者之采用，以助药剂之不及，充实和丰富了《伤寒论》的治疗内容。

　　（5）灸法效强针刺观：承氏认为"灸法效力比针强"，并提出患部灸、诱导灸和反射灸。承淡安初步制定了灸治刺激的强弱，按灸量分为强、中、弱三种。

主要著作：承淡安一生致力于针灸临床和教学，撰写了多部针灸专著。出版于 1931 年的《中国针灸治疗学》是其早期的代表著作。1946 年出版的《中国针灸学讲义》是创办中国针灸学讲习所时作为学员课本使用的。1955 年出版的《中国针灸学》是一部比较系统和全面的针灸学专著。此后陆续出版了《针灸歌括汇编》、《经穴摘要歌诀、百症赋筏注合编》、《经穴图解》、《（重绘）人体经穴图》、《针灸薪传集》、《针灸精华》等著作。东渡日本时，发现并带回了国内散佚的《十四经发挥》，翻译了《针灸真髓》、《经络治疗讲话》、《运气论奥谚解》等著作。

师承：承淡安出生于江苏省江阴市承门世医家庭，祖父凤岗公精于儿科，父乃盈公尤擅针灸，承淡安幼从父学，尽得其传。

3. 辨证思路及方法　本案为以灸关元等穴治疗慢性泄泻的验案。患者年五十有余，患泻已四年，日夜五六行，精神困惫。承氏认为此案乃"脾气下陷"。患者年逾五旬，正气渐虚，脾气不足，失于升清，气机下陷，运化失司，水谷不分，糟粕不化，清浊混淆而下故发泄泻，且日久不愈。因患者已遍服一切健脾止涩之品未效，故施以针灸治疗。

4. 用穴及操作分析　关元居脐下三寸，为任脉与肝、脾、肾经之交会穴，与元气关系密切。是人体补益要穴，灸之能培补先、后天之气，故补益脾肾之功最强。天枢位于脐旁，乃大肠之募穴，可调理肠腑而止泻，《世医得效方》即载："灸泻痢，取天枢，大能止泄。"百会位于巅顶，为三阳五会之处，灸之有升阳举陷之功，用于慢性泄泻，以助脾气升清而止泻，《古今医鉴》载有"泄泻三五年不愈，灸百会五七壮即愈"。脾俞施灸则可温养中焦之阳气，健运脾胃之气机。灸法具有扶助正气，温养阳气之功。故诸穴配合，使正气得补，脾气得健，运化得司，清气得升，泄泻得止。

按语：
同前文泄泻按语。

二、承淡安治疗痹证一则

1925 年秋，有徐家基人，急促邀余父去针其弟，谓自田间归，猝然寒战发热，顷刻全身不能动，疼痛甚。余父为针少商、尺泽、委中出血，紫血出渐可转动。又针合谷、曲池、肩髃、阳陵泉、绝骨、昆仑、环跳、水沟，病即减轻。

1. 出处　本医案出自现代人承淡安《承淡安针灸选集·治疗处方·中风门》（承淡安.承淡安针灸选集·承淡安针灸学术讲稿.上海：上海科学技术出版社，2016：58.）。

2. 学术思想及主要著作　同上。

3. 辨证思路及方法　本案为以针灸治疗中经络验案。承氏认为风为阳邪，每从表入，由皮肤而渐入经络。《黄帝内经》云："中于面则下阳明，中于项则下少阳，中于背则下太阳。"故风之中人，三阳经络首当其冲。本案患者自田间归，猝然寒战发热，身重痛甚，分析其发病原因，当由田间劳作之时，劳累汗出，卫外不固，以致风寒之邪乘虚而入，阻滞经络，气血不通而发病。故由患者病症表现可看出，本案并非现代所称中风之中经络之证，而应为广义之中风。

4. 用穴及操作分析　少商为手太阴肺经井穴，刺血可疏通经络气血，配合合谷、曲池，可宣肺解表散邪，以祛风寒之邪，除寒热之症；尺泽、委中相配称之为"四弯穴"，刺络放血可疏通肢体经络之气血。人中即水沟，为督脉穴，督脉总督一身之阳气，为阳脉之海，主表，刺之有通经止痛之功；合谷、曲池、肩髃、阳陵、绝骨、昆仑、环跳等穴皆位于肢体，并为三阳经穴，刺之均可疏通经络之气血，使通则不痛。《肘后方》即载："盖中风者，皆因脉道不利，血气闭塞也。唤醒脉道，而气血得通矣。"

按语：

同前文痹证按语。

三、陆瘦燕治疗众痹一则

王某，女，41 岁，书院公社社员。

1965 年 7 月 6 日，巡回医疗门诊团字 105。

七年来，腰背牵掣，酸痛频作，近来两髀枢相继作痛，转侧不便，阴雨或劳累后，更觉难受，脉浮缓，舌苔薄腻。此众痹也，治当祛邪宣络，和营化瘀。

处方：大杼－，双曲垣－，双天宗－，双膈俞－，双肾俞－，双秩边－，双环跳－，双。

手法：捻转补泻，留针加温。

注：同年 9 月登门随访，据患者讲，自治疗后，酸痛均已消失。

1. 注释

针灸处方中穴位右下方所用符号："＋"代表针刺补法，"－"代表针刺泻法；穴位右下方分别标明所取为"左"、"右"或"双"侧。

2. 出处　本医案出自现代人陆瘦燕《陆瘦燕针灸医案医话》（陆瘦燕．陆瘦燕针灸医案医话．上海：上海科学技术出版社，2002：44-45．）。

3. 学术思想及主要著作　陆瘦燕（1909—1969 年），现代针灸学家，中医教育家，近现代中西汇通派代表人物之一。江苏昆山人。

学术思想：

（1）对针刺手法的研究与分类：陆瘦燕对针刺手法的操作与作用进行了深入研究，提出科学的分类手法和操作的关键技术。针刺手法分为基础手法 5 种，包括：进退、提插、捻转、针向和留针。还包含辅助手法 14 种。手法的作用分为候（催）气、行气及补泻三类。并提出烧山火与透天凉手法的操作，指出手法成败的关键步骤。

（2）提倡"导气针法"：陆瘦燕认为，"导气针法"可产生经络感传现象，可提高临床疗效。导气针法可分为捻转导气法、提插导气法、呼吸导气法、按压导气法、针芒导气法五种。

（3）"温针"与"伏针"法：陆瘦燕指出，温针是在施行补泻手法后，在针尾加 1 壮枣核大艾炷燃烧即可，适用于六淫之邪侵袭机体导致的疾病。伏针则是伏天针治，可引导伏留筋骨深处的伏邪外泄，还可助阳气，加强卫外。陆氏认为伏令施用温针可行，但必须严格掌握病种。

（4）发挥五输配穴理论：陆瘦燕认为，十二经脉的元气发于四肢末端，故肘膝关节以下的五输穴非常重要，尤其擅用子母配穴法、纳支配穴法、夫妻刚柔配穴法、泻南补北法。

（5）"全身切诊"说：陆瘦燕对候"肾间动气"以查元气盛衰、切"虚里之脉"以诊胃、宗二气，"冲阳"之脉以候胃气，"太溪"以候肾气，查上下之"额厌"、"太冲"等有独到体会。认为切脉须参合上下左右进行比较，并可通过切按经脉的皮部来诊断疾病。

主要著作： 陆瘦燕与夫人朱汝功共同整理，总结了经络、腧穴、刺灸、治疗等方面的系统理论和临床经验，编写了针灸学习丛书，先后出版了《针灸正宗》、《经络学图说》、《腧穴学概论》、《刺灸法汇论》、《针灸腧穴图谱》等。研制出经络腧穴电动玻璃模型，为针灸的教学提供了直观教具。

师承： 陆瘦燕原姓李，出嗣陆门。16岁随父李培卿学医。勤奋攻读，秉承家学，针术精湛。

4. 辨证思路及方法 众痹之名，出自《灵枢·周痹》篇："此各在其处，更发更止，更居更起，以右应左，以左应右。"本案中患者虽久病腰背牵掣，酸痛频作，但近来两侧髀枢相继作痛，转侧不便，阴雨或劳累后加重，表现为左右相应，故诊为众痹，结合病痛部位，乃风寒湿三气袭入太阳、少阳之分而致。足太阳之脉循腰背而行，故患者兼有腰背酸痛；脉浮缓者，是风邪偏胜，故病为左右相继而痛。

5. 用穴及操作分析 由于本案病位于太阳、少阳之分，故陆氏治疗取于太阳、少阳经穴为主。膈俞为血之会穴，在痹证中使用，取"治风先治血，血行风自灭"之意，可活血祛风；大杼、曲垣、天宗、肾俞、秩边、环跳等穴则为"循脉之分"，"各随其过"，取用病痛肢节部的经穴以疏通经络，行气活血，蠲痹止痛。操作上陆氏加用温针，以助宣通气血。

按语：
同前文痹证按语。

四、陆瘦燕治疗胃痛一则

邱某，男，64岁，龙华，门诊号68994。

初诊：1964年8月18日，1961年5月因腹痛、黄疸反复发作而在松江人民医院施行总胆管引流术（胆囊未切除，有否结石不详），术后诊断为慢性胆囊炎、慢性胰腺炎，手术后腹痛发作依旧，每遇饮食不节，即引起上腹部当胃而痛，平时两胁胀痛，头昏乏力。脉濡细，舌质黯红，苔白腻。甲木犯胃，湿浊中阻，治拟疏泻少阳，化湿和胃。

处方：胆俞一，双阳纲一，阳陵泉一，双内关一，双足三里＋，双。

手法：捻转补泻，留针10分钟。

根据上方，每周针治两次，脘腹隐痛渐减，胃纳亦增，惟大便仍日行一二次，此乃脾阳不振，中焦运化失司，肝胆之气横逆所致。自第七诊后，于原方基础上再加肝俞一、脾俞＋。至第十诊时，大便、食欲均已正常，胁痛得除，乃结束第一疗程而嘱调治休养。

1. 出处 本医案出自现代人陆瘦燕《陆瘦燕针灸医案医话》（陆瘦燕.陆瘦燕针灸医案医话.上海：上海科学技术出版社，2002：36-37.）。

2. 学术思想及主要著作 同上。

3. 辨证思路及方法 本案患者既往有慢性胆囊炎、慢性胰腺炎病史，平时两胁胀痛，头昏乏力，实为木失疏达之候。现症上腹部当胃而痛，每遇饮食不节即引发，病当诊断为胃脘痛。而究其胃痛原因则由素体胆气郁结，甲木克土，以致中焦气机失和而发病。故陆氏参考病史，认为邪在少阳，甲木犯胃，湿浊中阻，治拟疏泻少阳，化湿和胃。

4. 用穴及操作分析 本案病在六腑之胆和胃，根据《灵枢·邪气脏腑病形》篇"合治内腑"之宗旨，故其治疗宜取相应下合穴为主。陆氏取胆之下合穴配合胆俞、阳纲以疏利少阳气机，清泻胆经湿热，此为治本之法。取胃之下合穴足三里配合通于阴维脉、擅治胃、心、胸之病的内关，共奏宽胸理气，和胃止痛之功。

按语：

同前文胃痛按语。

五、叶心清治疗失眠一则

贡某，男，18 岁。

因失眠、脱发 1 年，于 1962 年 7 月 18 日来院治疗。

1 年来因学习紧张，功课繁重，出现夜难入寐。就寝后常需 2～3 小时方能入睡，且睡而不实、多梦。考试期间即使服安眠药亦整夜不能入睡，同时出现前顶头发脱落，体重减轻，食纳尚可，二便自调。

检查：前额部发际以上 3～4cm 处头发全部脱落；脉弦滑，苔薄黄。

辨证：心肾不交。

治法：滋阴补肾，壮水制火。

处方：①六味地黄丸，每日 1 丸。

②以生姜汁擦搓脱发部位，每日 3 次。

③针双侧三阴交，留针 30 分钟。刺期门（右）、中脘、神门（双），隔日 1 次。

针药 3 日后，睡眠显著好转，入睡快，每夜能睡 7～8 小时。20 日后，前顶头发开始逐渐长出。共针治 5 次，服丸药 20 丸。

半年后随访，睡眠一直很好，头发生长良好，学习亦能胜任。

1. **出处**　本医案出自现代人叶心清《叶心清医案选》（叶心清.叶心清医案选.北京：人民军医出版社，2014：48-49.）。

2. **学术思想及主要著作**　叶心清（1908—1969 年），字枝富，四川大邑县人。因医术独到，享有"叶金针"之誉，曾任中央领导保健医生。

学术思想：

（1）强调辨证论治：在脏腑辨证中，叶心清尤其重视肝、脾二脏，认为肝脾失调是诸病之源，故调肝健脾常作为多种疾病的首选治法。对于虚证辨证，叶老认为主要在于肾亏，其理在阴损，其征在虚热，故提出理虚大法贵在养阴清热。

（2）善于针药并用：针药并用旨在提高临床疗效，故叶老对于神经衰弱，眩晕耳鸣，头痛失眠以及胃肠疾病，风湿痹证，正虚痿证，麻木抽搐，癥瘕痛经以及病后调理等都采用针药并举的方法，互相配合而收卓效。

主要著作：叶心清著有《叶心清医案选》，全面系统地介绍了叶老从医 50 载的临床经验和学术思想。该书收录了叶老临证医案 50 余例，涉及内科、妇科、儿科、皮肤科及骨科等多种疑难杂症，从中可以看到其独到的遣方用药、佐针灸治疗的整体施治经验。

师承：1921 年在武汉拜名医魏庭兰为师，得其金针绝技真传。

3. **辨证思路及方法**　叶心清认为，失眠多因阴血亏损，心神不宁而发病。故其治疗，叶老善用酸枣仁汤加夜交藤进行调治，常获显效。并提出收效后尚须续服酸枣仁膏、六味地黄丸、天王补心丹等滋阴补血，养心安神之品以巩固疗效，防止复发。叶老治疗失眠，另一大特点就是针药并用。叶老认为，本案患者乃由肾阴不足，心肾不交所致病，故治以滋阴补肾，壮水制火之法。

4. 用穴及操作分析　三阴交为足太阴脾经穴，也是足三阴经交会穴，且足太阴脾经入于心中，穴性主阴主血，故其既可健脾养血，又能滋阴补肾，配合胃之募穴中脘健脾和胃，生化气血；配合肝之募穴期门以调肝健脾，调整情绪；配合手少阴心经原穴神门，共奏滋阴补肾，养心安神之功。

按语：

（1）对应现代疾病：西医学的神经衰弱、神经官能症、围绝经期综合征、贫血、动脉粥样硬化症等以失眠为主要临床表现者，均可归属于失眠、不寐的范畴。

（2）现代教材或临床如何辨证、取穴、治疗：不寐多由思虑忧愁、操劳太过、体虚年迈等因素，致使心神不安、神不守舍，不能由动转静而发病，总属阳盛阴衰，阴阳失交。中医辨证常分为肝火扰心、痰热扰心、脾胃不和、心脾两虚、心肾不交、心胆气虚等证型。临床治疗当以调整阴阳，宁心安神为原则。实证泻其有余，如疏肝泻火，清化痰热，消导和中；虚证补其不足，如益气养血，健脾补肝，滋阴益肾。处方以神门、三阴交、照海、申脉、四神聪、安眠为主穴；心脾两虚配心俞、脾俞；心肾不交配肾俞、太溪；心胆气虚配心俞、胆俞；肝火扰神配行间、侠溪；脾胃不和配足三里、内关。操作以毫针刺为主，泻申脉，补照海，余穴虚补实泻。

六、叶心清治疗抽搐一则

戴某，男，39 岁。

入睡后右手足抽动 2 年余，于 1962 年 3 月 27 日初诊。

自 1959 年开始有入睡后右足轻微抽动现象，但不经常。从 1961 年 10 月以后发作逐渐频繁，并伴有右手抽动。近月余来每夜入睡后均因右半身抽动而惊醒，醒后自觉心烦，因而影响睡眠。自觉右半身沉重，性情急躁，腰酸困，精神差。

检查：形体消瘦，面色㿠白，精神倦怠；心肺大致正常，腹软，肝脾（一），四肢关节正常，神经系统检查无异常发现；脉沉、细弦，苔薄白。

辨证：血虚风动。

治法：滋补肝肾，养血熄风。

处方：生黄芪 18g，干地龙 6g，当归 12g，桑寄生 12g，伸筋草 15g，川芎 6g，酸枣仁 12g（炒、打），白芍 12g，桂枝 6g，夜交藤 30g，青蒿 6g，菊花 6g，甘草 3g。

针足三里、外关（右），留针 30 分钟；刺中脘、期门（右）、神门（双），隔日 1 次。

针药 1 个半月后，病情显著好转，睡眠安稳，入睡后右半身抽动明显减轻，有时不抽，唯仍感疲乏、腰酸。后因外感，右半身抽动又增，睡眠亦差，时有心悸，脉沉细数。再以前方加老鹳草、党参各 9g，针治同前，配以少量六味地黄丸。症状继续减轻，体力大增，并恢复半日工作。

治疗 7 个月后，肢体抽动基本消头，睡眠正常，唯在工作紧张或用脑过度后，才有轻微抽动及肢体麻木、沉重。配丸药长期内服，以图缓效。

处方：生黄芪 240g，熟地黄 180g，川芎 30g，制附子 60g，羌活、独活各 60g，茯苓 120g，广陈皮 45g，何首乌 120g，杜仲 60g，桑寄生 90g，当归 60g，黄柏 60g，桂枝 60g。

上药研细末，炼蜜为丸，每丸重 6g，每日 2 次，每次 1 丸。

治疗 11 个月后，右半身抽动现象完全停止，麻木、沉重感消失，腰酸疲乏全除，恢复全日工作。观察半年多，情况良好。

1. **出处** 本医案出自现代人叶心清《叶心清医案选》（叶心清. 叶心清医案选. 北京：人民军医出版社，2014：79-81.）。

2. **学术思想及主要著作** 同上。

3. **辨证思路及方法** 本案患者病属中医学痉证的范畴，又称"瘈疭"、"抽搐"等，早在《素问·至真要大论》篇即指出"诸暴强直，皆属于风"、"诸风掉眩，皆属于肝"，可见痉证发生的基本病机为肝风内动。但肝风有虚实，本案患者发病已久，形体消瘦，精神倦怠，面色无华，表明正气已虚，阴血不足，且性情急躁，腰酸困，脉沉细弦，病在肝肾。故该患者病由肝肾阴血亏虚，水不涵木，以致虚风内动，筋脉失养而手足抽搐。

4. **用穴及操作分析** 叶老治疗本案以滋补肝肾，养血熄风为原则，采用中药与针灸配合治疗，体现了其"针药并用"的治病特点。中药处方中重用当归补血汤配桂枝汤以益气养血，调和营卫，用地龙、菊花熄肝风，加酸枣仁、夜交藤宁神以助熄风之力。后期配用滋补肝肾，养血熄风之丸药以图缓效。针灸处方中重用足阳明胃经合穴足三里，该穴功善健脾益气，生化气血，配合胃之募穴中脘，加强健脾胃，补气血之功以治本，气血生则可充五脏，荣筋脉；配合肝之募穴期门以养肝血、熄肝风；配合手少阴心经原穴神门养心宁神以助熄风；外关、足三里分别位于上、下肢，针刺二穴可疏通肢体经络，使气血通畅，筋脉得以滋养。诸穴共用，针药配合，则诸恙俱愈。

按语：

同前文肢挛按语。

（张会珍 沈卫东）